de la Forêt
**Die Alchemie der Kräuter
und Gewürze**

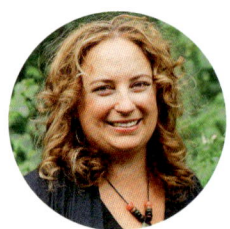

Die Amerikanerin Rosalee de la Forêt ist ausgebildete Heilpflanzenberaterin mit einer großen Leidenschaft, andere Menschen in die Welt der Kräuter und der natürlichen Gesundheit einzuführen. Sie ist bekannt für ihre leicht umsetzbaren und am Alltag der Menschen orientierten Anwendungen. Sie hat das erfolgreiche Schulungskonzept LearningHerbs erstellt und bietet vielfältige Online-Kurse zu Heilkräutern an. Dies ist ihr erstes Buch, das in den USA zu einem Bestseller wurde.

Für meinen Mann Xavier, meinem steten Quell der Liebe und Inspiration.

Rosalee de la Forêt

Die Alchemie der Kräuter und Gewürze

Entfache die Heilkraft einfacher Zutaten

Aus dem Englischen von Imke Brodersen

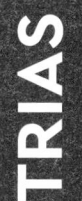

Inhalt

Vorwort 8

Einleitung 12
Das »Allheilmittel-Syndrom« der
Gegenwart 13
Pflanzenmedizin: der Blick in die
Vergangenheit 13
Entdeckungsreise in die Welt der Kräuter 14
Schritt für Schritt: in der Küche anfangen 16

Die Welt der Kräuter und Gewürze 19

**Kräuter und Gewürze als
Naturheilmittel** 21
Kräuter unterstützen die Verdauung .. 21
Kräuter liefern Antioxidanzien 22
Kräuter stabilisieren das Nervensystem 22
Kräuter schützen vor unerwünschten
Keimen 23
Kräuter stärken das Immunsystem 23

Erfahrungswissen und Wissenschaft 25
Historische Überlieferung und moderne
Naturheilkunde 25
Zum Stand der Wissenschaft 26

**Kräuter für Menschen,
nicht gegen Krankheiten** 29
Jedem sein eigenes Kräutlein 29
Energetik in der Kräuterheilkunde:
heiß oder kalt, trocken oder feucht 30

Die eigene Konstitution ermitteln 32

Spezial: Konstitutionsquiz 33
Die Geschmacksrichtungen 34
Zusammenfassung 36
Das Kräuteroptimum 37

Spezial: So erkennen Sie die individuelle
Wirkung von Kräutern und Gewürzen 38

Die Kräuter und Gewürze 41

So nutzen Sie dieses Buch optimal .. 43
So stimmen Sie sich auf Ihre
Empfindungen und Beobachtungen ein 43
Kräuter und Gewürze auswählen 44
Die passende Menge ermitteln 44
Kräuter abmessen oder abwiegen 45
Die besten Zutaten 45
Hilfreiche Ausrüstung für den Alltag .. 46
Zur besten Vorgehensweise 47

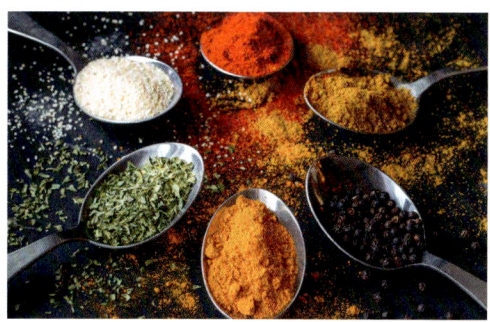

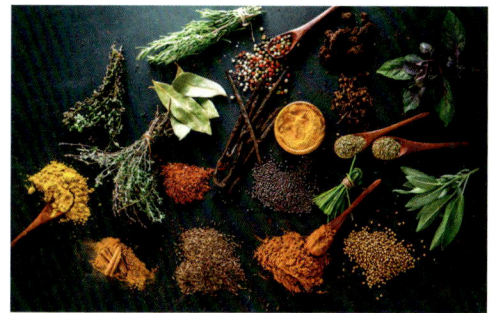

SCHARF 49

Cayennepfeffer 50
Cayenne: Chili oder Pfeffer oder
Chilipfeffer? 52
Medizinische Eigenschaften und
Energetik von Cayenne 52
Cayennepfeffer anwenden 55

Fenchel 60
Medizinische Eigenschaften und
Energetik von Fenchel 61
Verdauungsbeschwerden 62
Fenchel anwenden 63

Indisches Basilikum 68
Indisches Basilikum: Unterarten 70
Medizinische Eigenschaften und
Energetik von Indischem Basilikum ... 70
Stress und Angst abbauen 70
Indisches Basilikum anwenden 72

Ingwer 76
Medizinische Eigenschaften und
Energetik von Ingwer 77
Ingwer anwenden 80

Knoblauch 84
Knoblaucharten 85
Medizinische Eigenschaften und
Energetik von Knoblauch 85
Unterstützung für das Immunsystem . 86
Knoblauch anwenden 87

Kurkuma 94
Medizinische Eigenschaften und
Energetik von Kurkuma 95
Kurkuma anwenden 98

Lavendel 104
Lavendelarten 105
Medizinische Eigenschaften und
Energetik von Lavendel 106
Lavendel anwenden 109

Muskatnuss 114
Medizinische Eigenschaften und
Energetik von Muskatnuss 116
Muskatnuss anwenden 117

Petersilie 122
Petersiliensorten 124
Medizinische Eigenschaften und
Energetik von Petersilie 124
Petersilie anwenden 125

Pfefferminze 128
Medizinische Eigenschaften und
Energetik von Pfefferminze 129
Pfefferminze anwenden 132

Rosmarin 136
Medizinische Eigenschaften und
Energetik von Rosmarin 138
Rosmarin anwenden 140

Salbei 144
Medizinische Eigenschaften und
Energetik von Salbei 145
Salbei anwenden 147

Schwarzer Pfeffer 152
Schwarzer, weißer, grüner und roter
Pfeffer 153
Medizinische Eigenschaften und
Energetik von schwarzem Pfeffer 154
Schwarzen Pfeffer anwenden 155

Senf 160
Senfarten 162
Medizinische Eigenschaften und
Energetik von Senf 162
Senf anwenden 163

Thymian 168
Medizinische Eigenschaften und
Energetik von Thymian 169
Thymian anwenden 172

Zimt 176
Zimtsorten 178
Medizinische Eigenschaften und
Energetik von Zimt 178
Zimt anwenden 180

SALZIG 185

Brennnessel 186
Medizinische Eigenschaften und
Energetik von Brennnessel 188

Brennnessel anwenden 190

SAUER 195

Holunder 196
Medizinische Eigenschaften und
Energetik von Holunderbeeren 198
Medizinische Eigenschaften und
Energetik von Holunderblüten 199

Rose 204
Rosenarten 206
Medizinische Eigenschaften und
Energetik von Rosen 206
Rose anwenden 207

Tee 212
Teesorten 213
Medizinische Eigenschaften und
Energetik von Tee 214
Tee anwenden 215

Weißdorn 222
Weißdornarten 223
Medizinische Eigenschaften und
Energetik von Weißdorn 224
Weißdorn anwenden 226

Zitronenmelisse 230
Medizinische Eigenschaften und
Energetik von Melisse 232
Zitronenmelisse anwenden 233

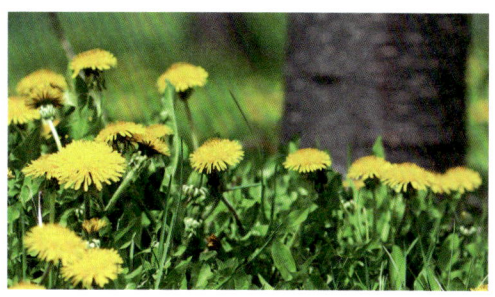
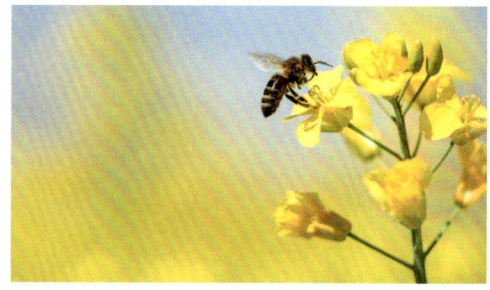

BITTER 239

Artischocke 240
Medizinische Eigenschaften und
Energetik von Artischocken 241
Artischocke anwenden 243

Kaffee 246
Kaffeesorten 248
Medizinische Eigenschaften und
Energetik von Kaffee 248
Kaffee anwenden 250

Kakao 254
Medizinische Eigenschaften und
Energetik von Kakao 256
Kakao anwenden 258

Kamille 262
Kamillenarten 264
Medizinische Eigenschaften und
Energetik von Kamille 264
Kamille anwenden 267

Löwenzahn 272
Medizinische Eigenschaften und
Energetik der Löwenzahnblätter 274
Medizinische Eigenschaften und
Energetik der Löwenzahnwurzeln 274
Löwenzahn anwenden 276

SÜSS 281

Ashwagandha 282
Medizinische Eigenschaften und
Energetik von Ashwagandha 283
Ashwagandha anwenden 285

Astragalus 290
Astragalusarten 291
Medizinische Eigenschaften und
Energetik von Astragalus 292
Astragalus anwenden 293

Nachwort 299
Glossar 300
Bezugsquellen und weiterführende
Informationen 306
Quellenangaben der Zitate 308
Danksagung 309
Stichwortverzeichnis 313

Vorwort

Seit über 40 Jahren beobachte ich als Heilpflanzenberaterin mit großer Freude, wie die Kräuterheilkunde zunehmend aus dem »Untergrund« auftaucht. Das Interesse an der Phytomedizin – der Kunst und Wissenschaft des Heilens mit Pflanzen – ist in den letzten Jahrzehnten sprunghaft gewachsen. Diese Therapieform war mit dem Einzug moderner pharmazeutischer Arzneimittel und dem »Zeitalter der Chemie« zu Unrecht an den Rand gedrängt und beinahe vergessen worden. Aus dieser Unsichtbarkeit ist sie nun wieder aufgeblüht und hat erneut einen Ehrenplatz zwischen anderen Ansätzen des Heilens inne.

Kräuter haben so viel zu bieten, nicht nur in Bezug auf Gesundheit und Heilen. Sie bereichern das ganze Leben, denn sie erfüllen eine Welt, die mitunter aus den Fugen zu geraten scheint, mit Schönheit, Ausgewogenheit und Weisheit. Eine Welt ohne Kräuter ist unvorstellbar! Ohne Pflanzen könnte das Leben, wie wir es kennen, nicht existieren. Wir brauchen diese chlorophyllreichen, kohlendioxidschluckenden und nährstoffhaltigen grünen Wunder zum Atmen, Leben und Sein.

Wie die robusten Pflanzen, auf denen dieser Ansatz des Heilens basiert, ist auch die Kräuterkunde endlich wieder tief ins Bewusstsein der Menschen gedrungen. Ein Glück! Doch mit diesem neu entfachten Interesse an Kräutern kommen verwirrende Fragen auf, wenn die Menschen sich bemühen, Informationen zur Unbedenklichkeit von Kräutern zu begreifen, zu ihrer Anwendung und ihren Eigenarten, zur Zubereitung und zur richtigen Menge. Am Ende steht immer die Frage: Welches Kraut ist für mich am besten?

Im Verlauf der Jahrtausende, in denen der Mensch Kräuter verwendet, sind überall auf der Welt Wissensschätze entstanden, die erklären, wie, wann und warum man bestimmte Kräuter benutzt. Die besten dieser Traditionen blieben erhalten und wurden überliefert. Die indische Ayurveda-Medizin – die Wissenschaft des Lebens – beruht auf Aufzeichnungen aus über 5000 Jahren, in denen Pflanzen zur Förderung der Gesundheit und Heilung von Krankheiten eingesetzt wurden. Auch in China hat sich über mehrere Tausend Jahre hinweg ein ausgefeiltes Heilungssystem entwickelt. Die besten Erkenntnisse daraus sind in die traditionelle chinesische Medizin (TCM) eingeflossen. In Nord-, Mittel- und Südamerika haben die jeweiligen Völker diverse Kulturen der Kräutermedizin entwickelt, die sich auf diesen pflanzenreichen Kontinenten bewährt haben. Überall auf der Erde wurden Erfahrungen mit Kräutern gesammelt und über viele Zeitalter weitergegeben, in Afrika ebenso wie in West- und Osteuropa oder im Mittelmeerraum.

Kein Wunder also, dass die Phytomedizin so überwältigend, verwirrend und mitunter sogar widersprüchlich erscheint. Wo fängt man an, wenn man einen Zugang zu derart komplexen, facettenreichen, alten Gesundheits- und Behandlungssystemen sucht?

Zum Beispiel bei Rosalee! Auf hinreißend schlichte und doch tiefgründige Weise erfasst diese begabte Lehrmeisterin das Wesentliche einiger großer Kräutertraditionen zusammen, übersetzt es für uns und macht es auch denen zugänglich, die nicht viele Jahre studieren wollen. Im Zentrum ihrer Lektionen steht die Kunst, unter Berücksichtigung der individuellen Konstitution das passende Kraut für den Einzelnen zu finden – mit anderen Worten, die Pflanze muss zum Menschen passen, nicht zur Krankheit. Diese häufig schwer zu erfassenden Konzept präsentiert Rosalee unter dem Begriff des »Kräuteroptimums« oder »Herbal Sweet Spot«.

Rosalee kann die Energetik der Pflanzen so meisterhaft vermitteln, dass wir wirklich erfassen, was diese Kräuter tun, wie sie im Körper wirken und wie sie uns individuell beeinflussen. In Alchemie der Kräuter brauchen wir für dieses Verständnis nicht erst Chemie zu studieren oder die komplexen Bestandteile von Pflanzen zu durchschauen, sondern es geht um das persönliche Erleben, wie die Pflanzen über unsere Sinne wirken, besonders über den Geschmackssinn. Ich kenne niemanden, der dieses Konzept so leicht und klar vermitteln kann, wie Rosalee es in Wort und Schrift vermag, ohne dabei die komplexe Vielfalt aus den Augen zu verlieren.

Zugleich erinnert Rosalee uns daran, dass es für die persönliche Gesundheit kein Standardmittel gibt. Das ist ein Hauptproblem der modernen Medizin wie auch der modernen Kräuterheilkunde: Wir glauben, dass es das eine Zaubermittel geben müsste, eine Lösung, die allen hilft. Rosalee hingegen setzt auf einen anderen, ganz und gar undogmatischen Ansatz. Bei ihr gibt es kein Regelwerk für »richtig« oder »falsch«. Stattdessen lädt sie zu einer Entdeckungsreise zu einem neuen Bewusstsein ein, bei der die persönlichen Beobachtungen und Erfahrungen, das Herausfinden, was für uns selbst am besten ist, im Mittelpunkt stehen. Sie erinnert uns daran, dass wir selbst am besten beurteilen können, welches Kraut uns auf welche Weise wirklich hilft. Und vor allem entwickeln wir auf dieser Reise eine zutiefst persönliche Beziehung zu den Pflanzen, mit denen wir arbeiten. Und das ist das zentrale Anliegen der Kräuterheilkunst.

In Alchemie der Kräuter regt Rosalee nicht nur die Fakten auf, sondern regt zum bewussten Einsatz von Kräutern und Gewürzen an, und dies jeden Tag. Ihre Begeisterung ist ansteckend und macht das Lernen zu einem sofort umsetzbaren Vergnügen. Rosalee bringt die Kräuterkunde in die Küche und lädt dazu ein, mit ihr zu spielen, wenn sie rührt, mischt und braut. Ihre Rezepte sind fantastisch und manche davon schon jetzt auf dem besten Weg zum Klassiker. Damit führt sie den Beweis, dass gute Gesundheit wirklich in der Küche beginnt und unsere Nahrung unsere beste Medizin ist.

Die großen Lehrmeister und die besten Kräuterbücher leiten dazu an, selbst nachzudenken und zu entscheiden. Mit ihren Lehrmethoden und ihren Werken macht Rosalee genau dies. Mit Alchemie der Kräuter hat sie die Essenz der Kräuter gefunden und präsentiert nun einen wahren Schatz.

Rosemary Gladstar, Heilpflanzenberaterin, Autorin und Gründerin des Sage Mountain Herbal Retreat Center und des Botanical Sanctuary

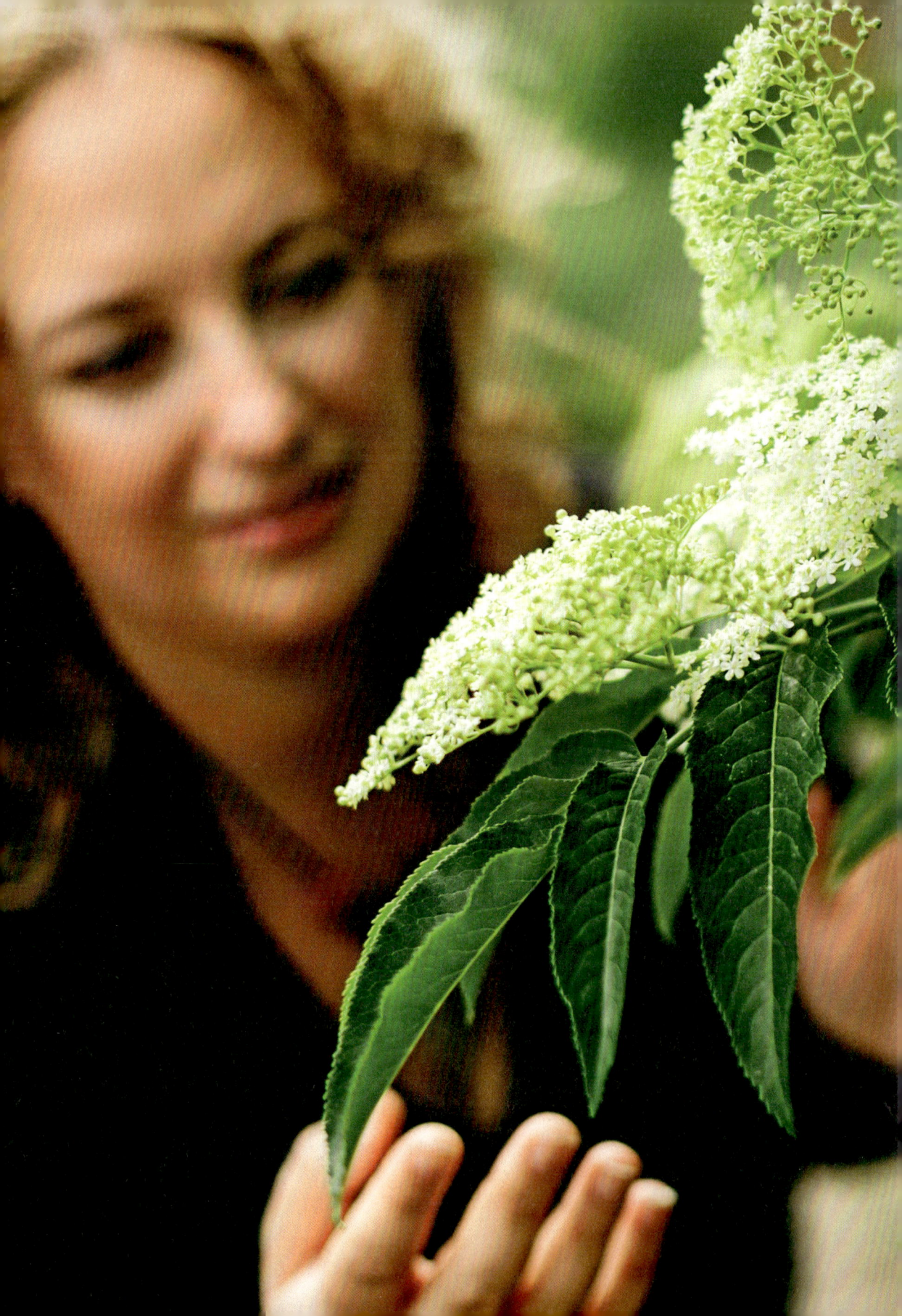

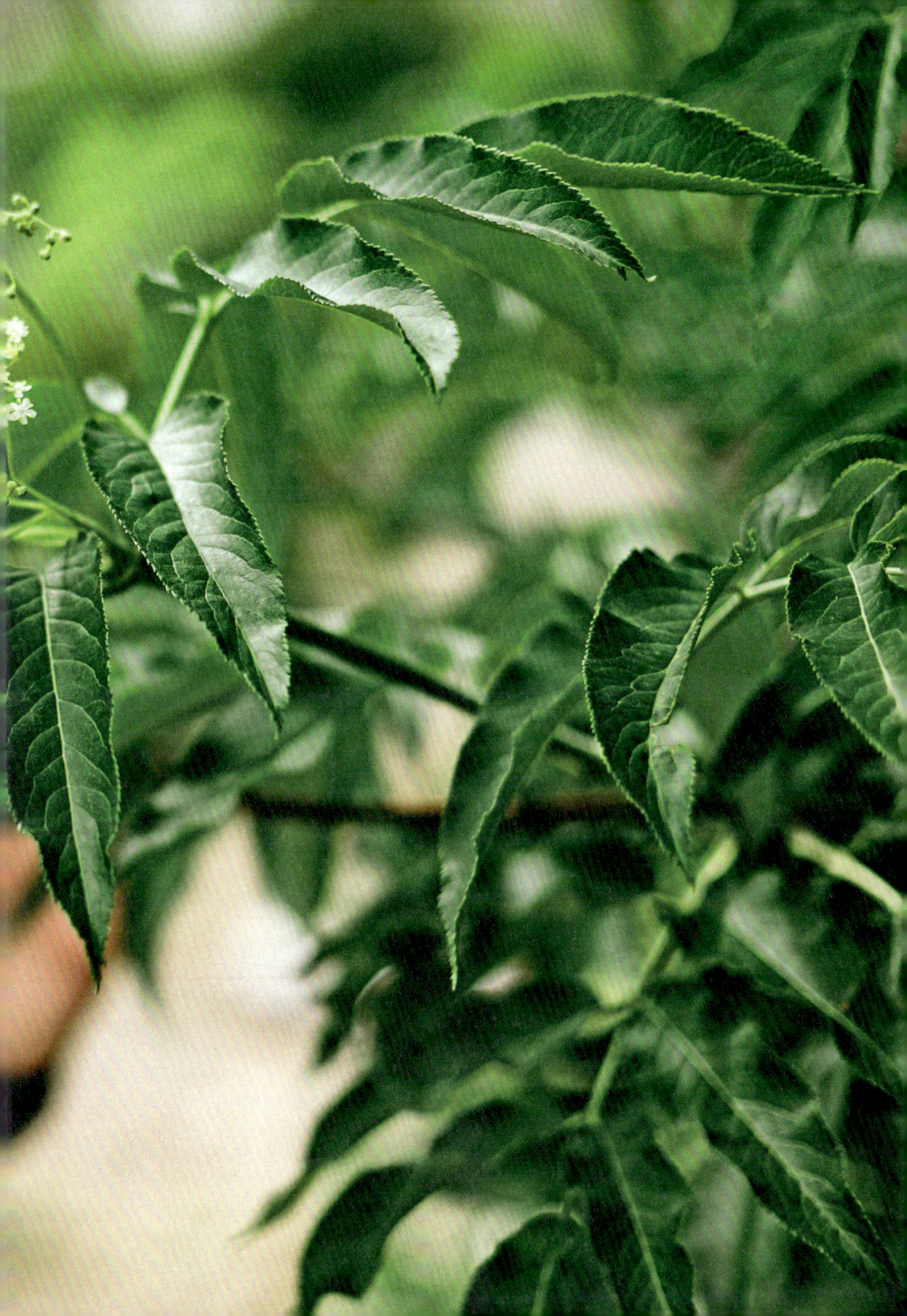

Einleitung

Vor mehr als 2000 Jahren forderte der griechische Arzt Hippokrates: »Die Nahrung soll eure Medizin sein.« Dieser kluge Rat gilt nach wie vor, denn er ist sehr weise. Das Konzept, sich gesund zu essen, setzt sich glücklicherweise immer mehr durch. Viele Menschen greifen bewusst zu regional erzeugten Bioprodukten mit hohem Nährstoffgehalt und Wochenmärkte genießen großen Zulauf.

In den USA hat sich die Anzahl der Märkte seit 1994 vervierfacht. Das heißt, es essen mehr Menschen regional erzeugte, vollwertige Lebensmittel. Während die Wertschätzung für nahrhaftes Essen gestiegen ist, vermisse ich bei den Menüs allerdings nach wie vor häufig ganz zentrale Zutaten, nämlich die Kräuter und Gewürze!

Kräuter und Gewürze können jede Mahlzeit in einen delikaten Hochgenuss verwandeln. Das intensive Aroma gut gewürzter Speisen spricht jedoch nicht nur unsere Geschmacksknospen an. Als Leser dieses Buches dürfen Sie davon ausgehen, dass Kräuter und Gewürze auch Ihrer Gesundheit auf die Sprünge helfen können! Sie können für gute Laune sorgen, den schädlichen oxidativen Stress in Schach halten, unsere Verdauung sowie die Nährstoffaufnahme aus gesunder Nahrung verbessern und diversen chronischen Krankheiten vorbeugen.

Dieses gesamte Buch beruht auf einer ganz einfachen Prämisse: Jeder Mensch ist einzigartig. Im heutigen Informationszeitalter erklären uns Experten von allen Seiten, was wir essen sollen und was nicht, welches Wundermittel unsere Symptome überdecken kann und welche Kräuter wir und alle anderen zu uns nehmen sollten. In Wahrheit jedoch sind Sie selbst der beste Experte oder die beste Expertin für das, was Ihrem eigenen Körper am besten tut. Anstatt also das nächste wundersame »Superfood« zu propagieren, zeige ich Ihnen, wie Sie die besten Kräuter für Ihre Bedürfnisse und Ihre persönliche Situation auswählen, indem Sie sich an Ihren individuellen Eigenheiten orientieren.

In diesem Buch dreht sich zwar alles um Kräuter, Gewürze und Essen, aber es handelt sich keineswegs um eine Diät. Sie müssen weder Veganer noch Vegetarier werden und umgekehrt auch nicht anfangen, Fleisch zu essen. Sie brauchen keinen Nebenjob anzunehmen, um sich die Zutaten leisten zu können, und müssen auch nicht an exotische Orte reisen, um diese Heilkräuter aufzutreiben. Stattdessen lernen Sie, wie Sie die Kraft der Kräuter und Gewürze in Ihrem Alltag nutzen können, indem Sie die praktischen, einfachen Rezepte aus diesem Buch zubereiten: Getränke und einfache Kräuterheilmittel, aber auch normale Hauptmahlzeiten und sogar Süßspeisen. Sobald sich Ihre Beobachtungsgabe weiterentwickelt hat, beginnt eine beglückende Reise, auf der Sie nicht nur die Kräuter, sondern auch sich selbst neu entdecken. So können Sie auf Dauer gesünder leben.

Das »Allheilmittel-Syndrom« der Gegenwart

Unser aktuelles Gesundheitsverständnis leidet unter dem, was ich als das »Allheilmittel-Syndrom« bezeichne. Dabei handelt es sich um den Trugschluss, dass es eine Lösung für alle geben könnte: eine Medizin für eine Krankheit, eine bestimmte Ernährungsweise oder nur eine Methode, um gesund zu bleiben. Eine andere verbreitete Auffassung ist, dass die westliche Medizin der unfehlbare Gipfel der Medizin ist und traditionelle oder natürliche Heilmethoden überholt sind. Diese beiden Denkansätze erklären den gegenwärtigen Stand der Gesundheitsversorgung, bei dem die medikamentöse Unterdrückung von Symptomen wichtiger erscheint als die Suche nach der Ursache einer Erkrankung.

Ein Beispiel dafür ist die Ekzembehandlung. Anstatt Faktoren anzugehen, die zur Entstehung beitragen, verordnen Ärzte häufig cortisonhaltige Salben zur Linderung der Symptome. Das ist jedoch nur eine vorübergehende Lösung, denn eine längerfristige Anwendung ist mit ernsten Nebenwirkungen verbunden, ohne die eigentliche Ursache zu beheben. Cortison kann ein Ekzem nicht »heilen«, sondern unterdrückt nur die Symptome. Die Probleme, die ihnen zugrunde liegen, sind weiterhin vorhanden.

Ich bin davon überzeugt, dass die westliche Medizin ihre Berechtigung hat. Ohne jeden Zweifel ist die moderne Chirurgie bei schweren Verletzungen oder lebensbedrohlichen akuten Erkrankungen unglaublich effizient. Wenn ich mir den Arm brechen würde, würde ich selbstverständlich zuerst ins Krankenhaus gehen und nicht zum Heilkräuterexperten. Dennoch erschüttert mich der allgemein schlechte Gesundheitszustand. Über die Hälfte der Amerikaner sind von chronischen Erkrankungen betroffen und ein Viertel der Bevölkerung hat mindestens zwei chronische Krankheiten. Gleichzeitig nehmen die Gesundheitsausgaben der USA weltweit den Spitzenplatz ein, was daran liegen könnte, dass viele chronische Krankheiten in erster Linie über die milliardenschwere Pharmaindustrie behandelt werden. Beim Streben nach mehr Gesundheit läuft definitiv etwas schief. Auch in Deutschland dürften die Verhältnisse ähnlich sein, da sich die Lebensweisen nicht maßgeblich voneinander unterscheiden.

Obwohl unsere Gesundheit von der modernen Medizin auf mancherlei Weise erheblich profitiert, sind viele chronische Beschwerden nach wie vor ungelöst. Manche Menschen setzen inständige Hoffnung auf technische Fortschritte zum Wohl der Bevölkerung, doch mir ist bewusst, dass wir unsere Gesundheit niemals durch eine Pille verwandeln können. Wir sollten vielmehr einen Blick in die Vergangenheit werfen.

Pflanzenmedizin: der Blick in die Vergangenheit

Jahrtausendelang – und lange vor der Existenz von Büchern oder gar dem Internet – waren Pflanzen auf der ganzen Welt ein wichtiges Heilmittel. Alle Kulturen dieser Erde haben eigene Traditionen und Theorien zur Verwendung medizinisch wirksamer Pflanzen entwickelt, die unter den Begriffen Kräuterheilkunde oder Phytomedizin zusammengefasst werden. Aus diesen vielen Ansätzen werden in den USA derzeit in erster Linie drei Theorien gelehrt: die Kräutertraditionen des Westens, Ayurveda und die traditionelle chinesische Medizin (TCM). Bis zum Beginn des 20. Jahrhunderts wurden gesundheitliche Beschwerden weltweit häufig mit Kräutern behandelt. Naturheilmittel galten nicht nur als Hausmittel. In den USA gab es Colleges, die sogenannte »eklektische Ärzte« ausbildeten, die vor allem mit Pflanzen heilten. Diese Ausbildungsstätten gab es vielerorts in den USA, und die Berichte dieser Mediziner, die ihren Erfahrungsschatz widerspiegeln, gelten bis heute als wichtige Quellen. Zu Beginn des 20. Jahrhunderts verkündete die amerikanische Ärztevereinigung (AMA) allerdings wenig beeindruckt, was aus ihrer Sicht Wissenschaft sei und was Quacksalberei. Ab diesem Zeitpunkt wurde chemischen Arzneimitteln und invasiven Verfahren regelmäßig der Vorzug vor Kräutern und anderen Naturheilmitteln gegeben. Die AMA entschied auch, was ins Curriculum angehender Mediziner gehörte und was nicht. Daraufhin wurden die eklektischen Colleges nach und nach geschlossen. Ähnliche Entwicklungen waren auch im europäischen Raum zu beobachten.

Nach der Entdeckung der Antibiotika in den 1930er-Jahren glaubten die Menschen noch bereitwilliger an ein »besseres Leben dank der Wissenschaft« und griffen lieber zu Pharmaprodukten als zu Pflanzen. Man war von den Antibiotika und isolierten chemischen Substanzen wie Acetylsalicylsäure (ASS) derart beeindruckt, dass die Kräuterheilkunde bald nicht mehr viel galt. In den folgenden Jahrzehnten existierte die Kräuterheilkunde zwar überall in isolierten Nischen weiter, war jedoch kein Allgemeinwissen mehr.

In den 60er-Jahren des 20. Jahrhunderts kam es mit der Bewegung »Zurück zur Natur« zu einer neuen Wertschätzung von Kräutern. Die damals einsetzende Wiederentdeckung dieser Heilmittel ist bis heute immer stärker geworden. Inzwischen sind Kräuter in Amerika und auch in Europa ein Milliardengeschäft. Ich hoffe, dass wir eines Tages zu einem ganzheitlichen Medizinverständnis zurückfinden, in dem es darum geht, Krankheiten durch eine gesündere Lebensweise vorzubeugen. Wenn dann jemand krank wird, werden hoffentlich zunächst alle Faktoren abgeklopft, die sich durch Ernährung, Lebensweise und Kräuter beeinflussen lassen. Pharmazeutisch hergestellte Medikamente oder Operationen sollten immer die letzte Option sein.

Doch dieses Buch soll sich weder mit einem Blick auf die Vergangenheit begnügen noch Kräuter und Ergänzungsmittel als Allheilmittel anpreisen. Mir geht es um die Verwendung von Kräutern im Alltag. Deshalb lade ich Sie ein, sich von der Wahnvorstellung des »Allheilmittel-Syndroms« zu lösen und sich auf eine persönliche Entdeckungsreise zu begeben, auf der Sie entdecken können, was für Sie persönlich funktioniert. Ich hoffe, dieser Weg ist für Sie von »Aha-Momenten« gespickt, von denen Sie ebenso unmittelbar profitieren, wie ich es einst erlebt habe.

Entdeckungsreise in die Welt der Kräuter

Mein Interesse an Naturheilkunde ist schon ewig vorhanden, aber früher war sie mir nicht immer so wichtig. Anfangs war es eher ein Hobby, das mir Freude machte und bei kleineren Wehwehchen auch nützlich war. Als ich 23 Jahre alt war, stellte sich jedoch heraus, dass ich eine seltene Autoimmunkrankheit hatte. Meine Suche nach Lösungen sollte meinen Lebensweg für immer verändern.

Diese Diagnose war meine erste Erfahrung mit dem Allheilmittel-Syndrom der westlichen Medizin. Die Spezialisten erklärten mir, es gäbe keine Heilung. Die einzige Behandlungsoption waren hohe Gaben Steroide, die allerdings irgendwann nicht mehr wirken würden. Man prophezeite mir eine allmähliche Verschlechterung und eine Lebenserwartung von nicht einmal mehr 20 Jahren.

Nach dem ersten Schock begab ich mich auf eine intensivere Suche nach Heilungsmöglichkeiten. Bei meinen Begegnungen mit ganzheitlichen Heilern, ob Phytotherapeuten, Akupunkteuren oder Naturheilkundlern fiel mir auf, dass sie meine Krankheit ganz anders betrachteten als die Ärzte. Die ärztliche Diagnose schien sie weniger zu interessieren, sondern sie bemühten sich, mich umfassend kennenzulernen. Mit ihrer Hilfe und fortschreitendem eigenem Wissen stellte ich meine Ernährung um, ging gezielt gegen Nährstoffmängel vor und nutzte diverse Kräuterrezepte. Nach sechs Monaten war ich symptomfrei, und das bin ich mittlerweile seit über zehn Jahren.

Diese umwerfende Erfahrung verschob nicht nur meine Realität, sondern auch meinen Lebensweg. Jetzt wusste ich, dass ich anderen helfen wollte, denen es ähnlich erging wie mir. Also begab ich mich auf meine eigene Reise in die Welt der Kräuter. Auf den ersten Schritten begleitete mich die Ethnobotanikerin Karen Sherwood. Wir verbrachten viel Zeit in der Natur, wo ich lernte, wie man Wildpflanzen als Nahrung und Heilmittel oder auch als Werkzeug in den Alltag einbezieht. Danach eignete ich mir eingehenderes Kräuterwissen an und beschäftigte mich insbesondere mit traditionell überlieferten Anwendungsmethoden essbarer und heilkräftiger Pflanzen.

Die Begegnungen mit John und Kimberly Gallagher im Jahr 2005 waren der Auftakt zu einer Partnerschaft, die meiner Entdeckungsreise durch die Kräuterwelt eine neue Ausrichtung gab. Zu ihrer schlichten Herangehensweise an die Kräuterkunde fühlte ich mich gleich hingezogen. Sie betonten, was sie sich von ihren eigenen Lehrern abgeschaut hatten: sich gründlich mit jeder Pflanze einzeln auseinanderzusetzen und diese durch tägliche Verwendung genauer zu studieren. Bald verfasste ich regelmäßig Newsletter mit Rezepten für ihr Unternehmen, LearningHerbs.com, und wurde später Teil ihres Mitgliederbereichs, HerbMentor.com. Heute leite ich bei LearningHerbs den gesamten Schulungsbereich und lasse mich immer wieder von unserem Ansatz inspirieren, Kräuter so einfach zu präsentieren, dass jeder einen Zugang zum Lernerfolg finden kann.

Mit der Zeit wurde mir jedoch klar, dass ich mein Wissen weiter vertiefen wollte. Also schrieb ich mich für die Fortbildung zur Heilpflanzenberaterin ein und machte nach einem vierjährigen Lehrgang an der East West School of Planetary Herbology meinen Abschluss als »Herbal Clinician«. In dieser Zeit studierte ich bei Michael und Lesley Tierra; die berufliche Anwendung übernahm dann als Mentor Karta Purkh Singh Khlasa, ein bekannter Heilpflanzenberater und zugleich ehemaliger Präsident der American Herbalists Guild (Gilde der amerikanischen Heilkräuterberater).

Meine praktischen Studien an Patienten führten mich in die ganz neue Welt der individuellen Kräuterrezepte ein, denn ich musste komplexe, individuelle Behandlungspläne erstellen und mich ganz darauf konzentrieren, wie man mithilfe von Kräutern und anderen naturheilkundlichen Verfahren die besten Ergebnisse erzielt. Ich liebe diese Behandlungsform, und obwohl ich nun schon zehn Jahre mit Menschen und Kräutern umgehe, staune ich nach wie vor, wie wirkungsvoll Kräuter bei chronischen Krankheiten helfen. Ich habe miterlebt, wie Menschen mit entzündlichen

Darmerkrankungen sich ihr Leben zurück-
erobern und andere sich wieder schmerzfrei
bewegen konnten, nachdem sie viele Jahre an
chronischer rheumatischer Arthritis gelitten
hatten. Ich sah wöchentliche Migräneattacken
verschwinden, Diabetiker, die (unter ärztlicher
Aufsicht) ihre Medikamentendosis verringern
oder gar absetzen konnten. Auch chronische
Hautausschläge wie Ekzeme heilten vollständig ab. In all diesen Fällen gab es keine einfache Pauschallösung. (Glauben Sie mir, wenn es
ein Kraut oder Gewürz gäbe, das einfach jede
Krankheit heilen kann, hielten Sie jetzt ein
ganz anderes Buch in der Hand.) Es kommt darauf an – wie ich in diesem Buch immer wieder
betonen werde –, dass wir nicht nur wissen,
unter welcher Krankheit jemand leidet, sondern auch wer diese Krankheit hat.

Weil ich so oft gesehen habe, was Kräuter und
Gewürze vermögen, kommt es mir mittlerweile
seltsam vor, wenn jemand bei Gesundheitsbeschwerden zuerst an Medikamente denkt und
nicht an Pflanzen. Zum Glück erkennen heute
auch Ärzte, Naturheilkundler und Akupunktur-
anwender wieder die Vorzüge von Heilpflanzen. In einem Artikel der Hopkins Medicine mit
dem Titel »Essen Sie zwei Möhren und rufen
Sie mich morgen früh wieder an«, beschreibt
Dr. Gerard Mullin, ein führender Experte für
die Zusammenhänge zwischen Ernährung
und Darmerkrankungen, ein Beispiel für die
Macht der Nahrung als Medizin: »Menschen
mit Übelkeit, Motilitätsstörungen des Magens
oder anderen gastrointestinalen Beschwerden
verordne ich in erster Linie Ingwer. Er wirkt
genauso gut wie Ondansetron, unser stärkster
pharmazeutischer Wirkstoff gegen Übelkeit,
denn er spricht im Gehirn denselben Rezeptor
an. Viele Ärzte wissen das jedoch nicht.«

Kräuter und Gewürze können enormen Einfluss auf die Gesundheit haben, indem sie
beispielsweise die Verdauung verbessern oder

chronische Entzündungen zurückdrängen.
Wenn man gesundheitliche Fortschritte bemerkt, könnte der Arzt eine Anpassung der
Arzneimittelverordnung empfehlen oder manche Mittel ganz streichen. Das heißt keinesfalls,
dass Sie auf die moderne, westliche Medizin
verzichten oder ohne ärztlichen Rat eigen-
mächtig Ihre Medikation absetzen sollten! Im
Einzelfall kann es sinnvoll sein, zusätzlich zu
Medikamenten – oder ersatzweise – Kräuter zu
verwenden, doch Kräuter entfalten ihre Wirkung nicht im Sinne eines Allheilmittels. Mit
anderen Worten: Ingwer hilft wunderbar gegen Übelkeit, ist aber dennoch nicht für jeden
geeignet, dem übel ist.

Hinzu kommt, dass ich trotz meiner umfassenden Kräuterausbildung davon überzeugt bin,
dass die beste Anwendung in der Küche beginnt. Natürlich kann man eine Handvoll Kräu-
terpillen oder ein paar Löffel Tinktur (alkoholischen Kräuterextrakt) einnehmen. Doch den
stärksten und besten Einfluss auf die Gesundheit haben Kräuter und Gewürze, wenn man sie
regelmäßig gezielt im Alltag verwendet.

Schritt für Schritt: in der Küche anfangen

Ein verbreitetes Missverständnis in Bezug auf
Gesundheit ist der Umkehrschluss, dass ein »gesundes« Leben langweilig ist, weil man auf viele
geschätzte Dinge verzichten soll. So ist es jedoch
ganz und gar nicht, am allerwenigsten in Bezug
auf Kräuter und Gewürze. Vor Kurzem erzähl-
te mir eine Freundin, wie sie ein Essen voller
Kräuter und Gewürze zubereitete. Kaum war
ihr Mann zur Tür hereingekommen, überhäufte
er sie mit Komplimenten. Erst kam die Bemer-
kung: »Was riecht denn hier so lecker?«, und
dann genoss er jeden Bissen und bat sie, ihm
künftig mehr solcher Mahlzeiten vorzusetzen.

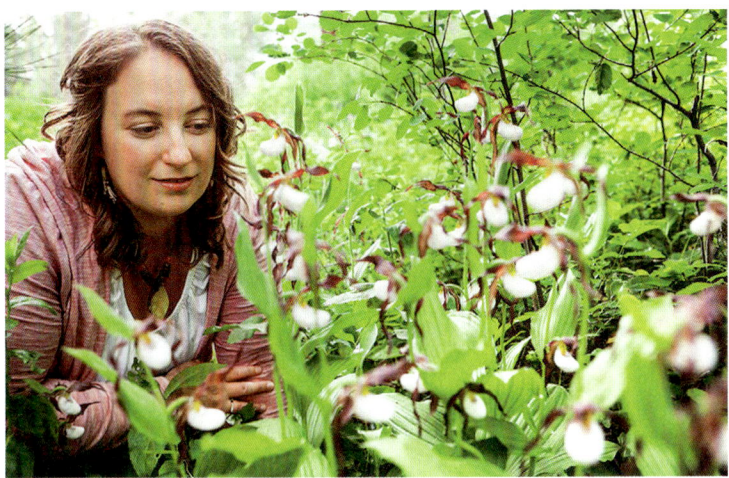

Genauso sieht der Weg zum gesünderen Leben aus: schmackhaftes Essen voller Nährwert und Antioxidanzien, mit denen es uns bestens geht. Deshalb finden Sie in diesem Buch jede Menge Rezepte für diesen Ansatz. Küchenkräuter sind im Alltag schon jetzt verbreitet, werden aber häufig viel zu sparsam eingesetzt, um ihre wahre Macht entfalten zu können. Eine Prise Kräuter für eine ganze Mahlzeit sorgt weder für kräftiges Aroma, noch kann sie nennenswerte gesundheitliche Fortschritte einleiten. Genießen Sie also die beruhigende Wirkung eines Zitronenmelisse-Nährtees (Seite 234), lassen Sie einen himmlischen Kardamom-Schokomousse-Kuchen (Seite 260) auf der Zunge zergehen oder verleihen Sie Speisen mit Senf nach Art des Hauses (Seite 164) eigene Würze. Es gibt unzählige Möglichkeiten, leicht die volle Kraft der Kräuter und Gewürze zu nutzen – für Veganer, Vegetarier, Paleo-Anhänger, regionale Esser und alle anderen.

Zum Auftakt Ihrer Reise entwickeln Sie ersten Kapitel mehr Achtsamkeit, um die besten Kräuter und Gewürze für sich selbst zu wählen. Der Hauptteil des Buches besteht dann aus fünf Abschnitten, die sich gemäß den Grundgeschmacksrichtungen der Kräuter aufteilen: scharf, salzig, sauer, bitter und süß. In jedem Kapitel geht es um eine einzelne Pflanze und Sie bekommen Rezepte, um sich mit diesem Kraut oder Gewürz auseinanderzusetzen. Am Ende des Buches finden Sie weiterführende Informationen wie das Stichwortverzeichnis, ein Glossar und Bezugsquellen. Bei den Bezugsquellen sind auch Schulen genannt, wo Sie mehr über Kräuter und Gewürze lernen können.

Der Umgang mit Kräutern wird Ihnen von Anfang an Spaß machen. Sie lernen durch praktische Anwendung und müssen nicht erst kompliziertes theoretisches Wissen auswendig lernen. Wenn Sie beim Lesen auf eine Pflanze stoßen, die genau zu Ihrer Situation zu passen scheint, können Sie sofort mit einem der einfachen Rezepte loslegen.

Dieses Buch zielt darauf ab, Ihre Einstellung zu Kräutern und Gewürzen zu verändern. Ich hoffe, dass Sie einen erweiterten Blickwinkel erhalten, die machtvolle Wirkung von Heilpflanzen mit allen Sinnen sehr bewusst registrieren und diese dann täglich großzügig verwenden. Auf diese Weise können Sie einigen chronischen Beschwerden vorbeugen, unter denen heute so viele Menschen leiden, oder mitunter sogar eine Heilung einleiten. So können Sie am Ende gut informierte Entscheidungen zur eigenen Gesundheit treffen.

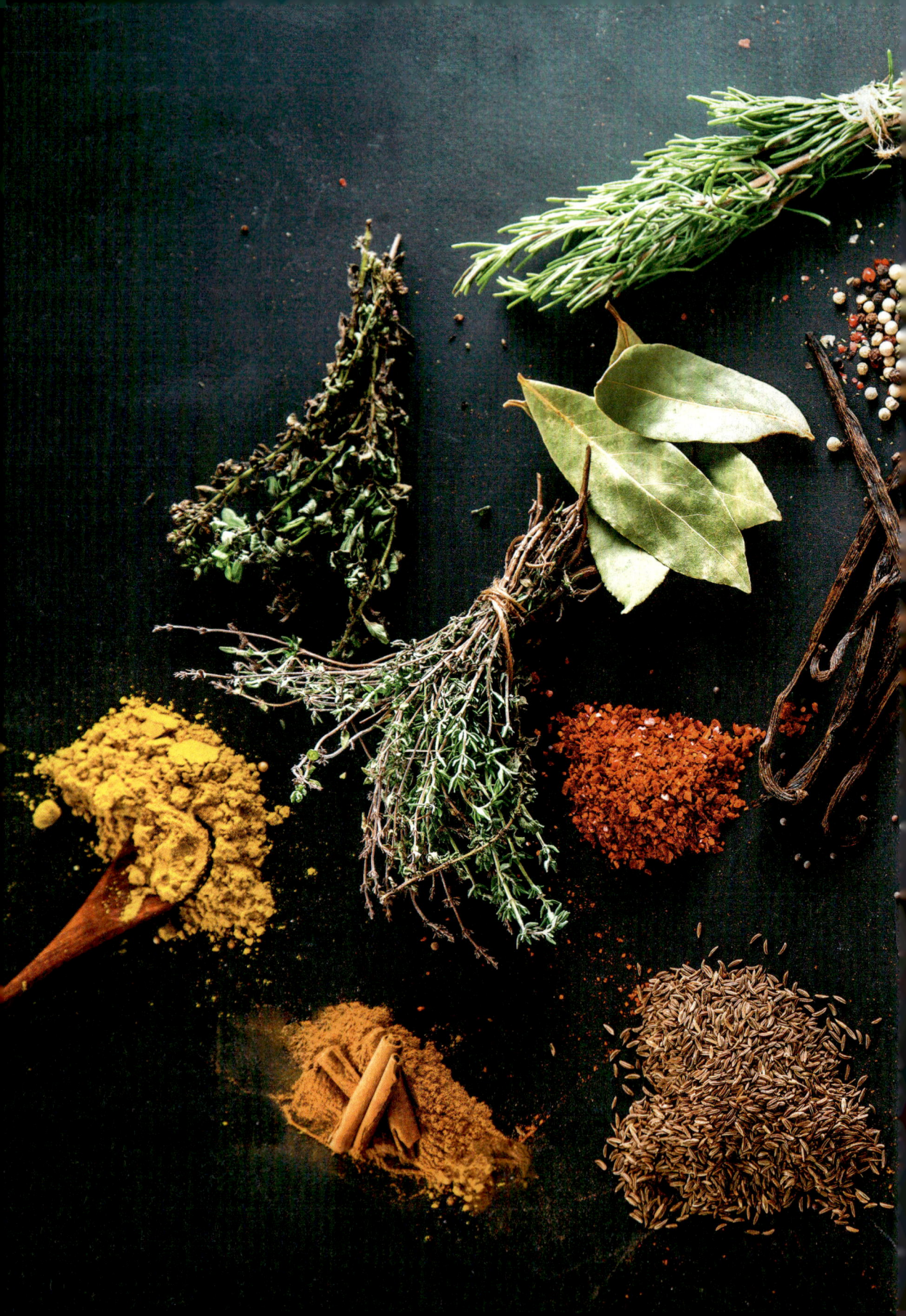

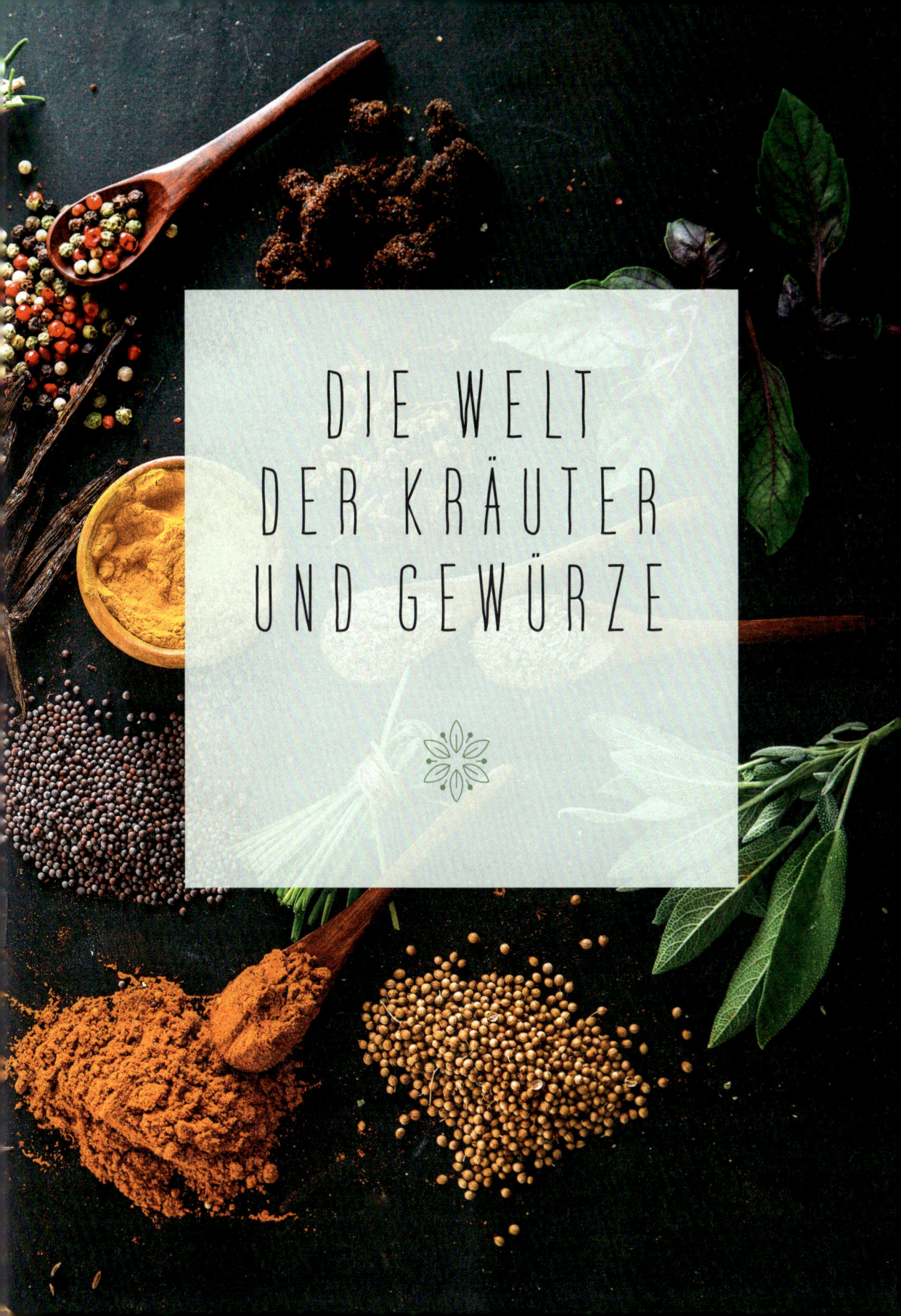

DIE WELT DER KRÄUTER UND GEWÜRZE

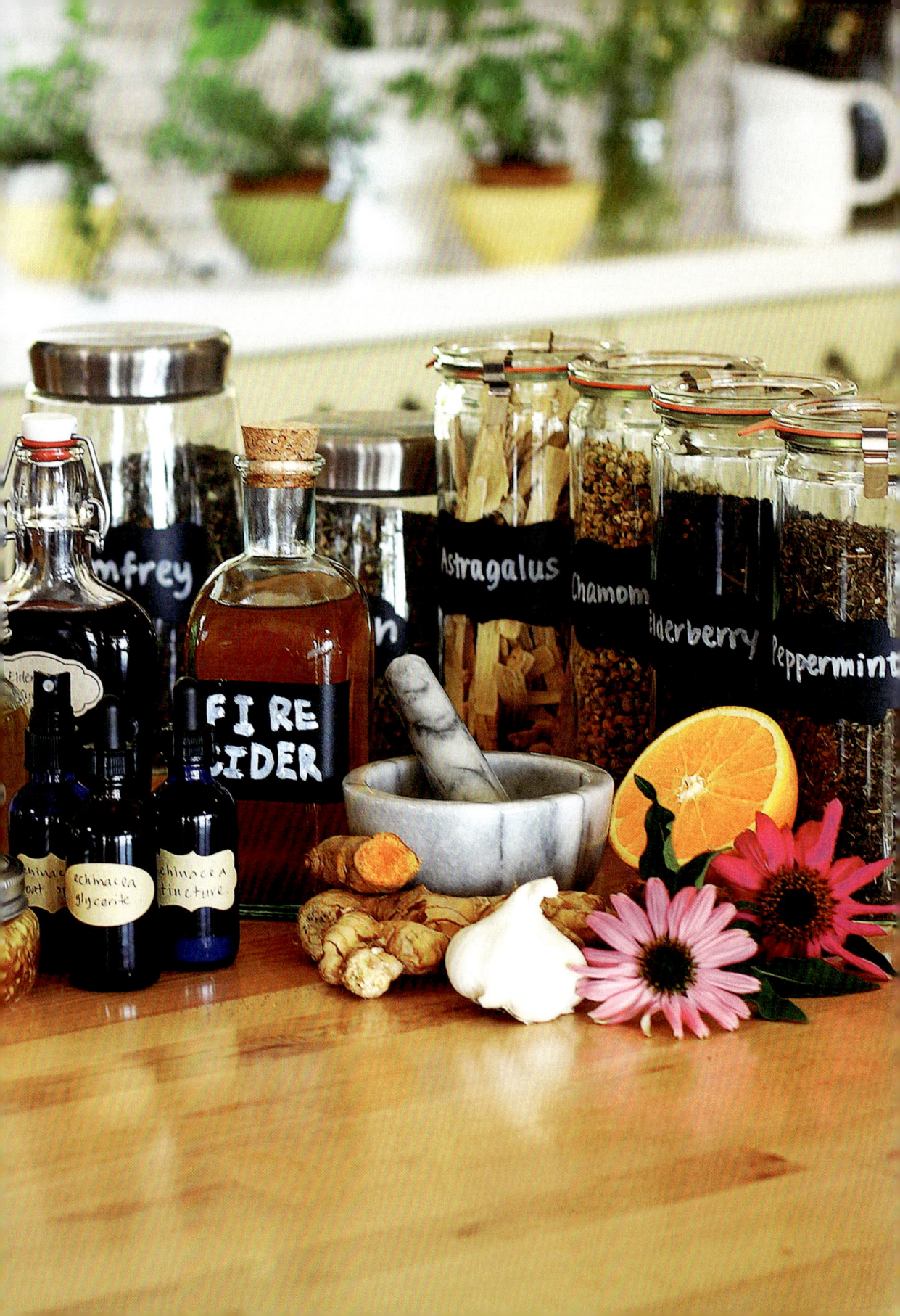

Kräuter und Gewürze als Naturheilmittel

Mit jeder Mahlzeit bietet sich die Gelegenheit, den Körper zu nähren und der eigenen Gesundheit auf die Sprünge zu helfen. Der Verzehr von reichlich Kräutern und Gewürzen hat viele Vorteile. Sie liefern wichtige Nährstoffe, unterstützen die natürliche Energie, fördern das gesunde Altwerden, beugen Krankheiten vor, unterstützen die Reparatur lebenswichtiger Prozesse und stärken insgesamt die gesunde Körperfunktion. Bei richtiger Anwendung ist diese Form der Phytomedizin zudem unbedenklich – und mit deutlich mehr Genuss verbunden, als wenn man eine Kapsel Kräuterextrakt oder einen Löffel Kräutertinktur zu sich nimmt.

Doch wie kann etwas ganz Alltägliches so viele Aspekte der Gesundheit beeinflussen? Im zweiten Teil des Buches werden die besonderen Gaben typischer Küchenkräuter und Gewürze näher behandelt. Bevor wir ins Detail gehen, möchte ich jedoch ganz allgemein erklären, auf welche Weise Kräuter ihre Wirkungen entfalten.

Kräuter unterstützen die Verdauung

Die Kräuterheilkunde geht davon aus, dass die meisten chronischen Krankheiten mit Verdauungsstörungen beginnen. Wenn man die Nahrung nicht in die Nährstoffe umwandeln kann, die der Körper benötigt, wie soll man dann gesund bleiben? Viele Küchenkräuter werden seit Jahrtausenden verwendet, und dies nicht nur wegen ihres Geschmacks, sondern auch, weil sie die Verdauung unterstützen.

Verdauungsstörungen sind leider vielfach derart hartnäckig, dass viele Menschen sie für natürlich halten. Als Heilpflanzentherapeutin habe ich schon Hunderte Menschen beraten, die mich wegen unterschiedlicher chronischer Beschwerden aufsuchten. Ihre Verdauungsprobleme tun die Betroffenen dabei häufig als »normal« ab. Sobald wir ihre Verdauung jedoch mit Kräutern und Gewürzen stärken, stellen sie vielfach fest, dass auch andere Beschwerden verschwinden.

Die folgenden Symptome deuten auf eine gestörte Verdauung hin:
— Aufstoßen
— Blähungen
— Magenschmerzen
— Sodbrennen
— Verstopfung
— Übelkeit
— Appetitlosigkeit
— wiederkehrender Durchfall
— Magengeschwüre

Kräuter liefern Antioxidanzien

Kräuter und Gewürze haben einen hohen Gehalt an Antioxidanzien, die bei der Begrenzung von oxidativem Stress für den Körper eine Schlüsselrolle einnehmen, der Herzbeschwerden, Leberprobleme, Arthritis, vorzeitige Hautalterung und Augenschäden in Verbindung erzeugen kann. Er tritt auf, wenn der Körper mit freien Radikalen (Atome oder Moleküle, denen ein Elektron fehlt) überlastet ist. Sobald solche freien Radikale mit anderen Molekülen in Kontakt kommen, können sie diesen ein Elektron rauben. Dabei entsteht ein neues, instabiles Molekül, und es kommt zu einem Dominoeffekt, der den Körper mit freien Radikalen überschwemmt und den Körper unter oxidativen Stress setzt. Antioxidanzien enthalten ein überschüssiges Elektron, das sie an freie Radikale abgeben können. So wird die Kaskade gestoppt.

Freie Radikale entstehen im Rahmen des normalen Lebens, Essens und Atmens. Stress, industriell erzeugte Fertigprodukte, der Verzehr übermäßig erhitzter Öle, Schadstoffe oder Zigarettenrauch in der Luft, Schlafmangel oder das Essen von verbranntem Fleisch können die Anzahl der freien Radikale stark ansteigen lassen. Zur Eindämmung von oxidativem Stress sollte man solche negativen Einflüsse einschränken und regelmäßig Nahrung mit hohem Antioxidanzienanteil – zum Beispiel in Form von Kräutern und Gewürzen – verzehren.

Kräuter stabilisieren das Nervensystem

Wer sich kritisch umschaut, wird bestätigen, dass unsere Kultur von Dauerstress geprägt ist.

Wie oft erhalten Sie auf die Frage »Wie geht's?« die Antwort: »Viel zu tun«? Übermäßiger Stress ist so verbreitet, dass es schon fast als normal gilt, zu wenig zu schlafen und ständig gehetzt, überarbeitet und übereifrig zu sein.

Auch wenn viele ein umtriebiges Leben als selbstverständlich einstufen, sind die Auswirkungen der Dauerstressbelastung gesundheitlich kaum zu übersehen. Chronischer psychischer Stress wird mit führenden Todesursachen in Verbindung gebracht: Krebs, koronare Herzkrankheit, Unfälle, Atemwegserkrankungen, Leberzirrhose und Suizid.

Ich hoffe, dass wir bei steigendem Bewusstsein zu kulturell bedingtem Stress deutlichere Schritte einleiten, um unser Leben wieder einfacher zu gestalten und unrealistische Erwartungen zurückzuschrauben. Dazu gehören nicht nur ein Umdenken auf individueller Ebene, sondern auch politische Rahmenbedingungen, die Familien, die sich trotz harter Arbeit nur mit Mühe über Wasser halten, das Leben leichter machen.

Kräuter verleihen selbstverständlich keine übermenschlichen Kräfte. Wir brauchen trotzdem ausreichend Schlaf und müssen eine übertrieben ehrgeizige To-do-Liste trotzdem zusammenstreichen. Doch beim Lesen werden Sie feststellen, dass Kräuter und Gewürze uns helfen können, die negativen Auswirkungen von Stress anders zu bewältigen. Zum Beispiel können sie dazu beitragen, dass wir aus dem Kampf-oder-Flucht-Modus des sympathischen Nervensystems in den Ausruh- und Verdauungsmodus des parasympathischen Nervensystems übertreten. Sie können uns zu einem erholsamen Nachtschlaf verhelfen und tagsüber das Angstniveau herunterschrauben. Im Zusammenspiel mit frischen, regional erzeugten Lebensmitteln liefern sie viele Vitamine und Mineralstoffe zur Unterstützung des Nervensystems.

Kräuter schützen vor unerwünschten Keimen

Manche Kräuter und Gewürze liefern Schutz vor Krankheitserregern. Im Zeitalter der Antibiotika klingt das vielleicht nicht sonderlich revolutionär, doch die Menschheit steht angesichts zunehmender resistenter Keime vor einem erheblichen Problem. Bakterien haben sich evolutionär inzwischen an viele übliche Antibiotika angepasst. Nach jahrzehntelangem, überbordendem Antibiotikaeinsatz lassen sich bakterielle Erkrankungen häufig nicht mehr mit Antibiotika besiegen. Allein in den USA sterben jährlich 23 000 Patienten an Infektionen durch resistente Keime. Pflanzen haben sich seit Jahrtausenden parallel zu Bakterien verändert und fortentwickelt. An ihre Komplexität können Krankheitserreger sich schlechter anpassen.

Bei bestimmten Erkrankungen sind pharmazeutisch erzeugte Antibiotika zwar notwendig, doch ihr Einsatz kann weitreichende unerwünschte Folgen nach sich ziehen. Besonders die Darmflora – als Oberbegriff für die erwünschten Bakterien im Dickdarm – wird in Mitleidenschaft gezogen. Neuere Forschungen belegen, wie wichtig eine gesunde und vielfältige Darmflora ist, zumal der Begriff »Antibiotika« letztlich »gegen das Leben« bedeutet.

Gewürze können eine starke antimikrobielle Wirkung entfalten, ohne dem Leben zu schaden. Pflanzen vernichten nicht einfach alles, womit sie in Berührung kommen, sondern lassen sich gezielt je nach Infektion auswählen. Einige Kräuter helfen gegen bestimmte Bakteriensorten besser als gegen andere. Zudem helfen Pflanzen auch bei Virus- und Pilzinfektionen.

Wissenschaftler haben geprüft, wie Pflanzen die Wirksamkeit von Antibiotika verbessern können. Zum Beispiel kann der Wirkstoff Berberin, der in Pflanzen wie der kanadischen Gelbwurz (Hydrastis canadensis) oder der Gewöhnlichen Mahonie (Mahonia aquifolium) vorliegt, Antibiotika beim Einsatz gegen resistente Keime wirksamer machen.

Und das ist noch nicht alles, denn Kräuter töten nicht nur Erreger ab. Sie stabilisieren zugleich das Ökosystem Körper, tragen zur Wiederherstellung der Schleimhäute bei und unterstützen eine gesunde Darmflora.

Kräuter stärken das Immunsystem

Kräuter unterstützten die Gesundheit bei Infekten nicht nur über direkte Erregerbekämpfung, sondern auch durch ihre Wirkung auf das körpereigene Immunsystem, das zweifellos unsere beste Abwehr gegen Krankheitserreger darstellt. Wenn das Immunsystem nicht ungestört arbeiten kann, steigt das Infektrisiko und parallel dazu das Risiko für Krebs, Autoimmunerkrankungen und allergische Reaktionen auf Pollen und andere Substanzen aus der Umwelt. Kräuter können dazu beitragen, unser Immunsystem zu stärken, damit es seine komplexen Aufgaben korrekt erfüllen kann.

Kräuter und Gewürze unterstützen die Gesundheit somit auf vielerlei Weise, indem sie die Verdauung und das Immunsystem stärken, aber auch alle Sinne ansprechen und unser Leben insgesamt bereichern. Um möglichst viel davon zu profitieren, sollte man sie täglich großzügig einsetzen. Darunter verstehe ich nicht, dass man die Suppe nachwürzt und mit ein bisschen Schnittlauch oder Petersilie bestreut. Betrachten Sie vielmehr jede Mahlzeit als gute Gelegenheit, Ihrer Gesundheit mit einer Fülle an Kräutern etwas Gutes zu tun. So wird Nahrung wahrhaftig zur besten Medizin!

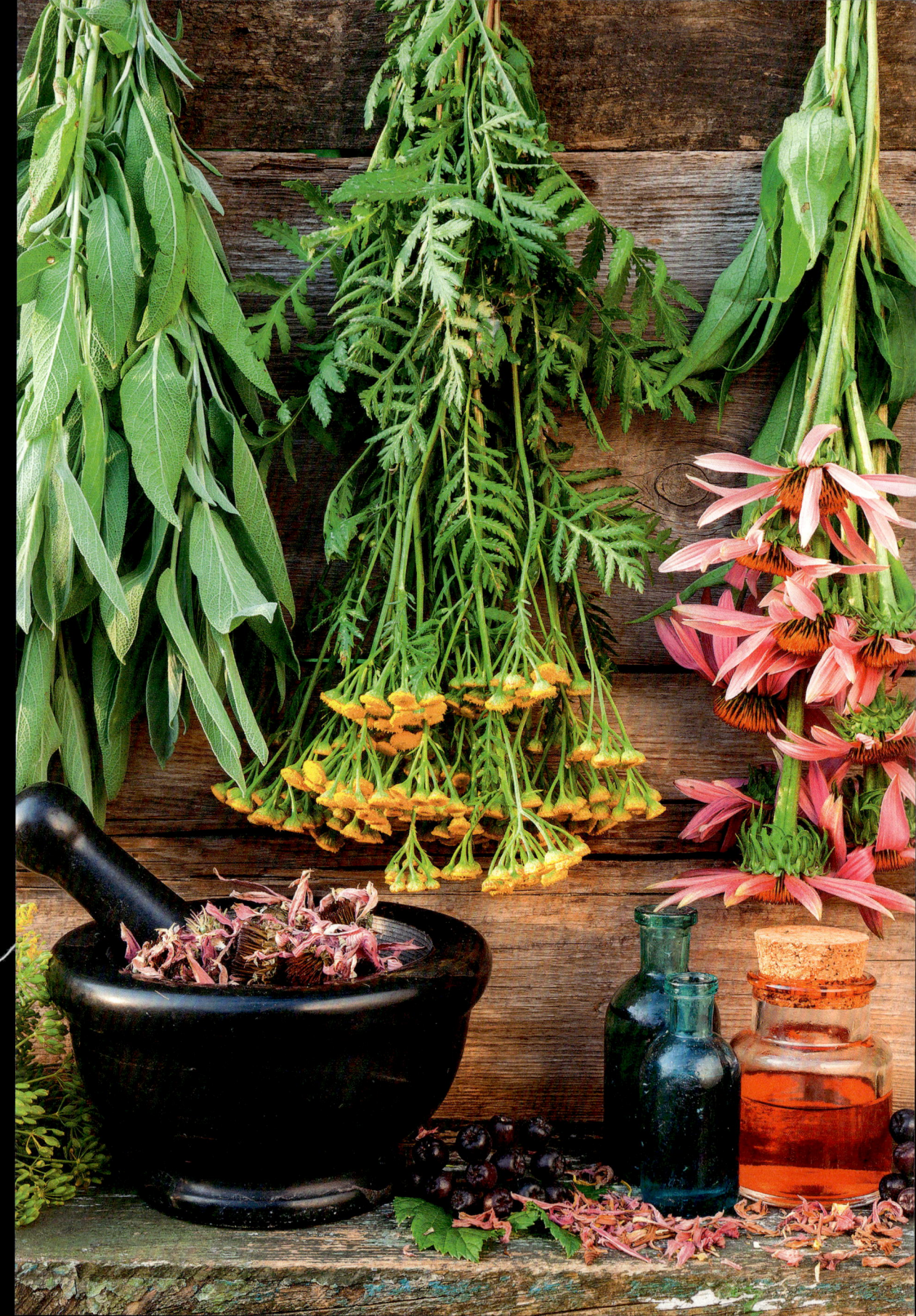

Erfahrungswissen und Wissenschaft

Wenn man mehr über die Vorteile und Eigenschaften der Kräuter erfährt, fragt sich ein kritischer Geist irgendwann: Können Kräuter das alles wirklich? Woher wissen wir das? Oder hat die Autorin das alles einfach nur erfunden? Wer sich intensiver mit Pflanzen befasst, sollte sich bewusst machen, dass es nicht nur eine Herangehensweise gibt. Es existieren historische Aufzeichnungen, die mitunter mehrere Jahrtausende zurückreichen. Viele moderne Phytopraktiker setzen Kräuter im eigenen Leben und in ihren Behandlungen ein und tauschen sich über ihre Erfahrungen aus. Hinzu kommen selbstverständlich immer mehr wissenschaftliche Studien zu Heilpflanzen.

Historische Überlieferung und moderne Naturheilkunde

Die ersten schriftlichen Aufzeichnungen zum medizinischen Einsatz von Kräutern sind über 5000 Jahre alt. Seitdem wurden viele wichtige Abhandlungen erstellt, die überliefert wurden und nach wie vor unser Wissen beeinflussen. Eine gewisse Skepsis gegenüber älteren Dokumenten ist natürlich sinnvoll. Dennoch können wir daraus vieles lernen, was sich über unzählige Jahre bewährt hat. Dass eine einzelne Information in einem Werk nicht mehr aktuell ist, bedeutet nicht zwangsläufig, dass darin keine Perlen der Weisheit mehr enthalten sind.

Moderne Therapeuten, die mit Kräutern arbeiten, prüfen solche historischen Anwendungsgebiete gern durch persönliche und praktische Anwendung. So bleiben sie in der Vergangenheit verwurzelt, geben bewährte Traditionen weiter und entwickeln neue Anwendungsgebiete. Phytopraktiker teilen ihre Erfahrungen und ihre Fallstudien – auch die Misserfolge – über Ausbildungsgänge, Schulen, Konferenzen und Organisationen wie die American Herbalists Guild (Gilde der amerikanischen Heilpflanzenberater) untereinander. Sie sind daher die wichtigsten Ansprechpartner zu diesem Thema.

Ich selbst verwende Kräuter seit über zehn Jahren für mich, meine Familie und meine Klienten. Ich sehe regelmäßig, wie Kräuter (im Zusammenspiel mit Lebensweise, Ernährung und Beratung) erhebliche Auswirkungen auf die Heilung haben können. Das reicht von der schlichten Beruhigung eines rauen Halses bis hin zur ursächlichen Bekämpfung einer chronischen Erkrankung. Deshalb sind im ganzen Buch Geschichten von eigenen Erfahrungen eingestreut, aber auch von Personen, mit denen ich im Laufe der Jahre arbeiten durfte.

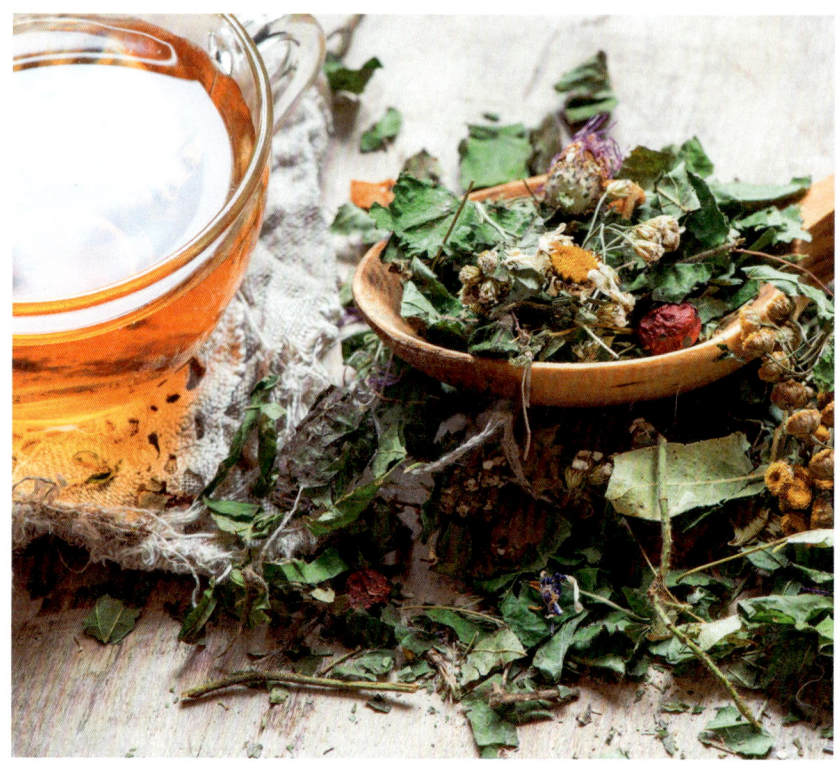

(Zum Schutz der Privatsphäre wurden die Namen geändert.)

Zum Stand der Wissenschaft

Es gibt zunehmend mehr wissenschaftliche und klinische Studien zum Einsatz von Kräutern und Gewürzen. Immer wieder höre ich Stimmen, dass wissenschaftlich längst erwiesen sei, dass Kräuter nicht helfen. Dabei beweisen Tausende Studien das Gegenteil. Viele bestätigen traditionelle Einsatzmöglichkeiten, andere zeigen neue Anwendungsmethoden auf.

Es gibt viele gut konzipierte Studien, in denen Kräuter so eingesetzt werden, wie ein traditioneller Kräuterheilkundiger es tun würde, also mit der passenden Dosierung, der optimalen Extraktion (Tee, Tinktur oder andere Verfahren) und Behandlung der richtigen Indikationen.

Andere wiederum sind schlecht gemacht und genau diese führen zu fetten Schlagzeilen, die den Menschen den Eindruck vermitteln, dass Kräuter nicht helfen. Ein unglückseliges Beispiel war eine Studie, die 2009 im JAMA erschien, dem renommierten Journal der American Medical Association. Die Forscher kamen zu dem Schluss, dass man mit Ginkgo nicht einer Demenz vorbeugen kann. Daraufhin erschienen in wichtigen Zeitungen Artikel mit Überschriften wie »Ginkgo wirkungslos«. Kurz darauf gab der American Botanical Council eine Pressemitteilung heraus, der zufolge die Studie in mehrfacher Hinsicht fehlerhaft war. Unter anderem fehlte eine Kontrollgruppe, und die

Statistik berücksichtigte nicht die 40 Prozent Teilnehmer, die vorzeitig aus der Studie ausschieden. Die Pressemeldung betonte auch: Mindestens 16 kontrollierte klinische Studien haben den Einsatz verschiedener Ginkgo-Extrakte bei gesunden Erwachsenen ohne kognitive Einschränkung getestet. Eine systematische Durchsicht vieler bereits bestehender Studien, eine sogenannte Metaanalyse, ergab, dass Ginkgo in elf dieser Studien Kurzzeitgedächtnis, Konzentration und das Tempo der geistigen Verarbeitung erhöhen konnte. Eine kritische Beleuchtung handwerklicher Fehler bei einer Studie ist leider nicht interessant genug für die Titelseiten. So bleibt der Eindruck haften, dass Kräuter nicht helfen.

Die Mehrheit der in diesem Buch zitierten Ergebnisse stammt aus klinischen Studien an Menschen, sogenannten In-vivo-Studien. Zusätzlich verweise ich auf einige wenige interessante In-vitro-Studien an Pflanzen, also Studien, die in kontrollierter Umgebung nicht am lebenden Organismus durchgeführt werden wie zum Beispiel Zelltests in der Petrischale. Solche Laborexperimente können zu einem besseren Verständnis für die Wirkweise einer Pflanze beitragen, reflektieren aber nicht unbedingt die Wirkung, die diese Pflanze beim Menschen hätte. Tierversuche habe ich aus zwei Gründen nicht einbezogen. Zum einen halte ich viele Tierversuche für ethisch nicht vertretbar.

Zum anderen lassen sich die Ergebnisse häufig nicht auf den Menschen übertragen.

Wenn wir die traditionelle Anwendung von Kräutern ignorieren und uns stattdessen auf schlecht konzipierte klinische Studien verlassen, bleibt unser Verständnis zum Potenzial der Kräuter begrenzt. Verlassen wir uns hingegen einzig und allein auf Geschichte und Tradition, ohne wissenschaftliche Studien und die vielfältigen Rückmeldungen moderner Phytopraktiker zur Kenntnis zu nehmen, sind wir gleichermaßen schlecht informiert. Wirklich spannend wird es, sobald traditionelle Anwendung, moderne Behandlungsformen und Wissenschaft zusammentreffen! Im Idealfall kombinieren wir damit jahrtausendealtes Wissen mit den therapeutischen Erfahrungen von heute sowie den Ergebnissen vieler gut durchdachter klinischer Studien am Menschen. Auf diese Weise entwickeln wir ein klareres Bild von den vielen Möglichkeiten, wie Pflanzen heilen können.

Im Sinne dieser ganzheitlichen Betrachtung der Kräuter habe ich mir größte Mühe gegeben, die Informationen in diesem Buch aus Sicht der Kräuterheilkunde zu präsentieren und zugleich hervorzuheben, in welcher Weise die Wissenschaft die traditionelle Nutzung von Pflanzen bestätigt. Im folgenden Kapitel geht es um die Grundlage der Kräuterkunde: Energetik und Geschmack.

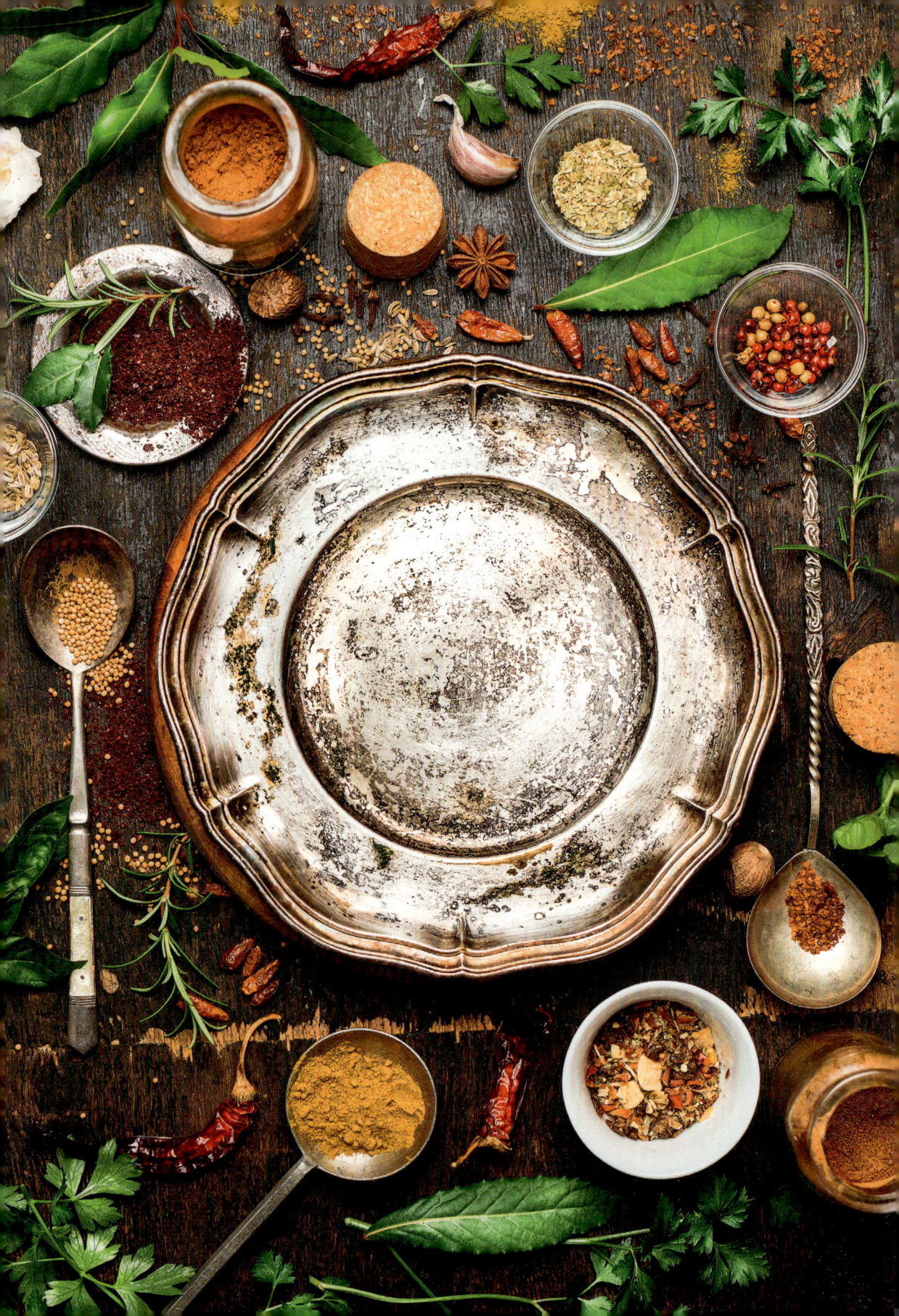

Kräuter für Menschen, nicht gegen Krankheiten

Kräuter und Ergänzungsmittel sind ein Milliardengeschäft, das weltweit nach wie vor wächst. Trotz der derzeitigen Beliebtheit von Kräutern ist die übliche Sichtweise jedoch unvollständig. Der Kräuterexperte und Autor David Winston sagt gern, dass Kräuter zwar immer begehrter werden, die Kräuterheilkunst hingegen nicht. Denn unsere Kultur leidet im Hinblick auf die Verwendung von Kräutern nach wie vor unter dem verbreiteten Allheilmittel-Syndrom: »Oh, du hast Problem X? Dann brauchst du Pflanze Y.« Diese Einstellung spiegelt sich beispielsweise in »Wundermitteln«, die in den sozialen Medien hochgejubelt werden, oder in übertriebenen Marketingversprechen wie »Kurkuma heilt Krebs«, »Zitronenmelisse tötet Viren ab« oder »Echinacea hilft gegen Schnupfen«.

Das Allheilmittel-Syndrom entspricht dem Gesundheitsverständnis unserer Kultur, in der viele nach natürlichen oder pharmazeutischen Allheilmitteln suchen, die jedes Problem beheben. Diese Tendenz ist auch in Bezug auf Ernährung zu beobachten, wo jede spezielle Ernährungsform (ob vegan, Paleo, South Beach, Atkins, kohlenhydratarm oder was auch immer) sich als die optimale Lösung präsentiert. Wer dieses Konzept auf Kräuter überträgt, übergeht die wichtigsten Grundsätze der traditionellen Phytotherapie.

Die theoretischen Konzepte der Kräuterheilkunde basieren auf einem grundlegend anderen Verständnis von Gesundheit und ihre Diagnose- und Behandlungsmethoden gehen über »Nimm dies gegen das«-Empfehlungen hinaus. Deshalb sprechen Phytopraktiker gern von »Kräuterheilkunst«.

Gut ausgebildeten Therapeuten geht es bei Diagnose, Behandlung und Heilung nicht darum, passende Kräuter für bestimmte Beschwerden zu verordnen. Sie achten vielmehr auf eine individuelle Herangehensweise und wählen die Pflanze für die Person aus, nicht nur für bestimmte Beschwerden.

Jedem sein eigenes Kräutlein

Die Vorstellung, dass Sie und ich verschieden sind, ist nachvollziehbar. Schließlich bestehen zweifellos viele Unterschiede in Bezug auf Alter, Gewicht und Größe, die Augenfarbe, den Wohnort, den Arbeitsplatz, Fitness, Ernährungsvorlieben und allgemeine Lebenserfahrungen. Intuitiv erscheint es also logisch, dass das Vorgehen gegen eine Krankheit selbst bei derselben Diagnose völlig unterschiedlich sein kann.

Die Vorstellung, dass wir alle Individuen sind und dass Kräuter, Speisen und sogar die Lebensweise unseren persönlichen Bedürfnissen entsprechen sollten, wird von den drei großen Kräuterlehren der Gegenwart geteilt. In der westlichen Kräuterheilkunde kennen wir die vier Temperamente: cholerisch, sanguinisch, melancholisch und phlegmatisch. Im Ayurveda unterscheidet das System Tridosha drei Konstitutionstypen: Pitta, Vata und Kapha. Die traditionelle chinesische Medizin stützt sich auf die fünf Elemente Feuer, Erde, Metall, Wasser und Holz sowie auf diverse Organsystemmuster (stagnierendes Leber-Qi, feuchte Milz und so weiter).

Jedes dieser Systeme ist komplex und attraktiv, und die Zusammenhänge durchschaut man erst nach langjährigem Studium. In diesem Buch verwende ich vereinfachte Konzepte all dieser Traditionen, um eine Grundlage zu schaffen, auf der man aufbauen kann. Und die erfordert zum Glück keine jahrelange Ausbildung.

Um im Sinne der personalisierten Medizin den Menschen zu behandeln, nicht die Krankheit, gibt es je nach Ausbildungsgang eines Heilpflanzenberaters zahlreiche Ansätze. In der Praxis greifen viele bei der Diagnose auf das Grundprinzip der Energetik zurück.

Energetik in der Kräuterheilkunde: heiß oder kalt, trocken oder feucht

Was ist diese Energetik? Der Begriff hört sich zunächst vielleicht etwas esoterisch an, ist aber kein Humbug, sondern basiert auf alltäglichen körperlichen Empfindungen. Grundsätzlich ist die Energetik ein Oberbegriff für ein Klassifizierungssystem, das auf vier komplementären Qualitäten beruht: heiß oder kalt, trocken oder feucht.

In Bezug auf die Eigenschaften heiß oder kalt geht es dabei nicht um die Anzeige des Thermometers, sondern um empfundene Hitze oder Kälte. Sicher kennen Sie das intensive Hitzegefühl nach einer besonders scharfen Mahlzeit, obwohl sich die Körpertemperatur nicht verändert hat. In ähnlicher Form lassen sich auch Empfindungen von Trockenheit oder Feuchte tagtäglich beobachten. Fühlt sich Ihre Haut normalerweise trocken oder feucht an? Kennen Sie trockenen oder feuchten Husten? Manche Menschen stellen fest, dass ihr Feuchtigkeitsgefühl sehr wetterabhängig ist. Ich persönlich liebe trockenes Wüstenklima, das anderen unangenehm trocken erscheint.

Phytopraktiker ordnen sowohl Menschen als auch Pflanzen gemäß diesen vier Eigenschaften ein, denn sie wollen die Gesundheit fördern, indem sie auf ein energetisches Gleichgewicht hinarbeiten. Wenn jemandem heiß ist, bekommt er kühlende Kräuter. Bei zu starker Trockenheit nutzen wir befeuchtende Kräuter. Im ersten Augenblick mag das seltsam klingen, doch sobald Sie sich darauf einlassen, werden Sie erkennen, dass Sie solche energetischen Prinzipien schon lange kennen. Sie wussten nur nicht, was dahintersteckt. Kennen Sie Menschen, die von Natur aus eine größere Hitze entwickeln? Kennen Sie jemanden, der nur mit Mantel, Schal und Hut hinausgeht, wo andere nur eine leichte Jacke benötigen? Fällt Ihnen eine Person ein, die wegen ihrer trockenen Haut ständig cremen muss? Das liegt an der unterschiedlichen Energetik.

Energetik des Menschen

Jeder Mensch hat von Geburt an eine einzigartige Mischung der vier Grundeigenschaften, und diese Energetik wird gern als Konstitution bezeichnet. Die menschliche Konstitution

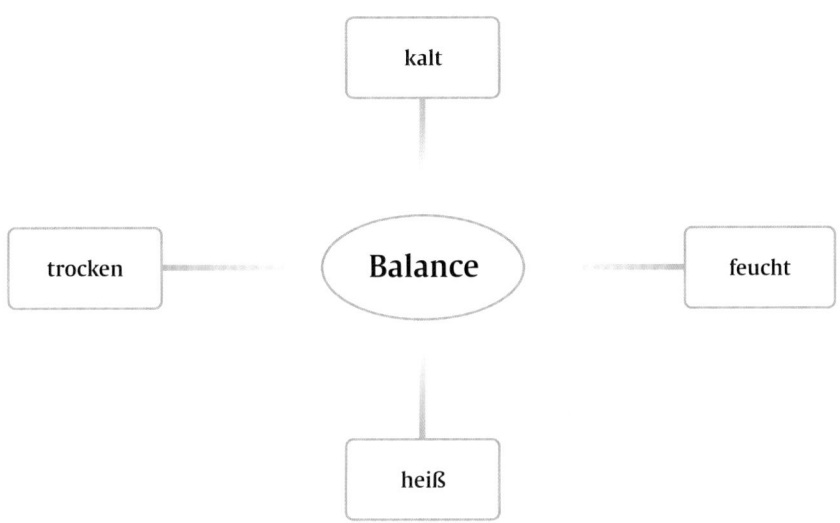

ist eine Grundtendenz auf einer verschiebbaren Skala, und äußere Einflüsse wie Wetter, Nahrung, Krankheiten, Medikamente, Schlafgewohnheiten und Stress können das innere Zusammenspiel beeinflussen. Am besten stellen Sie sich die Konstitution im Sinne unterschiedlicher Schattierungen vor, denn es geht nicht um heiß oder kalt im Sinne von schwarz oder weiß.

Mitunter erkennt man die Konstitution an speziellen Vorlieben. Jemand, der ständig fröstelt, freut sich über heiße Tage meist mehr als jemand, dem ohnehin schon warm ist. Jemand mit einer eher trockenen Konstitution kann in der Wüste größere Probleme haben, während es ihm in feuchter Umgebung besser geht. Je aufmerksamer wir darauf achten, desto leichter werden die Konzepte der Energetik im eigenen Leben erkennbar.

Haben Sie einmal erlebt, wie jemand beschreibt, wie fantastisch irgendein neues Supermittel gewirkt hat, und als Sie es dann probierten, wurde Ihr Problem schlimmer? Dass etwas den einen völlig anders beeinflusst als den anderen, ist ganz normal. Eine meiner Freundinnen reagiert beispielsweise auf Ingwer mit Schlafstörungen. Bei mir habe ich diese Wirkung noch nie beobachten können – Ingwer unterstützt meine Verdauung und hält mich im Winter besser warm. Die Energetik erklärt, warum wir auf Behandlungen unterschiedlich reagieren. Jeder Mensch ist eine einzigartige Mischung, denen einzigartige Erfahrungen zugrunde liegen. Wenn wir unsere persönliche Konstitution besser verstehen, eröffnet sich eine ganz neue Welt, in der wir bewusst erkennen, was für uns persönlich am besten ist.

Energetik der Pflanzen
Wie Menschen haben auch Pflanzen Eigenschaften wie heiß oder kalt, feucht oder trocken. Diese Eigenschaften können schwanken, je nachdem, wo und wie die Pflanze gewachsen ist oder wie sie zubereitet wurde. Zum Beispiel gilt frischer Ingwer als warm, getrockneter Ingwer hingegen als heiß. Ein Thermometer würde sicher für beide Ingwerformen dieselbe Temperatur anzeigen. Es geht nur darum, wie Kräuter im Körper wirken und welche Empfindungen sie auslösen.

Derartige Überlegungen hören sich zunächst sicher befremdlich an, doch ich wette, dass Sie die Energetik normaler Lebensmittel bereits kennen. Ist eine Gurke heiß oder kalt? Was ist mit einer Habanero-Chili? Ist Wassermelone trocken oder feucht? Und ein Knäckebrot?

Energetik einer Krankheit

Einer der Faktoren, die unsere persönliche Konstitution verschieben können, ist eine Krankheit. Nehmen wir einmal an, Sie sind normalerweise eher ein kühler, trockener Typ. Dann aber kommt es zu einem Atemwegsinfekt und in der Lunge sammelt sich zäher Schleim, Sie bekommen Fieber und schwitzen. Obwohl also der Körper lieber kühl und trocken ist, fühlen Sie sich aufgrund dieser Erkrankung heißer und feuchter. Um das energetische Gleichgewicht wiederherzustellen, muss man die persönliche Konstitution verstehen. So lässt sich erkennen, wie eine Krankheit sie verändert.

Ein wichtiges Prinzip, das ich von Michael Tierra gelernt habe, ist, dass akute Symptome immer Priorität haben. Wenn Sie also normalerweise eher kühl und trocken sind, aber ein externer Einfluss verstärkt heiße und feuchte Symptome hervorruft, sollten diese Symptome zuerst behandelt werden.

Die eigene Konstitution ermitteln

Damit Sie der eigenen Konstitution auf die Spur kommen, habe ich zwei Tests entwickelt, die die Skalen heiß/kalt und feucht/trocken abdecken. Je nach Ergebnis können Sie sich dann der Grundkonstitution heiß/trocken, heiß/feucht, kalt/trocken oder kalt/feucht zuordnen.

Bitte beachten Sie, dass dies wirklich nur ein Grundprinzip der Konstitutionslehre darstellt. Ein erfahrener Heilpflanzenberater, der sich mit der Energetik der Pflanzen auskennt, wird Sie zunächst gründlich untersuchen und sich ein umfassendes Bild verschaffen wollen. Um jedoch das vorliegende Buch optimal zu nutzen, sollten Sie die eigenen Grundtendenzen kennen.

Achten Sie beim Beantworten der Fragen bitte auf Folgendes:

— Jeder Mensch birgt gewisse Aspekte aller vier Grundqualitäten in sich. Hier geht es konkret um Ihre einzigartige Mischung an Stärken und Schwächen.

— Gesucht ist die allgemeine Tendenz, also wie es Ihnen die meiste Zeit geht. Wenn Sie also normalerweise nie frieren, aber den Winter nicht mögen und Ihnen irgendwann in einem Schneesturm mal richtig kalt war, sind Sie trotzdem ein warmer Typ.

— Äußere Einflüsse können unsere Eigenschaften zwar beeinflussen, doch die Konstitution, mit der wir geboren sind, ändert sich dadurch nicht grundlegend. Wenn Sie bei einer Antwort unsicher sind, überlegen Sie, wie Sie als Kind waren.

Bei gleicher Punktzahl sollten Sie sich nicht grundsätzlich der einen oder anderen Konstitution zuordnen, sondern prüfen, auf welche Weise die jeweilige Eigenschaft sich bei Ihnen ausprägt. So ist durchaus denkbar, dass jemand eine eher feuchte Haut aufweist und sich in feuchter Umgebung unwohlfühlt, zugleich trockene, brüchige Haare und Nägel hat. In diesem Fall ist die Haut feucht, Haare und Nägel hingegen sind trocken.

Konstitutionsquiz

Quiz A: Heiß oder kalt?

Kreuzen Sie alle Aussagen an, die Ihrer Meinung nach richtig sind. Addieren Sie dann die Anzahl der Kreuzchen in jeder Spalte. Eine höhere Anzahl in der linken Spalte deutet auf mehr innere Hitze hin. Eine höhere Anzahl in der rechten Spalte weist auf mehr kühlende Qualitäten hin.

☐ Im Vergleich zu anderen ist mir eher warm.	☐ Im Vergleich zu anderen ist mir eher kalt.
☐ Ich spreche eher laut.	☐ Ich spreche eher leise.
☐ Mein Gesicht läuft leicht rot an.	☐ Mein Gesicht und die Nagelbetten an den Fingern sind eher blass.
☐ Meine Zunge ist eher leuchtend rot.	☐ Meine Zunge ist eher blässlich.
☐ Ich habe zu vielem eine Meinung und die sage ich auch.	☐ Ich fühle mich häufig schlapp.
☐ Ich bevorzuge kaltes Wetter.	☐ Ich bevorzuge warmes Wetter.
☐ Ich habe viel Appetit.	☐ Ich habe wenig oder kaum Appetit.
☐ Ich bin ein eher aktiver Mensch.	☐ Ich bin ein eher wenig aktiver Mensch.
Insgesamt:	**Insgesamt:**

Quiz B: Feucht oder trocken?

Kreuzen Sie alle Aussagen an, die Ihrer Meinung nach richtig sind. Addieren Sie dann die Anzahl der Kreuzchen in jeder Spalte. Eine höhere Anzahl in der linken Spalte deutet auf mehr feuchte Eigenschaften hin. Eine höhere Anzahl in der rechten Spalte weist auf mehr trockene Qualitäten hin.

☐ Ich schwitze meist schneller als andere.	☐ Meine Haut ist eher rau und trocken.
☐ Meine Haut und meine Haare sind oft fettig.	☐ Meine Haare sind eher trocken.
☐ Meine Arme und Beine können sich schwer anfühlen.	☐ Meine Fingernägel sind trocken oder brüchig.
☐ Ich habe häufig eine verstopfte oder laufende Nase.	☐ Mir juckt häufig die Haut oder die Kopfhaut.
☐ Meine Zunge ist oft dick belegt.	☐ Ich habe oft eine trockene Kehle, auch Nase, Augen und Mund sind eher trocken.
☐ Ich bevorzuge trockenes Klima und mag keine Feuchtigkeit.	☐ Meine Zunge weist normalerweise keinen Belag auf.
Insgesamt:	**Insgesamt:**

Ein ausgewogenes Ergebnis kann auch zeigen, dass Ihre Konstitution relativ ausgewogen ist. Wer ausgeprägt kalt/feucht ist, weist viele Anzeichen dieser Konstitution auf, was dann leicht zu erkennen ist. Wer jedoch nur tendenziell in die Kategorie kalt/feucht tendiert, ist weniger leicht zu erkennen, weil die Anzeichen nicht so ausgeprägt sind.

Doch auch äußere Einflüsse können das Erkennen der Konstitution erschweren. Krankheit, Medikamente, Klima und viele andere Faktoren können zu unklaren Ergebnissen beitragen. Lassen Sie die Konzepte also ein wenig auf sich wirken und achten Sie aufmerksam darauf. Dann wird sich das persönliche Muster schon herausschälen.

Bei Fragen zur individuellen Konstitution sollten Sie einen Arzt oder Heilpraktiker mit phytotherapeutischer Ausrichtung aufsuchen, um die energetischen Zusammenhänge Ihres Lebens klarer zu erfassen. Für die Zwecke dieses Buches ist die Grundeinstufung durch die Tests jedoch völlig ausreichend. Über die Konstitution lässt sich den ganzen Tag philosophieren. Was am Ende wirklich zählt, sind die beständige persönliche Beobachtung sowie ein Bewusstsein für die vier Grundtendenzen.

Die Geschmacksrichtungen

Man kann sich der Energetik der Pflanzen auch über ihren Geschmack annähern. Lange bevor wir in der Lage waren, isolierte Bestandteile zu identifizieren, nutzten Kräuterkundige ihre Sinne, um Medizinpflanzen zu verstehen und einzuordnen. Dieses Geschmackskonzept ist in der traditionellen chinesischen Medizin (TCM) und im Ayurveda am stärksten ausgeprägt.

Die TCM teilt Heilpflanzen und Gewürze in die folgenden fünf Geschmacksrichtungen ein: scharf, salzig, sauer, bitter und süß. Im Ayurveda kennt man dieselben Geschmäcke, ergänzt sie jedoch um adstringierend (zusammenziehend).

Dieses Buch lädt Sie zu einer Reise in die Welt der Kräuter ein, die nach den fünf Grundgeschmäcken zusammengestellt sind. So können Sie umfassend feststellen, wie jede spezielle Pflanze bei Ihnen persönlich wirkt.

Scharf

Die scharfen Kräuter sind wärmend und sehr aromatisch. Sie werden eingesetzt, um etwas in Bewegung zu bringen. Ideal sind sie für Menschen, die leicht frieren, feucht reagieren oder sich träge fühlen, denn sie regen die Durchblutung an und transportieren Wärme aus dem Körperzentrum in die Glieder. Mit der Menge sollte man es nicht übertreiben.

Unter den scharfen Kräutern werden Sie viele mit wärmender Wirkung entdecken. Trinken Sie testweise erst einen Schluck Rosmarintee und dann einen Schluck Cayenne-Tee. Sie werden staunen! Die Hitze von Cayennepfeffer kann den Körper leicht zu kühlenden Maßnahmen wie Schwitzen verleiten. Falls Sie laut Test eine warme Konstitution haben, sollten Sie dieses Kapitel nicht überspringen. Die meisten scharfen Kräuter wirken wärmend, doch einige wenige kühlen auch. Zudem sind die Rezepte im Teil für scharfe Kräuter so ausgewogen, dass sie den meisten Menschen guttun.

Der Abschnitt über die scharfen Kräuter ist in diesem Buch der umfangreichste, denn die meisten üblichen Küchenkräuter fallen in diese Kategorie (auch wenn man manches spontan vielleicht nicht dort einordnen würde). Viele Kräuter haben sich nicht nur wegen ihres Geschmacks, sondern auch wegen ihrer gesundheitsfördernden Wirkung als Standardzutat etabliert. Mein zentrales Anliegen ist die Nahrung als Medizin. Deshalb finden Sie in diesem Buch zahlreiche Küchenkräuter, die dem Leben mehr Würze verleihen.

Salzig

Die salzigen Kräuter haben einen hohen Vitamin- und Mineralstoffgehalt. Sie sind nährstoffdicht und gelten als ganz besonders nahrhaft. Allerdings steuern sie nicht etwa einen salzigen Geschmack bei. In der Kräuterkunde bedeutet »salzig«, dass ein hoher Anteil an Mikronährstoffen vorliegt. Diese Kräuter schmecken somit eher mineralisch als salzig.

Die Kräuter dieser Kategorie sind dafür bekannt, dass sie die Körperflüssigkeiten beeinflussen. Manche wirken diuretisch, fördern also die Harnbildung; andere sind lymphatisch und unterstützen den Lymphfluss. Zu den salzigen Kräutern zählen Algen, Haferstroh, Veilchen und Vogelmiere. Ich führe in diesem Abschnitt meinen Favoriten aus dieser Gruppe auf, die Brennnessel. Brennnesseln liefern derart viele Nährstoffe (mehr als Grünkohl), dass der regelmäßige Verzehr die Gesundheit fördern kann.

Sauer

Stellen Sie sich vor, Sie beißen in eine Zitrone – wie verzieht sich der Mund? Säuerliche Kräuter und Gewürze wirken meist subtiler, ähnlich wie die salzigen. Die meisten Früchte und adstringierenden Kräuter gelten als sauer. Saure Kräuter regen die Verdauung an, bauen Kraft auf und dämmen Entzündungen ein. Energetisch wirken sie zumeist leicht kühlend. Da ihre thermische Wirkung eher im neutralen Bereich liegt, können die meisten Menschen diese Kräuter problemlos täglich verzehren.

Viele dieser Kräuter haben einen hohen Anteil an Antioxidanzien, deren gute Wirkungen bereits angesprochen wurden. Ihre schützenden Eigenschaften sind zwar schlagzeilenträchtig, doch Studien haben wiederholt ergeben, dass es wenig hilft, Antioxidanzien in Form von Ergänzungsmitteln einzunehmen. Im Idealfall verzehren Sie diese Stoffe zusammen mit der Pflanze, aus der sie stammen.

Etliche saure Kräuter wirken zudem adstringierend im Sinne des sechsten Geschmacks aus dem Ayurveda. Für mich ist das eher ein Mundgefühl als ein Geschmack. Einen guten Eindruck vermittelt der Biss in eine unreife Banane oder eine Tasse starker Tee. Bei beidem spürt man die Wirkung deutlich, die gern als »trockenes« Gefühl im Mund beschrieben wird. Tatsächlich ziehen adstringierende Kräuter die Schleimhäute zusammen, mit denen sie in Kontakt kommen. Deshalb helfen sie gegen Zahnfleischbluten, geschwollene Halsschleimhäute und übermäßige Schleimproduktion wie bei Schnupfen und fördern die Wundheilung.

Süß

Süße Kräuter sind nährend und aufbauend. Sie spenden neue Energie und modulieren das Immunsystem. Bevor Sie nun jedoch von Rohrzucker träumen, muss ich hinzufügen, dass süße Kräuter nicht wie Bonbons schmecken. Beim ersten Probieren kommen sie einem häufig gar nicht süß vor. Manche süßen Kräuter fallen nicht wegen des Geschmacks, sondern wegen ihrer aufbauenden, nährenden Eigenschaften in diese Kategorie, so zum Beispiel die meisten Adaptogene. Adaptogene Kräuter unterstützen bei Menschen mit Anzeichen von Schwäche oder Mangelerscheinungen die Gesundheit insgesamt. Sie können auch die Stressreaktion beeinflussen, sodass man mit Stress besser umgehen kann und nicht so leicht aus der Haut fährt.

Da Stress sich sehr negativ auswirken kann, können diese Kräuter die Gesundheit auf vielerlei Weise stärken. Sie können die Entzündungsbereitschaft eindämmen, die eine Hauptursache für viele chronische Krankheiten darstellt. Sie können auch zu einem tiefen Nachtschlaf verhelfen, sodass man tagsüber wacher ist und mehr Elan hat. Durch ihren Einfluss auf das Immunsystem beugen sie Krankheiten und vielleicht sogar Krebs vor.

Einige süße Kräuter können leicht wärmend oder befeuchtend wirken. Die meisten sind energetisch jedoch relativ neutral, weshalb alle Konstitutionstypen sie problemlos einsetzen können.

Bitter

Bittere Kräuter regen die Verdauung an und haben häufig einen kühlenden, ausleitenden Effekt, der zur Regulierung von Entzündungen beiträgt. Viele bittere Kräuter sind sehr wichtig für eine gesunde Leber.

Im Wettbewerb um den beliebtesten Geschmack würden bittere Kräuter wohl kaum den Sieg davontragen. Bitter zählt eher zu den unbeliebten Geschmäcken. Selbst die Sprache spiegelt diese Einschätzung wider, wenn wir von bitterer Wahrheit, bitteren Tränen oder einem verbitterten Charakter sprechen. In der Kräuterkunde ist »bitter« eine ausgesprochen wichtige und häufige Geschmacksnote.

Heilpflanzenexperten sagen gern, dass viele Verdauungsprobleme auf einen Mangel an Bitterstoffen zurückgehen. James Green prägte im Hinblick auf das Fehlen bitterer Geschmäcke in der üblichen Ernährung den Begriff des »Bittermangel-Syndroms«. Wir haben uns keinen Gefallen getan, als wir aus vielen Gemüsesorten alles Bittere weggezüchtet haben, denn unsere Verdauung braucht Bitterstoffe.

Einen bitteren Geschmack nimmt der Körper noch lange wahr, nachdem er die Zunge berührt hat. Das liegt daran, dass wir im ganzen Körper Rezeptoren für Bitteres haben, sowohl im Verdauungstrakt als auch in der Lunge. Schon ein leicht bitterer Anklang aktiviert das gesamte Verdauungssystem. Er löst Speichelbildung aus, die zu den ersten Schritten des Verdauungsprozesses zählt. Außerdem werden wichtige Magenenzyme ausgeschüttet, die (unter anderem) zur Proteinverdauung beitragen, dazu Galle, die für die Fettverdauung benötigt wird.

Wie viele Heilpflanzenberater bin auch ich der Meinung, dass jeder von mehr Bitterem profitieren könnte. Schließlich beruhen viele Verdauungsstörungen auf einem Mangel an Bitterstoffen. Ich empfehle daher zu jeder Mahlzeit eine bittere Komponente. Energetisch sind bittere Kräuter kühlend und trocknend, womit sie Menschen, die eher warm und feucht sind, guttun. Insbesondere im Zusammenspiel mit anderen Kräutern können Bitterstoffe jedoch allen Konstitutionen helfen. In diesem Buch und in vielen fertigen Gewürzmischungen werden bittere Kräuter meist mit wärmenden oder scharfen Gewürzen kombiniert.

Zusammenfassung

Nur wer versteht, wie man Kräuter gezielt für den jeweiligen Menschen auswählt, kann sie erfolgreich einsetzen. Eine bestimmte Pflanze kann sehr viele wohltuende Eigenschaften haben, doch wenn man konsequent die falsche Energetik betont, können entweder unerwünschte Wirkungen auftreten oder die Wirkung bleibt schlicht aus.

Einer meiner Lehrer, Paul Bergner, erzählt in seinem Buch »The Healing Power of Garlic« (Die Heilkraft des Knoblauchs) eine entsprechende Geschichte. Vor vielen Jahren wollte Paul von den vielen Vorzügen von Knoblauch profitieren und aß immer mehr davon. Knoblauch ist allerdings stark wärmend und austrocknend und Paul hat eine warme Konstitution. Bald bemerkte er erste Fortschritte, zum Beispiel weniger Kongestion, doch dann folgten Beschwerden wie übermäßig trockenes Gewebe und Entzündungen. Knoblauch ist deshalb weder schädlich noch gefährlich, sondern die Geschichte mahnt lediglich, dass die Wahl einer Heilpflanze zur Person passen muss.

Aus dem Verständnis für die eigene Grundkonstitution, für die Energetik der aktuellen

Erkrankung und die Energetik der Pflanzen erschließt sich das, was ich als Kräuteroptimum oder »herbal sweet spot« bezeichne.

Das Kräuteroptimum

Kennen Sie die Geschichte von Goldlöckchen und den drei Bären? Goldlöckchen strandet im Haus der drei Bären und beschließt, es sich dort gemütlich zu machen. Dabei prüft sie, was sich für sie richtig anfühlt. Sie entdeckt drei Schalen mit Brei: Die eine ist zu heiß, die andere zu kalt, und sie nimmt die, die für sie »genau richtig« ist. Als sie müde wird, prüft sie die Betten. Auch hier ist das eine zu hart, das andere zu weich, und so kuschelt sie sich in das, das ihr genau richtig erscheint.

Die Kunst der Phytotherapie besteht darin herauszufinden, was individuell »genau richtig« ist. Jemand mit viel Hitze sollte heruntergekühlt werden. Wer zu feucht ist, muss trockener werden. Das klingt logisch, und Sie kennen es aus eigener Erfahrung. Haben Sie an einem heißen Sommertag Lust auf eine heiße Suppe oder auf kalte Limonade? Möchten Sie mit einer trockenen Kehle einen Salzcracker oder lieber ein Getränk? Wenn Sie aus dem Schneesturm ins Haus kommen, holen Sie sich dann ein Eis oder machen Sie sich einen heißen Kakao?

Im Kräuteroptimum fließen die Grundvorstellungen dieses Buches zusammen. Anstatt zu überlegen: »Welche Pflanze hilft gegen Krankheit XY?«, überlegen wir zunächst: »Was für ein Mensch bin ich?« So werden die persönliche Konstitution, die gegenwärtige Energetik und Pflanzen, die das Gleichgewicht wiederherstellen können, einbezogen.

Das persönliche Kräuteroptimum erschließt sich aus einem tieferen Verständnis für das Selbst. Nur so erkennen wir, was individuell »genau richtig« ist. Achten Sie beim Lesen bitte auf die Energetik der verschiedenen Kräuter.

Manche eignen sich für »kaltes« Fieber, manche für »heißes«. Es gibt sowohl kühlende Kräuter, die die Verdauung anregen können, als auch wärmende. Stellen Sie sich bei Ihren Erfahrungen mit Kräutern stets zwei Fragen: »Wie geht es mir?«, und dann »Welche Empfindungen lösen diese Kräuter bei mir aus?«

Sobald Ihnen genauer bewusst wird, wie Speisen, Kräuter und Gewürze Sie beeinflussen, könnte Ihnen das eine oder andere Licht aufgehen. Jemand, der leicht friert, merkt vielleicht, dass dieses Frösteln beim Trinken von frischem Fruchtsaft zunimmt und dass ihm oder ihr bei einem feurig gewürzten Gericht wärmer wird. Vielleicht stellen Sie auch fest, dass bittere Kräuter und Speisen Ihrer Verdauung guttun. Bei einer warmen Konstitution können bittere Kräuter die Hitze angenehm drosseln. Bei einer eher kalten Konstitution können scharfe Kräuter den Kreislauf anregen.

Damit Sie Ihr Kräuteroptimum leichter finden, schließt dieses Kapitel mit einem einfachen Geschmacksexperiment ab. Es zeigt, worauf Sie bei Kräutern und Gewürzen besonders achten sollten. Ich empfehle Ihnen dringend, diesen kleinen Test wirklich durchzuführen, denn er dient Ihnen als Bezugspunkt und Referenz für den Rest des Buches.

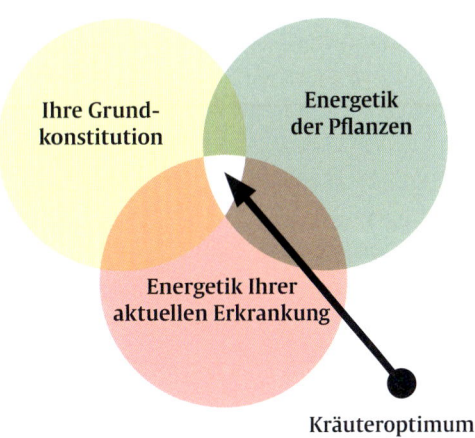

So erkennen Sie die individuelle Wirkung von Kräutern und Gewürzen

Manchmal merken wir erst im Laufe der Zeit, wie eine Pflanze uns beeinflusst. Ingwer ist ein guter Ausgangspunkt, weil seine heftige Energetik sofort spürbar wird. Wenn Sie dieses Geschmacksexperiment mit anderen Kräutern wiederholen, sollten Sie mit subtileren Wirkungen rechnen. Mitunter muss man eine Substanz längerfristig einnehmen, um die Wirkung wirklich beurteilen zu können.

Bei diesem Geschmacksexperiment geht es um persönliche Empfindungen. Es gibt kein Richtig oder Falsch, nur die persönliche, bewusste Wahrnehmung.

Zu Beginn kosten wir Ingwer. Ingwer eignet sich besonders gut, weil er leicht zu bekommen und die Energetik sehr augenfällig ist. Zudem mögen die meisten Menschen den Geschmack! Bereiten Sie als Erstes einen Ingwertee zu. Es spielt keine Rolle, ob der Ingwer frisch oder getrocknet ist; nehmen Sie, was Sie leicht finden können. Sie müssen den Tee auch nicht abgießen (dürfen es aber natürlich gern).

MIT FRISCHEM INGWER:
— 1 EL frischen, gehackten Ingwer in eine Tasse geben.
— Mit ¼ l kochendem Wasser übergießen.
— Tasse zudecken und zehn Min. ziehen lassen.

MIT GETROCKNETEM INGWER:
— 2 TL Ingwerpulver in eine Tasse geben.
— Mit ¼ l kochendem Wasser übergießen.
— Die Tasse zudecken und zehn Min. ziehen lassen.

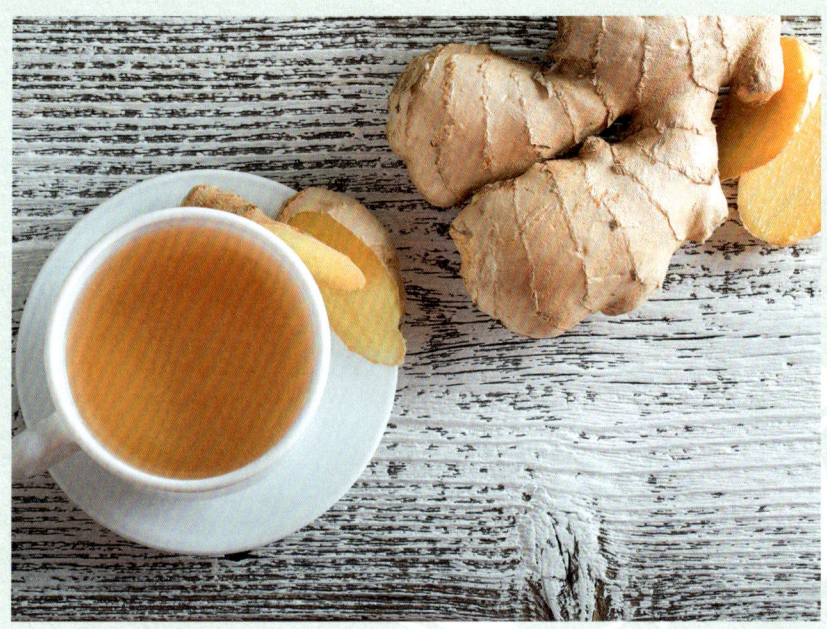

Sobald der Tee fertig ist, gehen Sie bitte folgendermaßen vor und beobachten Ihre Reaktionen.

SCHNUPPERN SIE AUFMERKSAM. Was fällt Ihnen auf? Wie riecht der Tee? Bemerken Sie Veränderungen Ihres Körpers bei diesem Geruch? Ist das Aroma angenehm? Oder mögen Sie es nicht?

NEHMEN SIE EINEN KLEINEN SCHLUCK. Wie schmeckt der Tee? Süß? Sauer? Salzig? Bitter? Würzig?

NEHMEN SIE NOCH EINEN SCHLUCK. Was geht in Ihrem Körper vor? Atmen Sie vielleicht tiefer durch? Spüren Sie eine Reaktion in den Nebenhöhlen? Regt sich die Verdauung mit Speichelfluss und Magengrummeln?

NEHMEN SIE NOCH EINEN SCHLUCK. Spüren Sie wärmende oder kühlende Wirkungen? Spüren Sie beim Schlürfen Wärme auf der Zunge oder im Bauch? Oder sind die Gefühle eher kühl?

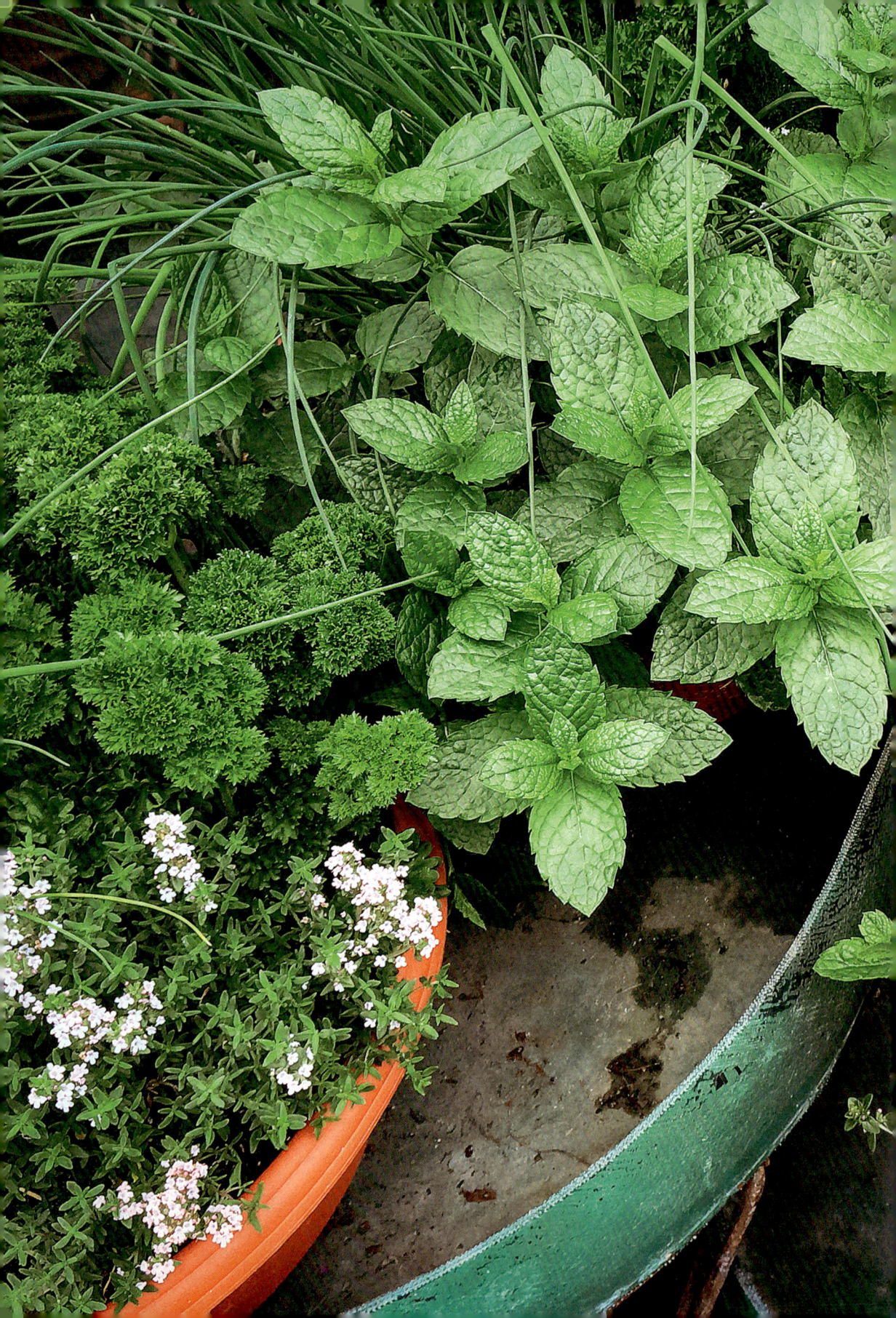

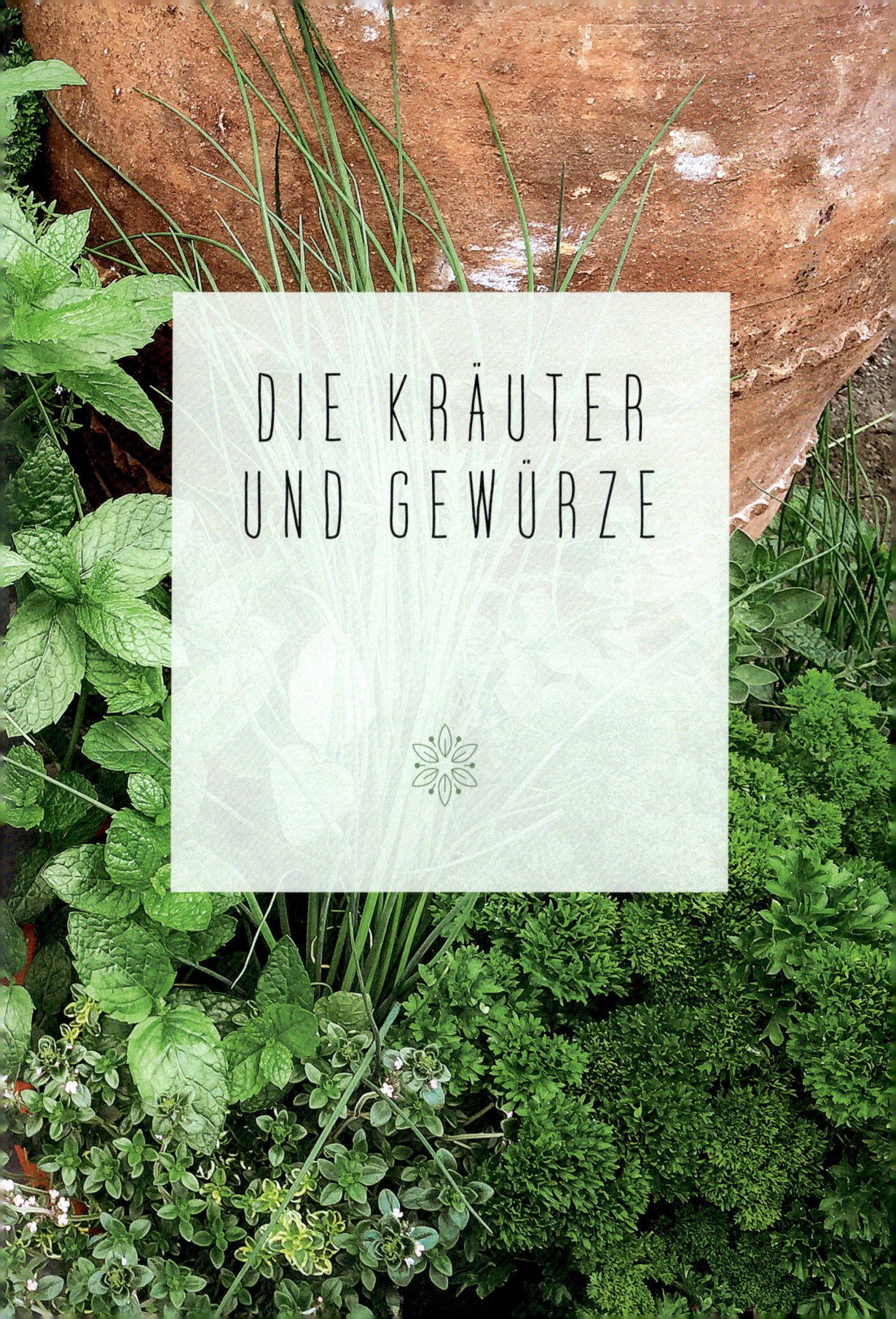

DIE KRÄUTER UND GEWÜRZE

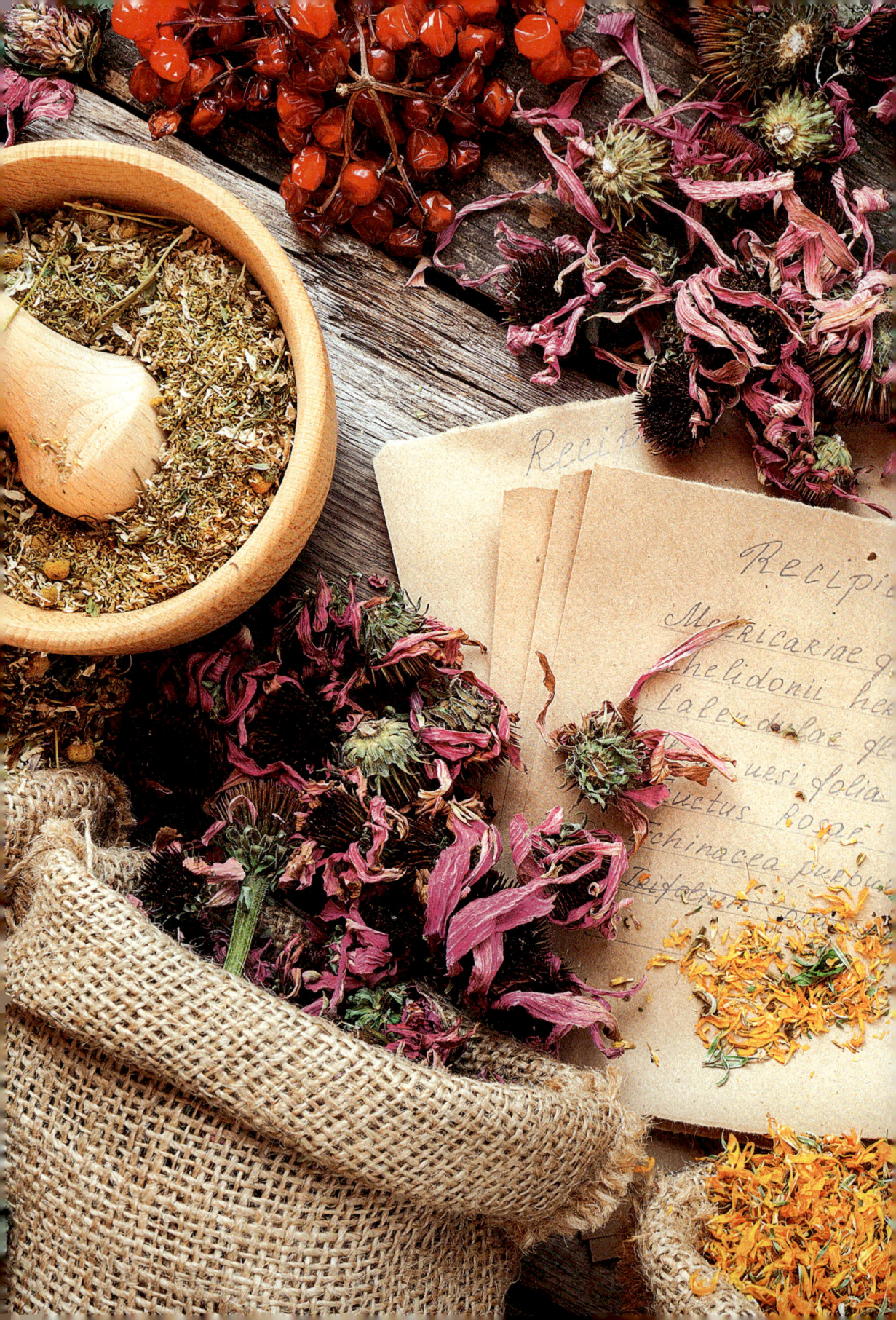

So nutzen Sie dieses Buch optimal

Um von diesem Buch bestmöglich zu profitieren, sollten Sie sich vorstellen, Sie wären auf eine Forschungsexpedition. Jeder Entdecker braucht für seine Reise und seine Beobachtungen eine bestimmte Ausrüstung. In diesem Kapitel erkläre ich, wie man die besten Zutaten wählt, die richtige Dosis ermittelt und abmisst und was Sie sonst noch benötigen.

So stimmen Sie sich auf Ihre Empfindungen und Beobachtungen ein

Bitte denken Sie bei Ihrer Entdeckungsreise in die Welt der Kräuter und Gewürze daran, dass es in der Kräuterkunde um ein Gleichgewicht der vier Kriterien heiß/kalt und trocken/feucht geht. Das genaue Registrieren dieser Empfindungen hilft entscheidend bei der Beurteilung, ob die gewählten Speisen, Kräuter und Gewürze bei Ihnen wirken. Ich empfehle Ihnen, diese Beobachtungen in einem Notizbuch festzuhalten, weil man leichte Verbesserungen oftmals vergisst oder übersieht. Normalerweise verschwinden nicht alle Gesundheitsbeschwerden von einem Tag auf den anderen, nur weil man

ein Heilkraut verwendet hat. So etwas braucht in der Regel Zeit.

Nehmen wir einmal an, Sie sind ein ziemlich verfrorener Mensch. Dann kommen Sie beim Lesen bestimmt auf die Idee, dass mehr scharfe Kräuter und Gewürze Ihnen guttun könnten. Nach ein paar Monaten denken Sie darüber nach und stellen fest, dass Ihnen immer noch kalt ist. Dann läge der Gedanke nahe: »Schade, war wohl nichts.«

Die Alternative wäre ein anderes Szenario: Nehmen wir erneut an, Ihnen ist häufig kalt. In Ihrem Notizbuch schreiben Sie auf, was Sie darunter verstehen und wie es sich auf Ihr Leben auswirkt. Halten Sie die Symptome genau fest: Die Füße sind wie Eiszapfen, Sie tragen Pullover und Stirnband, wo andere nur ein T-Shirt brauchen und so weiter. Dann fangen Sie an, mehr scharfe, würzige Kräuter zu verwenden. Im Verlauf der Wochen und Monate notieren Sie weiterhin kleine, aber präzise Beobachtungen zu Ihrem Befinden. Ihnen mag nach wie vor kalt sein, doch wenn Sie genau hinsehen, bemerken Sie Veränderungen. Die Füße sind vielleicht immer noch kalt, aber Sie brauchen im Bett kein Wärmekissen mehr. Sie tragen immer noch bevorzugt Pullover, aber das Stirnband könnte überflüssig geworden sein.

Es geht bei diesem Vorgehen ausschließlich um die Erkenntnis, wie Ihr Körper auf bestimmte äußere Einflüsse reagiert und wie sich diese Reaktionen verändern. Deshalb gibt es kein Richtig oder Falsch, sondern lediglich Ihre eigene Wahrnehmung und Erfahrung. Solche Geschmackserlebnisse zu üben und zu verfeinern ist ungeheuer wichtig, weil Sie so besser eine kluge Entscheidung für sich treffen können.

Kräuter und Gewürze auswählen

Vertrauen Sie Ihren Sinnen. Beim Kauf von Kräutern und Gewürzen sollten Sie auf Bioqualität achten. Hochwertige frische Kräuter finden Sie beispielsweise auf dem Wochenmarkt, getrocknete Kräuter im Reformhaus oder Bioladen. Vieles kann man auch von vertrauenswürdigen Händlern liefern lassen.

Für die Lagerfähigkeit gibt es keine allgemeingültigen Regeln. Manche Kräuter sind einfach länger haltbar als andere. Licht und Wärme beeinträchtigen die Wirkung und frisch pulverisiert halten Kräuter deutlich kürzer als am Stück. Kaufen Sie am besten immer nur kleine Mengen in der ursprünglichen Form, die Sie bei Bedarf mahlen. Gewürze und getrocknete Kräuter lagert man am besten lichtgeschützt in luftdicht verschlossenen Gläsern. Die Aufbewahrung direkt am Herd ist zwar praktisch, doch die Wirkungen verfliegen zu rasch.

Alle Kräuter und Gewürze verlieren mit der Zeit an Aroma. Die Qualität lässt sich am besten mithilfe der eigenen Sinne prüfen. Getrocknete Kräuter und Gewürze sollten möglichst noch dieselbe Farbe haben wie im frischen Zustand, nur weniger strahlend. Eine Pflanze, die ursprünglich grün war, sollte also auch getrocknet grün sein und nicht etwa braun. Sehr aromatische Kräuter wie Lavendel oder Indisches Basilikum sollten weiterhin intensiv duften. Vergleichen Sie diesen Duft mit frisch getrockneten Kräutern. Wenn er nachlässt, ist die Haltbarkeit vermutlich bereits überschritten.

Bevor wir zum Rezeptteil übergehen, empfehle ich eine gründliche Durchsicht der Kräuter und Gewürze, die Sie derzeit im Haus haben. Was Farbe und Geschmack verloren hat, kann auf den Kompost. Kaufen Sie frischere, kräftige Produkte, von denen Sie wirklich profitieren können. Sehen Sie Ihre Vorräte mindestens halbjährlich kritisch durch.

Die passende Menge ermitteln

Jedes Kräuterkapitel in diesem Buch enthält einen Abschnitt zur Dosierung. Diese Angaben sind eine Kombination aus meiner eigenen Erfahrung und Empfehlungen aus der Fachliteratur. Dosierungsempfehlungen sind in der Phytotherapie immer ein heißes Eisen, weil Kräuter individuell unterschiedlich wirken. Bei der Festlegung der passenden Dosis sollte man Alter, Gewicht, Geschlecht und gegenwärtige Gesundheitsbeschwerden berücksichtigen.

Meinen Klienten empfehle ich, mit kleinen Mengen zu beginnen und die Dosis langsam zu steigern. Ich bezweifle, dass jemand schlagartig mit der Maximaldosis beginnen kann, ohne dass sich unerwünschte Wirkungen einstellen. Die angegebenen Dosierungen sind für die meisten Menschen unbedenklich, aber hoch genug, um eine spürbare Wirkung zu erzielen. Bitte betrachten Sie die Angaben als Ausgangspunkt, von dem aus Sie sich an die optimale therapeutische Dosis herantasten können.

Die Tinkturen sind Verhältnisangaben, die jeweils mit Doppelpunkt voneinander getrennt sind (zum Beispiel 1:1 oder 1:3). Sie stehen für die Menge an Kräutern in Gramm im Verhältnis zur Menge des Trägermediums (also der Flüssigkeit) in Millilitern. Ein Verhältnis von 1:3 bedeutet, dass eine Tinktur einen Teil Kräuter auf drei Teile Flüssigkeit enthält. Der Prozentsatz nach dem Verhältnis bezieht sich auf den Alkoholgehalt der Tinktur.

Kräuter abmessen oder abwiegen

Grundlegende Messmethoden kennen wir aus der Schule und aus der Küche. Besonders beim Backen wird viel abgemessen. Ein Teelöffel Backpulver hat überall etwa die gleiche Größe, Dichte und Konsistenz.

In der Kräuterkunde misst man jedoch etwas anders als beim Backen. Je nach Erntemethode und Verarbeitungsstand kann sich das Volumen von Kräutern deutlich verändern. Man kann eine Löwenzahnwurzel beispielsweise in dicke Stücke schneiden oder fein hacken. Wenn die Größe von Zutaten stark variiert, ist ein Teelöffel oder Esslöffel als Messinstrument nicht zuverlässig genug. Zudem sind manche Kräuter auch aufgrund ihrer Form und Größe schwer abzumessen. Deshalb achte ich bei bestimmten Kräutern auf das Gewicht und rate Ihnen dringend zum Kauf einer zuverlässigen kleinen Küchenwaage.

Die Rezepte in diesem Buch nutzen teilweise Volumenangaben, teilweise das Gewicht. Normalerweise treffe ich die Entscheidung je nach Zutat und Menge. Bei Kräutern und Gewürzen, die sich schlecht mit dem Messbecher oder dem Löffel dosieren lassen, nenne ich mitunter beides, Gewicht und Volumen. So können Sie in der Küche auch ohne Spezialausrüstung sofort loslegen. Wenn es unerlässlich ist, Kräuter abzuwiegen, habe ich nur die Gewichtsangabe genannt und eine Anmerkung dazu geschrieben.

— Gewichte werden von vornherein in Gramm (g) angegeben.
— Tinkturen werden in Millilitern (ml) abgemessen. Diese Maßeinheit hat sich für kleine Mengen Flüssigkeit bewährt, und es gibt kleine Messlöffel dafür.

Die besten Zutaten

Mein Vater sagt gern, das Geheimnis einer guten Mahlzeit liegt in den besten Zutaten. Das gilt besonders, wenn man seine Nahrung als Medizin betrachtet. Achten Sie vor allem auf die Herkunft. Dazu möchte ich einige Tipps beisteuern.

OBST UND GEMÜSE Essen Sie nach Möglichkeit Obst und Gemüse in Bioqualität und von regionaler Herkunft, ob frisch vom Markt oder aus dem eigenen Garten. Es enthält zweifellos mehr wertvolle Nährstoffe als Importware mit langen Transportwegen. Bei vielen Obst- und Gemüsesorten geht der Nährstoffgehalt ab dem Zeitpunkt der Ernte zurück. Brokkoli beispielsweise verliert in den ersten 24 Stunden nach der Ernte 50 Prozent seines Vitamin-C-Gehalts.

FLEISCH VON GEZÜCHTETEN TIEREN Für die Rezepte aus diesem Buch ist Fleisch nicht zwingend nötig (wobei man auch nicht unbedingt vegan sein muss!). Wenn Sie jedoch Fleisch essen möchten, sollten Sie auf artgerechte Haltung achten. Es gibt inzwischen viele kleinere Höfe, die ihre Tiere human behandeln, viel Platz zum Bewegen bieten, sie gesund ernähren und so weiter. Achten Sie beispielsweise auf Fleisch von Weiderindern ohne Zusatzfutter und von freilaufenden Hühnern. Wenn Sie auf Ihrem Wochenmarkt fündig werden, umso besser! Unsere moderne Massentierhaltung ist erschütternd. Dank konzentrierter Fütterungsverfahren bekommen wir im Supermarkt billiges Fleisch, allerdings auf Kosten einer humanen Tierhaltung und einer gesunden Umwelt. Tiere, die unter solchen Bedingungen gehalten werden, erhalten eine ungesunde Ernährung und werden mit Antibiotika und Hormonen vollgepumpt. Wie können wir erwarten, gesund zu bleiben, wenn wir Fleisch von derart behandelten Tieren essen?

OLIVENÖL Olivenöl ist ein sehr wohlschmeckendes, gesundes Öl, das sich perfekt zum Garen würziger Speisen eignet. Allerdings gilt dies nicht für jedes Öl aus dem Supermarktregal. Achten Sie also auch hier bitte auf die Herkunft und vertrauenswürdige Erzeuger.

HONIG Zum Süßen von Tees und Speisen ziehe ich Honig aus meiner Umgebung anderen Süßungsmitteln wie Rohrzucker vor. Achten Sie auf echten Imkerhonig. Bei Importhonig müssen Sie genau hinsehen, denn nicht jeder Honig wird auf nachhaltige Weise gewonnen. Wer Honig von einem Imker aus der Nachbarschaft kauft, unterstützt das Kleingewerbe und die örtliche Bienenhaltung. Angesichts von Meldungen über das Bienensterben brauchen die Bienen wirklich unsere Hilfe. Umgekehrt brauchen wir die Bienen nämlich unbedingt, weil sie die Mehrzahl der Pflanzen bestäuben, die wir verzehren. Meine Freundin Susie Kowalczyk ist Imkerin und setzt sich mit Nachdruck für die Bienen ein. Sie wehrt sich gegen den Einsatz von Pestiziden, die nachweislich Bienen töten, reist um die Welt, um die besten Methoden zur Bienenhaltung zu lernen, und hält ihre Völker ohne Behandlung gesund. So einen Ansatz möchte ich unterstützen.

Eine Nebenbemerkung zu Zucker

Rohrzucker wird häufig mit wenig nachhaltigen Verfahren gewonnen. Es wird über weite Entfernungen zu einer Fabrik geliefert, wenig umweltfreundlich verpackt und dann erneut über lange Distanzen in die Geschäfte geliefert. Diese Zuckerindustrie möchte ich nicht unterstützen.

Zudem gehört Zucker zu den ungesündesten Dingen, die wir zu uns nehmen. Von den rund 1800 Kilogramm Nahrung, die ein Amerikaner jedes Jahr verzehrt, sind volle 68 Kilogramm Zucker. Die amerikanische Herzgesellschaft AHA gesteht Männern maximal neun Teelöffel Zucker pro Tag zu und Frauen maximal sechs, doch wir konsumieren im Durchschnitt das Fünffache! In Deutschland werden etwa 35 Kilogramm Zucker pro Jahr verzehrt, auch noch viel zu viel! Aus diesem Grund gebe ich in den meisten Rezepten nur sehr wenig Süßungsmittel an.

Hilfreiche Ausrüstung für den Alltag

Die meisten Rezepte lassen sich ohne besondere Ausstattung zubereiten, doch die hier aufgeführten Küchengeräte machen die Verarbeitung von Kräutern leichter.

DIGITALE KÜCHENWAAGE: Für manche Kräuter und Gewürze empfiehlt sich aufgrund der Form eine digitale Waage, die man im Fachhandel bekommt.

GEWÜRZMÜHLE: Eine Gewürzmühle ermöglicht den Kauf von Gewürzen in größeren Stücken, die bei Bedarf gemahlen werden, damit die Gewürze länger ihre Intensität behalten. Ich behelfe mir mit einer Kaffeemühle, die exklusiv für Kräuter reserviert ist.

SURIBACHI: Frische Kräuter oder kleine Mengen verarbeite ich gern mit einem Suribachi. Das ist ein japanischer Mörser mit Stößel, dessen rauere Oberfläche das Zermahlen erleichtert.

SIEBE: Zum Zubereiten von Tee oder zum Abgießen von Kräutern aus Flüssigkeiten eignen sich Teesiebe und Tee-Eier, bei heißen Flüssigkeiten insbesondere solche aus rostfreiem Stahl. Ein Teesieb oder Tee-Ei sollte stets so groß sein, dass die Kräuter darin gut schwimmen und quellen können.

TRICHTER: Das Abfüllen von Flüssigkeiten in Gläser und Flaschen klappt am besten über Trichter in verschiedenen Größen. Insbesondere für heiße Flüssigkeiten eignen sich am besten Trichter aus rostfreiem Stahl.

SEIHTUCH: Ein Mulltuch oder Seihtuch kann feine Partikel auffangen, die durch ein normales Sieb austreten. Mir gefällt vor allem, dass man ein Tuch fest ausdrücken kann, um möglichst viel aus den Kräutern herauszubekommen. Eine saubere Stofftasche eignet sich ebenfalls dafür und kann immer wieder verwendet werden.

EINMACHGLÄSER: Einmachgläser sind für die Kräuterküche unverzichtbar. Bei mir stehen immer ausreichend Gläser verschiedener Standardgrößen parat. Sie eignen sich gut für die Lagerung von Kräutern, zur Zubereitung vieler Rezepte aus diesem Buch und zur Aufbewahrung der eigenen Erzeugnisse. Manche Schraubgläser enthalten einen Kunststoff im Deckel, die BPA (Bisphenol A) enthalten, eine Chemikalie, die den Hormonhaushalt stören kann. Deshalb verwende ich lieber klassische Weckgläser mit Glasdeckel. Das ist besonders praktisch für Rezepte mit Essig, die einen Metalldeckel korrodieren lassen, wodurch der Inhalt verderben kann.

Zur besten Vorgehensweise

Ich empfehle Ihnen, erst einmal das ganze Buch zu lesen, um sich einen Überblick über die erstaunlichen Wirkungen von Kräutern und Gewürzen zu verschaffen. Danach wählen Sie am besten eine Pflanze, mit der Sie sich intensiver beschäftigen wollen. Verbringen Sie Zeit mit ihr. Kosten Sie die Pflanze, bereiten Sie Tee daraus zu, setzen Sie sie in der Küche ein, und zwar ganz regelmäßig!

Einerseits möchte ich mit diesem Buch Gedankenanstöße geben, andererseits möchte ich dazu anregen, Kräuter wirklich im Alltag zu verwenden. Lassen Sie sich von meinen Informationen zum Ausprobieren neuer Kräuter und Gewürze anregen, bis Sie durch neue Erfahrungen in der Küche eigene Rezepte kreieren und Ihrer Gesundheit auf die Sprünge helfen.

Denken Sie daran, dass es für die persönliche Gesundheit keine Pauschallösung gibt. Um von Kräutern und Gewürzen optimal zu profitieren, kommt es insbesondere auf Ihr aktives Tun an, denn letztlich kann jeder Mensch nur selbst entscheiden, was ihm oder ihr guttut. Es gibt kein Dogma, kein »sollte« und »sollte nicht«, sondern nur die Aufforderung, sich bewusst auf die eigene Wahrnehmung und Beobachtung einzulassen. Am Ende werden Sie die besten Speisen, Kräuter und Gewürze für sich kennen – nicht, weil ein Experte etwas zum absolut hippen Superfood erklärt, das jeder essen sollte, sondern weil Sie die Vorteile höchstpersönlich am eigenen Leib erfahren haben.

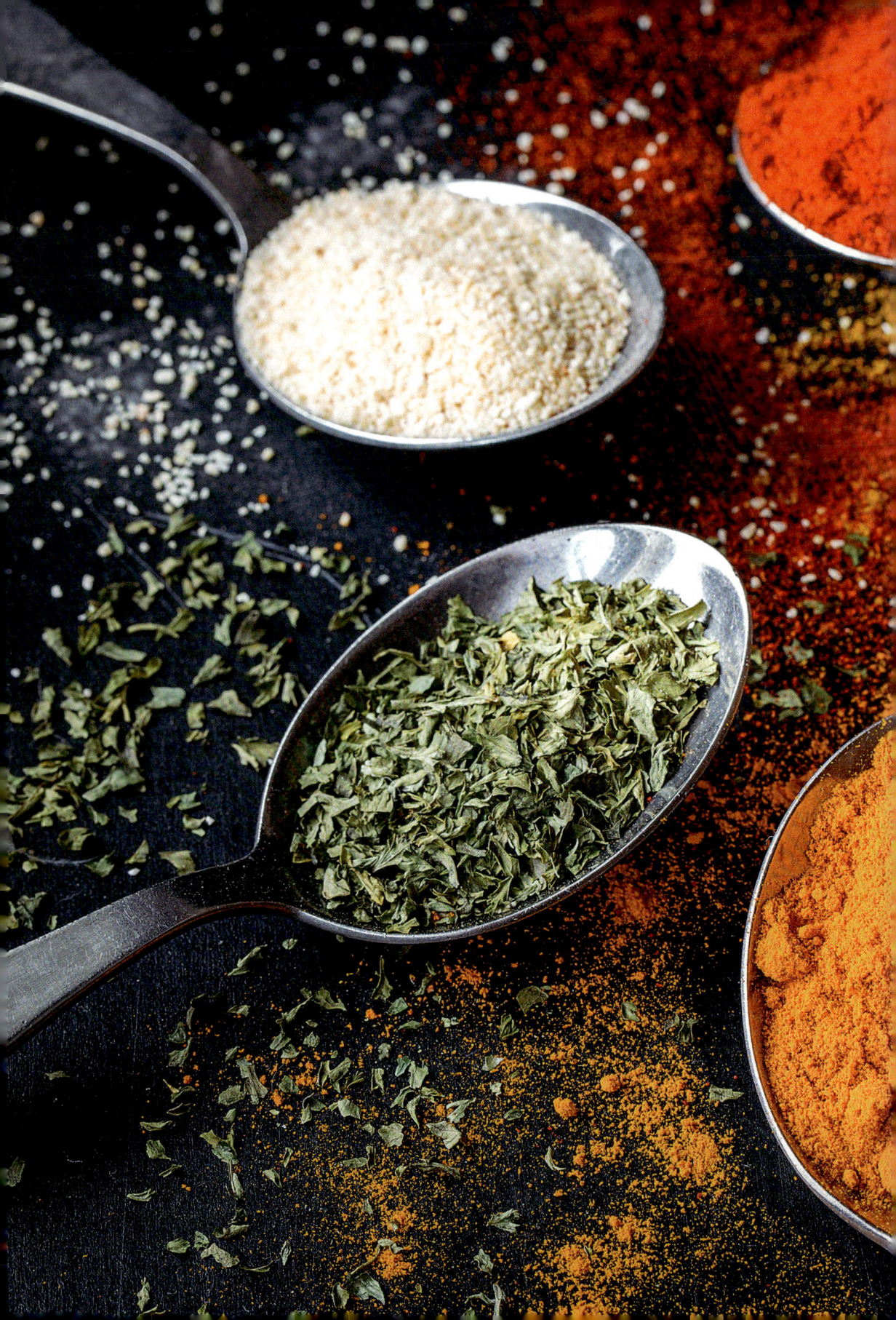

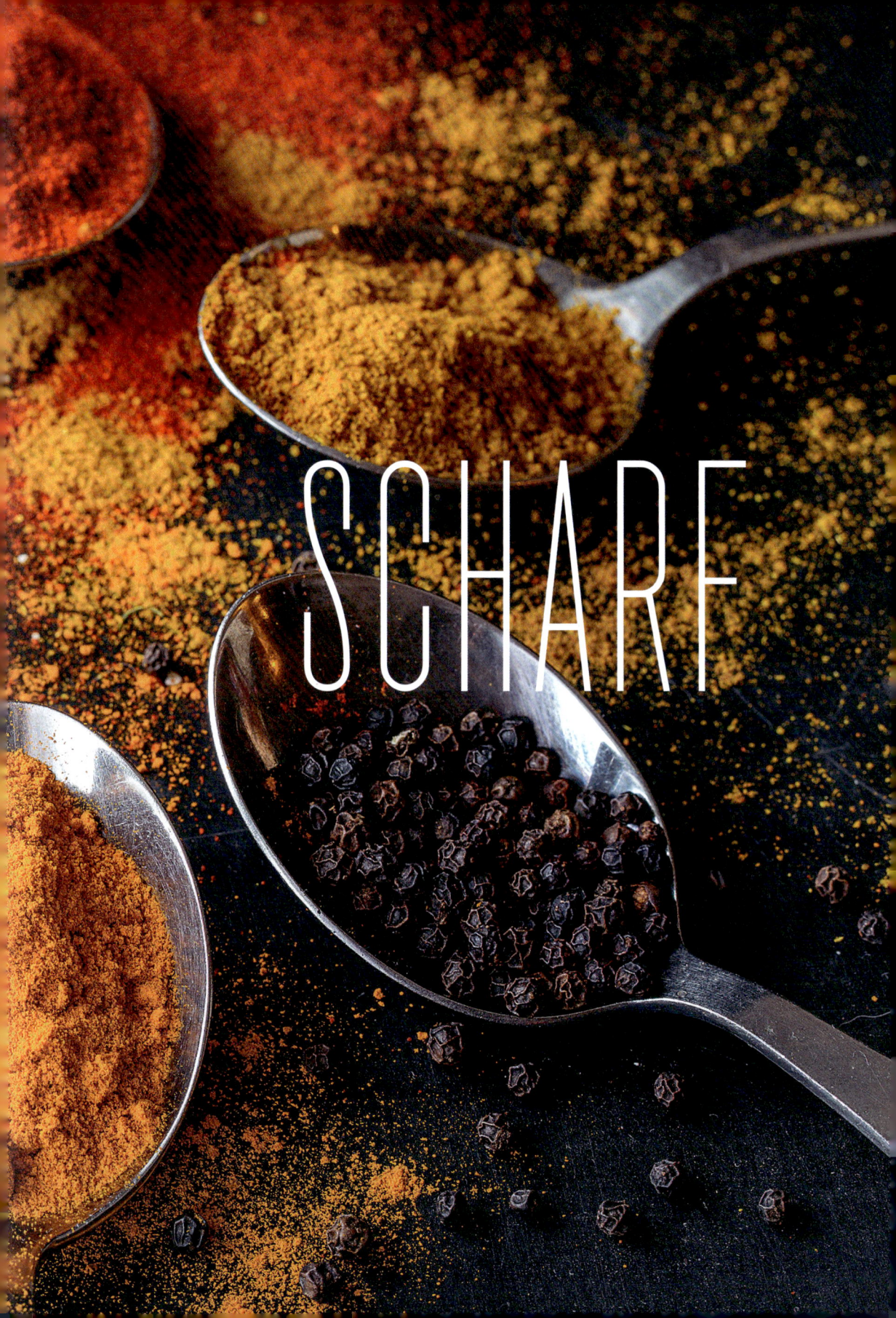

SCHARF

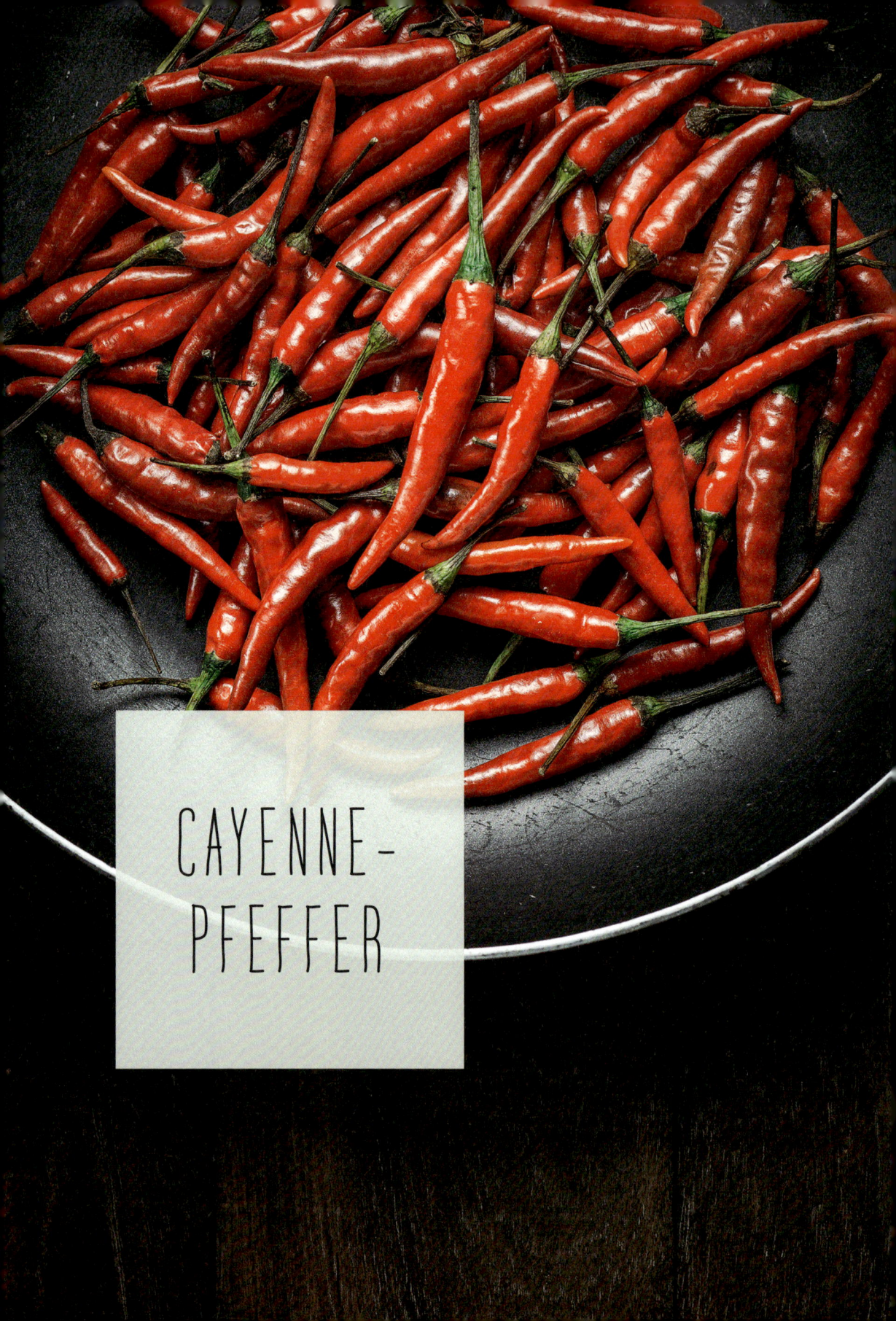

CAYENNE-
PFEFFER

Capsicum annuum, Capsicum frutescens

Andere Namen: Chili, Chilipfeffer

Familie: Solanaceae (Nachtschattengewächse)

Verwendete Teile: vor allem die Früchte, auch die Samen

Energetik: wärmend, trocknend

Geschmack: scharf

Eigenschaften: stimulierend, antimikrobiell, schmerzlindernd, verdauungsfördernd, blutstillend, antioxidativ, fördert das Schwitzen, auswurffördernd, immunstimulierend, hautreizend (Rötung), pilzhemmend, regt den Stoffwechsel an, durchblutungsfördernd

Verwendung: Zahnschmerzen, Arthritis, Fieber, Herzkrankheit, Durchblutungsstörungen, Parasiten, Verdauungsprobleme, Halsschmerzen, Depressionen, mangelnde Libido, Blutungen, Entzündungen, Bluthochdruck, niedriger Blutdruck, Kopfschmerzen, Neuropathie, Gürtelrose, Pilzinfektionen, Typ-2-Diabetes, Insulinresistenz, Gewichtsverlust, Menstruationskrämpfe

Zubereitung: Tee, Tinktur, Umschlag, Salbe mit Cayenneöl, Gewürz

Cayenne ist in der Küche und zu gesundheitlichen Zwecken vielseitig einsetzbar. Er kann Schmerzen lindern, verhindern, dass sich eine Erkältung festsetzt, die Gesundheit des Herzens erheblich unterstützen und den gesunden Gewichtsabbau fördern. Wegen der extrem heißen Energetik von Cayennepfeffer sollten Sie vorsichtig damit umgehen. Der Erfolg hängt davon ab, wie gut das Gewürz auf die Person abgestimmt ist.

Das lateinische Wort Capsicum für die Pflanze, aus der Cayennepfeffer gewonnen wird, stammt möglicherweise aus dem Griechischen, wo kapto die Bedeutung »beißen« hat. Dieses Beißen wird durch den Wirkstoff Capsaicin erzeugt. Je mehr Capsaicin eine Chilischote enthält, desto schärfer ist sie. Je nach Sorte und Art ist der Capsaicingehalt sehr unterschiedlich. Cayenne ist bei einem Scoville-Grad (Schärfegrad) von 30 000 bis 50 000 eingeordnet. Zum Vergleich: Gemüsepaprika haben einen Schärfegrad von null, Habeneros über 100 000.

Andere Mitglieder der Gattung Capsicum sind beispielsweise Gemüsepaprika, Chilis und Habaneros. Die Gattung stammt aus Amerika und wird seit mindestens 7000 Jahren kultiviert. Die ersten Entdecker brachten die Samen von Südamerika nach Europa, von wo aus sie sich rasch um die ganze Welt ausbreiteten. Können Sie sich die asiatische Küche ohne Cayennepfeffer vorstellen?

> »Wegen seiner legendären heilenden Eigenschaften, seines spannenden Geschmacks und seiner magischen Fähigkeit, echtes Wohlbefinden zu erzeugen, zählt Cayennepfeffer zum Heilen wie zum Kochen zu meinen Lieblingsgewürzen.«

Cayenne: Chili oder Pfeffer oder Chilipfeffer?

Die deutsche Bezeichnung Cayennepfeffer ist irreführend, denn Cayenne stammt nicht (wie schwarzer Pfeffer) aus der Gattung Piper. Alternativ wird für Cayenne und andere Pflanzen der Gattung Capsicum auch gern »Chili« gesagt, ein Wort, das angeblich von den Azteken stammt.

Medizinische Eigenschaften und Energetik von Cayenne

Cayenne unterscheidet sich von vielen anderen Kräutern und Gewürzen in diesem Buch aufgrund seiner auffälligen Energetik. Er ist »heiß«.

Die meisten Küchenkräuter und Gewürze sind energetisch einigermaßen ausgewogen, das heißt, ihre energetische Temperatur (kalt bis heiß) und ihr Feuchtigkeitsbereich (feucht bis trocken) rangieren um den neutralen Bereich herum. Solche ausbalancierten Kräuter kann man über einen längeren Zeitraum in größeren Mengen wie normale Nahrung verzehren und profitiert davon. Ein gutes Beispiel hierfür ist die Brennnessel.

Wenn ich sage, dass Cayenne energetisch »heiß« ist, ist damit nichts Esoterisches gemeint. Jeder, der schon einmal in eine Cayenneschote gebissen hat, kann sehr gut nachvollziehen, was damit gemeint ist. Die intensive Schärfe von Cayennepfeffer vermittelt dem Körper schon in kleinen Mengen ein starkes Hitzegefühl. Die Zunge brennt, man fängt an zu schwitzen und manchmal läuft auch die Nase. Wegen der extremen Schärfe erzielt man bei Cayennepfeffer die besten Ergebnisse mit kleineren Mengen.

Besondere Hinweise zum Einsatz von Cayenne

Cayenne eignet sich am besten für Menschen, die leicht frösteln, also kalte Hände und Füße haben oder eine unzureichende (kalte) Verdauung. Bei einer solchen Verdauung haben die Betroffenen Schwierigkeiten, ihre Nahrung in die Nährstoffe zu zerlegen, die sie benötigen. Wegen dieses Nährstoffmangels, aber auch weil sie übermäßig viel Energie für ihre schlecht funktionierende Verdauung benötigen, sind sie häufig sehr abgeschlagen. Cayenne ist ein ausgezeichnetes Mittel, um die Verdauung zu stimulieren und zu wärmen.

Cayenne bietet uns zudem die perfekte Gelegenheit, die spezielle Perspektive der Kräuterheilkunde in Bezug auf Energetik und individuelle Konstitution näher zu erforschen, um sich vom Allheilmittelsyndrom zu lösen. Während die Wissenschaft die Anwendung für die Allgemeinheit untersucht oder für Menschen, die an einer bestimmten Erkrankung leiden, stimmen Heilpflanzenexperten die extremen Hitze- und Austrocknungseigenschaften von Cayenne lieber auf Personen ab, die Anzeichen von Kälte und Feuchtigkeit aufweisen. Gemäß der Theorie der Kräuterkunde würden sich die Probleme bei Menschen mit Hitzesymptomatik durch Cayenneanwendung eher verschlimmern als verbessern.

Diese Sichtweise sollten wir beherzigen, um eine Studie zu hinterfragen, bei der Cayenne gegen Reizdarmsymptomatik eingesetzt wurde. In dieser Studie wurden 50 Teilnehmer in zwei Gruppen eingeteilt. Die eine Gruppe erhielt Cayennekapseln, die andere ein Placebo, also gleich aussehende Kapseln, die aber keine Wirkstoffe enthalten. Sechs Teilnehmer aus der Cayennegruppe schieden wegen vermehrter Bauchschmerzen vorzeitig aus der Studie aus. Dennoch waren die Cayennekapseln bei der Endauswertung »in Bezug auf ein Nachlassen der Bauchschmerzen und Blähungen signifikant wirksamer als das Placebo und wurden auch von den Patienten als wirksamer eingestuft«.

Für mich ergibt sich aus dieser Studie, dass Cayenne wirkt, aber dass diese Wirkung sich am besten entfaltet, wenn sie auf die zu behandelnde Person abgestimmt ist. Ich wünsche mir Studien, in denen zunächst die energetische Symptomatik der Menschen bestimmt wird und dann die entsprechenden Kräuter gewählt werden, anstatt lediglich Symptome zu berücksichtigen.

Verdauungsbeschwerden

Die wärmenden Eigenschaften von Cayenne sind zwar unmittelbar spürbar, doch eine Studie ergab, dass eine langfristige Einnahme die besten Erfolge bringt. In dieser speziellen Studie wurde untersucht, inwiefern Cayenne bei Symptomen einer Dyspepsie (Oberbauchbeschwerden) hilfreich sein kann. Fünfzehn Teilnehmer erhielten jeweils 2,5 Gramm Cayenne pro Tag, 15 weitere bekamen ein Placebo. Ab der dritten Woche hatten die Teilnehmer, die Cayenne einnahmen, signifikant weniger Verdauungsprobleme als diejenigen, die das Placebo nahmen. Am Ende der Studie waren die Symptome bei denjenigen, die Cayenne bekommen hatten, um 60 Prozent geringer geworden, wohingegen die Placebogruppe nur eine 30-prozentige Reduktion erfahren hatte. Früher wurden Cayenne und andere scharfe Pfeffersorten für Magengeschwüre verantwortlich gemacht, doch neuere Studien ergaben, dass Cayenne die Magenschleimhaut schützen und peptischen Geschwüren möglicherweise sogar vorbeugt.

Zu Cayenne und seiner Fähigkeit, verbreitete Verdauungsstörungen wie Sodbrennen, gastroösophagealen Reflux, Hämorrhoiden oder Analfissuren zu lösen oder zu verschlimmern, gibt es viele Studienergebnisse, die einander widersprechen. Man sollte dabei stets im Hinterkopf behalten, dass derartige unterschiedliche Ergebnisse mit der individuellen Konstitution der Teilnehmer zusammenhängen könnten.

Stoffwechsel ankurbeln

Die Pflanzenheilkunde empfiehlt Cayenne seit Langem, um Menschen zu wärmen, ob bei chronisch kalten Händen und Füßen oder bei akuter Kältesymptomatik wie Frostbeulen. Die vermehrte Durchblutung und Stoffwechselaktivität wird als Thermogenese bezeichnet. Sie kann das Abnehmen unterstützen und gegen Symptome von Erkältungen und Infekten der oberen Atemwege helfen. Einer Studie zufolge unterstützt eine Dosis von sechs Milligramm Cayenneextrakt nicht nur den Gewichtsabbau, sondern auch den Rückgang von Bauchfett. Eine andere Studie konnte die beste Wirkung bei Menschen nachweisen, die normalerweise keine roten Chilis aßen, und bei Menschen, die den Cayenne schmeckten (also nicht als Kapsel einnahmen).

Für ein gesundes Herz

Der umtriebige Heilpflanzenverfechter John R. Christopher, der auch unter dem Namen Dr. Christopher bekannt ist, hat ausführlich über die Vorzüge von Cayenne geschrieben und ist der Ansicht, dass Cayenne sowohl die Herzgesundheit massiv unterstützen als auch einen Herzinfarkt stoppen kann. Der langfristige Nutzen von Cayenne für ein gesundes Herz ist wissenschaftlich belegt, doch für seine Fähigkeit, einen Herzinfarkt zu stoppen, gibt es verständlicherweise keinen Nachweis!

Eine vierwöchige Studie ergab bei regelmäßigem Chilikonsum einen Rückgang des Ruhepulses. Eine andere Studie zeigte, dass regelmäßiger Chiliverzehr über vier Wochen hinweg die Fähigkeit des Körpers verbessert, sich Oxidationsprozessen zu widersetzen. In-vitro-Studien konnten nachweisen, dass Cayenne die Plättchenaggregation hemmen und damit möglicherweise das Risiko für die Entstehung von Blutgerinnseln mindern kann.

Insulinresistenz und Typ-2-Diabetes

Zu den wichtigsten Faktoren der Lebensweise, die mit Insulinresistenz und Typ-2-Diabetes zusammenhängen, zählen Ernährung, Stressniveau und Schlafqualität. Gewürze wie Cayenne können jedoch erheblichen Einfluss auf Prävention und Symptombekämpfung nehmen. Cayenne kann zum Beispiel wirkungsvoll den Blutzuckerspiegel senken und den Insulinspiegel stabilisieren. Damit empfiehlt er sich für alle, die ihre Insulinsensitivität verbessern wollen, um Typ-2-Diabetes zu vermeiden.

Erkältung und Grippe

In ihrem Buch »Herbal Defense« schreiben Karta Purkh Singh Khalsa und Robyn Landis: »Eine Erkältung lässt sich sehr effektiv allein mit Chilis bekämpfen, wenn man genug davon hinunterbekommt.«

Cayenne ist eine innerlich wärmende Heilpflanze und zählt zu den bewährten Methoden, eine Erkältung in ihren Anfängen aufzuhalten. Andere Methoden sind beispielsweise Saunagänge oder ein heißes Bad, um das Schwitzen anzuregen.

Wer je einen Cayennetee getrunken oder seine Speisen mit Cayenne gewürzt hat, dürfte die prompte Reaktion der Nebenhöhlen kennen. Cayenne fördert die Schleimbildung in den Schleimhäuten und damit das Nasenlaufen oder die Ableitung von Schleim aus den Nebenhöhlen. Schleim enthält eine Menge Antikörper und ist eine wirkungsvolle Reaktion des Immunsystems auf angreifende Krankheitserreger. Wenn bei fortgeschrittener Erkältung oder Grippe der Schleim in den Nebenhöhlen oder in der Lunge festsitzt, kann Cayennepfeffer zu einer raschen Ausscheidung führen. Damit sinkt die Gefahr einer Sekundärinfektion in den Nebenhöhlen.

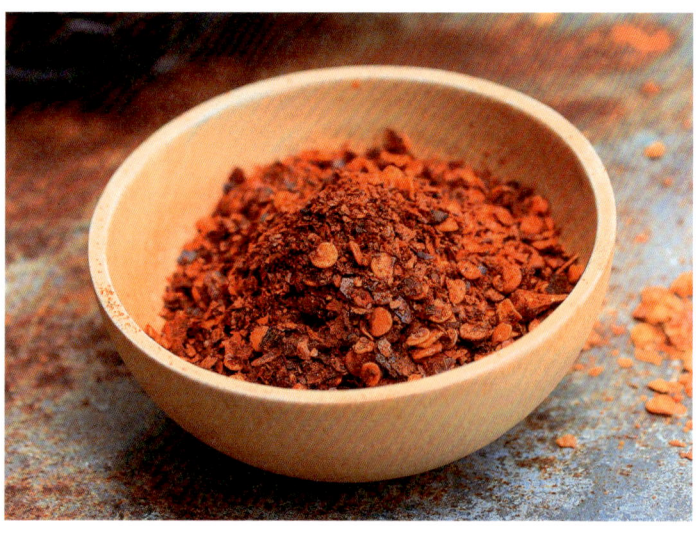

Schmerzlinderung

Capsaicin ist ein wichtiger Bestandteil von Cayennepfeffer. Es blockiert ein Neuropeptid, die Substanz P, die im Körper Schmerzgefühle weitergibt. Bei äußerlicher Anwendung, zum Beispiel als Salbe (Seite 59), kann Cayenne viele Schmerzarten lindern, darunter Schmerzen im unteren Rücken, Schmerzen bei diabetischer Neuropathie (Nervenschäden) und Gürtelrose, Migräne, Kopfschmerzen, Rückenschmerzen und Arthritis.

Cayennepfeffer anwenden

Als Gewürz passt Cayenne zu vielen Speisen und wird meist in getrockneter Form verwendet, ob als Schote oder gemahlen. Weil er ziemlich schnell sein Aroma verliert, sollten Sie ihn immer frisch und in kleinen Mengen kaufen. Tauschen Sie gemahlenen Cayenne alle sechs Monate gegen frischeres Pulver aus.

Das meiste Capsaicin sitzt in der Samenhülle und der Membran, an der die Samen hängen. Wenn Sie ganze Chilis verwenden, können Sie die Schärfe regulieren, indem Sie vor dem Garen die Samen entfernen.

Empfohlene Mengen

Zur Vermeidung von Magenproblemen sollte man Cayenne im Rahmen eine Mahlzeit zu sich nehmen. Je nach persönlicher Empfindlichkeit können Sie Ihre Gerichte mit etwas Cayennepfeffer abrunden oder eine therapeutische Menge zwischen einem und zehn Gramm pro Tag einnehmen.

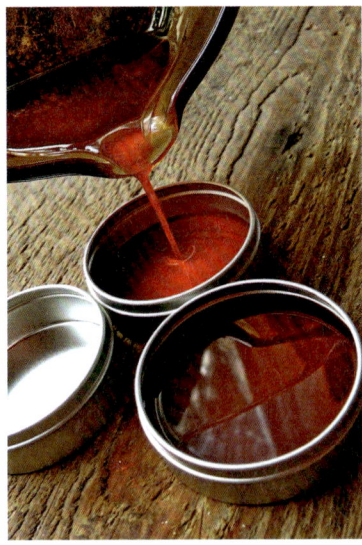

BITTE BEACHTEN Beginnen Sie bei Cayennepfeffer immer mit kleinen Mengen, die Sie allmählich nach Bedarf erhöhen.

Cayenne ist ein scharfes Gewürz. In großen Mengen kann er auf Dauer dazu führen, dass man sich ständig überhitzt und trocken fühlt. Cayenne hat auf die Augen und auf empfindliche Haut eine stark reizende Wirkung. Berühren Sie nach Kontakt mit Cayenne oder Cayennezubereitungen keinesfalls die Augen. Für die Zubereitung größerer Mengen Cayenne sind Einmalhandschuhe empfehlenswert.

Schwangere sollten Cayenne nicht in größeren Mengen einnehmen.

Wer Blutverdünner einnimmt, sollte vor der Einnahme größerer Mengen Cayenne mit dem behandelnden Arzt Rücksprache halten.

Feuercidre

Für 500 ml
— 2 Handvoll Zwiebelwürfel (gelbe oder braune Zwiebeln)
— 1 Handvoll geriebener Meerrettich
— 15 Knoblauchzehen, fein gehackt
— 0,5 cm frische Chili oder etwa ½ TL getrockneter Cayennepfeffer
— 2 EL getrockneter Thymian
— 2 TL schwarze Pfefferkörner
— ½ Zitrone, in feinen Scheiben
— 4 bis 6 EL Rohhonig
— etwa 700 ml naturtrüber Apfelrohessig (mindestens 5 % Säure)

◆ Die Zwiebeln, den Meerrettich, den Knoblauch, die Kräuter, die Gewürze und die Zitronenscheiben in ein Einmachglas (1 l Inhalt) füllen. Den Honig darüberträufeln.

◆ Das Glas mit Essig auffüllen. Achten Sie darauf, dass alle Zutaten mit Essig bedeckt sind.

◆ Gut umrühren, damit es keine Luftbläschen gibt.

◆ Das Glas mit einem Glas- oder Kunststoffdeckel verschließen. Wenn Sie einen Metalldeckel verwenden, müssen Sie Pergamentpapier oder Butterbrotpapier zwischen den Deckel und das Glas legen, weil der Essig das Metall angreift.

◆ Den Gewürzessig zwei bis drei Wochen stehen lassen. In den ersten Tagen das Glas einmal täglich gut schütteln.

◆ Am Ende den Essig in ein sauberes Glas abgießen. Im Kühlschrank ist er ein Jahr haltbar.

HINTERGRUND Feuercidre ist ein sehr pikanter Essig, dessen ursprüngliche Gewürzmischung von der Kräuterexpertin Rosemary Gladstar stammt. Seit sie dieses Rezept vor Jahrzehnten ersonnen hat, haben Kräuterkenner auf der ganzen Welt zahllose Varianten entwickelt. In einer beliebigen Versammlung Heilpflanzenexperten würden bei der Frage nach Feuercidre wohl die meisten sagen, dass sie ihn im Winter als Heilmittel sehr zu schätzen wissen.

Dieser Essig hat einen sehr speziellen Geschmack, weil sich scharfe, saure und süße Noten darin vereinen. Zur Vorbeugung gegen verschiedene Beschwerden empfehle ich die Einnahme von 1 EL, ein bis drei Mal täglich. Zur Steigerung der Abwehrkräfte im Akutfall rate ich zu 1 EL stündlich. Auf Wunsch kann der Essig mit etwas Wasser verdünnt werden.
Nehmen Sie für dieses Rezept lieber kräftige gelbe oder braune Zwiebeln, keine süßen oder weißen.

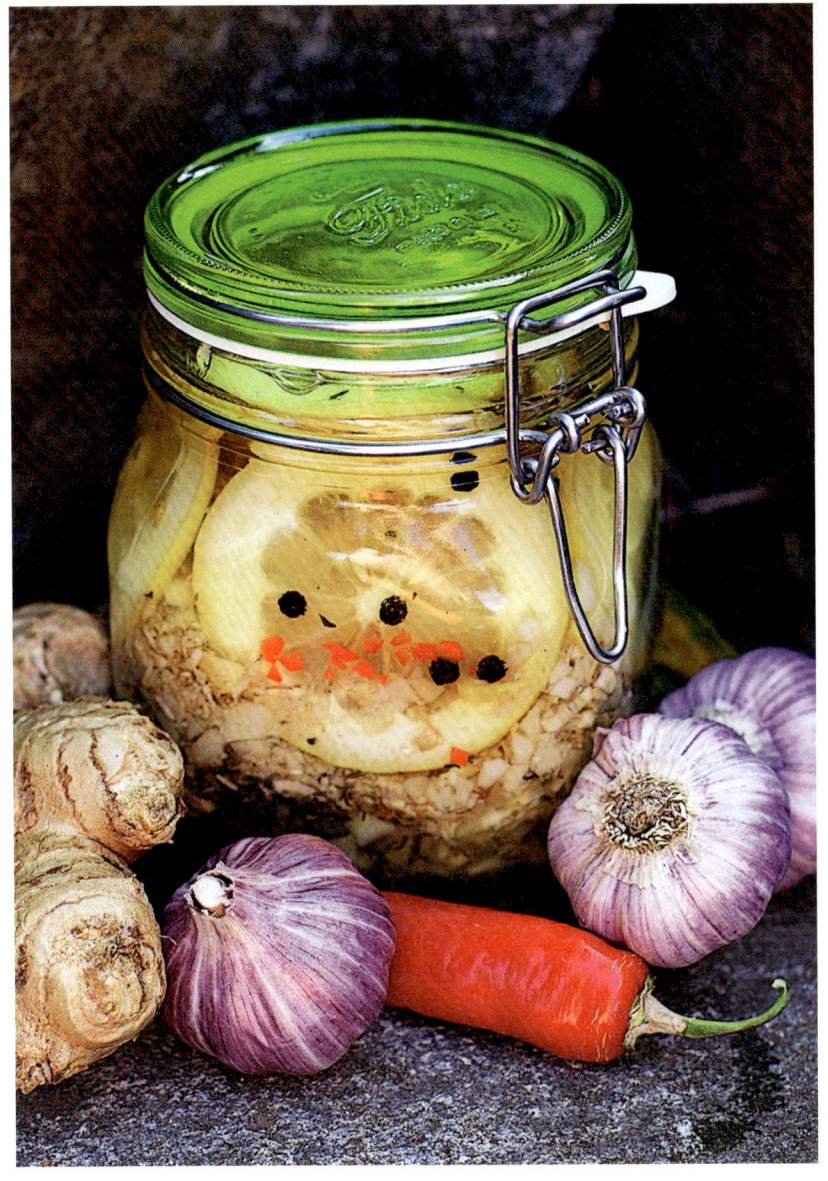

Cayennetee

Für 250 ml
— etwa ¼ TL Cayennepfeffer, gemahlen
— 1 EL frischer Zitronensaft
— etwa 1 TL Honig

◆ ¼ l Wasser zum Kochen bringen. Das Cayennepulver in eine Tasse geben und mit kochendem Wasser übergießen. Zitronensaft und Honig hinzugeben und umrühren.
◆ Etwas abkühlen lassen und langsam in kleinen Schlucken trinken. Je heißer der Tee dabei noch ist, desto besser.

HINTERGRUND Die perfekte Schwitzkur! Wenn ich spüre, dass ich eine Erkältung oder einen grippalen Infekt ausbrüte, trinke ich zuallererst eine Tasse Cayennetee. Der beschleunigt nicht nur die Heilung und verkürzt die Krankheitsdauer, sondern tut dem Hals richtig gut.

Je nach Schärfegrad Ihres Cayennepulvers sollten Sie mit ⅛ oder ¼ TL beginnen. Wer diese Menge gut verträgt, kann die Dosis langsam steigern. Grundsätzlich gilt: je mehr Cayenne, desto besser. Trinken Sie den Tee bitte langsam. Wenn er zu stark ist, wird Ihnen womöglich übel!

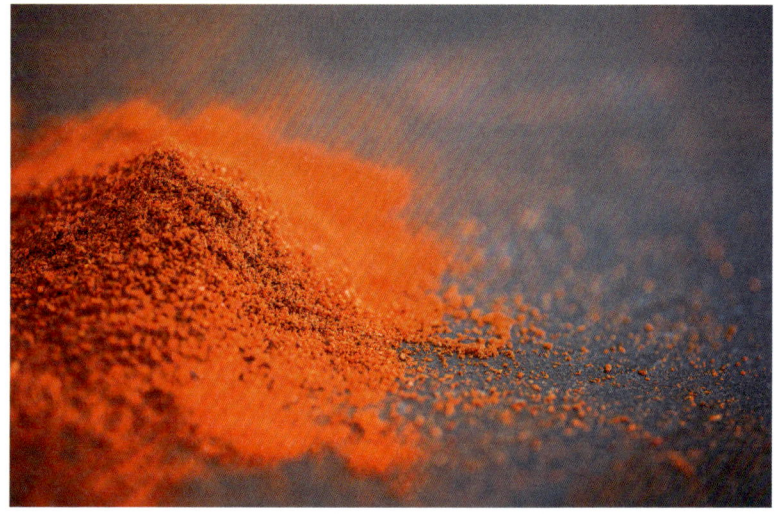

Cayennesalbe

Für etwa 125 g
—— 125 ml Olivenöl
—— 2 EL Cayennepulver (15 g)
—— etwas Bienenwachs (15 g)

◆ Der erste Schritt ist das Anreichern des Öls. Das klappt beispielsweise im Wasserbad oder im Schongarer. Das Öl sollte nicht zu heiß werden, damit die Wirkstoffe nicht zerfallen oder »gebraten« werden. Die ideale Temperatur ist 38 °C.

◆ Im Wasserbad: Einen Topf etwa drei bis fünf Zentimeter hoch mit Wasser füllen und einen gut passenden Topf daraufstellen. Das Öl mit dem Cayennepulver in den Topf geben. Auf kleiner bis mittlerer Stufe etwa 20 Min. erhitzen, bis das Öl angenehm warm ist. Die Hitzezufuhr abstellen und 20 Min.

stehen lassen, damit das Öl etwas abkühlt. Diesen Prozess des Erhitzens und Abkühlens 2–3 Std. lang wiederholen.

◆ Im Schongarer: Die Mischung in einen Schongarer oder in eine Joghurtmaschine geben, die 2–3 Std. lang eine Temperatur von 38 °C aufrechterhalten kann.

◆ Ein Sieb mit zwei Schichten Musselin auskleiden und das Öl hindurchgießen.

◆ Das Bienenwachs auf kleiner Stufe in einem kleinen Topf oder im Wasserbad erhitzen, bis es schmilzt. Das Gewürzöl hineingießen und weiterrühren, bis Öl und Wachs sich gründlich verbunden haben.

◆ Die Mischung sofort in Gläser oder Dosen gießen und abkühlen lassen, dann die Behälter beschriften.

HINTERGRUND Diese einfache Salbe für die Linderung leichter Schmerzen ist schnell gemacht. Reiben Sie damit schmerzende Muskeln und Gelenke, Blutergüsse und Bereiche mit Nervenschmerzen ein. Bei Arthritis sollte man sie täglich verwenden, wobei die Wirkung sich teilweise erst nach ein bis zwei Wochen einstellt. Bei Zimmertemperatur ist die Salbe maximal ein Jahr haltbar, aber man verbraucht sie am besten innerhalb von sechs Monaten.

Es ist eine feurige Mischung! Die Salbe darf nur äußerlich angewendet werden und nicht bei Hautverletzungen, weil sie in Wunden stark brennen kann. Selbst bei intakter Haut entsteht beim Auftragen oft ein warmes bis brennendes Gefühl. Empfindliche Menschen

können das schmerzhaft finden oder sogar Blasen entwickeln. In diesem Fall sollten Sie das Mittel absetzen, bis der Bereich vollständig abgeheilt ist, und anschließend seltener oder in kleineren Mengen verwenden.

WARNHINWEIS: Cayenne sollte nicht mit den Schleimhäuten oder den Augen in Kontakt kommen. Er brennt! Waschen Sie nach dem Berühren von Cayenne oder Chilischoten gründlich Ihre Hände. Sie können die Salbe auch mithilfe von Handschuhen auf die schmerzende Stelle auftragen. Wenn Sie die Salbe für die eigenen Hände benötigen, können Sie sie abends anwenden und mit den Handschuhen schlafen.

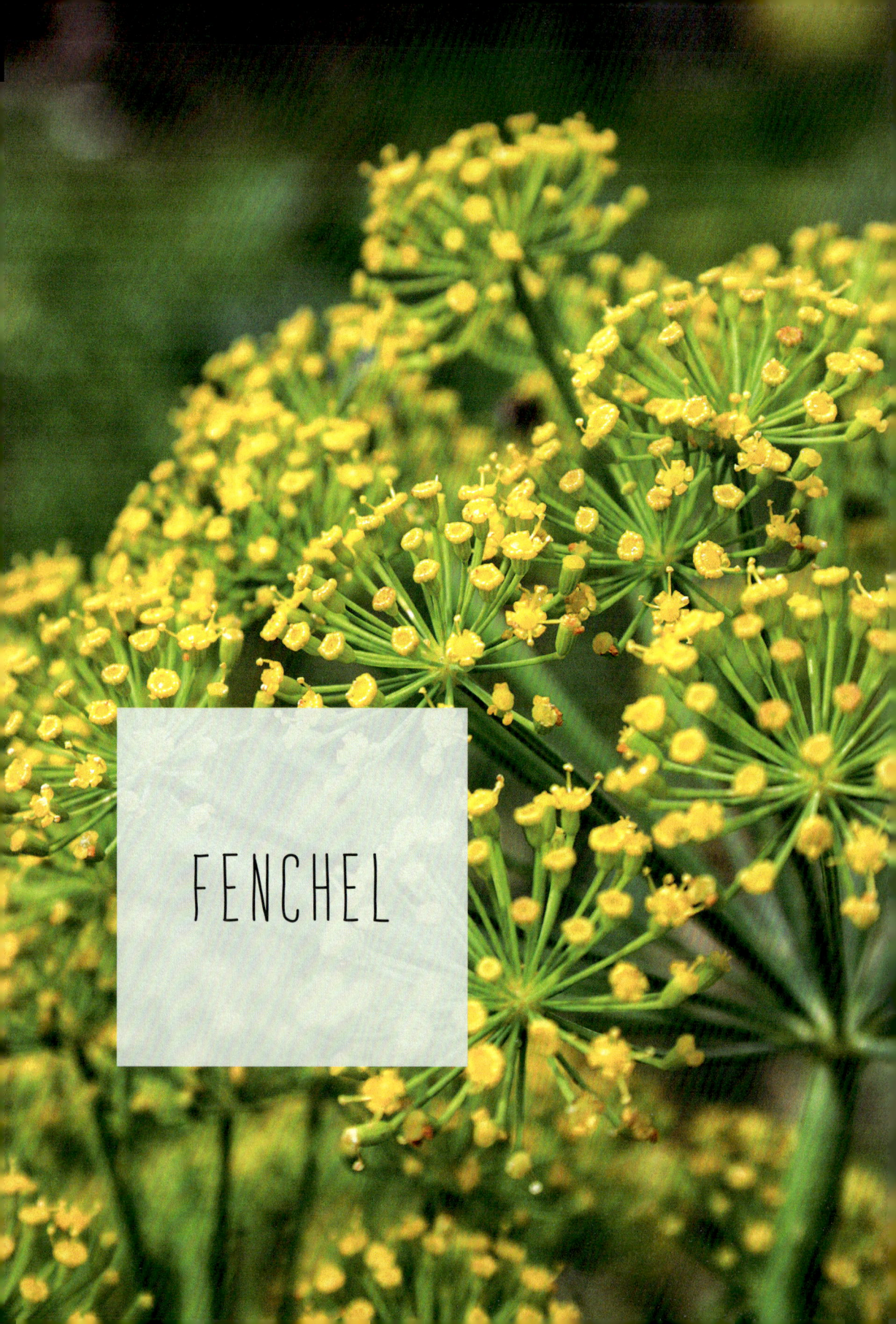

FENCHEL

Foeniculum vulgare

Familie: Apiaceae

Verwendete Teile: Samen, Knolle

Energetik: wärmend, trocknend

Geschmack: scharf

Eigenschaften: aromatisch, verdauungsfördernd, krampflösend, fördert die Milchbildung

Verwendung: Verdauungsstörungen, Bauchkrämpfe, Menstruationskrämpfe, Säuglingskoliken, mangelnde Milchbildung beim Stillen

Zubereitung: Tee, Tinktur, Sirup, als Gewürz oder als Gemüse

Fenchel stammt aus Europa und wird mittlerweile auf der ganzen Welt angebaut. Die Knolle ist ebenso knackig wie köstlich. Die starken Aromen der Samen tragen zur Linderung von Verdauungsbeschwerden, Muskelspannung und Schmerzen bei. Der Geschmack von Samen und Knolle erinnert leicht an Lakritze. Fenchel ist wirksam und unbedenklich für Kinder mit Koliken, für junge Frauen mit Menstruationsschmerzen und für stillende Mütter. Zur Verdauungsförderung und für einen frischen Atem können Sie einfach nach dem Essen einige Samen kauen.

Ursprünglich stammt Fenchel aus dem Mittelmeerraum. Am besten gedeiht er bis heute auf trockenen Böden in Küstennähe. In allen Anbaugebieten wurde er sowohl als Nahrung wie auch als Medizin eingesetzt. Nachweise dafür gibt es seit der Zeit der alten Griechen und Römer. Im 12. Jahrhundert schrieb Hildegard von Bingen in ihrer Physica: »Wer täglich nüchtern Fenchel oder dessen Samen isst, dem vermindert er durch seine gute Wärme und seine guten Kräfte das schlechte Phlegma und die Fäulnisprodukte und vertreibt den Gestank aus seinem Atem und lässt seine Augen klar sehen.«

Medizinische Eigenschaften und Energetik von Fenchel

Kräuterkenner schreiben viele Wirkungen des Fenchels seinen Aromastoffen zu, die aus den essenziellen Ölen stammen. Essenzielle Öle verleihen Pflanzen ihren starken und aromatischen Duft. Bevor wir in der Lage waren, einzelne chemische Bestandteile zu identifizieren, haben die Menschen sich die Eigenschaften von Kräutern über ihre Sinne erschlossen. Aromatische Kräuter (neben Fenchel zählen dazu auch Minze, Thymian und Basilikum) haben eine stimulierende Wirkung, die gern genutzt wird, um die Verdauung in Gang zu bringen.

> »Ich liebe Fenchel … diese wunderbaren Samen mit ihrem süßen Aroma, die den Bauch so gut beruhigen. Fenchel ist sozusagen eine natürliche Süßigkeit.«

Als krampflösendes Mittel kann Fenchel Muskelspannungen, Magen-Darm-Krämpfe und Menstruationskrämpfe lindern. Er unterstützt aber auch die Milchbildung bei stillenden Müttern und gilt seit Jahrhunderten als gesund für die Augen. Der Kräuterkundler David Hoffmann empfiehlt bei Bindehautentzündung und entzündeten Augenlidern Kompressen mit

Fenchelsud. Da Fenchel auch leicht harntreibend wirkt, eignet er sich in Kombination mit anderen Kräutern zur Behandlung von Ödemen und Harnwegsinfekten. Außerdem wirkt er milde auswurffördernd und passt gut in Hustenzubereitungen.

Verdauungsbeschwerden

Fenchel wird bei diversen Verdauungsproblemen gern verwendet. Ist Ihnen nach einer Mahlzeit leicht übel? Haben Sie Darmkrämpfe und Durchfall? Oder Blähungen? Bei solchen Symptomen kann Fenchel helfen, denn er wirkt Blähungen entgegen. Weil er sowohl Durchfall als auch Verstopfung beheben kann, wird er bei Reizdarmsymptomatik gern empfohlen. Wegen seiner krampflösenden Wirkung kann er Bauchschmerzen lindern, die durch Krämpfe mit Durchfall oder Blähungen entstehen.

Warten Sie nicht, bis Sie wegen Verdauungsbeschwerden zu Fenchel greifen müssen. Nach dem Essen Fenchelsamen zu kauen unterstützt die Verdauung und sorgt für einen angenehm frischen Geschmack im Mund.

Krämpfe und Abgeschlagenheit bei der Menstruation

Dass Fenchel Krämpfe und starke Abgeschlagenheit im Zusammenhang mit der Menstru-

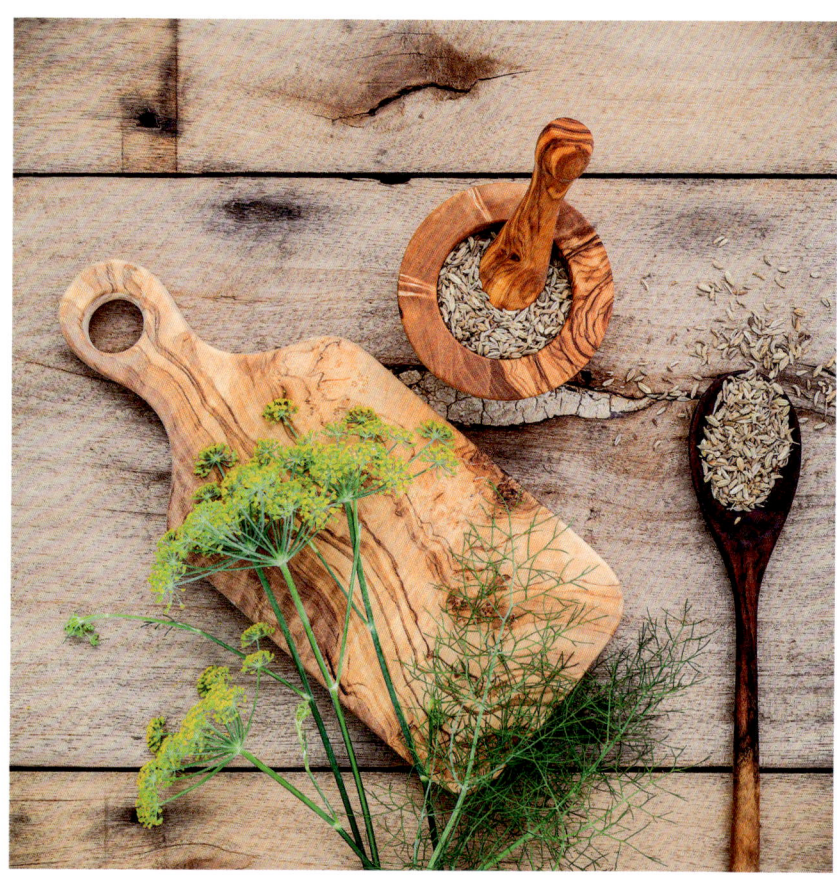

ation behebt, konnten mehrere klinische Studien belegen. Zum Beispiel wurde die Wirkung von Fenchelextrakt mit der von nichtsteroidalen Entzündungshemmern (NSAID) verglichen. Dafür wurden junge Frauen in zwei Gruppen aufgeteilt, die eine Gruppe bekam Fenchel, die andere ein entzündungshemmendes Schmerzmittel. Nach zwei aufeinanderfolgenden Menstruationszyklen hatte sich die Symptomatik bei den Frauen, die Fenchel einnahmen, etwas mehr verbessert als bei denen, die Schmerzmittel nahmen. Dabei ist zu bedenken, dass Fenchel nicht nur genauso wirkungsvoll ist wie rezeptfreie Schmerzmittel, sondern auch deutlich weniger unerwünschte Wirkungen hat.

Bei Koliken

Etwa 20 Prozent aller Säuglinge leiden unter Koliken. Diese Diagnose kann gestellt werden, wenn ein ansonsten gesundes Baby länger als drei Wochen an mehr als drei Tagen pro Woche mehr als drei Stunden pro Tag schreit. Ein Kind mit Koliken kann für die Eltern sehr belastend sein, weil sie einfach nicht mehr weiterwissen. Ich wünschte, mehr Eltern wüssten von Fenchel! Er tut nicht nur den geplagten Säuglingen gut, sondern auch ihren Eltern und wird von Kräuterfrauen, Hebammen und Müttern seit Jahrhunderten eingesetzt. Deshalb wurde dieses alte Hausmittel auch wissenschaftlich untersucht, und bei Säuglingen mit Koliken zeigte sich eine ausgezeichnete Wirkung.

In einer Studie wurde Babys mit Koliken der Bauch mit einer Emulsion aus Fenchelöl eingerieben. Bei 65 Prozent der behandelten Kinder verschwanden die Koliken vollständig – im Gegensatz zu nur 23 Prozent aus der Placebogruppe. Nebenwirkungen wurden in keiner der beiden Gruppen beobachtet, sodass Fenchel als wirksam und unbedenklich gelten kann. Eine weitere Studie an Säuglingen mit Koliken untersuchte ein Mittel aus Fenchel, Kamille und Zitronenmelisse. 85 Prozent der Babys, die dieses Rezept erhielten, schrien täglich im Durchschnitt zwei Stunden weniger, wohingegen die tägliche Schreizeit bei denjenigen, die das Mittel nicht bekamen, nur um durchschnittlich 28,8 Min. pro Tag zurückging.

Fenchel anwenden

Frische Fenchelknollen sind sehr delikat und eine gute Vitamin-C-Quelle. Geben Sie ein wenig rohen Fenchel in den Salat oder grillen Sie Fenchel am Stück.

Fenchelsamen enthalten mehr essenzielle Öle und gelten als heilkräftiger als die Knolle. Hellgrüne Samen schmecken beim Kauen leicht nach Lakritze. Fenchelsamen können ganz verzehrt werden. Zum Kochen verwendet man sie auch pulverisiert. Mit Fenchel kann man Tinkturen, Tee, Sirup oder Kompressen herstellen.

Empfohlene Mengen

Gemahlene oder ganze Samen eignen sich zum Würzen und verbessern normalerweise die Verdauung. Therapeutische Mengen für Fenchelzubereitungen sind:

— ALS TEE ODER PULVER: 1 bis 2 g, 3-mal täglich
— ALS TINKTUR (aus getrockneten Samen): 1:3; 60 % Alkohol, 3 bis 6 ml pro Tag.

BITTE BEACHTEN Allergische Reaktionen auf Fenchel sind selten; es sind jedoch Fälle bekannt.

Gebackenes Wurzelgemüse mit Fenchel

Für 6 Portionen
— 600 g Rote Bete, fingerdick gewürfelt
— 8 mittelgroße Möhren, in fingerdicken, halben Scheiben
— 1 Knoblauchknolle in einzelnen Zehen (mit Schale)
— 1 TL Fenchelsamen (2 g)
— ¼ TL Pfeffer
— ½ TL Salz
— 4 EL Olivenöl
— 2 EL Balsamico-Essig

◆ Den Backofen auf 175 °C vorheizen. Alle Zutaten bis auf den Essig auf einem Backblech verteilen und gründlich mischen.
◆ Das Gemüse 60 Min. im Ofen backen, bis die Bete und die Möhren gar sind, dabei alle 20 Min. wenden.
◆ Das Blech aus dem Ofen nehmen und das Gemüse mit Balsamico-Essig beträufeln.
◆ Warm servieren und Reste binnen drei Tagen verbrauchen.

HINTERGRUND Mein Mann und ich lieben dieses einfache Rezept. Wir essen gern das ganze Jahr über Gemüse aus unserer Region. Im Herbst kaufen wir deshalb größere Mengen haltbares Wurzelgemüse wie Rote Bete und Möhren, das wir für die schneereichen Wintermonate im Keller einlagern. Dieses süße Gemüse profitiert von den Aromen und dem Geschmack von Fenchel.

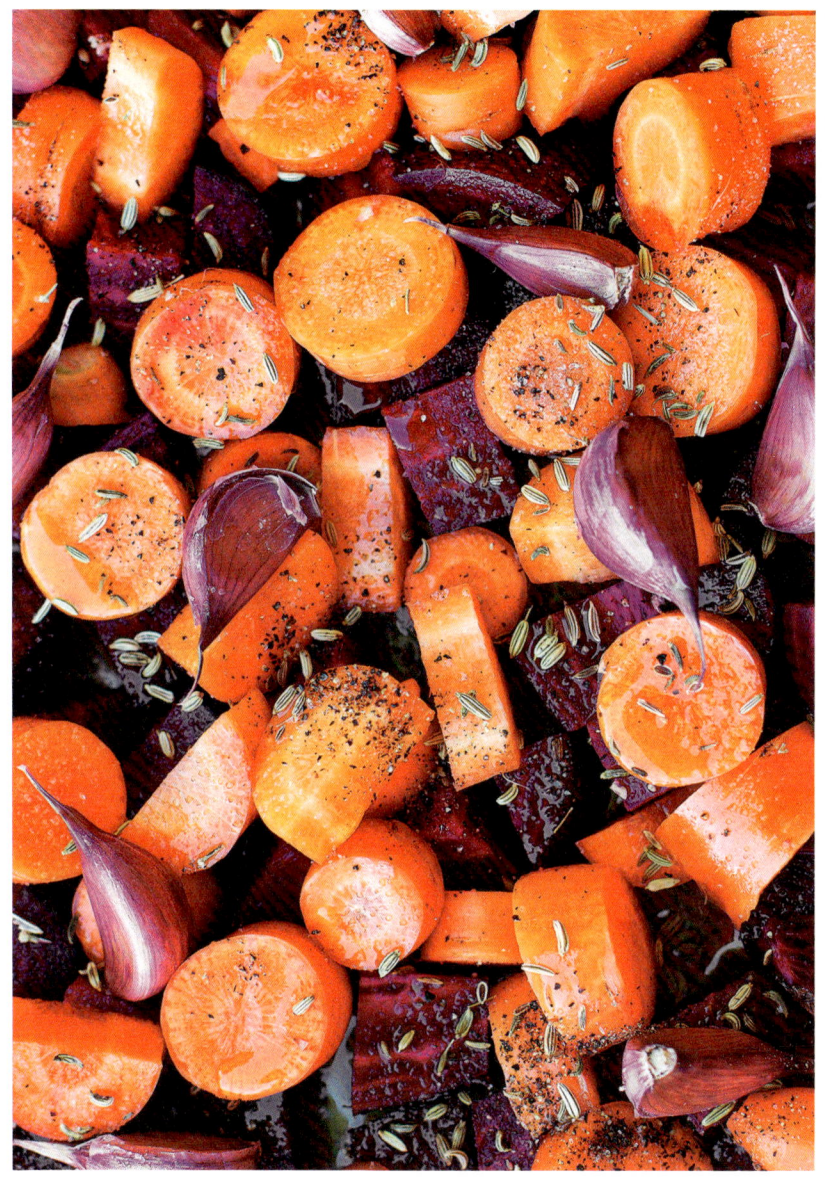

Fenchelbitterpastillen

Für etwa 20 erbsengroße Pastillen
FÜR DIE PASTILLEN:
— 1 TL gemahlene Angelikawurzel
(Angelica archangelica)
— 1 TL gemahlener Koriander
— ½ TL gemahlene Enzianwurzel
(Gentiana lutea)
— ½ TL gemahlene Orangenschalen
— ¼ TL frisch gemahlener schwarzer
Pfeffer
— etwa 2 TL Honig

ZUM BESTÄUBEN:
— 2 TL gemahlene Fenchelsamen (6 g)
— ¼ TL feines Meersalz

Fenchelsamen können Sie ganz oder gemahlen kaufen. Ganze Samen vermahlen Sie in der Gewürzmühle zu feinem Pulver.
◆ Zum Bestäuben: Das Fenchelsamenpulver und das Salz in einer kleinen Schale gründlich mischen. Beiseitestellen.

◆ Für die Pastillen: Das Gewürzpulver in einer zweiten Schüssel gründlich mischen.
◆ Den Honig in einem kleinen Topf oder im Wasserbad langsam erhitzen. Der Honig soll nicht kochen, sondern lediglich eine dünnere, sirupartige Konsistenz annehmen, damit er sich besser mit dem Kräuterpulver vermischt.
◆ Den Honig langsam unter Rühren in das Kräuterpulver gießen. Das Ziel ist eine formbare Masse, die nicht zerbröselt.
◆ Die Honig-Kräuter-Masse zu erbsengroßen Kügelchen rollen. Damit es nicht so klebt, können Sie die Hände mit ein wenig Fenchelsalzpulver einreiben.
◆ Die Pastillen einzeln im Fenchelsalzpulver wenden und luftdicht verschlossen aufbewahren.
◆ Die Pastillen sind bis zu drei Monate haltbar. Je frischer sie sind, desto besser ist die Wirkung.

HINTERGRUND Etwas Bitteres zum Essen ist eine bewährte Methode, um die Verdauung zu unterstützen. In diesem Rezept wird die bittere Note durch die anderen Aromen der Kräuter und Gewürze sowie den Honig abgefedert.
In dem Rezept werden pulverisierte Kräuter mit Honig zu Pastillen geformt. Ich empfehle, eine Viertelstunde vor jeder Mahlzeit eine Pastille zu kauen.

TIPP Fenchelsamen können Sie ganz oder gemahlen kaufen. Ganze Samen vermahlen Sie in der Gewürzmühle zu feinem Pulver.

Fencheltee

Für 300 ml (1 Erwachsenenportion)
— 1 EL Fenchelsamen (6 g)
— 1 EL getrocknete Zitronenmelisse oder
2 EL frische Zitronenmelisse
— Honig zum Süßen

◆ 300 ml Wasser zum Kochen bringen. Den Fenchel und die Zitronenmelisse in einen Becher oder ein großes Teesieb geben. Die Kräuter sollen reichlich Platz zum Quellen und Schwimmen haben, also kein zu kleines Sieb wählen.

◆ Das heiße Wasser über die Kräuter gießen und den Tee zugedeckt 5 Min. ziehen lassen.

◆ Abgießen und nach Wunsch mit Honig süßen.

HINTERGRUND Dieser Tee hilft bei Magenbeschwerden, besonders infolge von Blähungen. Meiner Erfahrung nach ist er auch gut gegen Schluckauf. In verschiedenen Varianten wird er Säuglingen gern verabreicht. Wegen der Gefahr von Botulismus sollten Kinder unter zwei Jahren jedoch keinen Honig bekommen. Erwachsene können zwei bis drei Portionen pro Tag trinken. Bei kleinen Kindern reicht mitunter schon 1 TL oder weniger, der mit etwas Wasser verdünnt wird. Für die individuelle Dosierung bei Säuglingen und Kleinkindern nehmen Sie bitte eine Heilpflanzenberatung in Anspruch.

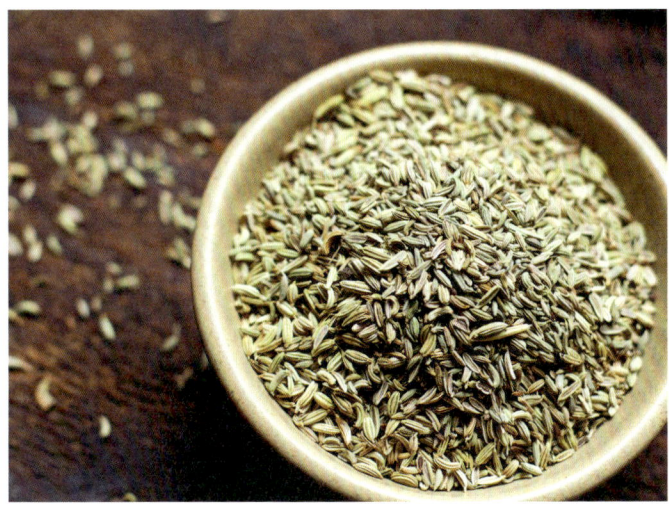

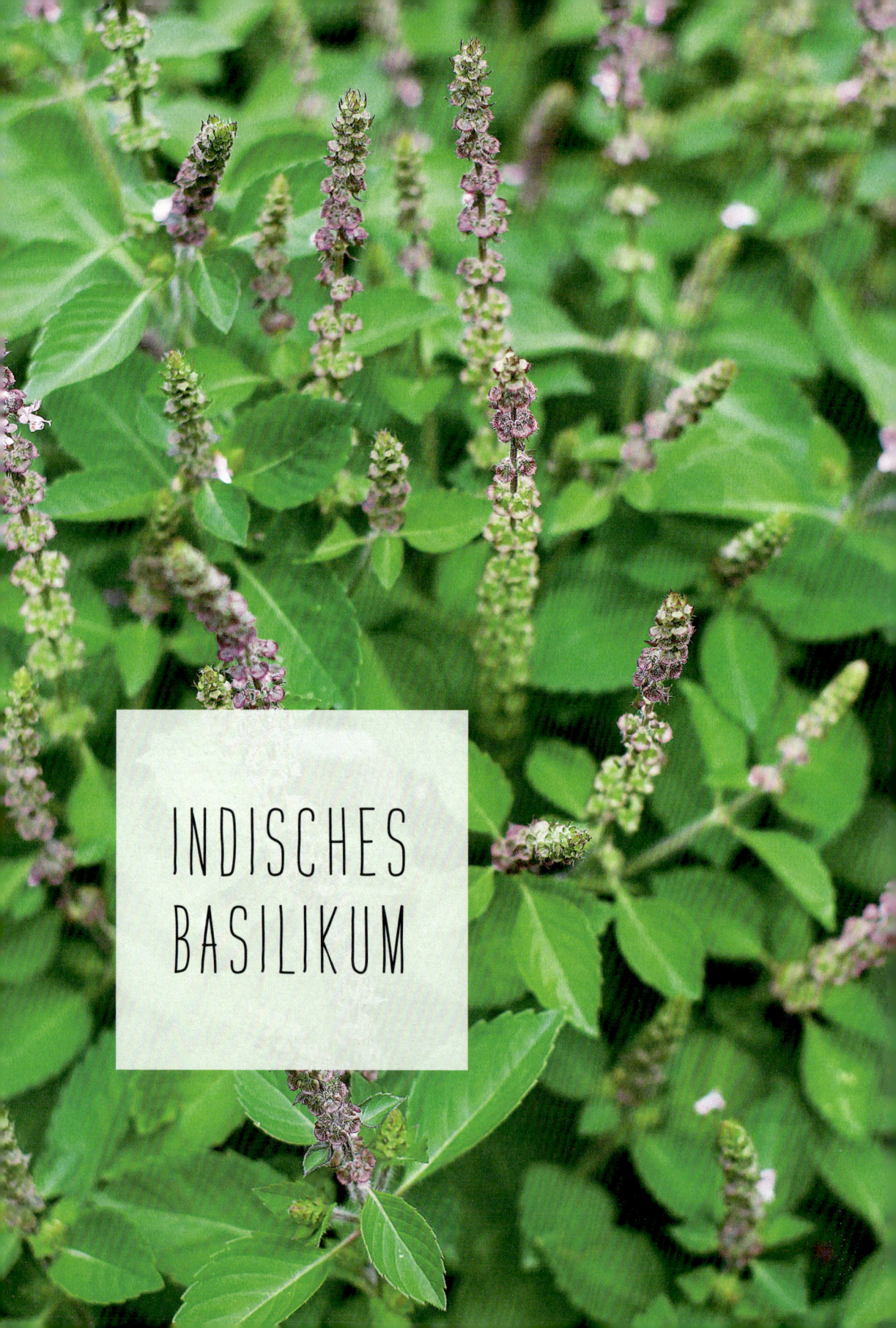

INDISCHES
BASILIKUM

Ocimum sanctum (Synonym: Ocimum tenuiflorum), Ocimum gratissimum

Andere Namen: Tulsi, Königsbasilikum, Heiliges Basilikum

Familie: Lamiaceae (Familie der Minzegewächse)

Verwendete Teile: Blätter, Blüten

Energetik: wärmend, trocknend

Geschmack: scharf, bitter

Eigenschaften: aufbauend (adaptogen), antimikrobiell, aromatisch verdauungsfördernd, entspannt und schützt die Nerven, tonisiert die Gefäße, auswurffördernd, antioxidierend, immunmodulierend, schmerzlindernd

Verwendung: Stress und Angst, Bluthochdruck, Virusinfektionen, Pilzinfektionen, Schmerzen, Magengeschwür, Depressionen, Erkältung und Grippe, Heuschnupfen, Herpesvirus, Typ-2-Diabetes, Insulinresistenz

Zubereitung: Tee, Sud, Tinktur, frischer Saft, Auflage, Pulver, eingelegt in Gheebutter oder Honig

Viele Leute sagen, sie möchten nicht ihr Leben lang Kräuter nehmen. Diese Menschen setzen Kräuter mit pharmazeutischen Arzneimitteln gleich – etwas, das einem hilft, gesund zu werden, und danach setzt man es ab. In anderen Heilsystemen wie der traditionellen chinesischen Medizin oder dem Ayurveda nimmt man bestimmte Kräuter sein Leben lang, um rundum gesund ein hohes Alter zu erreichen. Indisches Basilikum fällt in diese Kategorie. Es ergibt einen köstlichen Tee (für den Sie in diesem Kapitel ein Rezept finden) und kann bei regelmäßigem Verzehr viele gesundheitsfördernde Wirkungen entfalten, darunter den Abbau von Stress und Angst, eine Regulierung des Blutzuckers und die Unterstützung des Herzens.

Seit über 3000 Jahren ist Indisches Basilikum eines der heiligsten und heilkräftigsten Kräuter Indiens. Das ist für sich allein schon ziemlich erstaunlich. Eines der ältesten und komplexesten Medizinsysteme der Welt, das Ayurveda, hält diese Pflanze in Ehren. Sie muss also erstaunliche Eigenschaften haben. Angesichts ihrer vielfältigen Wirkungen stellt man sich eher die Frage: »Was kann das Indische Basilikum eigentlich nicht?«

Indisches Basilikum oder Tulsi gedeiht in ganz Indien, Westasien, Malaysia, Mittel- und Südamerika und sogar in Puerto Rico. Eine Unterart mit dem Zusatz sanctum bezieht sich auf seine Heiligkeit. Im Sanskrit bedeutet tulsi »unvergleichlich«. Man bezeichnet das Kraut auch als Lebenselixier, Königsbasilikum und Mutter der Naturmedizin.

»Indisches Basilikum gilt als Rasayana, ein nährendes Kraut, das das perfekte Wachstum und ein langes Leben fördert.«

Indisches Basilikum: Unterarten

Ich werde häufig gefragt, ob normales Basilikum dasselbe ist wie die Heilpflanze Tulsi oder Indisches Basilikum. Es ist nicht dasselbe. Basilikum ist immer hocharomatisch, doch unser Küchenkraut Ocimum basilicum ist eine andere Art und wird nicht genauso verwendet wie Tulsi. Die Gattung Ocimum besteht aus über 60 verschiedenen Arten.

Das Indische Basilikum wiederum hat mindestens drei verschiedene Arten, die teilweise austauschbar sind, aber auch gewisse Unterschiede aufweisen.

— Rama Tulsi (Ocimum sanctum) hat grüne Blätter. Es wird am meisten angebaut und ist daher am leichtesten erhältlich.

— Krishna Tulsi (Ocimum sanctum) ist die gleiche Art wie Rama Tulsi, allerdings mit eher violetten Blättern.

— Vana Tulsi (Ocimum gratissimum) ist eine immergrüne Pflanze, die im Handel kaum zu finden ist. In Indien wächst sie wild.

Medizinische Eigenschaften und Energetik von Indischem Basilikum

Im Westen ist das Indische Basilikum besonders als Adaptogen bekannt. Adaptogene Kräuter unterstützen bei täglicher Anwendung den Gesundungsprozess. Sie gelten als aufbauend und nährend.

Stress und Angst abbauen

Angesichts des allgemeinen Stresspegels ist Indisches Basilikum für uns besonders wertvoll. Es kann generelle Ängste und typische Stresssymptome wie Vergesslichkeit und Schlafstörungen lindern.

In einer Studie über zwei Monate erhielten 35 Patienten mit Angstsymptomen zwei Mal täglich nach dem Essen je 500 Milligramm Indisches Basilikum. Nach der Studie wurden die Patienten mittels klinischer Fragebögen und psychologischer Tests neu eingestuft. Es zeigte sich, dass Indisches Basilikum sowohl das generelle Angstniveau als auch Stress und Depressionen, die mit Angst einhergehen, positiv beeinflussen kann. Die Autoren folgerten: »O. sanctum kann bei der Behandlung einer generalisierten Angststörung beim Menschen von Nutzen sein und in naher Zukunft ein viel versprechendes angstlösendes Mittel darstellen.«

Für das Gehirn

Der Kräuterkenner David Winston bezeichnet Indisches Basilikum als gehirnstimulierend und nutzt es für Menschen, die nicht mehr klar denken können: »Es lässt sich mit anderen stimulierenden Mitteln wie Rosmarin, Bacopa monnieri und Ginkgo kombinieren und hilft dann bei Konzentrationsstörungen in der Menopause, schlechtem Gedächtnis, Aufmerksamkeitsdefizitstörung mit oder ohne Hyperaktivität (ADHS und ADS), aber auch bei der Genesung nach einem Schädeltrauma.«

Und Karta Purkh Singh Khalsa und Michael Tierra schreiben in ihrem Buch The Way of Ayurvedic Herbs: »Die Einnahme von Tulsi als Medizin soll die Wahrnehmung erweitern und schärfen, das Meditieren unterstützen und das Mitgefühl fördern.«

Insulinresistenz und Typ-2-Diabetes

Zahlreiche klinische Studien am Menschen zeigen, dass Indisches Basilikum den Nüchternblutzucker, aber auch den Blutzucker nach dem Essen senken kann. Eine einmonatige Studie an 27 Patienten mit nicht insulinpflichtigem Typ-2-Diabetes ergab eine signifikante Blutzuckersenkung und zugleich einen signifikanten Rückgang von Gesamtcholesterin, LDL-Cholesterin, VLDL-Cholesterin und Triglyzeriden, also den kritischen Blutfettwerten.

Indisches Basilikum wirkt so gut, dass Patienten, die zur Blutzuckerkontrolle Insulin nehmen, mit diesem Heilkraut vorsichtig umgehen müssen. Stimmen Sie den Insulinbedarf mithilfe Ihres Arztes oder Ihrer Diabetesberatung auf die Tulsieinnahme ab.

Herz und Kreislauf

Indisches Basilikum ist in vielerlei Hinsicht herzfreundlich. Es hat eine leichte blutverdünnende Wirkung und fördert die gute Durchblutung. Bei täglicher Einnahme kann es zur Verbesserung des Cholesterinspiegels und zur Senkung von stressbedingtem Bluthochdruck beitragen.

Die adaptogenen Eigenschaften von Tulsi können den Umgang mit stressbedingten Schädigungen verbessern, die für die Herz-Gefäß-Gesundheit eine große Rolle spielen.

Schmerzen

Indisches Basilikum ist ein COX-2-Hemmer (verschiedene moderne Schmerzmittel wie Celecoxib fallen in diese Kategorie). Damit wirkt es bei Arthritis und anderen entzündungsbedingten Beschwerden. Auch der hohe Gehalt an Eugenol, einem Wirkstoff, der auch in Klee steckt, trägt zur Schmerzlinderung bei.

Verdauungsbeschwerden

Wie das Küchenkraut Basilikum hat auch das Indische Basilikum viele positive Einflüsse auf das Verdauungssystem. Als leicht wärmendes, aromatisches Kraut kombiniert man es gern mit getrocknetem Ingwer, um Symptome von Verdauungsträgheit wie Aufstoßen, Blähungen, Appetitmangel und Übelkeit zu lindern. Therapeutisch wird Tulsi auch gegen Sodbrennen und für das Abheilen von Magengeschwüren eingesetzt.

Lungenprobleme

Heilkräuterexperten verwenden diese Pflanze zur Behandlung ernster Lungenprobleme wie Bronchitis und Lungenschwäche. Sie kann auch zur Vorbeugung vor virusbedingten Atemwegsinfekten und zu deren Behandlung dienen.

Indisches Basilikum bringt festsitzenden Schleim in der Lunge in Bewegung und erleichtert das Abhusten. Mit etwas Ingwer und Honig beruhigt Tee mit Indischem Basilikum einen gereizten Hals und Rachen.

Immunsystem

Indisches Basilikum trägt zur Stärkung des Immunsystems bei. Bei längerer Einnahme kann es Asthma günstig beeinflussen und Symptome von allergisch bedingten Schnupfen (wie Heuschnupfen lindern.

In einer placebokontrollierten Doppelblindstudie erhielten 22 gesunde Freiwillige täglich Tulsiextrakt. Nach einem Monat wiesen sie bei Folgeuntersuchungen im Vergleich zur Kontrollgruppe mit Placebo signifikante Verbesserungen zahlreicher Immunwerte auf.

Zwei andere Studien untersuchten einen Tee, der fünf beliebte Kräuter aus Indien enthielt: Indisches Basilikum, Ashwagandha, Süßholz,

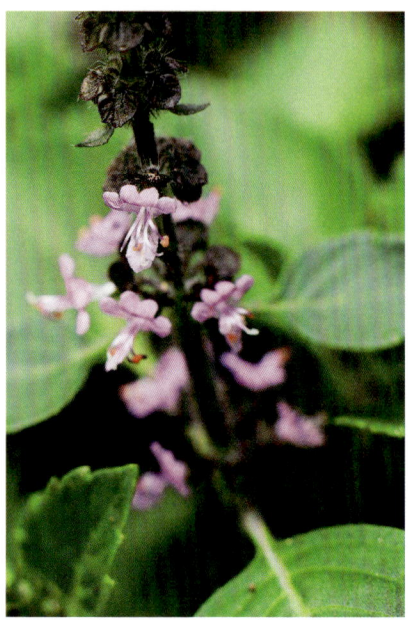

Empfohlene Mengen

Beginnen Sie mit einem Teelöffel Blätter und steigern Sie die Menge nach Wunsch. Man kann schwerlich zu viel davon nehmen. Ich kenne tägliche Empfehlungen von bis zu 120 Gramm (das sind etwa 500 Milliliter)! Größere Mengen lassen sich besser nach Gewicht bestimmen, doch einen Teelöffel Kräuter kann eine normale Küchenwaage kaum abwiegen. Die therapeutische Menge für Indisches Basilikum lautet:
— ALS TINKTUR (frisches Kraut): 1:2, 75 % Alkohol, 3 bis 5 ml, 3-mal täglich
— ALS TEE: 1 TL bis 500 ml (nach Volumen) bzw. 2 bis 113 g (nach Gewicht).

BITTE BEACHTEN Indisches Basilikum kann bei Männern und Frauen die Fruchtbarkeit einschränken und sollte daher weder von schwangeren Frauen noch von Paaren mit aktuellem Kinderwunsch regelmäßig eingenommen werden.

Es wirkt leicht blutverdünnend und sollte daher nicht eingenommen werden, wenn jemand auch Warfarin oder Marcumar nimmt.

Insulinpflichtige Diabetiker, die Indisches Basilikum nehmen, sollten mit ihrem Arzt über eine Anpassung der Insulindosis sprechen.

Ingwer und Kardamom. Diese Teemischung verabreichte man Probanden ab 55 Jahren, die zu Husten und Erkältungen neigten. Die Ergebnisse »deuten darauf hin, dass der regelmäßige Genuss von Tee mit ayurvedischen Kräutern die Aktivität der NK-Zellen erhöht, die einen wichtigen Aspekt der (frühen) körpereigenen Infektabwehr darstellt«.

Indisches Basilikum anwenden

In der Kräuterkunde bevorzugen wir meist das frische Kraut. Aber auch die getrockneten Blätter ergeben einen guten Tee.

Indisches Basilikum wird insbesondere als Tee verwendet. Wegen seines hohen Gehalts an essenziellen Ölen sollte es zugedeckt und maximal fünf bis zehn Min. ziehen.

Tulsi-Ingwer-Sirup

Für etwa 180 ml
— 2 EL frische Blätter Indisches Basilikum, fein gehackt
— oder 1 EL getrocknete Blätter Indisches Basilikum
— 1½ TL frischer Ingwer, gerieben
— 125 ml Honig

◆ ⅛ l Wasser aufkochen. Das Basilikum und den Ingwer in eine Tasse geben.
◆ Die Kräuter mit kochendem Wasser übergießen. 15 Min. ziehen lassen.
◆ Durch ein feinmaschiges Sieb abgießen und ausdrücken, um alle Flüssigkeit aufzufangen. Die Kräuter wegwerfen.
◆ Den Honig in den warmen Tee rühren, bis er sich aufgelöst hat.
◆ Maximal zwei Wochen im Kühlschrank lagern. Am besten schmeckt der Sirup innerhalb der ersten Woche.

Tulsitee

Für etwa 300 ml (1 Portion)
— 1 EL frisches Indisches Basilikum, gehackt
— oder 2 TL getrocknetes Indisches Basilikum
— 2 TL Rooibosteeblätter
— 1 TL Hibiskustee, getrocknet
— Stevia oder Honig zum Süßen

◆ 300 ml Wasser zum Kochen bringen. Die Kräuter in ein großes Teesieb oder eine kleine Teekanne geben. Bitte die Kräuter nicht in ein zu kleines Sieb füllen, denn sie sollen quellen und schwimmen können.
◆ Das frisch abgekochte Wasser über die Kräuter gießen. Zugedeckt 5 Min. ziehen lassen, abgießen und nach Wunsch mit Stevia oder Honig süßen.

HINTERGRUND Dieser aromatische Tee schenkt am Nachmittag oder auch am Morgen neue Energie. Mir schmeckt er mit frischem Indischem Basilikum am besten, doch man kann ihn auch mit getrockneten Blättern zubereiten.
Rooibos ist ein Kräutertee, der ursprünglich aus Afrika stammt. Seine Vanillenoten harmonieren mit den kräftigeren Aromen von Indischem Basilikum und dem leicht säuerlichen Hibiskus.

Tulsi-Ingwer-Cocktail

Für 1 Drink
— 1 Zweig frische Minze
— 1 Zweig frisches Indisches Basilikum
— 1½ EL Tulsi-Ingwer-Sirup (Seite 73)
— 1½ EL frischer Zitronensaft
— 60 ml Bourbon
— 1 Zweig frisches Indisches Basilikum
   oder Minze zum Dekorieren

◆ Den Minzezweig, den Basilikumzweig, den Sirup und den Zitronensaft in ein passendes Cocktailglas fühlen.
◆ Das Glas mit Crushed Eis auffüllen und den Bourbon über das Eis gießen.
◆ Mit dem Basilikumzweig garnieren.

HINTERGRUND Ich freue mich sehr, dass ich dieses Rezept meiner Freundin Emily Han aufnehmen durfte, die zum Thema Drinks und Cocktails ein eigenes Buch geschrieben hat. Ihre einzigartigen Kreationen schmecken ebenso gut, wie sie aussehen; dieser Cocktail ist also keine Ausnahme. Weitere verführerische Rezepte von Emily finden Sie auf www.EmilyHan.com.

Emily beschreibt diesen Cocktail folgendermaßen: »Der würzige Geschmack von Indischem Basilikum oder Tulsi erinnert ein wenig an Pfeffer und macht einen Cocktail richtig interessant. Hier betone ich die wärmenden Eigenschaften von Tulsi, indem ich es mit Ingwer zu einem Honigsirup vereine, der fantastisch in einen Julep passt. Wer die Schärfe noch mehr betonen möchte, kann statt Bourbon auch Roggenwhiskey verwenden. Reste von Tulsi-Ingwer-Sirup (Seite 73) schmecken auch in einem Glas Limonade.«

Sie können das Rezept auch mit getrocknetem statt frischem Indischen Basilikum zubereiten. Ersetzen Sie hierfür die frischen Zweige durch Minze und stellen Sie den Sirup mit getrocknetem Indischem Basilikum her.

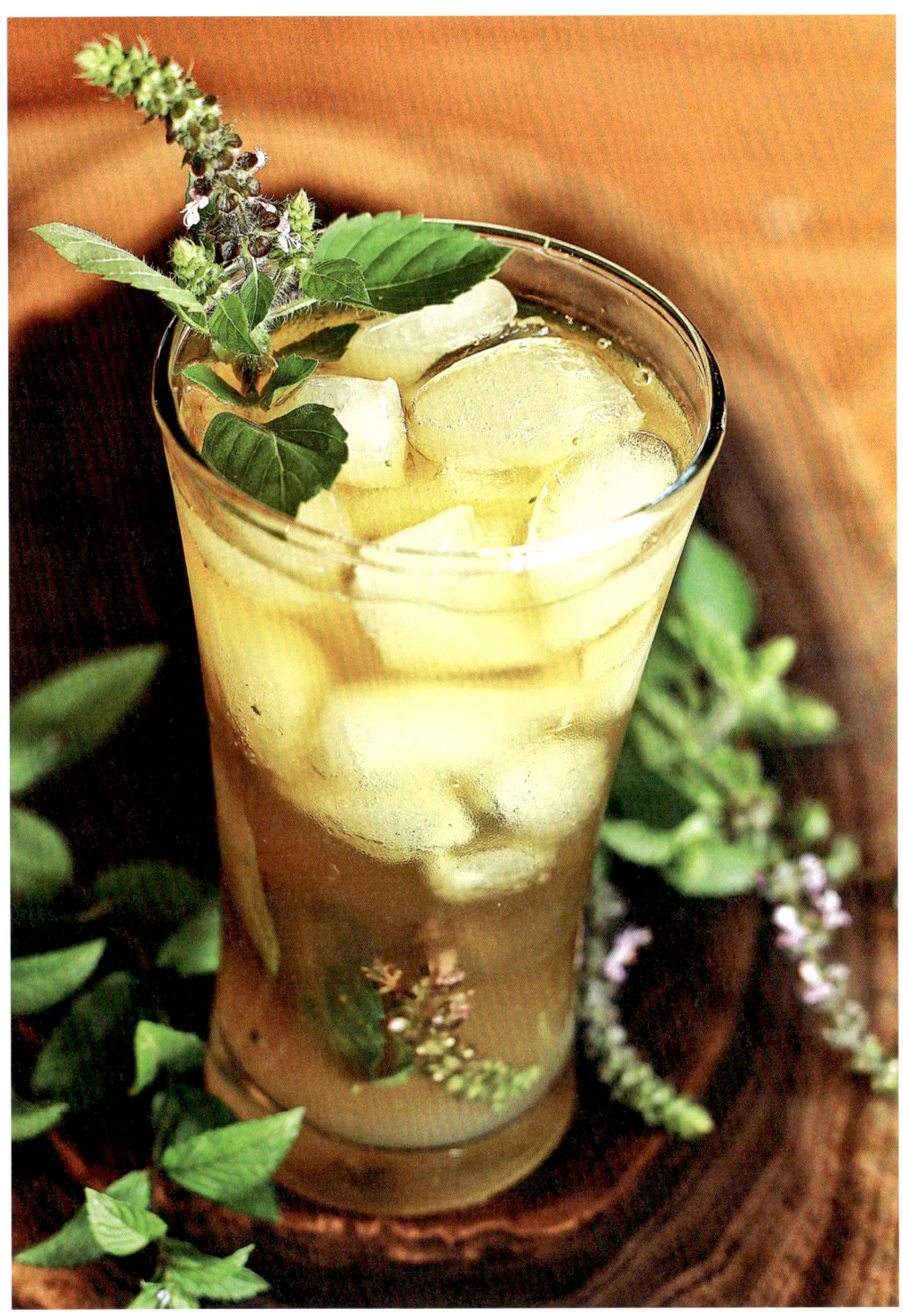

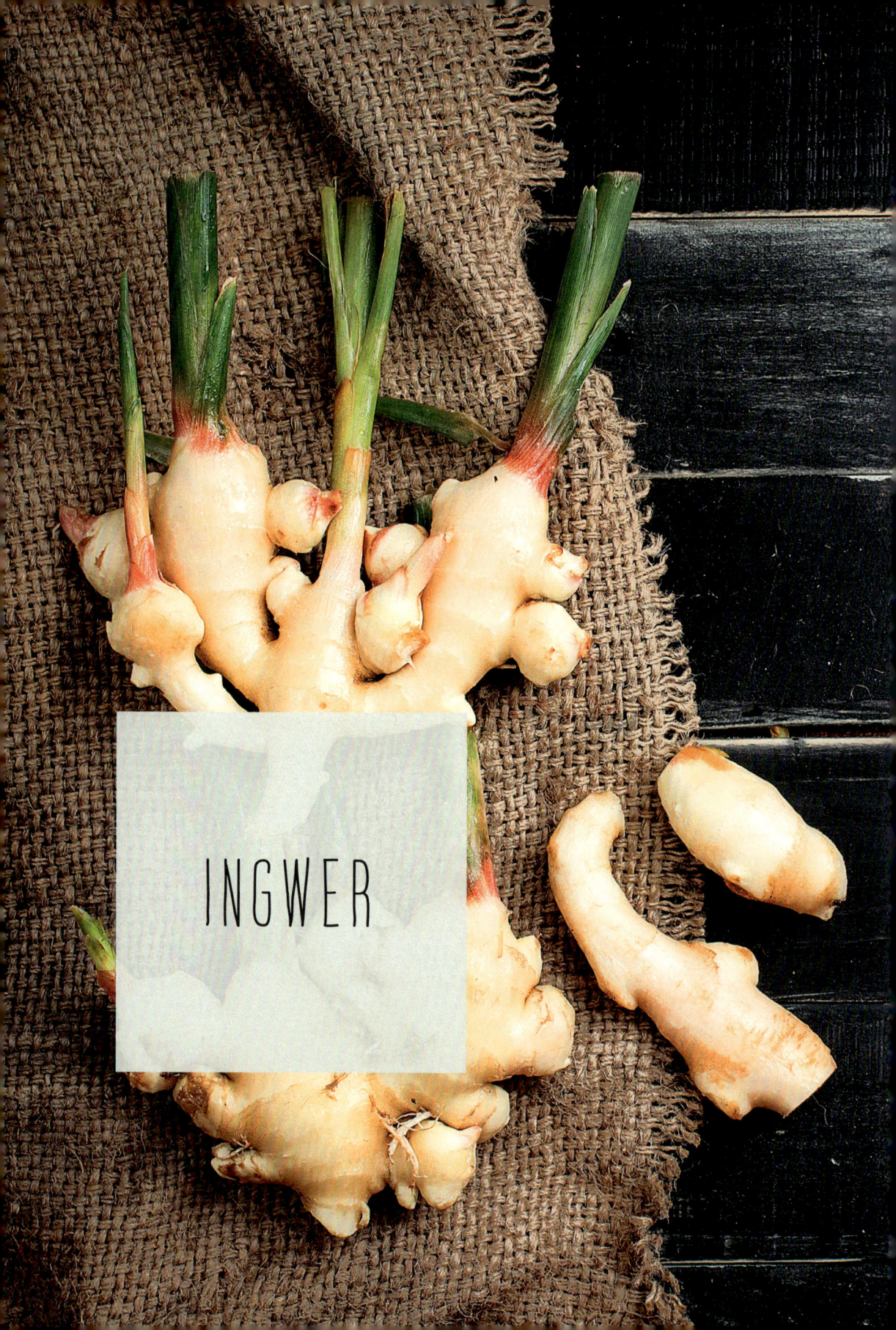

INGWER

Zingiber officinale

Anderer Name: Ingwerwurzel

Familie: Zingiberaceae

Verwendete Teile: Rhizom (Wurzelstock)

Energetik: frisches Rhizom wärmend und trocknend; getrocknetes Rhizom heiß, scharf und trocknend

Geschmack: scharf

Eigenschaften: aromatisch, entzündungshemmend, diffusiv, schweißtreibend, auswurffördernd, verdauungsfördernd, schmerzlindernd, antimikrobiell, durchblutungsfördernd, gegen Würmer, hautreizend

Verwendung: Arthritis, Migräne, Erkältung und Grippe, Übelkeit, Dysbiose, Menstruationskrämpfe (wegen Stagnation), Ohrenentzündungen, gesundes Herz, Entzündungen, Parasiten im Verdauungstrakt

Zubereitung: Gewürz, Auszug, Pulver, Tinktur, kandiert, frischer Saft

Im Ayurveda genießt Ingwer eine derart hohe Wertschätzung, dass er als »Allheilmittel« gilt. Er ist seit Jahrhunderten in Gebrauch und eines der beliebtesten Kräuter unserer Zeit. Dank positiver Studienergebnisse für diverse Anwendungen zählt er in der westlichen Medizin zu den bestakzeptierten Kräutern.

Ingwer lässt sich erstaunlich vielseitig verwenden. Wegen seiner wärmenden, trocknenden Wirkung eignet er sich besonders für Menschen mit Anzeichen für Kälte und Feuchtigkeit. Atmungssystem, Verdauungssystem und Kreislauf werden von Ingwer besonders angesprochen. Als entzündungshemmendes Mittel kann er Schmerzen durch chronische Entzündungen lindern, zum Beispiel Arthritis.

In Südostasien wird Ingwer seit über 5000 Jahren verwendet. Schriftliche Aufzeichnungen sind erst später bekannt. Ingwer wächst nicht mehr wild, sondern wird auf der ganzen Welt in tropischen Regionen angebaut. Deshalb ist etwas unklar, woher er ursprünglich stammt. Am häufigsten wird das Rhizom (die Wurzel) verwendet).

»Ingwer zählt zu den vielseitigsten anregenden Kräutern.«

Im Gewürzhandel zwischen Südostasien und Europa spielt Ingwer eine wichtige Rolle und kam bereits vor über 2000 Jahren aus Indien in das römische Reich. Im 13. und 14. Jahrhundert hatte ein Pfund Ingwer denselben Wert wie ein ganzes Schaf. Heute sind in der Regel frische Wurzeln sowie getrocknetes Ingwerpulver und kandierter Ingwer im Angebot.

Medizinische Eigenschaften und Energetik von Ingwer

Ingwer wird in der Kräuterheilkunde sehr vielseitig verwendet. Am besten wirkt er, wenn die Anwendung individuell abgestimmt ist. Sobald wir Kräuter nicht als Ersatz für pharmazeutische Medikamente betrachten, sondern ihre Energetik einbeziehen, können wir sie individuell verordnen und so optimal nutzen.

Inzwischen haben Sie hoffentlich das einfache Experiment, das unter der Überschrift »So erkennen Sie die individuelle Wirkung von Kräutern und Gewürzen« beschrieben ist, durchgeführt. Sie haben dabei sicher festgestellt, dass Ingwer ein wärmendes bis hitziges Gewürz mit einer Tendenz zur Trockenheit ist. Wer es ganz genau wissen will: Frischer Ingwer gilt als warm, getrockneter Ingwer als heiß.

Stimulierend und synergistisch

Ingwer stimuliert. Bei stimulierenden Pflanzen denken viele spontan an Kaffee mit seinem Koffeinkick. Stimulierend bedeutet bei Kräutern und Gewürzen jedoch, dass die Energie im Körper durch verstärkte Durchblutung, Verdauungsförderung oder verbesserten Flüssigkeitsaustausch in Gang kommt. Ingwer beeinflusst alle drei dieser Ebenen.

Normalerweise werden größeren Kräutermischungen kleinere Mengen Ingwer hinzugefügt. Schätzungsweise die Hälfte aller chinesischen Kräuterrezepte sind ingwerhaltig. Das liegt daran, dass er dank seiner stimulierenden Eigenschaften auch synergistisch wirkt, das heißt die Wirkung anderer Kräuter oder Arz-

neimittel verstärkt. In seinem Buch »Pflanzliche Antibiotika« beschreibt Stephen Harrod Buhner, wie Ingwer dies gelingt: »Ingwer erweitert die Blutgefäße und regt die Durchblutung an. Damit beschleunigt und unterstützt Ingwer den Transport medizinisch wirksamer Komponenten anderer Heilkräuter im Blut und sorgt für eine effektive Verteilung derselben im ganzen Körper.«

Energetik von Ingwer anpassen

Ingwer kann bei unterschiedlichen Schmerzarten helfen, darunter Krämpfen im Rahmen von Durchfall oder der Menstruation. Allerdings wirken Kräuter bei Schmerzen nicht wie Arzneimittel aus der Apotheke. Sie haben sehr spezifische Wirkmechanismen und müssen sorgfältig auf die Schmerzart abgestimmt werden. Bei Schmerzen durch Muskelspannungen brauchen wir beispielsweise krampflösende Kräuter wie Fenchel oder Kamille.

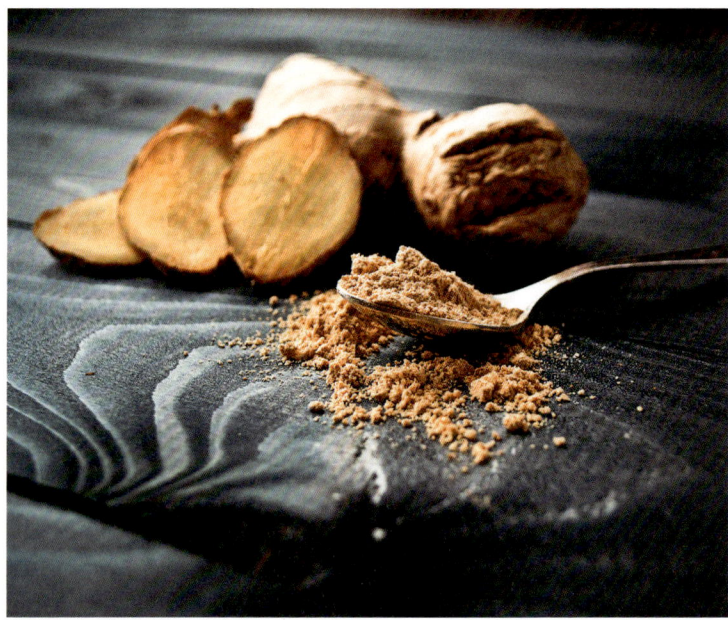

Ingwer hilft besonders Menschen mit Anzeichen von Kälte. Häufig haben diese Menschen ein blasses Gesicht oder eine blasse Zunge und frieren leichter als andere. Sie können eine träge Verdauung haben, zu Blähungen neigen und eher langsam und lethargisch sein. Wenn jemand Schmerzen leidet und einige dieser Symptome aufweist, kommt Ingwer infrage.

Entzündungsbedingte Schmerzen lindern

Die schmerzlindernde Wirkung von Ingwer beruht teilweise auf seinen entzündungshemmenden Eigenschaften. Laut diversen Studien ist Ingwer bei Schmerzen durch Arthrose und rheumatoide Arthritis sowohl bei äußerlicher als auch bei innerlicher Anwendung wirksam und unbedenklich.

Durchblutung anregen

Bei äußerlicher Anwendung kann Ingwer die Durchblutung in Gang bringen. In der traditionellen chinesischen Medizin gilt ein hartnäckiger oder stechender Schmerz oft als Symptom für »stagnierendes Blut«. Ein gut erkennbares Beispiel ist ein Bluterguss oder eine Prellung. Auch für stagnierendes Blut im Becken eignet sich Ingwer, also bei Symptomen wie Menstruationsschmerzen, verzögerter Menstruation, Blutgerinnseln und Myomen. In dieser Hinsicht ist Ingwer bei Menstruationsschmerzen mit Anzeichen von Stagnation und Kälte außerordentlich hilfreich.

Einer Studie zufolge kann der tägliche Verzehr von Ingwer Muskelkater nach dem Sport lindern. Massagen mit Ingweröl helfen gegen chronische Schmerzen im unteren Rücken. Nutzen Sie das Massageöl mit Ingwer und Lavendel (Seite 83).

Migräne

Eine Studie ergab, dass Ingwer bei Migräne genauso gut hilft wie übliche Migränemedikamente. Allerdings kam es seltener zu unerwünschten Wirkungen als bei der Einnahme pharmazeutischer Mittel.

Die Wirkung von Ingwer bei Migräne habe ich von meinem Mentor, Karta Purkh Singh Kalsa, gelernt und seitdem etliche Male beobachtet, dass seine Empfehlung wirklich hilft. Um ihn zu zitieren: »Ingwer ist optimal, um eine Migräne zu behandeln, während sie sich aufbaut, und eines der wenigen Dinge, die zu diesem Zeitpunkt helfen. Rühren Sie zwei Teelöffel Ingwerpulver in Wasser, sobald Sehstörungen – die ‚Aura' – auftreten, und trinken Sie dies noch vor Einsetzen der Schmerzen. Normalerweise wird der Anfall damit abgewürgt. Die Migräne kann sich innerhalb von vier Stunden noch einmal ankündigen; dann wiederholen Sie dieses Vorgehen.«

Erkältungen und Grippe

Wenn Sie bei einer Erkältung oder Grippe nur ein Kraut wählen dürften, empfiehlt sich häufig Ingwer. Das gilt vor allem, wenn auch Anzeichen für Kälte und Feuchtigkeit vorhanden sind, also Frieren oder eine dick belegte Zunge. Viele Beschwerden eines Atemwegsinfekts lassen sich mit Ingwer behandeln.

Ingwer ist diffusiv und anregend. Damit eignet er sich bestens, um zähen Schleim wieder ins Fließen zu bringen. Mit einer Ingwerauflage auf der Brust kann eine Kongestion gelöst werden. Eine Tasse starker Ingwertee lindert hartnäckigen Husten und hilft bei verlegten Nebenhöhlen. Zudem wärmt sie von innen heraus, was zu Beginn einer Erkältung hilft, wenn man fröstelt und zittert. Bei Halsschmerzen helfen Ingwertee oder ein Löffel Ingwerhonig. Die antimikrobiellen Eigenschaften von Ingwer tragen zur Vorbeugung vor weiteren Infekten bei. Probieren Sie den Ingwer-Zitronen-Tee (Seite 82) aus diesem Kapitel.

Verbesserte Verdauung

Ingwer zählt zu den besten Kräutern für die Verdauung. Er wärmt, baut Blähungen ab, ist aromatisch und »verteilend«, das heißt, er hilft bei stagnierenden, kalten Beschwerden wie Blähungen und Aufstoßen, Völlegefühl nach den Mahlzeiten und Verstopfung. Bei gezielten Studien zur Wirkung von Ingwer auf die Magenentleerung stellte sich heraus, dass sich der Magen bei Teilnehmern, die Ingwer bekamen, rascher leerte als bei solchen, die ein Placebo erhielten. Diese Wirkung besteht sowohl bei Gesunden als auch bei Menschen mit funktioneller Dyspepsie (häufigen, leichten Magenbeschwerden).

Übelkeit

Ingwer ist ein beliebtes Mittel gegen Übelkeit aller Art. In kleinen Mengen hilft er in der Schwangerschaft sowie bei Reisekrankheit. Ich halte im Auto kandierten Ingwer für Mitfahrer parat, die ihn auf unseren gewundenen Landstraßen brauchen könnten. Doch auch bei Übelkeit im Rahmen einer Chemotherapie oder einer antiviralen Behandlung kann Ingwer helfen.

Gesundes Herz

Herzerkrankungen gehen vielfach auf eine Stoffwechselstörung wie Insulinresistenz oder Diabetes zurück, die ganzheitlich angegangen werden sollten (einschließlich individueller Ernährungsempfehlungen, Intervalltraining, Krafttraining und ausreichend Schlaf). Ingwer kann ergänzend den Nüchternblutzucker und den HbA1c-Spiegel senken, einen Marker für den langfristigen durchschnittlichen Blutzuckerwert. Zudem kann er die erhöhte Entzündungsbereitschaft hemmen, die mit solchen Stoffwechselstörungen einhergeht. Außerdem kann Ingwer Cholesterin auf ein gesundes Maß zurückschrauben.

Infektabwehr

In der Kräuterheilkunde wird Ingwer gern zur Verbesserung der Infektabwehr eingesetzt. Gegenwärtig laufen zur antimikrobiellen Wirkung von Ingwer zwar keine klinischen Studien am Menschen, doch verschiedene In-vitro-Studien belegen, dass er Pathogene wie Streptokokken, Pilzinfekte und Infekte des Verdauungsapparats hemmen kann.

Ich empfehle gern (und mit Erfolg), bei Ohrenentzündungen oder »zugefallenen« Ohren frischen Ingwersaft ins Ohr zu träufeln. Das hilft auch, wenn jemand über Juckreiz im Ohr klagt. Nur wenn das Trommelfell perforiert ist, sollte man keinesfalls etwas ins Ohr geben.

Frischer Ingwersaft oder eine Auflage aus frisch geriebenem Ingwer eignet sich bei äußerlicher Anwendung gegen Pilzinfektionen. Empfindliche Haut kann auf frischen Ingwer allerdings gereizt reagieren.

Ingwer anwenden

Am häufigsten wird Ingwer als Küchenkraut angewendet, wo er in kleinen Mengen in pikante oder süße Gerichte passt. Mit seinem starken, würzigen Geschmack ist er sehr aromatisch. Im Geschäft finden Sie frischen Ingwer (bei Obst und Gemüse), kandierten Ingwer (bei Obst oder bei Süßwaren) und Ingwerpulver (im Gewürzregal).

Achten Sie bei Ingwerpulver auf die Herkunft. Es muss pikant-scharf schmecken; wenn nicht, ist es vermutlich überaltert.

Beim Kauf von frischem Ingwer wählen Sie am besten dicke Stücke mit glatter Schale. Vertrocknete Wurzeln mit verknitterter Schale sind nicht ideal, wirken aber immer noch. Frische Wurzeln müssen Sie nicht einmal schälen. Wer es trotzdem möchte, kann die dünne Außenschale mit einem Löffel abschaben.

Bei der Behandlung von Infekten oder virusbedingten Atemwegserkrankungen ist frischer Ingwer hilfreicher als Ingwerpulver.

Empfohlene Mengen

Ingwer ist ein köstliches Gewürz für deftige und süße Speisen. Die therapeutische Menge beträgt:

— FRISCHE INGWERWURZEL: 1 bis 15 g pro Tag
— INGWERPULVER: 3 bis 12 g pro Tag
— TINKTUR (aus der frischen Wurzel): 1:2, 60 % Alkohol, 1 bis 2 ml Wasser, 3-mal täglich

BITTE BEACHTEN Ingwer ist sehr wärmend und auch trocknend. Deshalb passt er nicht so gut zu Menschen, die bereits Anzeichen für Hitze oder Trockenheit (oder beides) aufweisen.
In der Schwangerschaft sollte Ingwer nicht in größeren Mengen verwendet werden.
Wer blutverdünnende Mittel benötigt, sollte vor der regelmäßigen Einnahme größerer Mengen Ingwer seinen Arzt befragen.

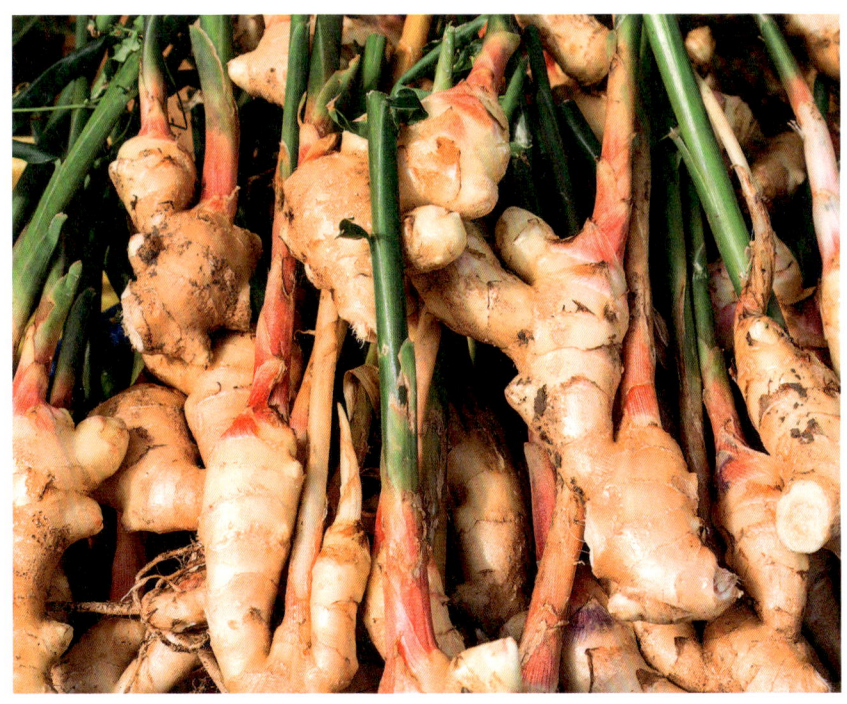

Ingwer-Zitronen-Tee

Für 250 ml
— 1 EL frischer Ingwer, gerieben oder
fein gehackt (6 g)
— frischer Zitronensaft
— Honig zum Süßen

◆ Den frischen Ingwer mit einem Spritzer
Zitronensaft und etwas Honig in eine Tasse
geben.
◆ ¼ l Wasser aufkochen und über die Zutaten gießen. Zugedeckt eine Viertelstunde
ziehen lassen.
◆ Warm trinken.

HINTERGRUND Ich lasse den Ingwer gern
im Tee und esse ihn mit, aber man kann
den Tee vor dem Trinken natürlich auch
durch ein Sieb gießen.
Bei Erkältungen und Grippe kann man
mit Ingwer kaum etwas falsch machen.
Ingwer lindert Halsschmerzen und andere
Schmerzen, verflüssigt zähen Schleim,
wärmt, wenn man fröstelt, lässt die Symptome schneller abklingen und hilft auch
gegen Übelkeit. Auch bei träger, »kalter«
Verdauung und häufigem Kältegefühl ist
Ingwer eine echte Hilfe. Diesen bewährten
Tee kann man täglich trinken.

Ingwerlachs à la Xavier

Für 6 Portionen
— Für die Marinade:
— 3 EL Tamari oder Sojasauce
— 3 EL Olivenöl
— 2 EL frischer Ingwer, gehackt
— 3 Knoblauchzehen, gehackt
— 1 TL Chipotle-Pulver
— 1 TL Koriander, gemahlen
— ½ TL Fenchel, gemahlen
— 1 TL Kurkuma, gemahlen
— 625 g Lachs, fingerdick gewürfelt
— 1 Zitrone, in dünnen Scheiben
— 1 EL frische Petersilie, gehackt, zum
Garnieren

◆ Alle Zutaten für die Marinade in einer
Schüssel verrühren.
◆ Den Lachs in der Marinade wenden und
zugedeckt eine Stunde im Kühlschrank
marinieren.
◆ Den Backofen auf 175 °C vorheizen. Den
Lachs in eine Auflaufform füllen und mit
Zitronenscheiben belegen. Marinadereste
entsorgen.
◆ Den Lachs 25 Min. im Ofen backen, bis
er schön flockig ist. Unmittelbar vor dem
Anrichten mit Petersilie bestreuen.

HINTERGRUND Am Nordwestpazifik
kommen wir glücklicherweise leicht an
frischen Wildlachs. Dies ist eines meiner
Lieblingsrezepte, das mein Mann sich
ausgedacht hat und das ich es hier teilen
darf! Die Ingweraromen passen sehr gut zu
der salzigen Tamarisauce und den anderen
entblähenden Gewürzen.

Massageöl mit Ingwer und Lavendel

Für 125 ml
— 4 EL frischer Ingwer, gerieben oder fein gehackt (50 g)
— 125 ml Öl
— 10 bis 15 Tropfen essenzielles Lavendelöl

◆ Den frisch geriebenen Ingwer in ein kleines Glas füllen. Das Öl darübergießen und mit dem Ingwer verrühren. 12–24 Std. ziehen lassen.

◆ Sobald das Öl gut mit den Ingweraromen getränkt ist, durch ein Sieb gießen und das Öl auffangen. Das Lavendelöl hinzufügen und unterrühren.

◆ Weil frischer Ingwer wasserhaltig ist, wird die Mischung irgendwann verderben. Bewahren Sie das Massageöl am besten im Kühlschrank auf und verbrauchen Sie es innerhalb von ein bis zwei Wochen.

◆ Anwendung: schmerzende Gelenke und Muskeln großzügig mit dem Öl einreiben. Je nach Bedarf wiederholen.

HINTERGRUND Dieses Öl zum Einreiben schmerzender Gelenke, des Rückens oder anderer Stellen, an denen man die Durchblutung fördern und Schmerzen entgegenwirken möchte, ist schnell zusammengerührt.

Sie können dafür jedes beliebige Öl verwenden. Olivenöl ist sehr stabil, zieht aber nicht so leicht ein. Traubenkernöl, Jojobaöl, Aprikosenkernöl oder Mandelöl fühlen sich angenehmer an.

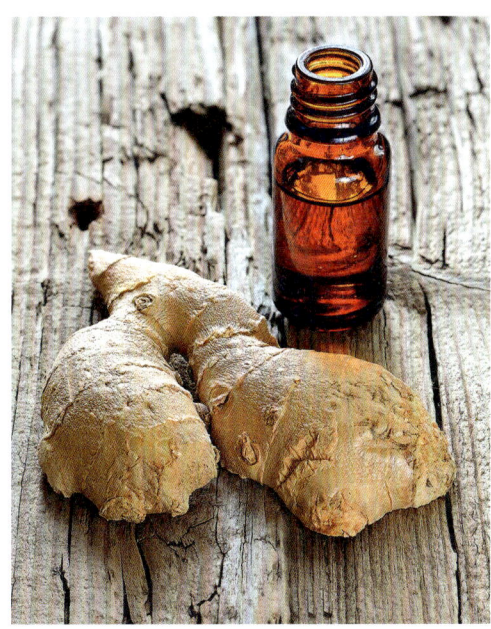

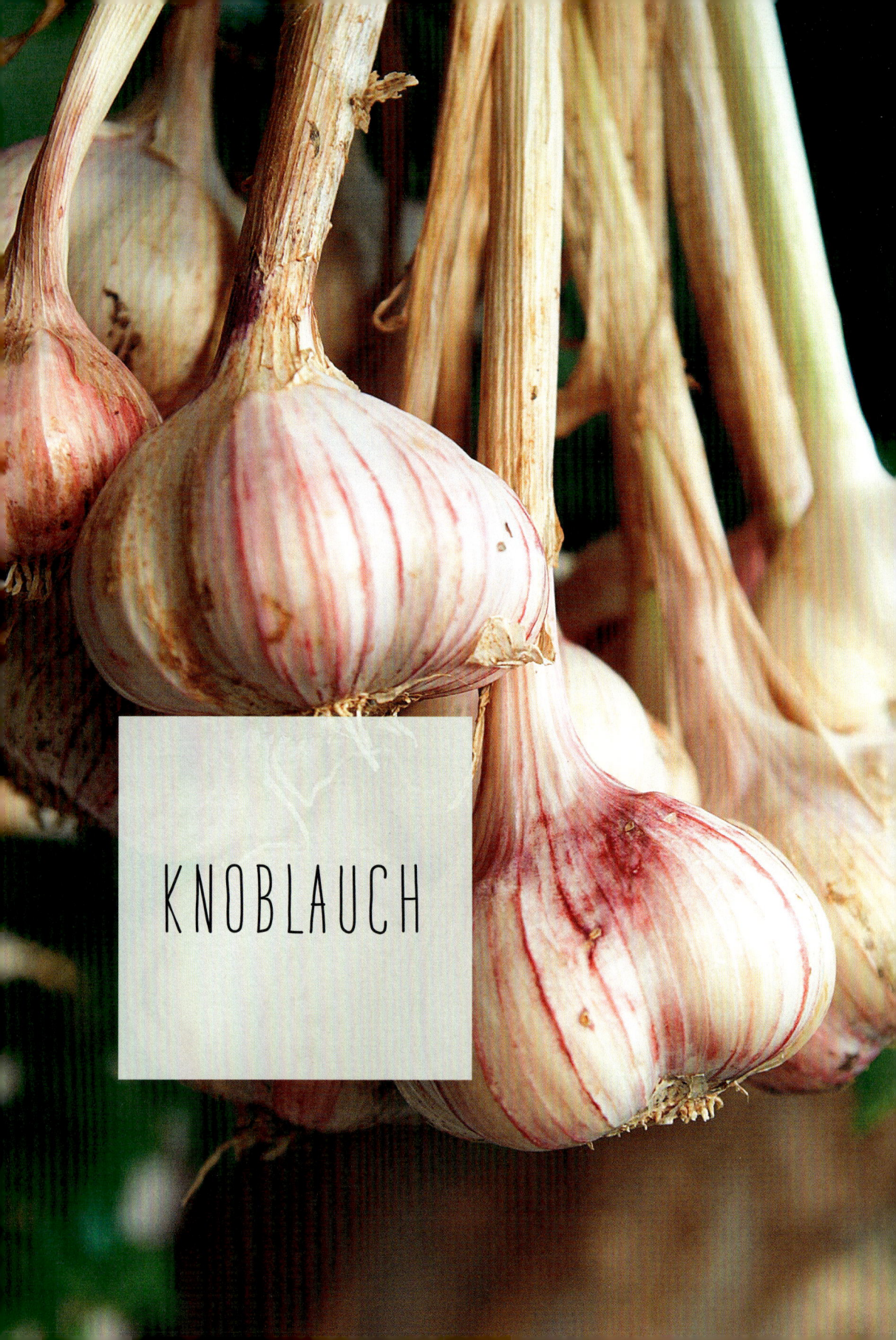

KNOBLAUCH

Allium sativum

Familie: Alliaceae

Verwendete Teile: Knolle, grüne Blütenstängel der Pflanze

Energetik: wärmend, trocknend

Geschmack: scharf

Eigenschaften: regt den Kreislauf und das Schwitzen an, alterativ, auswurffördernd, antimikrobiell, verdauungsfördernd, immunregulierend, gegen Würmer

Verwendung: Bluthochdruck, Pilzinfektion, bakterielle Infektionen, zur Optimierung des Cholesterinspiegels, Erkältung, Grippe, Bronchialkongestion, bakterielle Besiedelung des Dünndarms, Magenbeschwerden, Asthma, Ruhr, Pest, Krebs, Parasiten, Typ-2-Diabetes, Insulinresistenz

Zubereitung: Essen, Öl, Essig, Honig

Kaum eine Arznei- oder Gewürzpflanze ist so beliebt und zugleich berüchtigt wie Knoblauch. Seine Heilwirkung ist auf der ganzen Welt bekannt, aber sein starker Duft und Geschmack werden oft abgelehnt. Die Aromen von Knoblauch sind so intensiv, dass sie angeblich sogar Vampire abschrecken.

Sie mögen Knoblauch? Dann werden Sie wissen, dass schon kurze Zeit nach dem Verzehr von einer oder zwei Zehen nicht nur der Atem, sondern auch die Haut danach riechen. Dies ist als alles durchdringende Eigenschaft ein wichtiger Teil seines Wirkprinzips, das ich Ihnen gleich genauer erläutern möchte, damit auch Sie zum Knoblauchfan werden.

Die italienische Küche hat Knoblauch bekannt gemacht, doch er wird seit Jahrtausenden auf der ganzen Welt angebaut. Die ersten Kultivierungsversuche scheinen in Zentralasien gewesen zu sein. Von dort aus zog die Pflanze um den Globus.

> »Es stimmt einfach: Knoblauch ist so gut wie zehn Mütter.«

Als Heilpflanze war Knoblauch eigentlich immer beliebt. Früher galt er nahezu als Allheilmittel gegen unterschiedlichste Erkrankungen bis hin zur Beulenpest, heute schätzt man vor allem seine Wirkungen auf die Verdauung, das Immunsystem und das Herz.

Knoblaucharten

Eigentlich kann man jeglichen Knoblauch aus dem Laden verwenden. Die reinweißen Knollen können jedoch gebleicht oder mit schädlicher Chemie gespritzt sein. Am besten schmecken alte Zuchtformen, die man beispielsweise im Bioladen oder auf dem Wochenmarkt findet. Spezialisierte Knoblauchzüchter verkaufen auch Arten mit diversen Geschmacksnoten und stärkeren medizinischen Eigenschaften. Knoblauch kann geschmacklich so unterschiedlich ausfallen wie guter Wein!

Medizinische Eigenschaften und Energetik von Knoblauch

Knoblauchbrot, Tomatensauce mit Knoblauch, Pesto oder Hummus mit reichlich Knoblauch, Knoblauchkartoffeln, Knoblauchhühnchen, gebackener Knoblauch, Aioli – Knoblauch ist ausgesprochen vielseitig. Er schmeckt intensiv und wirkt karminativ auf die Verdauung. Karminative Kräuter helfen bei einer trägen Verdauung, die sich in Form von Aufstoßen, schmerzhaften Blähungen und Verstopfung äußert – das Essen liegt einem schwer im Magen.

Knoblauch liefert uns das wichtige Präbiotikum Inulin. Präbiotika sind stärkehaltige Substanzen, die die erwünschten Darmbakterien im Dickdarm nähren. Eine gestörte Darmflora steht mit vielen Gesundheitsproblemen in Zusammenhang, darunter Verdauungsbeschwerden (besonders entzündliche Darmerkrankungen), Autoimmunstörungen, hormonellem Ungleichgewicht und Gewichtszunahme. Knoblauch kann dazu beitragen, all diese Probleme zu lindern.

Haben Sie sich je gefragt, warum der Atem noch so lange nach dem Verzehr nach Knoblauch riecht? Die Fähigkeit von Knoblauch, den ganzen Menschen mit seinem Duft zu durchtränken, ist ein wichtiger Teil seiner medizinischen Wirkung. Beim Zerdrücken setzt Knoblauch die Substanz Allicin frei. Wenn wir Knoblauch essen, verstoffwechselt der Körper Allicin in diverse andere Komponenten. Die einzige Möglichkeit, diese vollständig zu verarbeiten und auszuscheiden, verläuft über das Blut, das diese Komponenten über den Schweiß und den Atem wieder abgibt. Das ist wirklich genial!

Man muss den Knoblauch nicht einmal essen, damit diese Wirkung eintritt. Dieser Prozess läuft nämlich auch ab, wenn Sie Ihre Füße mit Knoblauchöl (Seite 91) einreiben.

Unterstützung für das Immunsystem

Knoblauch wird seit Langem als Mittel gegen Infekte gepriesen. Im 17. Jahrhundert setzte man ihn in Europa gegen die Pest ein. Im 20. Jahrhundert schildert Paul Bergner in seinem Buch The Healing Power of Garlic: »Im Ersten Weltkrieg bekamen verwundete Soldaten in Europa Knoblauchkompressen … Knoblauchöl wurde mit Wasser verdünnt, auf sterilisierte Moostupfer aufgetragen und direkt auf die Wunde aufgebracht. Auf diese Weise hat man Tausenden von Soldaten das Leben und die Glieder gerettet.« Praktisch jedes Kräuterlehrbuch der westlichen Welt verweist auf die antimikrobiellen Eigenschaften von Knoblauch und die Wissenschaft bestätigt seine förderliche Wirkung auf die Infektabwehr.

Manche Menschen bezeichnen Knoblauch als »pflanzliches Antibiotikum«, doch bei genauerem Hinsehen ist das nicht richtig. Denn pharmazeutische Antibiotika (die sich wörtlich übersetzt »gegen das Leben« richten) töten diverse Bakterienarten im Körper ab, um bei Infektionen die Heilung zu ermöglichen. Knoblauch wirkt anders: Bereits geringe bis mäßige Mengen Knoblauch können das Wachstum vieler Bakterienarten, Viren und sogar Amöben hemmen. Um die gesunde Darmflora zu schädigen, müsste man schon absurde Mengen Knoblauch verzehren. Zudem ist Knoblauch nicht einfach etwas, das andere Organismen schlichtweg abtötet, sondern er stimuliert auch das Immunsystem. Studien belegen, dass er die Anzahl der natürlichen Killerzellen erhöht, die Menge der entzündungsfördernden Zytokine reduziert (chemische Botenstoffe des Immunsystems) und bestimmte Pathogene, zum Beispiel Bakterien wie Streptokokken oder Pilze wie Candida albicans, zurückdrängen kann.

Da Knoblauch das Immunsystem unterstützt, anstatt einfach nur Erreger abzutöten, kann er auch auf Krebspatienten einen positiven Einfluss haben. In einer Studie an freiwilligen Teilnehmern mit inoperablem Darm-, Leber- oder Bauchspeicheldrüsenkrebs bekam die eine Hälfte der Patienten ein Placebo, die andere Hälfte Extrakt aus vollreifem Knoblauch. Nach sechs Monaten wiesen diejenigen, die Knoblauch bekommen hatten, eine erhöhte Aktivität des Immunsystems auf. Sie hatten mehr natürliche Killerzellen und ihre Killerzellen waren aktiver.

Bei Erkältung und Grippe

Sie haben keine Lust mehr, jede Erkältung mitzunehmen? Eine Studie verglich eine Gruppe Kinder, die Knoblauchextrakt mit verzögerter Freisetzung bekamen, mit einer zweiten Gruppe, die ein pharmazeutisches Mittel erhielten, um Infekten der oberen Atemwege vorzubeugen. Diejenigen, die Knoblauch einnahmen, erkrankten nur halb so oft oder gar noch seltener als eine Kontrollgruppe, die ein Placebo erhielt. Und das pharmazeutische Präparat war nicht besser als das Placebo.

Sie haben bereits eine Erkältung oder Grippe? Knoblauch gilt als bewährtes Hausmittel und ist bis heute in Fachkreisen beliebt. Er kann das Immunsystem stimulieren und so den Krankheitsverlauf erleichtern, die Verschleimung der Lunge durchbrechen und sogar Ohrenentzündungen beeinflussen.

Bei der Anwendung von Knoblauch als Arzneipflanze sollte man stets seine Energetik beachten. Wer in eine rohe Zehe beißt, bemerkt sofort die feurige Schärfe. Spüren Sie dem Bissen nach, dann werden Sie nicht nur das heiße Gefühl auf der Zunge wahrnehmen, sondern vielleicht auch registrieren, dass die Nebenhöhlen zu laufen beginnen. Mit seiner Kombination aus scharfen und beißenden Aromen löst Knoblauch im Körper den Schleim. Damit ist er das perfekte Mittel bei Erkältungs- und Grippesymptomen wie Kältegefühl und Verschleimung von Nebenhöhle und Lunge.

Für ein gesundes Herz und für Typ-2-Diabetiker

Traditionell gilt Knoblauch als wichtiges Mittel für die Infektabwehr, doch heute ist er vor allem wegen seiner vielfältigen positiven Wirkungen auf das Herz in den Schlagzeilen. Bei Menschen mit unkontrolliertem Bluthochdruck kann er den Blutdruck senken. Täglich ein Stück Obst? Probieren Sie es doch lieber mal mit ein paar Zehen Knoblauch pro Tag.

Eine interessante Studie widmete sich den Auswirkungen von Knoblauch auf Menschen mit Typ-2-Diabetes. Sowohl die Kontrollgruppe als auch die behandelte Gruppe bekamen zusätzlich Metformin als Standardmittel zur Diabetesbehandlung. Nach 24 Wochen war bei den Patienten, die Knoblauch erhielten, nicht nur der Nüchternblutzucker zurückgegangen, sondern es zeigten sich auch signifikante Verbesserungen ihres Cholesterin- und Triglyzeridspiegels.

Knoblauch anwenden

In seinem Buch Medical Herbalism schreibt David Hoffmann: »Bei täglichem Genuss unterstützt Knoblauch den Körper auf eine Weise, der keine andere Heilpflanze gleichkommt.« Mein Mann und ich essen sehr viel Knoblauch! Im Herbst fahren wir auf eine Farm unserer Freunde, der Channings, die sich auf den Anbau traditioneller Knoblauchsorten spezialisiert haben. Dort kaufen wir so viele Knoblauchzöpfe, dass wir damit durch den Winter, den Frühling und die Sommermonate kommen. Wir reichern viele Gerichte mit gehacktem Knoblauch an und stellen damit auch Feuercidre (Seite 56) und Knoblauchhonig (Seite 92) her, die wir gern für die Erkältungs- und Grippesaison parat halten. Wenn ich meine Knoblauchzöpfe für den Winter in die Küche hänge, bin ich überglücklich, dass wir so gut zu essen und so wirksame Medizin im Haus haben. Dass schon der tägliche Genuss dieser köstlich-scharfen Heilpflanze dem Herzen und dem Immunsystem so guttut, stimmt mich sehr glücklich.

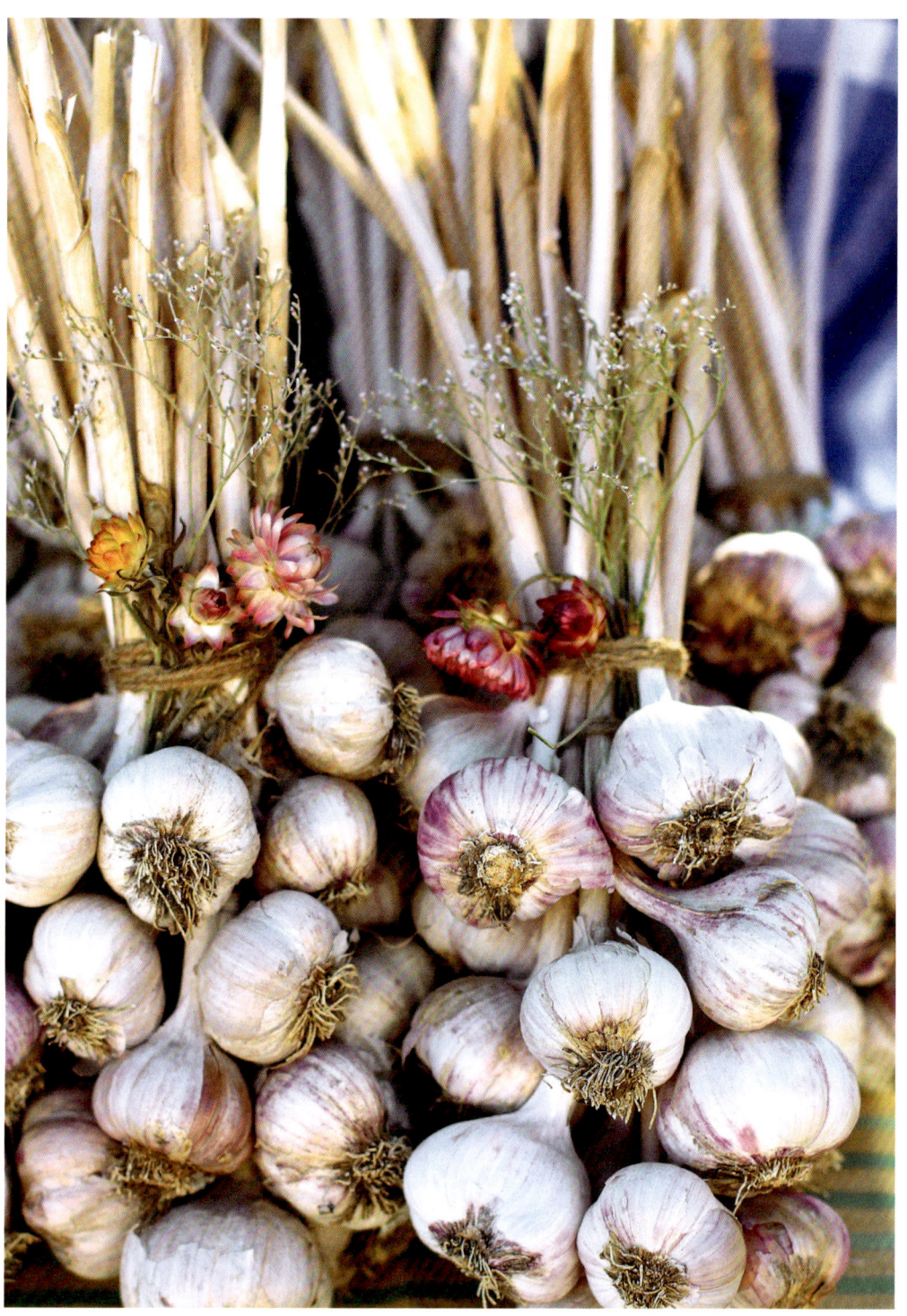

Gegen Krankheitserreger, Erkältungen und grippale Infekte wirkt frischer, roher Knoblauch am besten. Zerdrücken Sie eine Zehe und lassen Sie diese vor der Weiterverarbeitung zum gewünschten Heilmittel 10 bis 15 Min. liegen.

Zur Stärkung des Herzens können Sie Knoblauch ins Essen geben – auch so haben Sie viel davon. Kochen nimmt dem Knoblauch zugleich etwas von seiner Schärfe, sodass der Verzehr in größeren Mengen leichterfällt.

Wissenschaftliche Studien werden vielfach mit getrocknetem, gemahlenem Knoblauch durchgeführt. Dieses Pulver ist zwar auch wirksam, doch ich rate dazu, in der Küche auf frischen Knoblauch zu setzen.

Empfohlene Mengen

Mit ein bis zwei Zehen Knoblauch pro Tag tun Sie Ihrer Gesundheit einen großen Gefallen. Um mit Knoblauch eine verschleimte Lunge zu befreien oder Erkältungs- und Grippesymptome zu lindern, sollten Sie am besten im Laufe des Tages immer wieder ein Stückchen essen. Allerdings gehört etwas anderes zu essen dazu, insbesondere Fett, damit Ihnen nicht übel wird.

BITTE BEACHTEN Der tägliche Verzehr von ein bis zwei ganzen Knollen (nicht Zehen) Knoblauch über längere Zeit kann schädliche Wirkungen wie Anämie und eine Störung der Darmflora nach sich ziehen.

Knoblauch ist energetisch derart wirkungsvoll (wegen seines Feuers!), dass er bei Menschen, die ohnehin zu Hitzegefühlen oder Trockenheit neigen, leicht unerwünschte Wirkungen entfalten kann. Hier kommt es bei übermäßigem Verzehr zu Übelkeit, Magenbeschwerden, Sodbrennen oder gar Erbrechen. Bei gekochtem Knoblauch treten diese Wirkungen nicht so leicht ein.

Der Verzehr frischer Petersilie nach dem Verzehr von Knoblauch kann den Mundgeruch etwas eindämmen.

Vielleicht kennen Sie Warnungen, dass Knoblauch das Blut verdünnt. Hierzu gibt es Laborstudien, die nicht am Menschen durchgeführt wurden (In-vitro-Studien). Bei In-vivo-Studien am Menschen zeigte sich, dass der Verzehr von Knoblauch im Rahmen von Mahlzeiten das Blut nicht übermäßig verdünnt und somit weder postoperativ noch bei Patienten, die Warfarin einnehmen, bedenklich ist. Wenn Sie Blutverdünner jeglicher Art einnehmen (auch Acetylsalicylsäure, nichtsteroidale Entzündungshemmer, Koagulanzien und Plättchenaggregationshemmer), besprechen Sie die Knoblauchmengen bitte mit Ihrem Arzt.

Räucherhummus mit Knoblauch

Für 625 ml

— 1 Dose Kichererbsen (450 ml)
— 8 EL Tahini (Sesampaste)
— 4 EL Olivenöl, extra vergine, plus etwas Öl zum Beträufeln
— 4 Knoblauchzehen, zerdrückt und gehackt
— 2 TL Kreuzkümmel, gemahlen
— 2 TL Zitronenschale, frisch gerieben
— 3 EL frischer Zitronensaft
— 1 TL Paprikapulver, geräuchert (oder normal), plus etwas Pulver zum Bestreuen
— Salz und frisch gemahlener schwarzer Pfeffer zum Abschmecken

◆ Die Kichererbsen abgießen und die Flüssigkeit auffangen. Alle Zutaten bis auf die Kichererbsenflüssigkeit in die Küchenmaschine mit Messereinsatz geben. Bei laufender Maschine langsam so viel Flüssigkeit hinzugießen, bis eine weiche Masse entsteht.

◆ Zum Anrichten mit etwas Olivenöl beträufeln und mit Paprikapulver bestreuen. Im Kühlschrank hält sich der Hummus einige Tage.

HINTERGRUND Mein Lieblingsrezept für einen schnellen Snack, den ich an einem heißen Sommertag zum See mitnehme oder in letzter Sekunde als Vorspeise zum Mitbringessen zubereite. Der Hummus ist schnell fertig und sehr aromatisch. Dazu biete ich gern Gemüse an, zum Beispiel Möhren, Gurken, Zuckerschoten und Selleriestangen. Zu Brot oder Knäckebrot passt der Räucherhummus ebenfalls.

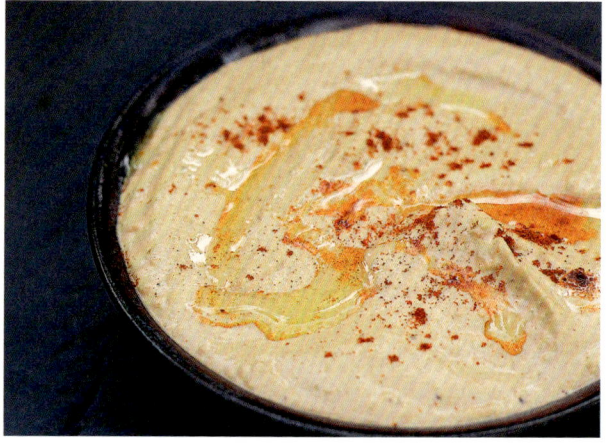

Knoblauchöl

Für eine Anwendung
—— 2 bis 3 Knoblauchzehen
—— 1 bis 2 EL Olivenöl

◆ Knoblauch schälen und fein hacken.
10 Min. stehen lassen.
◆ Knoblauch in ein kleines Glas füllen und
knapp mit Olivenöl bedecken.
◆ Mindestens 30 Min., maximal 12 Std.
stehen lassen. Danach durch ein feines Sieb
gießen.

◆ Anwendung: Unmittelbar vor dem Schlafengehen die Füße mit dem Öl einreiben. Sofort ein altes Paar Socken darüberstreifen, dann ein zweites Paar. Behalten Sie die Socken die ganze Nacht an. Bei Bedarf wiederholen, aber jedes Mal mit einer frischen Portion Knoblauchöl.

HINTERGRUND Eine Fußmassage mit Knoblauchöl hilft gegen eine Verschleimung der Lunge und der Nebenhöhlen. Das klingt ein bisschen verrückt, aber probieren Sie es mal aus! Sie werden nach dem Einreiben schnell feststellen, dass Ihr Atem nach Knoblauch riecht. Der Knoblauch wandert über das Blut in die Lunge und kann damit seine auswurffördernden, antimikrobiellen Eigenschaften dort entfalten, wo er am meisten gebraucht wird. Sie können mit dem Öl auch die Brust einreiben, aber mit den Socken ist die Schweinerei nicht so groß.

Ich liebe dieses Rezept, denn Knoblauch haben viele im Haus. Da es sich um eine äußerliche Anwendung handelt, eignet sie sich für jüngere, skeptische Leute, die keine große Lust auf den Geschmack von Kräuterheilmitteln haben.

WARNHINWEIS: Dieses Knoblauchöl ist nicht zum Verzehr geeignet! Wenn man frischen Knoblauch mit Olivenöl kombiniert, besteht ein Risiko für Botulismus.

Knoblauchhonig

Für 250 ml
— etwa 15 Zehen Knoblauch, frisch gehackt
— gleiches Volumen Honig (etwa 125 ml)

◆ Den Knoblauch in ein Halbliterglas geben. Die Hälfte des Honigs in das Glas füllen, gut umrühren, dann den restlichen Honig hinzugeben. Das Glas sollte jetzt bis oben hin mit Knoblauch und Honig gefüllt sein. Wenn nötig, noch etwas Honig nachfüllen. Gut umrühren, dann einen Deckel aufsetzen.

◆ Vor dem ersten Gebrauch 24 Std. ruhen lassen, gekühlt oder bei Zimmertemperatur. Sie müssen den Knoblauch nicht aussieben. Sein Aroma wird mit der Zeit noch mehr auf den Honig übergehen, doch Sie werden feststellen, dass der Honig bereits nach einem Tag dünnflüssiger wird und nach Knoblauch schmeckt.

HINTERGRUND Die Kombination von süßem Honig mit den pikant-würzigen Aromen von Knoblauch erscheint auf den ersten Blick irritierend, ist aber überraschend schmackhaft. Der Honig mildert zudem die Schärfe des rohen Knoblauchs, sodass man ohne unerwünschte Wirkungen größere Mengen genießen kann. Ich verwende Knoblauchhonig am liebsten gegen Halsschmerzen: alle 1–2 Std. 1 TL einnehmen. Knoblauchhonig ist viele Jahre haltbar. Ich bewahre ihn ungekühlt auf und hatte damit nie Probleme. Allerdings kenne ich Berichte von anderen, deren Knoblauchhonig auf Dauer zu gären begann. In diesem Fall bleibt er weiterhin essbar. Wer definitiv keine Gärung wünscht, sollte den Honig im Kühlschrank aufbewahren.

Der Knoblauch kann mit der Zeit gummiartig oder zäh werden. Dann können Sie die Masse durch ein Sieb gießen und den reinen Honig weiterhin verwenden. Stellen Sie am besten nur kleinere Portionen her, damit immer eine frische, wirksame Zubereitung zur Hand ist.

TIPP Den Knoblauch nach dem Hacken noch 10 bis 15 Min. stehen lassen, damit er mit Sauerstoff reagieren und eine noch stärkere medizinische Wirkung entfalten kann.

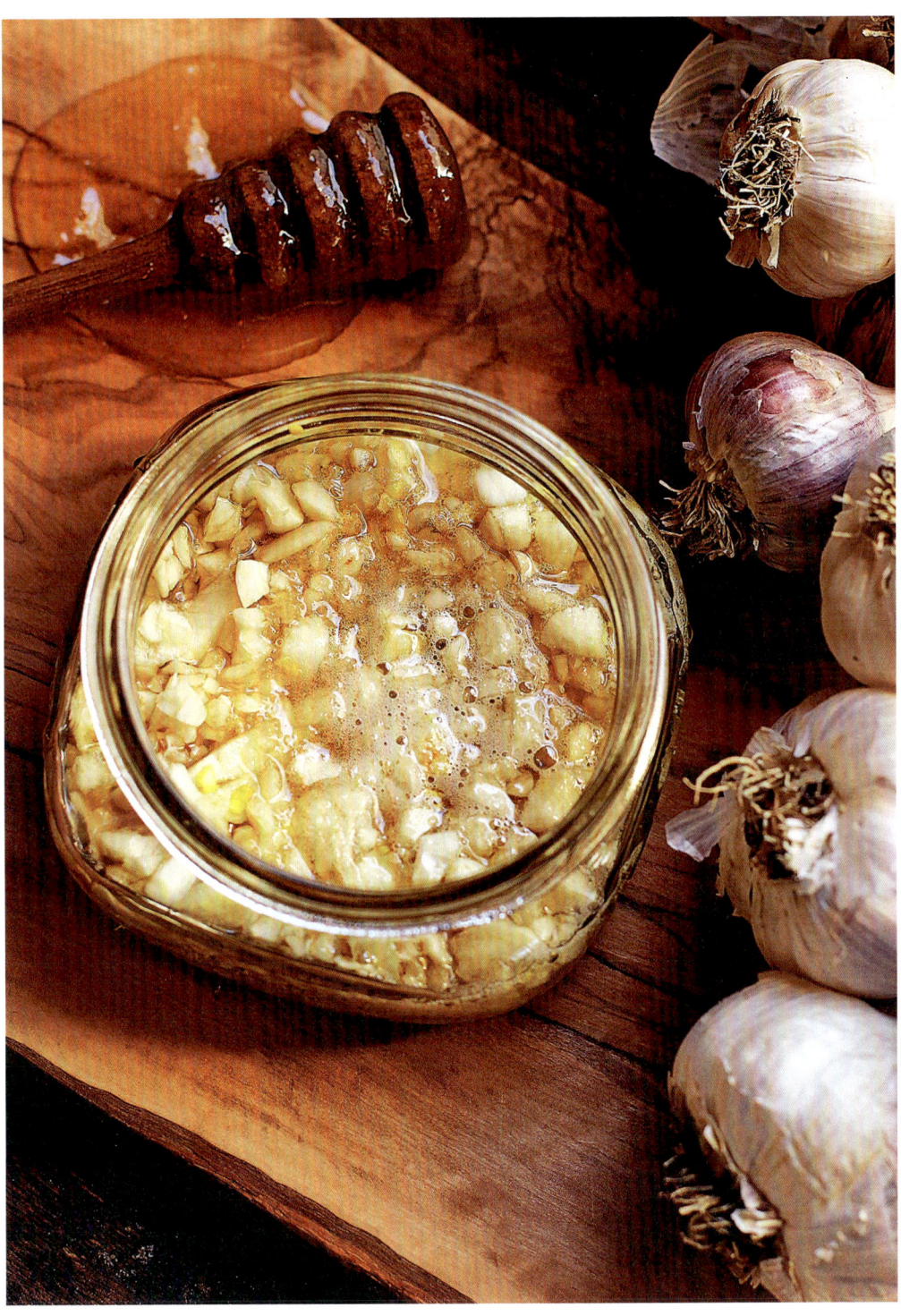

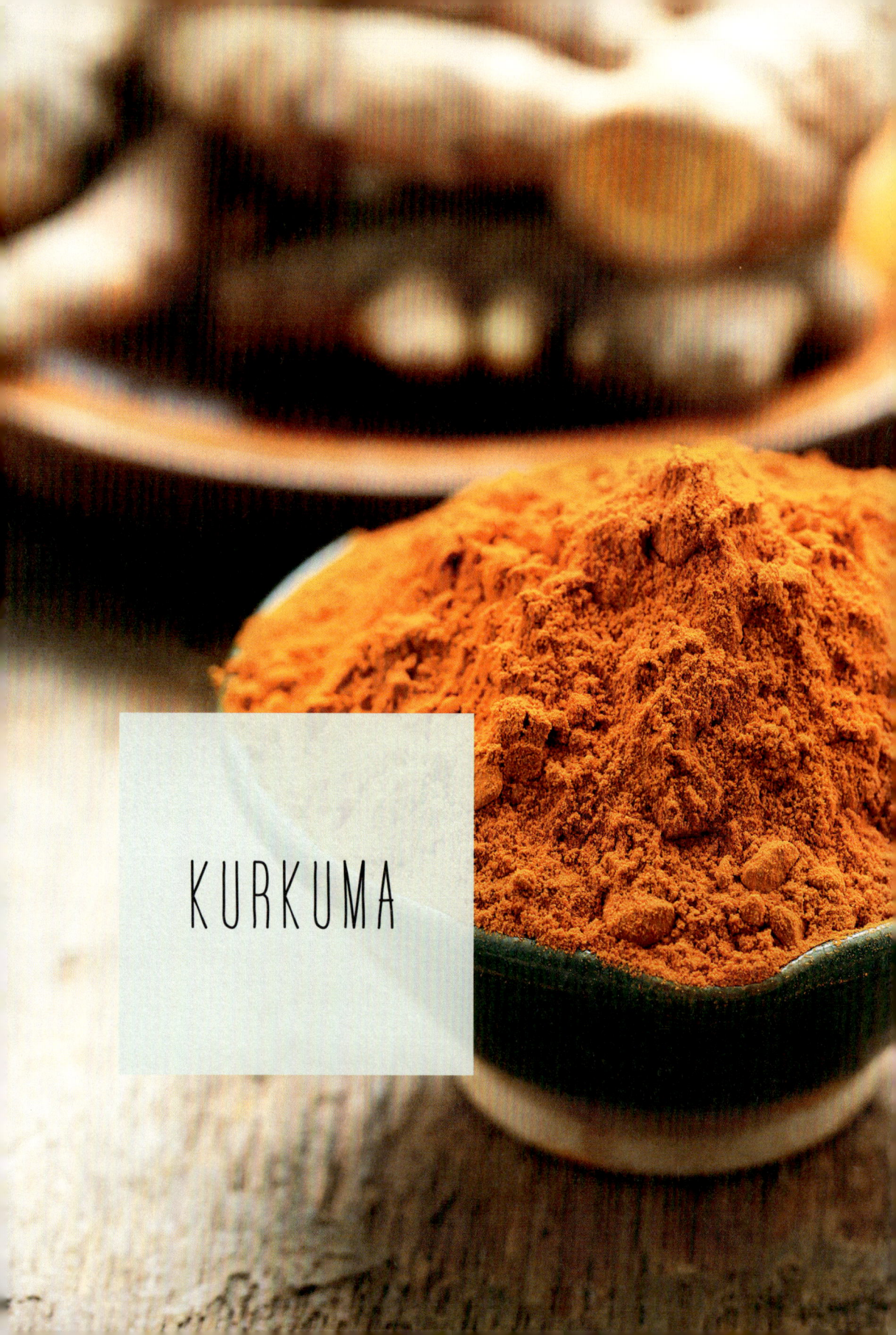

KURKUMA

Curcuma longa

Familie: Zigiberaceae

Verwendete Teile: Rhizom (Wurzel)

Energetik: wärmend, trocknend

Geschmack: scharf, bitter

Eigenschaften: schmerzstillend, durchblutungsfördernd, choleretisch (Gallenfluß fördernd), antioxidativ, adstringierend, karminativ, entzündungshemmend, blutstillend, fördert die Wundheilung, krampflösend

Verwendung: Arthritis, Verdauung, Ekzem, Blutungen, Wunden, Magengeschwür, Durchfall, Leberprobleme, Schmerzen, Alzheimer-Krankheit, Erkältungen und Grippe, Krebs, gesundes Herz, Typ-2-Diabetes

Zubereitung: Küchengewürz, Pulver, Tinktur, Tee

Eine vollständige Liste über all die Einsatzmethoden, mit denen Kräuterkundige Kurkuma als gesundheitsförderndes Mittel einsetzen, wäre so umfangreich, dass sie geradezu unglaubwürdig erschiene. Wie kann eine Pflanze derart viel ausrichten? Vielleicht liegt es an der unglaublichen Fähigkeit von Kurkuma, auf die Entzündungsbereitschaft einzuwirken. Entzündungen haben Anteil an der Entstehung von Krebs, Typ-2-Diabetes, Autoimmunkrankheiten, Asthma, Arthritis, Kolitis ulcerosa, Parodontose, Ekzem, Schuppenflechte und vielen anderen Erkrankungen. Viele typische Erkrankungen der westlichen Welt lassen sich auf chronische, systemische Entzündungen zurückführen.

Kurkuma ist ein naher Verwandter von Ingwer. Auch bei Kurkuma nutzt man in erster Linie die Wurzel (das Rhizom) als Gewürz und Kräuterheilmittel. Ursprünglich stammt Kurkuma aus Südostasien, wird inzwischen jedoch weltweit in den Tropen angebaut.

> »Je mehr ich dieses gelbe Wunder verwende, desto mehr Anwendungsmöglichkeiten scheint es zu haben. Ich nenne es das ›Medizinschränkchen im Glas‹.«

In Indien ist Kurkuma seit Jahrtausenden bekannt und ein beliebtes Gewürz der indischen Küche wie auch der ayurvedischen Medizin. Gegenwärtig hat Indien im weltweiten Kurkumaanbau einen Spitzenplatz inne, konsumiert allerdings auch 80 Prozent selbst. Im Westen wurden Kurkuma und seine Wirkstoffe wie Curcumin ausgiebig untersucht und die positive Wirkung bestätigt.

Medizinische Eigenschaften und Energetik von Kurkuma

Immer wieder hören wir von den negativen Auswirkungen von Entzündungen, doch selten ist davon die Rede, dass Entzündungen nicht grundsätzlich schlecht sind. Eine akute Entzündung ist bei gebrochenen Knochen, Zerrungen, Blutergüssen oder Kratzern ein wichtiger Immunprozess, der zur Heilung beiträgt. Probleme gibt es nur, wenn akute Entzündungen chronisch werden.

Bei chronischen oder akuten Entzündungen werden oft nichtsteroidale Entzündungshemmer oder Antirheumatika (NSAR) verordnet. Diese Substanzen schränken alle Entzündungen stark an, die guten wie die schlechten. Zugleich blockieren sie auch wichtige Fettsäuren, die für die Erhaltung einer intakten Magenschleimhaut erforderlich sind. Wiederholt wurde nachgewiesen, dass NSAR bei Weichteilverletzungen die Heilungszeit verlängern; das gilt besonders bei Langzeiteinnahme. Und obwohl viele Menschen diese frei verkäuflichen Mittel für harmlos halten, sterben jedes Jahr Tausende an der Verwendung.

Kurkuma bekämpft chronische Entzündungen ebenso wirkungsvoll wie NSAR, hat aber weniger unerwünschte Wirkungen. Seine Wirkweise ist gezielter als bei den NSAR, denn er unterstützt die Fähigkeit des Körpers, mit Entzündungsprozessen umzugehen. Man sollte daher eher sagen, dass Kurkuma die Entzündung moduliert. Anstatt Fettsäuren wie Prostaglandine zu hemmen und dadurch den sinnvollen Aspekt der Entzündung zu blockieren, unterstützt Kurkuma die Selbstheilungskräfte des Körpers auf vielfältige Weise. Er erhöht die Glutathionproduktion (wichtig für die Entgiftung), senkt Schäden durch freie Radikale und blockiert spezielle Entzündungsenzyme.

Verdauung und Leberfunktion

Insbesondere bei regelmäßigem Verzehr kann Kurkuma auf unbedenkliche Weise die gesunde Leberfunktion unterstützen. Die Leber ist ein erstaunliches Organ, das unter anderem das Blut filtert, Abfallprodukte zerlegt und ausleitet, Zucker in Form von schnell verwertbarem Glykogen speichert und Galle für die Fettverdauung erzeugt. In der Kräuterheilkunde werden zahlreiche Verdauungsstörungen, Hormonprobleme, unzureichende Nährstoffaufnahme und sogar entzündliche Ausschläge wie Ekzeme auf eine gestörte Leberfunktion zurückgeführt.

In der Naturheilkunde werden gern Entgiftungsdiäten und Leberreinigungen durchgeführt, weil man glaubt, dass die regelmäßige, gründliche »Reinigung« der Leber dann den Rest der Zeit die Gesundheit fördert. Aus ganzheitlicher Sicht klingt das wenig überzeugend. Entgiftung ist etwas, das von Natur aus unablässig in jeder Zelle abläuft. Daher wäre es sinnvoller, die Entgiftungssysteme tagtäglich zu unterstützen, damit sie ständig optimal funktionieren – nicht nur ein paar Mal im Jahr. In einer randomisierten, kontrollierten Studie wurde nachgewiesen, dass Kurkuma die Leberfunktion dramatisch verbessern kann, indem es im Verlauf von zwölf Wochen den Spiegel des Enzyms Alanin-Aminotransferase (ALT) signifikant senkt. Ein erhöhter ALT-Wert deutet auf entzündete oder geschädigte Leberzellen hin.

Wundheilung

Seine wundheilenden und immunmodulierenden Eigenschaften machen Kurkuma zum perfekten Gewürz für viele entzündungsbedingte Verdauungsprobleme. Die Kräuterheilkunde setzt Kurkuma erfolgreich gegen akute Probleme wie Divertikulitis, Kolitis und Magengeschwüre ein. Aus energetischer Sicht tonisiert Kurkuma die Oberfläche einer Läsion, lässt die Entzündung zurückgehen, stoppt die Blutung und beugt Infektionen vor. »Tonisieren« bedeutet in diesem Zusammenhang die Schließung der offenen Wunde an einem Geschwür und das Schrumpfen der Zellen, was die Infektionsgefahr senkt.

Magengeschwür

Untersuchungen bestätigen, dass Kurkuma bei peptischen Magengeschwüren hilft. In einer Studie erhielten Patienten mit Magengeschwüren Kurkumakapseln. Nach zwölf Wochen wiesen 76 Prozent der Studienteilnehmer kein

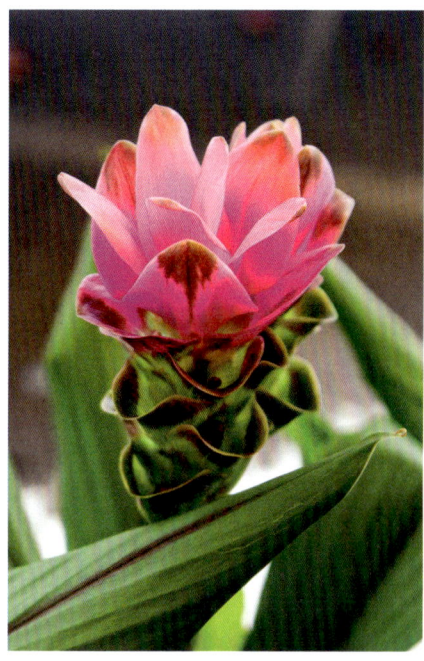

ner Nierenkrankheit im Endstadium gelten, signifikant verbessern kann.

Gesundes Herz

Kurkuma unterstützt das Herz durch Modulierung von Entzündungsprozessen. Inzwischen zeigt sich zunehmend, dass viele Herzprobleme, auch Arteriosklerose und ein unausgewogener Cholesterinspiegel, auf Entzündungen beruhen. Eventuell beeinflusst Kurkuma auch den Cholesterinspiegel, aber zur Bestätigung werden weitere klinische Studien am Menschen benötigt.

Kurkuma hilft sogar dem kranken Herzen. In einer Studie zeigte sich, dass Curcuminextrakt nach dem Einsetzen eines Bypasses an den Koronararterien das Herzinfarktrisiko senkt.

Auch zur Erhaltung der Herzgesundheit kann Kurkuma beitragen. Als gesunde Erwachsene mittleren Alters eine kleine Dosis Curcuminextrakt erhielten, gingen bei ihnen der Triglyzeridspiegel und andere Entzündungsmarker zurück, die mit Herzerkrankungen zusammenhängen. Eine andere Studie prüfte kardiovaskuläre Verbesserungen bei Frauen nach der Menopause, die Curcumin nahmen und regelmäßig aeroben Sport trieben. Laut Ergebnis können beide Interventionen zusammen den altersbedingten Rückgang der Endothelfunktion verbessern. Das Endothel ist die innere Zellschicht der Blutgefäße, und eine verminderte Endothelfunktion wird mit einem erhöhten Risiko für kardiovaskuläre Erkrankungen in Verbindung gebracht.

Gedächtnis und Alzheimer-Krankheit

Wie jede chronische Krankheit ist auch die Alzheimer-Krankheit eine komplexe Erkrankung. Ich möchte nicht den Eindruck vermitteln, dass die Anwendung einer einzelnen Pflanze sie heilen könnte. Doch bei einer Studie am Menschen konnte Kurkuma das Arbeitsgedächtnis von

Magengeschwür mehr auf. Eine andere Studie konnte zeigen, dass die Einnahme von Curcuminextrakten Patienten mit Kolitis ulzerosa vor Rückfällen schützen konnte.

Insulinresistenz und Typ-2-Diabetes

Insulinresistenz, metabolisches Syndrom und Typ-2-Diabetes sind im Westen in epidemischem Umfang verbreitet. Zur Behandlung gehört ein ganzheitlicher Ansatz mit gesundem Schlaf, Bewegung und vollwertiger, kohlenhydratarmer Ernährung. Kurkuma hat sich als Begleitmaßnahme wiederholt als sehr wirksame Pflanze gegen die Entzündungen erwiesen, die mit Typ-2-Diabetes einhergehen, aber auch zur Senkung des Nüchterninsulins.

Typ-2-Diabetes ist die häufigste Ursache für Nierenversagen. 44 Prozent aller Neufälle gehen auf diese chronisch entzündliche Erkrankung zurück. Untersuchungen belegen, dass die Einnahme von Kurkuma die Biomarker, die als Risikofaktoren für die Entwicklung ei-

Menschen mit Prädiabetes und Biomarkern für die Alzheimer-Krankheit verbessert. Die Alzheimer-Krankheit gilt neuerdings auch als Typ-3-Diabetes, weil sie starke Bezüge zu dieser Stoffwechselerkrankung aufweist.

Krebs

»Können wir Krebs über die Ernährung aushungern?«, fragte William Li in einem TED-Talk. Li ist Mitgründer der Stiftung Angiogenese Foundation. Die Entstehung neuer Blutgefäße (Angiogenese) ist ein durchaus erwünschter Prozess, der beispielsweise für die Wundheilung erforderlich ist. In manchen Fällen kann eine übermäßige Angiogenese Krebszellen mit Blut und Nährstoffen versorgen und dadurch massiv zu ihrem Wachstum und ihrer Ausbreitung beitragen. In seinem interessanten Vortrag unterstrich Li, dass Kurkuma zu den Substanzen zählt, die bei Krebs das Gefäßwachstum stoppen.

Schmerzen und Entzündungen

Bei vorbeugender Einnahme trägt Kurkuma zur Gesunderhaltung des Muskelskelettsystems bei. Yogis nehmen Kurkuma zur Unterstützung der Bänder und Sehnen und für eine bessere Flexibilität. Darüber hinaus konnten einige placebokontrollierte Doppelblindstudien zeigen, dass Kurkuma Arthritisschmerzen genauso wirksam senken kann wie nichtsteroidale Antirheumatika (NSAR), allerdings ohne deren magenschädigende Wirkung. Ich konnte die verblüffende Wirkung dieses Gewürzes persönlich erleben. Wie es zwei meiner Klientinnen, Judy und Susan, erging, ist typisch zu Beginn einer Kurkumabehandlung bei entzündlich bedingten Schmerzen. Ich bin immer wieder teils verblüfft, teils betrübt – verblüfft, weil diese Wurzel wieder mal erstaunlich gut geholfen hat, und betrübt, weil ihre positive Kraft noch nicht ausreichend bekannt ist.

Bei Judys erstem Termin bei mir hatte sie durch Arthrose und rheumatoide Arthritis starke Schmerzen in den Fingern. Alltagsverrichtungen wie Gemüse schnippeln fielen ihr sehr schwer. Sie nahm zwei pharmazeutische Medikamente mit starken Nebenwirkungen ein, wozu unter anderem die Schwächung des Immunsystems und die Gefahr einer Erblindung gehörten.

Gemeinsam erarbeiteten Judy und ich einen individuellen Gesundheitsplan für sie. Eines der Kräuter, das sie daraufhin einnahm, war Kurkuma. Schon nach einer Woche erhielt ich eine begeisterte E-Mail von Judy: Die schlimmen Schmerzen in ihren Händen waren weg! In enger Absprache mit ihrem Endokrinologen konnte sie ihre Medikation langsam herunterfahren, und nach sechs Monaten brauchte sie gar keine Medikamente mehr, blieb jedoch weiterhin schmerzfrei.

Susan kam zu mir, weil sie schon fast zehn Jahre Knieschmerzen hatte. Schon der Schritt von der Straße auf den erhöhten Bürgersteig war extrem unangenehm für sie. Sie nahm regelmäßig Schmerzmittel (NSAR), nur um ganz normal am Leben teilzunehmen. Nachdem sie Kurkuma nahm, verschwanden ihre Knieschmerzen innerhalb von zwei Wochen zum ersten Mal seit Jahren, und sie brauchte keine Schmerzmittel mehr.

Kurkuma anwenden

Gemahlenes Kurkuma in Pulverform ist leicht erhältlich. In bester Qualität hat es eine intensiv orange Färbung. Wenn die Farbe eher bräunlich wirkt, ist das Pulver nicht sonderlich frisch.

Kurkuma enthält eine Fülle an Antioxidanzien und anderen wünschenswerten Substanzen. Die Bioverfügbarkeit lässt sich vor allem auf zwei Wegen deutlich verbessern. Erstens können Sie dem Kurkuma eine kleine Menge frisch gemahlenen schwarzen Pfeffer hinzufügen (etwa drei Prozent). Das ist im Ayurveda lange Praxis, und wissenschaftliche Tests ergaben, dass Piperin – ein Extrakt aus schwarzem Pfeffer – die Bioverfügbarkeit von Curcumin um volle 2000 Prozent erhöht. Außerdem sollten Sie Ihr Kurkuma in Öl erhitzen. Die Kombination aus Hitze und Öl sorgt für eine bessere Extrahierung der Wirkstoffe, sodass der Körper diese leichter aufnehmen kann.

Für die Einnahme von Curcumin, einem Bestandteil von Kurkuma, gibt es viele Optionen. Sobald man etwas zu Kurkuma liest, ist auch von Curcumin die Rede. Ich bin dennoch immer skeptisch, wenn eine komplexe Heilpflanze wissenschaftlich auf einen Einzelbestandteil reduziert wird. Das Einzigartige an Heilpflanzen ist ihr Zusammenspiel aus Hunderten, wenn nicht gar Tausenden an Einzelsubstanzen, die im Körper eine Vielzahl an Signalwegen ansprechen. Studien zufolge können Curcuminextrakte zwar bestimmte Wirkungen haben, doch ich empfehle, sich lieber an die Wurzel selbst zu halten.

Empfohlene Mengen

Wenn Sie Kurkuma präventiv zum Würzen verwenden, brauchen Sie nicht viel davon – vielleicht ein Gramm pro Tag. Zu Behandlungszwecken könnten größere Mengen notwendig sein, um das gewünschte Ergebnis zu erzielen. Dann sind meist Kapseln die einfachste Wahl.

Therapeutische Mengen bei Kurkuma sind:

— ALS PULVER: 1 bis 10 g pro Tag
— ALS TINKTUR: 1:2, 60 % Alkohol, 2 bis 4 ml, 2- bis 3-mal täglich

BITTE BEACHTEN Alles, was mit Kurkuma in Berührung kommt, ob Hände, Schneidbrett oder Arbeitsplatte, nimmt eine goldgelbe Farbe an.

Kurkuma ist leicht wärmend und trocknend und kann heiße und trockene Zustände verstärken. Wenn man zu viel davon zu sich nimmt, kann ungewöhnlich starker Durst auftreten, oder es kommt zu Hitzewallungen oder Nachtschweiß. Als Gegenmaßnahme wird Kurkuma gern mit Gheebutter oder schleimfördernden Kräutern kombiniert.

Nicht empfohlen werden größere Mengen Kurkuma für Menschen, die regelmäßig Blutverdünner einnehmen, Menschen mit Blutgerinnungsstörungen, bei bekanntem Vorliegen von Gallensteinen (das ist allerdings umstritten) und für Schwangere und Stillende (auch das ist umstritten).

Kurkumamilch

Für 2 Portionen (2 Tassen)
— 2 EL Gheebutter
— 1 TL Kurkuma, gemahlen
— ½ TL Ingwer, gemahlen
— 1 Prise schwarzer Pfeffer, frisch gemahlen
— 500 ml Milch
— etwa 1 TL Honig (auf Wunsch)

◆ Die Gheebutter auf mittlerer bis hoher Stufe in einem kleinen Topf zerlassen. Die Gewürze hinzufügen und 30 Sek. unter ständigem Rühren anrösten, bis sie duften.

◆ Die Milch hinzufügen und unter ständigem Rühren erhitzen, bis sie dampfend heiß ist.
◆ Vom Herd nehmen und den Honig hinzufügen. Umrühren, bis der Honig vollständig aufgelöst ist.
◆ Alles in einen Standmixer umfüllen. Auf hoher Stufe 30 Min. aufschlagen, dabei den Dampf entweichen lassen. Anschließend sollte die Milch sich mit dem Fett verbunden haben und schaumig gelb sein. (Diese Konsistenz ist nur mit dem Mixer erreichbar.)
◆ In Becher gießen und gleich trinken.

HINTERGRUND Kurkuma in Milch einzurühren hat in Indien eine lange Tradition. Mein erstes Rezept dafür stammt von meinem Mentor, Karta Purkh Singh Khalsa, seitdem habe ich es immer wieder abgewandelt. Dieses hier ist gegenwärtig meine Lieblingsversion, mit der man die vielen Vorzüge von Kurkuma genießen kann. Sobald Sie sich an diese Geschmacksnoten herangetastet haben, sollten Sie die Gewürzmengen erhöhen, um mit jeder Portion viel Kurkuma zu sich zu nehmen.

Bei Kuhmilchunverträglichkeit können Sie die Milch durch beliebige Alternativen wie Mandelmilch, Reismilch oder Kokosmilch ersetzen. Statt geklärter Butter (Ghee) eignen sich auch normale Butter oder Kokosöl.

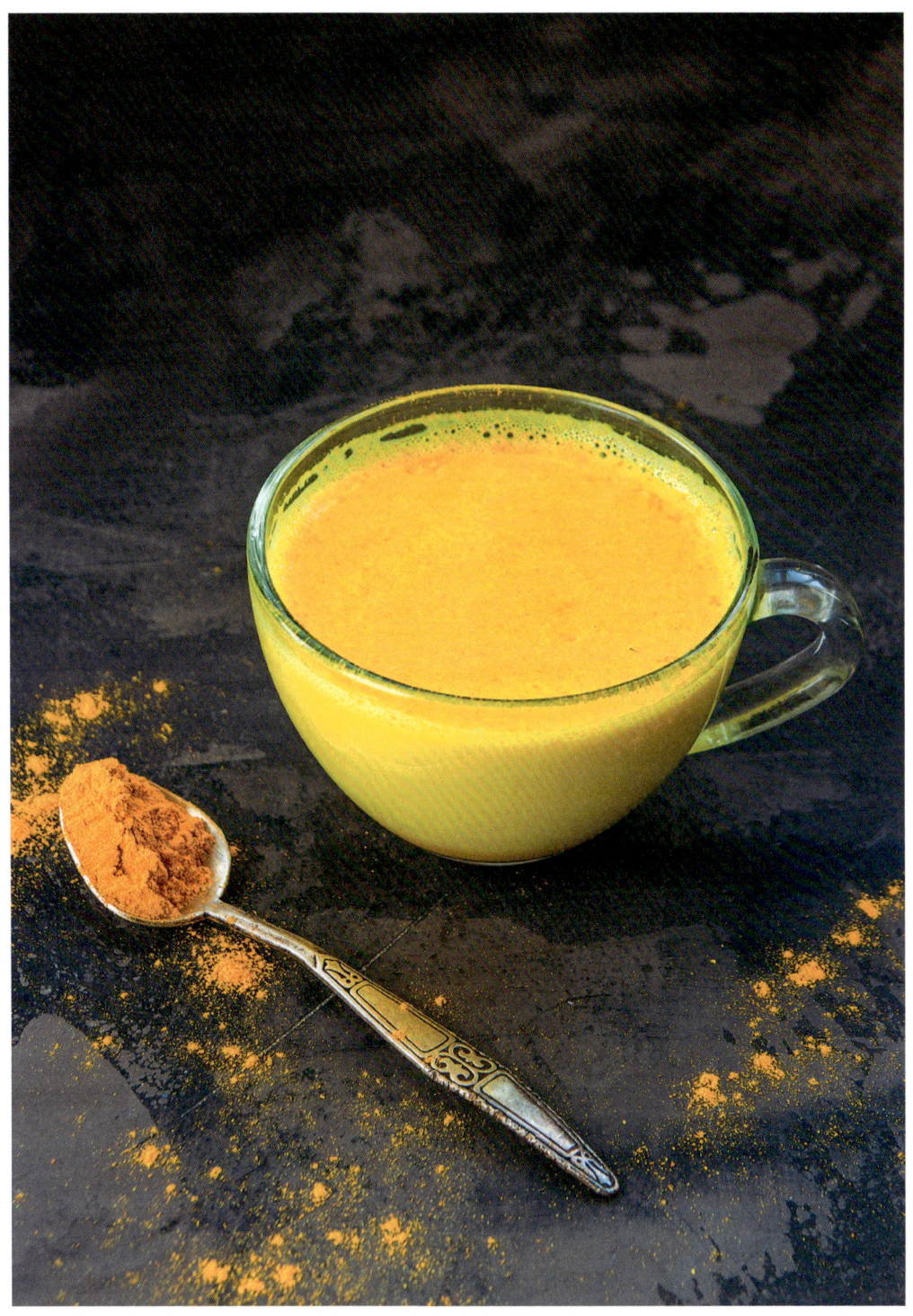

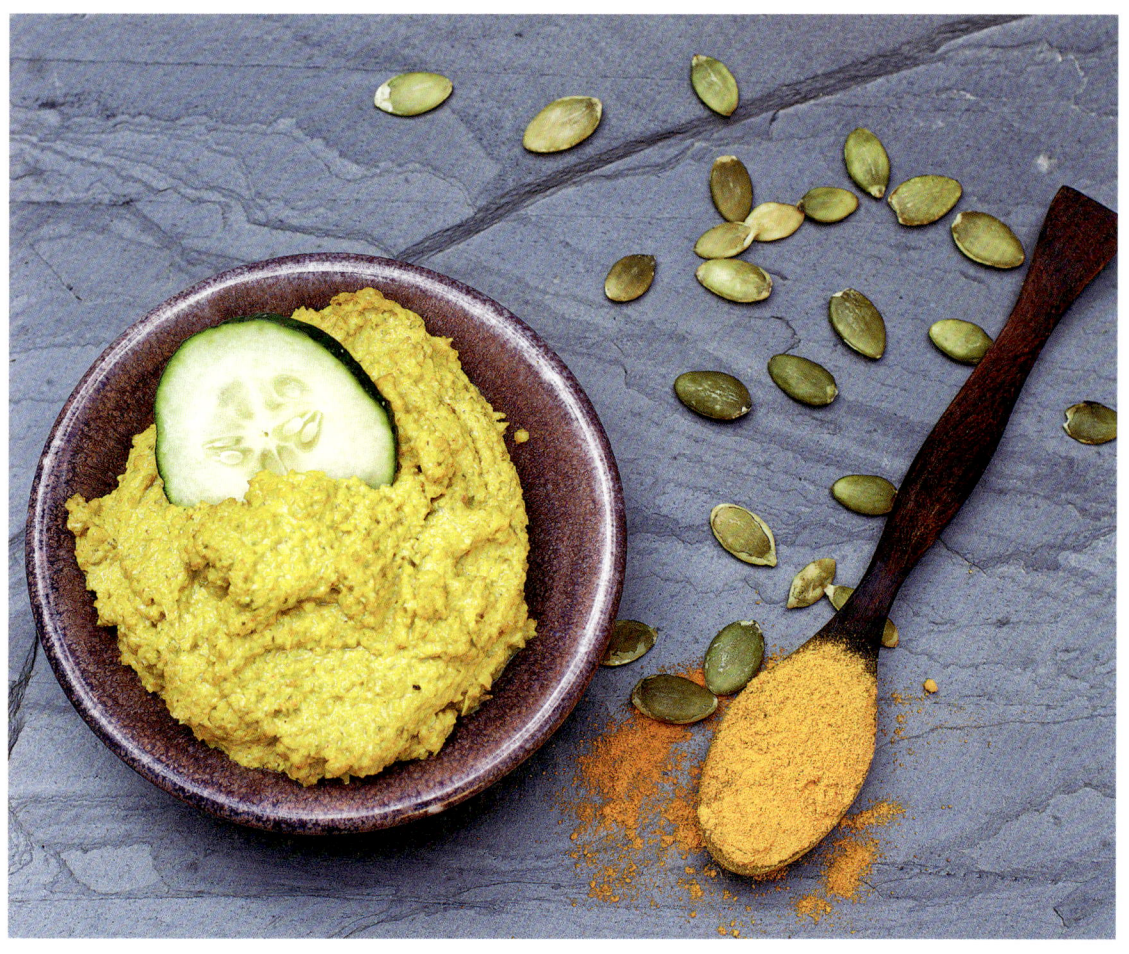

Kurkuma-Kürbis-Dip

Für etwa 300 ml
— 450 g Kürbiskerne, eingeweicht
— 2 EL Kelp-Flocken
— 2 EL Tamarisauce oder Sojasauce
— 2 Knoblauchzehen, gehackt
— 1 EL Kurkuma, gemahlen
— 1 TL Kreuzkümmel, gemahlen
— 2 TL Paprikapulver
— ½ TL schwarzer Pfeffer, frisch gemahlen
— 250 ml Hühner- oder Gemüsebrühe
— 60 ml Olivenöl
— Salz nach Geschmack

◆ Die eingeweichten, abgetropften Kürbiskerne, Kelp-Flocken, Tamarisauce, Knoblauch, Kurkuma, Kreuzkümmel, Paprika und schwarzen Pfeffer in die Küchenmaschine mit Messereinsatz geben.
◆ Bei laufendem Motor die Brühe und das Öl hineinträufeln und zu einer gleichmäßigen, streichbaren Paste verarbeiten.
◆ Als Dip zu Gemüse servieren oder als Brotaufstrich verwenden.

HINTERGRUND Mit diesem proteinreichen Snack können Sie Kurkuma richtig genießen. Das vorherige Einweichen hilft beim Abbau der Phytinsäure in den Kürbiskernen und macht sie leichter verdaulich.

TIPP Zum Einweichen die Kürbiskerne in einen Behälter füllen, mit Wasser bedecken, eine Prise Salz hinzufügen und umrühren. Zugedeckt 6–8 Std. oder über Nacht stehen lassen.

Garam Masala

Für 6 EL
— 2 EL Kreuzkümmel, gemahlen
— 2 EL Koriander, gemahlen
— 1 EL Kurkuma, gemahlen
— 1½ TL Zimt, gemahlen
— ¾ TL Nelken, gemahlen
— ¾ TL Kardamom, gemahlen

◆ Alle Zutaten in einer Schüssel gründlich verrühren. Luftdicht verschlossen an einem kühlen, dunklen Ort lagern. Gemüse- und Fleischgerichte großzügig damit würzen.

HINTERGRUND Eine traditionelle Gewürzmischung aus Indien, die zu Currys, Fleisch und Gemüse passt. Wir kochen zu Hause regelmäßig indische Gerichte, und diese Mischung passt praktisch zu allem. Für optimale Frische und Wirkkraft sollten Sie die Gewürze frisch mahlen und die Mischung innerhalb von einer Woche verbrauchen.

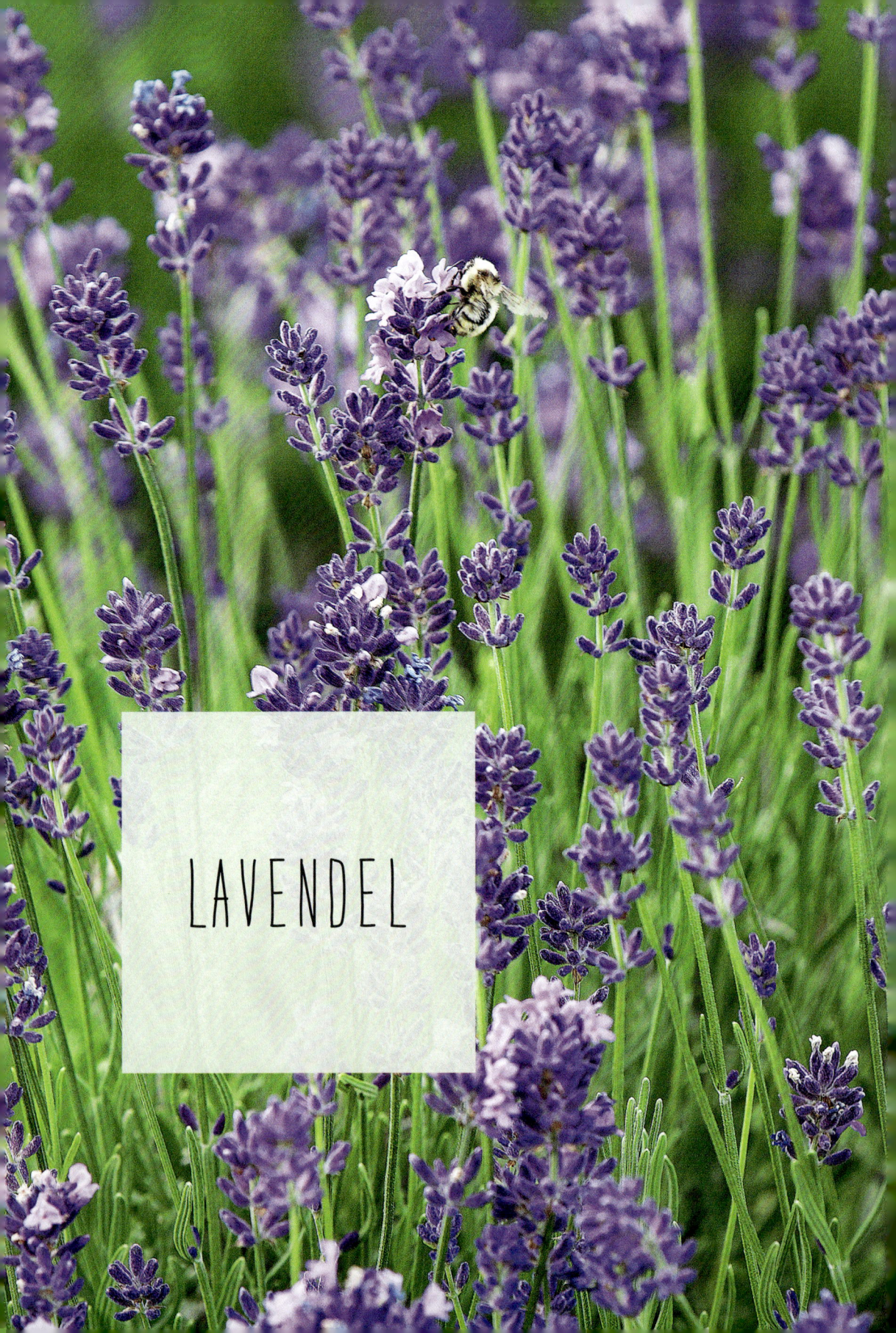

LAVENDEL

Lavandula angustifolia

Andere Namen: Echter Lavendel

Familie: Lamiaceae (Minzegewächse)

Verwendete Teile: Blüten, oberirdische Teile

Energetik: wärmend

Geschmack: scharf, bitter

Eigenschaften: aromatisch, antimikrobiell, schmerzlindernd, entspannt die Nerven, verdauungsfördernd

Verwendung: bakterielle Infektionen, Pilzinfektionen, Anspannung, Schlafstörungen, Angst, Schmerzen, Verletzungen, Verbrennungen, Depressionen, Kopfschmerzen, Magenbeschwerden, Insektenstiche

Zubereitung: Tee, Tinktur, essenzielles Öl, Gewürz

dass Speisen und Getränke Gesundheit und Wohlbefinden beeinflussen können, doch Lavendel zeigt, dass bereits ein Duft unsere Psyche erheblich verändern kann, indem er Angst und Schmerzen lindert und uns leichter in den Schlaf finden lässt.

Lavendel ist wegen seines angenehmen, entspannenden Dufts sehr beliebt. Im Mittelmeerraum verwendet man ihn seit mindestens 2500 Jahren insbesondere als Badezusatz und für die Wäsche, und auch in Nordeuropa ist er inzwischen verbreitet.

»Der Wäscheschrank meiner Mutter war stets in Lavendelduft gehüllt. Wenn die großen Leintücher entfaltet wurden, die in diesen Fächern ruhten, war es, als wäre ein Stückchen vom Paradies auf die Erde herabgestiegen.«

Wann haben Sie zum letzten Mal Lavendelduft wahrgenommen? Nicht von parfümierten Kerzen, Seifen oder Potpourries, sondern echten Lavendel? Wer echten Lavendel kennt, weiß, dass es hier so viele Duftvarianten wie Pflanzen gibt. Ein wilder Lavendelbusch an einem sonnigen, steinigen Hang in Südfrankreich riecht ganz anders als der Lavendel im Garten, denn die Wachstumsbedingungen beeinflussen den Duft ebenso wie die Pflanzensorte.

Wenn ich irgendwo Lavendel entdecke, halte ich meist an und schnuppere daran, um mich an dem unvergleichlichen Duft zu erfreuen. Manch einem reicht dies aus, doch ich liebe an dieser Pflanze, dass sie uns lehrt, wie bedeutsam der Geruch sein kann. Wir wissen,

Der beliebte französische König Charles XI. ruhte auf Satinkissen, die mit Lavendel gefüllt waren, und Elisabeth I. von England bestand angeblich darauf, dass immer Lavendelkonfitüre bereitstand. Gemessen am Einsatz von Lavendelduft in Kerzen, Badezusätzen und sogar Wasch- und Reinigungsmitteln scheint Lavendel nie aus der Mode zu kommen.

Lavendelarten

Unter den diversen Lavendelarten eignet sich Lavandula angustifolia zum Heilen am besten und wird daher auch als Echter Lavendel bezeichnet.

Die Hybridsorte Lavandula × intermedia wird zwar für den Handel kultiviert, doch ihre Eigenschaften weichen von Echtem Lavendel ab. (Das kleine x in der Bezeichnung zeigt an, dass eine Hybridform vorliegt.) Diese Sorte wird auch Lavandin genannt. Ihr essenzielles Öl eignet sich zwar als Duftzusatz für die Wäsche, aber nicht unbedingt als Heilmittel.

Medizinische Eigenschaften und Energetik von Lavendel

Wenn wir es nicht besser wüssten, könnten wir Lavendel als wohlriechende Pflanze abtun und es dabei belassen. Aber es gibt noch eine zweite Geschichte. Zum einen ist der Duft ein überraschend wichtiger Teil seiner Wirkung. Zum anderen hat diese komplexe Pflanze weit mehr zu bieten.

Entspannung und Schlaf
Lavendel gilt seit Langem als angstlösend, entspannend und schlaffördernd. Die Kräuterfachfrau Kiva Rose Hardin erklärt hierzu: »Lavendel eignet sich als [entspannendes] Nerventonikum, wenn jemand ängstlich und verwirrt ist und sein Stirnrunzeln nicht nachlässt. Die Stirn verrät es jedes Mal.« In der Kräuterkunde gilt jedes Kraut mit einer Wirkung auf das Nervensystem als Nerventonikum. Die Fachwelt unterscheidet zwischen entspannenden und stimulierenden Tonika.
Studien zufolge kann Lavendelduft selbst in einer ausgesprochen angstbesetzten Situation helfen, nämlich beim Zahnarzt! Für eine Studie wurden 200 Teilnehmer in vier Gruppen aufgeteilt, bei denen während des Wartens auf ihren Zahnarzttermin Angstniveau, Stimmung, Wachsamkeit und innere Ruhe ermittelt wurden. Eine Gruppe roch dabei essenzielles Lavendelöl, eine zweite Gruppe essenzielles

Orangenöl, eine Gruppe hörte Musik, und die Kontrollgruppe wurde weder Düften noch Musik ausgesetzt. In den Gruppen mit Lavendel- und Orangenduft ging die Angst zurück, und die Stimmung der wartenden Patienten hob sich.
Auch die schlaffördernde Wirkung von Lavendel ist wohlbekannt. Im Rahmen einer klinischen Studie zeigte sich, dass Patienten, deren Zimmer die ganze Nacht von Lavendelduft erfüllt war, etwas besser schliefen und einen weniger hohen Blutdruck hatten als die Kontrollgruppe. Ich persönlich liebe es, in das Lavendelkissen in meinem Bett einzutauchen. Und ich schlafe ausgesprochen gut.
Eine andere Studie ergab, dass Kapseln mit essenziellem Lavendelöl zur Behandlung einer generalisierten Angststörung ebenso wirkungsvoll waren wie das bekannte Arzneimittel Lorazepam. Zugleich waren sie aber eindeutig unbedenklicher! Im Gegensatz zu Lorazepam und anderen Benzodiazepinen zur Behandlung von Angststörungen macht Lavendel weder ausgesprochen müde, noch besteht ein Risiko für Substanzmissbrauch oder Abhängigkeit.
Doch wieso kann Lavendelduft unsere Emotionen und die Schlafqualität so dramatisch verändern? Es gibt Studien zur Wirkung von essenziellem Lavendelöl auf das autonome und das zentrale Nervensystem. Im Vergleich zur Kontrollgruppe gingen Blutdruck, Puls und Hauttemperatur bei den Teilnehmern, die Lavendel rochen, signifikant zurück. Das heißt, das Arousal – die allgemeine Erregbarkeit – des autonomen Nervensystems war bei ihnen vermindert. Sie wiesen auch eine verstärkte Theta- und Alphawellenaktivität im Gehirn auf, also der ruhigeren, entspannteren Wellen, die im Schlaf und beim Meditieren beobachtet werden.
Eine weitere Studie ergab, dass der Geruch von essenziellem Lavendelöl den Körper vor oxi-

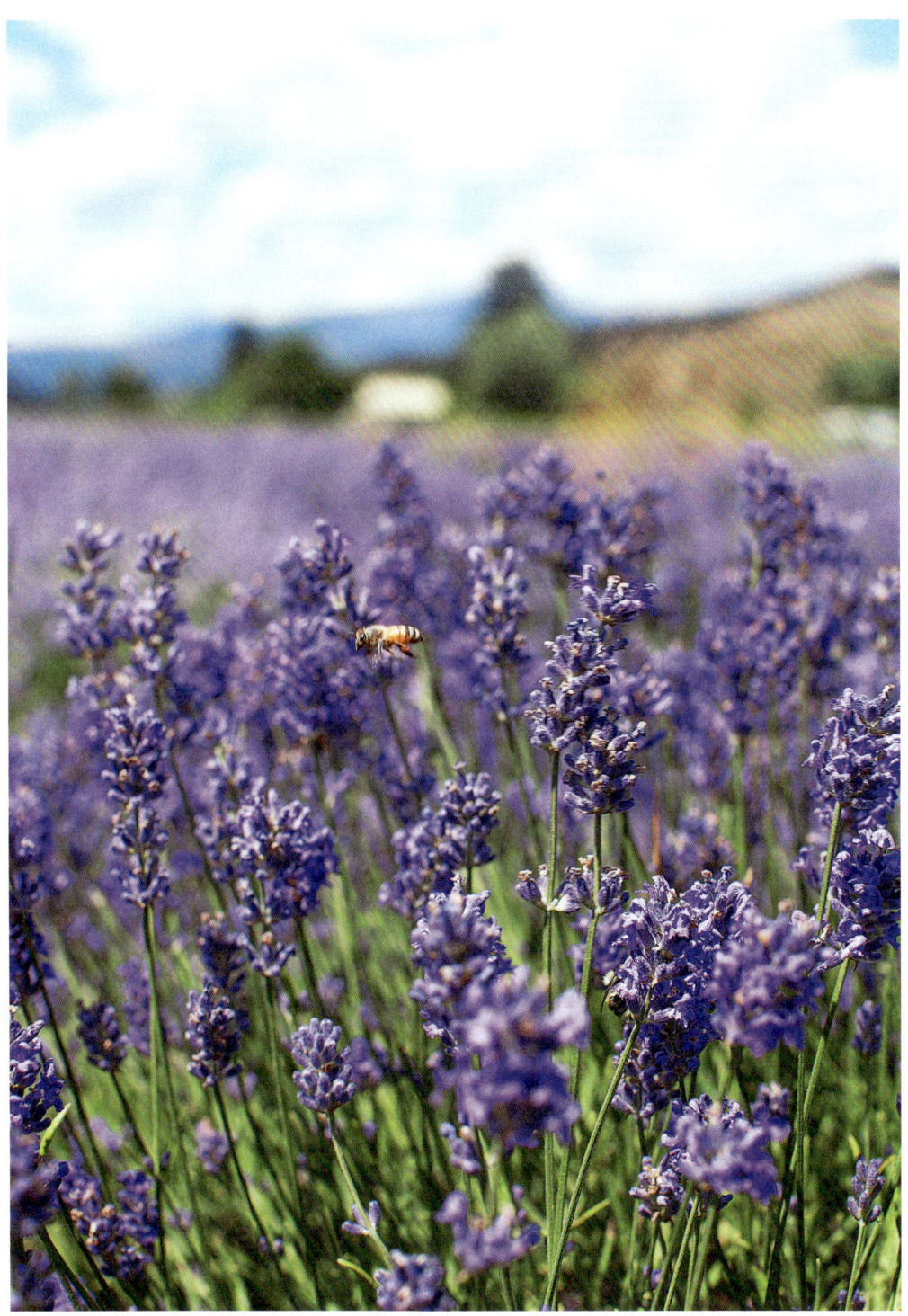

dativem Stress bewahrt und den Spiegel des Stresshormons Cortisol zurückgehen lässt.

Depressionen

Lavendel kann bestimmte Depressionsformen lindern. Der Kräuterexperte David Winston verwendet Lavendel für Menschen, die sich »wie im Nebel« fühlen, und bei anhaltenden Depressionen, die seiner Definition nach eine Fixierung auf ein aspezifisches traumatisches Ereignis darstellen. In solchen Fällen empfiehlt er die innerliche Anwendung in Form von Tee oder einer Tinktur sowie vielfach eine Kombination mit Zitronenmelisse.

Es gibt eine Studie zur Wirkung einer Aromatherapie mit Lavendel und Rose bei Frauen mit hohem Risiko für eine postnatale Depression. Nach zwei und dann vier Wochen ging es den Frauen, die eine Aromatherapie erhalten hatten, deutlich besser als denen in der Vergleichsgruppe.

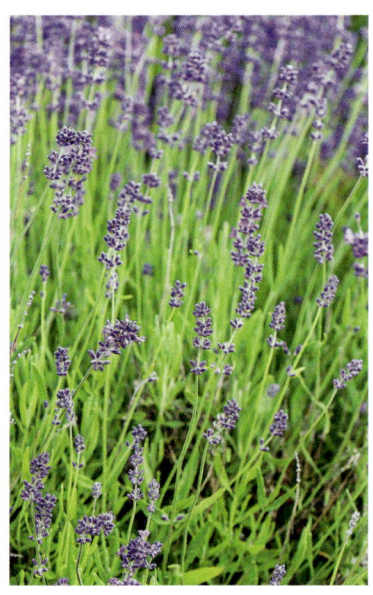

Verdauungsstörungen

Lavendel ist leicht wärmend und aromatisch. Deshalb wird er gern bei einer kalten, stagnierenden Verdauung oder zur Beruhigung gegen Bauchkrämpfe eingesetzt. Bei nervösem Magen hilft er doppelt, weil er die Verdauung unterstützt und die Nerven beruhigt. Da Lavendel weniger »Feuer« hat als Knoblauch, Ingwer oder Cayenne, wird er von mehr Menschen toleriert. Ich liebe meinen Lavendel-Kamillen-Tee nach dem Abendessen.

Wundheilung

1710 empfahl der Arzt William Salmon Lavendel als Mittel gegen »Schlangenbisse, tolle Hunde und andere giftige Kreaturen, innerlich anzuwenden und als Auflage für die verletzten Teile«. Laut der Kräuterexpertin Maud Grieve wurde Lavendel im Ersten Weltkrieg vielfach zur Wundbehandlung eingesetzt. Seit damals

konnten viele Forscher seine schmerzlindernden, antiseptischen Eigenschaften bestätigen. Zwei Studien an Frauen nach einem Dammschnitt stellten fest, dass die oberflächliche Anwendung von essenziellem Lavendelöl für die Schmerzlinderung und Vorbeugung vor Komplikationen ebenso wirksam war wie ein Standardantiseptikum. Gegen Rötung half es sogar besser. Bei der oberflächlichen Behandlung von Mundgeschwüren demonstrierte Lavendelöl starke antimikrobielle Wirkungen und konnte die Geschwüre verkleinern, die Heilung fördern und Entzündungen beruhigen. In Lehrbüchern zur Aromatherapie wird gern die wundersame Geschichte des französischen Chemikers René-Maurice Gattefossé erzählt. Er machte die heilende Wirkung von Lavendelöl bekannt, nachdem er es 1910 für seine eigenen schlimmen Verbrennungen nach einer Laborexplosion benutzt hatte. Seinen Worten zufolge konnte einmaliges Spülen mit Lavendelöl das Gasgangrän aufhalten, das sich sofort über seine Hände ausbreitete. Auch ich verwende essenzielles Lavendelöl bei kleineren Verbrennungen und staune immer wieder, wie schnell es den Schmerz eindämmt.

Schmerzlinderung

Lavendel wird seit Jahrhunderten insbesondere zur Linderung von Kopfschmerzen eingesetzt. Schon 1652 empfahl der Kräuterkundler Nicholas Culpeper, die Schläfen mit Lavendel einzureiben. Die moderne Forschung konnte nachweisen, dass das Inhalieren von essenziellem Lavendelöl bei Migräne hilft. In einer Studie an Migränepatienten gingen die Schmerzen bei 92 von 129 Migräneanfällen teilweise oder vollständig zurück, wenn die Probanden essenzielles Lavendelöl rochen.

Sogar nach einem Kaiserschnitt kann Lavendelduft die Schmerzen sicher und wirkungsvoll lindern. Und in einer Studie an 48 Kindern zwischen sechs und zwölf Jahren, denen die Rachenmandeln entfernt worden waren, brauchten Kinder, die an essenziellem Lavendelöl riechen durften, signifikant weniger Paracetamol als die Kinder in der Kontrollgruppe. Bei äußerlicher Anwendung lässt das essenzielle Öl Schmerzen und Juckreiz nach Insektenstichen zurückgehen. Eine Imkerfreundin von mir hat immer ein Fläschchen Lavendelöl bei sich, um es bei einem Stich sofort auftragen zu können. Ihren Worten zufolge lindert es rasch den Schmerz und verhindert übermäßiges Anschwellen.

Bei Frauen mit Periodenschmerzen helfen Massagen mit essenziellem Lavendelöl.

Lavendel anwenden

Achten Sie bitte darauf, dass Sie Lavendelöl von Echtem Lavendel (Lavandula angustifolia) verwenden. Lavandin dürfen Sie gern einsetzen, wenn es nur um die Parfümierung geht.

Empfohlene Mengen

Lavendel sollte in Speisen oder Tees nur in kleinen Mengen verwendet werden. Bei Überdosierung wird der Geschmack schnell unangenehm und bitter. Die therapeutische Menge für Lavendel ist:

— ALS TEE: 1 bis 3 g pro Tag
— ALS TINKTUR (getrocknete Blüten): 1:5, 70 % Alkohol, 1,5 bis 2 ml, 3- bis 4-mal täglich
— ALS ESSENZIELLES ÖL: inhalieren oder in einem Trägeröl zur äußerlichen Anwendung verdünnen

BITTE BEACHTEN Essenzielles Lavendelöl hat eine starke Wirkkraft. Man sollte bei innerlicher und äußerlicher Anwendung vorsichtig vorgehen. Viele Menschen tragen das Öl auch unverdünnt direkt auf der Haut auf, doch ich habe bei dieser Methode chemische Verbrennungen erlebt. Für empfindliche Haut bieten sich eine einprozentige Verdünnung in einem Trägeröl an.

Essenzielles Lavendelöl sollte nur auf Verordnung eines gut ausgebildeten Heilpflanzentherapeuten oder Arztes eingenommen werden. Schwangere sollten Lavendelöl nicht einnehmen.

Essen Sie keinen Lavendel aus dem Blumenladen oder aus der Gärtnerei. Die Pflanzen wurden möglicherweise mit Chemikalien besprüht, die nicht zum Verzehr zugelassen sind. Es gibt unbestätigte Berichte, dass Produkte mit Lavendelduft bei kleinen Jungen unerwünschte östrogenähnliche Wirkungen entfalten. Solche Einzelfälle werden näher hinterfragt. Gegenwärtig gilt Lavendel laut dem Sicherheitshandbuch Botanical Safety Handbook als absolut unbedenklich.

Lavendelbadesalz

Für Badesalz für ein Vollbad
— 250 ml Meersalz
— 500 ml Bittersalz (Magnesiumsulfat)
— 20 bis 30 Tropfen essenzielles Lavendelöl

◆ Alle Zutaten in einer großen Schüssel mischen. Sofort verwenden oder zum späteren Gebrauch luftdicht verschlossen aufbewahren.

◆ Anwendung: Die gesamte Menge in eine Wanne mit warmem Wasser geben und so lange baden, wie Sie möchten. Anschließend empfehle ich eine kurze Dusche, um das Salz abzuspülen.

HINTERGRUND Zur Entspannung und gegen Stress nehme ich am liebsten ein Lavendelbad. Diese Mischung tut bei Muskelschmerzen besonders gut. Für eine therapeutische Wirkung gebe ich reichlich Salz in das Bad, da ich festgestellt habe, dass die geringeren Mengen Salz, die in anderen Rezepten mitunter angegeben werden, wenig helfen. Damit es nicht zu teuer wird, sollten Sie die Salze in größeren Gebinden bestellen.

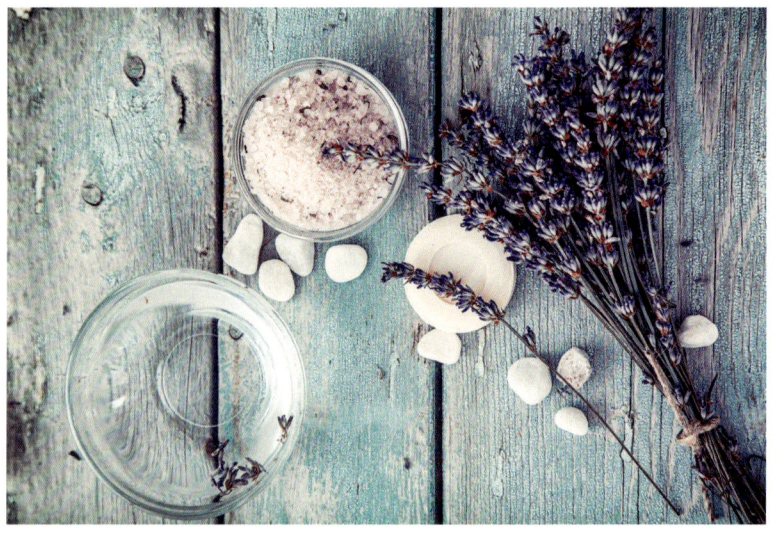

Lavendelmaske

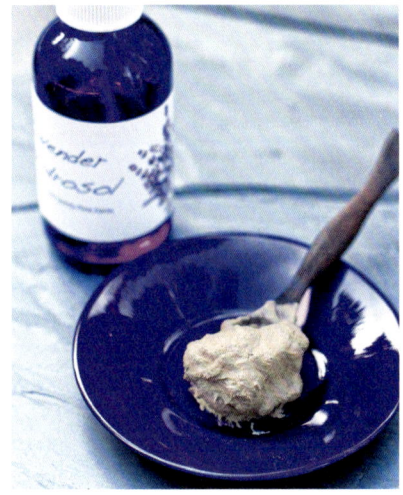

Für 1 bis 2 Anwendungen

— 1 EL Lavendelblüten
— 2 EL kosmetische Tonerde
— Lavendelwasser

◆ Die Lavendelblüten pulverisieren und mit der Tonerde mischen. Langsam kleine Mengen Hydrolat hinzufügen. Umrühren und regelmäßig die Konsistenz prüfen. Das Endprodukt soll eine dicke Paste sein, die sich leicht verteilen lässt.

◆ Die Mischung nach der Reinigung auf Gesicht und Hals auftragen und antrocknen lassen. Je nach Menge kann das bis zu 15 Min. dauern.

◆ Die Maske mit warmem Wasser abspülen. Die Haut trocken tupfen und bei Bedarf Holunderblüten-Gesichtsserum (Seite 203) oder Grüntee-Rosen-Creme (Seite 219) auftragen.

HINTERGRUND Diese drei schlichten Zutaten erzeugen eine wohltuende Gesichtsmaske ohne chemische Zusätze. Sie können praktisch jede kosmetische Tonerde verwenden. Ich mag die französische grüne Tonerde, aber auch Kaolin oder Bentonit sind eine gute Wahl.

Blütenwässer (Hydrolate) fallen bei der Herstellung essenzieller Öle als Nebenprodukt an. Die Öle werden den Pflanzen durch Dampfdestillation entzogen, und das Wasser aus diesem Dampf wird zum Hydrolat, das spezielle Eigenschaften der Pflanze speichert. Hydrolate bekommt man im Fachhandel. Wenn Sie kein Lavendelwasser auftreiben können, können Sie stattdessen auch klares Wasser verwenden.

Lavendel-Orangen-Pudding

Für 5 Portionen
— 500 ml Vollmilch
— 1 EL getrocknete Lavendelblüten
— 4 Eier
— 100 g Honig
— ½ TL Salz
— 1 TL gemahlene Vanille
— 1 TL Orangenextrakt (Bio)

◆ Die Milch mit dem Lavendel in einen Topf füllen und auf kleiner bis mittlerer Stufe in etwa 10 Min. langsam aufkochen. Hitzezufuhr abschalten und den Lavendel noch 10 Min. einweichen lassen. Dann die Lavendelmilch durch ein feines Sieb gießen und 20 Min. abkühlen lassen.

◆ Während des Abkühlens den Backofen auf 175 °C vorheizen. Die Eier, den Honig, das Salz, das Vanillepulver und den Orangenextrakt in einer Schüssel gründlich verrühren. Die Eier dabei nicht aufschlagen; sie sollen nicht fluffig werden.

◆ Sobald die Milch abgekühlt ist, die Milch langsam und unter ständigem Rühren in die Eiermischung gießen.

◆ Den Pudding auf fünf ofenfeste Souffléschalen oder Keramikformen verteilen und diese in ein ausreichend tiefes Backblech setzen. Heißes Wasser in das Blech gießen, bis das Wasser etwa halb so hoch reicht wie der Rand der Formen.

◆ Das Blech in den Ofen setzen und 30 Min. backen. Der Pudding ist fertig, wenn er nur noch ganz leicht wackelt und die Oberfläche zu bräunen beginnt.

◆ Aus dem Ofen nehmen, vollständig abkühlen lassen und über Nacht in den Kühlschrank stellen. Kalt servieren.

HINTERGRUND Eine ebenso feine wie einfache Süßspeise, in der sich das entspannende Aroma von Lavendel mit dem frischen Zitrusgeschmack der Orangen paart. Das Dessert kann man wunderbar am Tag vor einer Einladung zubereiten. Wenn Sie keine gemahlene Vanille finden, können Sie auch 1 TL Vanilleextrakt verwenden.

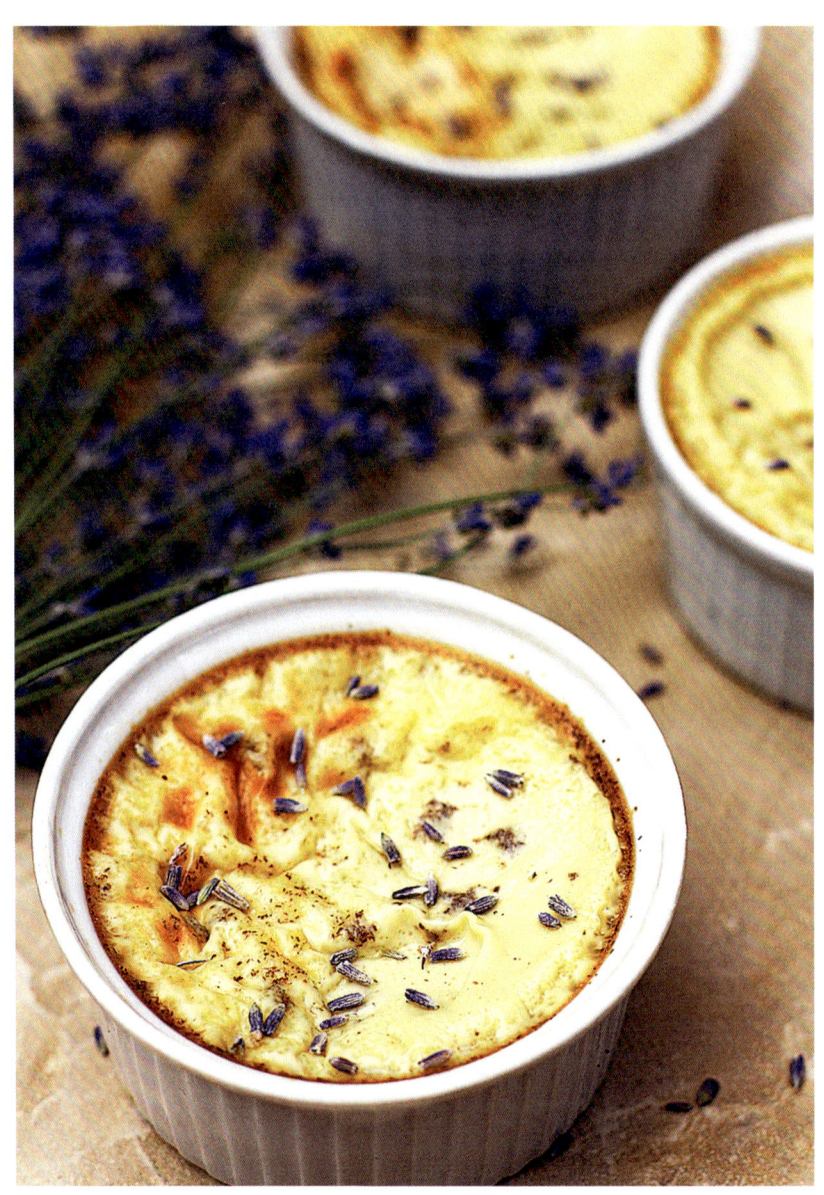

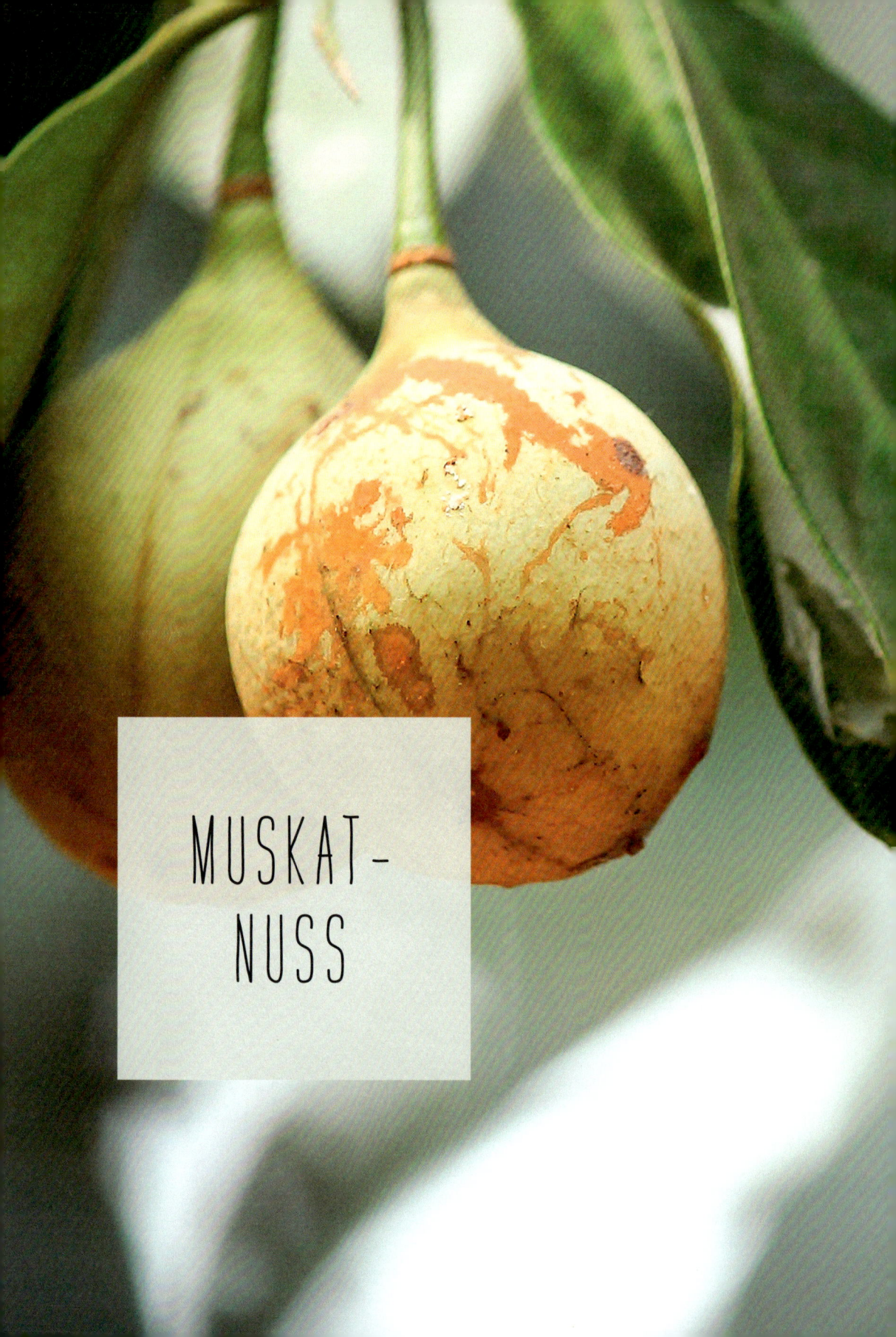

MUSKAT-NUSS

Myristica fragrans

Familie: Myristicaceae

Verwendete Teile: Samen, Samenmantel

Energetik: wärmend, trocknend

Geschmack: scharf

Eigenschaften: entspannend, aromatisch, krampflösend, Aphrodisiakum, verdauungsfördernd, antimikrobiell, brechreizhemmend, blutdrucksenkend

Verwendung: Schlafstörungen, Stress, verbreitete Verdauungsprobleme wie Blähungen und Durchfall

Zubereitung: frisch gemahlenes Pulver, essenzielles Öl

Auf einer Insel fern im Osten, die einstmals als Gewürzinsel bezeichnet wurde, frisst eine Taube eine dicke, cremefarbene Frucht mitsamt dem großen Samen darin. Dieser aromatische Samen bleibt unversehrt und wird irgendwo im tropischen Regenwald wieder ausgeschieden.

In der nährstoffreichen, vulkanischen Erde keimt der Samen und wächst zum Baum heran. Wenn es ein weiblicher Samen war, trägt er nach neun bis zwölf Jahren die ersten Früchte. Nach 20 Jahren ist der Muskatnussbaum erwachsen und liefert rund 2000 Früchte pro Jahr. Er wird ungefähr 30 Meter hoch und erreicht ein Alter von rund 75 Jahren.

In der Kräuterheilkunde ist die Muskatnuss wie auch der rote Samenmantel, der den Samen netzartig überzieht, ebenso gefragt wie in der Kochkunst. In diesem Kapitel geht es vor allem um den Samen.

Eine Muskatnuss ist ein ganz spezieller Schatz. Das süßliche Gewürz passt besonders zu Kürbisgerichten, aber auch zu Lauch oder Rosenkohl und natürlich zur Weihnachtsbäckerei. Der Muskatnussbaum und seine Frucht haben aber auch heilende Wirkungen.

Muskatnuss hat eine lange, wenn auch mitunter bedrückende Geschichte. Die Früchte, der Samen und der Samenmantel waren als Nahrung und Medizin lange hoch begehrt. Ursprünglich stammt die Muskatnuss von den Banda-Inseln im Norden von Australien. Dort haben die Banda die Früchte seit Jahrtausenden geerntet und ihr Fleisch, die Samen und den Samenmantel selbst genutzt oder damit mit den umliegenden Inseln gehandelt.

Man verliebt sich schnell in dieses süße, aromatische Gewürz, und als die Muskatnuss über den Gewürzhandel Europa erreichte, waren die Europäer ganz wild darauf. Dabei ging es nicht nur um den Geschmack, sondern sie galt auch als Mittel gegen die Pest, und man kannte ihre halluzinogene Wirkung.

Nachdem der Handel auf dem Landweg 1453 in Europa zusammenbrach, setzte das Rennen um die Schifffahrtsrouten ein. Die Entdecker wagten sogar die Fahrt über das offene Meer, um den Seeweg zu den ostindischen Inseln zu finden, wo die kostbaren Gewürze wuchsen. Um eine Vorstellung davon zu bekommen, wie einträglich der Handel war: Angeblich konnte ein kleiner Beutel Muskatnüsse, der nach Europa gelangte, einem Seemann einen ruhigen Lebensabend sichern.

»Wenn der Mensch Muskatnuss isst, öffnet sie sein Herz, reinigt seine Sinne und bringt ihm eine gute Stimmung.«

Medizinische Eigenschaften und Energetik von Muskatnuss

Muskatnuss wird in erster Linie zum Würzen verwendet. Im Handel wird das Gewürz tonnenweise und im Wert von Millionen umgeschlagen. Ein Großteil der Muskatnüsse wird gemahlen und insbesondere als Backzutat verkauft. Muskatnuss gilt aber auch als wirksame Medizin zur Behandlung von Angst, Schlaflosigkeit, Verdauungsproblemen, Erkältungen, Grippe und anderen Beschwerden.

Schlafstörungen
Warme Milch mit Muskat ist ein beliebtes Hausmittel bei Einschlafstörungen.
Die Anwendung bei ausgeprägten Schlafstörungen ist jedoch nicht so einfach. Die Dosierung kann individuell sehr unterschiedlich sein. Die Wirkung setzt erst nach vier bis sechs Stunden ein, hält dann aber zuverlässig für acht

Stunden an. Für Behandlungen mit Muskatnuss sollte man stets einen erfahrenen Heilpflanzenberater hinzuziehen.

Verdauungsbeschwerden
Muskatnuss ist ein wärmendes, aromatisches Gewürz, das viele lästige Symptome einer gestörten Verdauung positiv beeinflussen kann, zum Beispiel Blähungen. Muskat kann auch Durchfall lindern und wird gern bei Kindern eingesetzt.
Aromatische Gewürze eignen sich hervorragend, um Verdauungsbeschwerden vorzubeugen. Im Rahmen eines Gewürztees kann Muskatnuss zusammen mit anderen Gewürzen wie Ingwer, Zimt und Nelken Verdauungsbeschwerden lindern. Vasant Lad, der Mitautor von The Yoga of Herbs, sagt hierzu: »Muskatnuss ist besonders im Dünndarm eines der besten Gewürze für eine verbesserte Resorption.«

Bluthochdruck
Muskatnuss hat eine hypotensive, also blutdrucksenkende Wirkung. Ich kenne allerdings

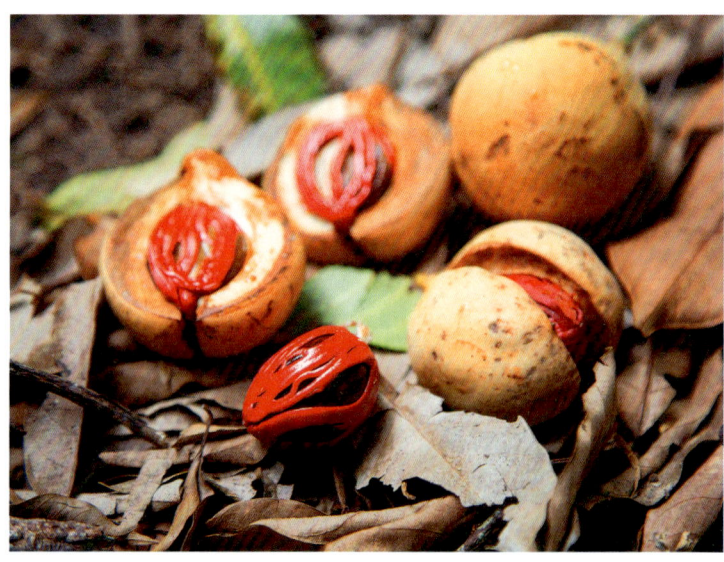

keine modernen Heilkräuterberater, die Muskat zu diesem Zweck einsetzen. Behalten Sie diese Information einfach im Hinterkopf, ehe Sie bei Menschen mit niedrigem Blutdruck größere Mengen Muskat verwenden.

Aphrodisiakum

In kleinen Mengen wird Muskatnuss gern aphrodisiakischen Kräutermischungen beigefügt. Ein Aphrodisiakum wirkt nicht etwa wie in einem Kitschfilm so, dass man sich danach in den ersten Menschen verliebt, den man sieht. Es kann einen romantischen Abend jedoch durchaus beeinflussen. Wer vor lauter Stress kaum noch abschalten kann, dürfte ein entspannendes Nerventonikum als Aphrodisiakum zu schätzen wissen, weil es die Anspannung senkt. Menschen, die aufgrund von chronischem Schlafmangel ständig müde sind, finden dank adaptogener Kräuter vielleicht die nötige Ruhe und haben nach dieser Atempause dann auch im Schlafzimmer wieder mehr Energie. Muskatnuss ist also keineswegs das geheime Zauberkraut im Liebestrank.

Wie Hildegard von Bingen im 12. Jahrhundert in ihrem Buch Physica schrieb, kann Muskatnuss dazu beitragen, die Bitterkeit aus dem Herzen zu vertreiben, und uns umgänglicher und fröhlicher stimmen. »Nimm Muskatnuss und ebensoviel Zimt und etwas Nelken, zerstoße das und mache mit diesem Pulver und mit Semmelmehl und etwas Wasser Küchlein und iss diese häufig«, rät sie. »Es beruhigt jede Bitterkeit deines Herzens und Gemüts, öffnet dein Herz und deine abgestumpften Sinne und macht deinen Verstand froh.«

Muskatnuss anwenden

Muskatnuss finden Sie in jedem Gewürzregal, doch das schmackhafte Gewürz ist nicht immer medizinisch wirksam. Für optimale Qualität kaufen Sie am besten eine ganze Muskatnuss und reiben diese nach Bedarf. Dazu eignet sich eine Käsereibe oder eine spezielle Muskatnussreibe.

Gut gelagert ist eine ganze Muskatnuss Jahre lang haltbar. Nach dem Reiben verliert das Pulver jedoch schnell seine Wirkkraft und sollte sofort oder spätestens innerhalb einer Woche verbraucht werden.

Empfohlene Mengen

Schon als einfaches Gewürz kann Muskat die Verdauung verbessern und die Entspannung fördern. Therapeutische Mengen bewegen sich im Bereich von einem bis fünf Gramm des frisch geriebenen Samens.

BITTE BEACHTEN

In größeren Mengen kann Muskat unerwünschte Wirkungen entfalten: Nach 10 bis 20 Gramm fühlt man sich benommen oder benebelt, nach 30 Gramm kommt es zu unangenehmen Symptomen wie Erbrechen, Kopfschmerzen und Halluzinationen. Der letzte gemeldete Todesfall durch Muskatnussvergiftung ereignete sich laut dem Botanical Safety Handbook im Jahr 1908.

Medizinische Mengen Muskatnuss sollten in der Schwangerschaft oder Stillzeit nicht eingesetzt werden. Normale Mengen zum Würzen sind jedoch kein Problem.

Eggnog

Für 85 ml (3 Portionen)
— 3 Bioeier
— 4 EL Rohhonig (regionale Herkunft)
— 2 EL Vanilleextrakt
— 1 EL Muskat, frisch gerieben
— ¼ TL Zimt, gemahlen
— ¼ TL Ingwer, gemahlen
— ⅛ TL Nelken, gemahlen
— 250 ml Schlagsahne
— 250 ml Vollmilch
— 125 ml dunkler Rum (wahlweise)

◆ Die Eier in einer Schüssel in etwa 2 Min. sehr schaumig aufschlagen.

◆ Den Honig vollständig unterschlagen. Weiterrühren und dabei auch die Gewürze unterziehen.

◆ In kleinen Portionen erst die Schlagsahne, dann die Milch unterschlagen.

◆ Zum Schluss auf Wunsch den Rum hinzufügen. Den Eggnog in ein ausreichend großes Schraubglas (1 l Inhalt) umfüllen.

◆ Den Punsch 1–2 Std. kalt stellen. Vor dem Genuss umrühren und die Portion mit etwas Muskat bestreuen.

HINTERGRUND Auf Eggnog, die amerikanische Eierpunschversion, freue ich mich an den winterlichen Festtagen jedes Jahr. Unser Hausrezept enthält mehr Gewürze und weniger Zucker als Fertigprodukte. Mein Mann und ich nehmen dafür frische Eier von den Hühnern unserer Nachbarn sowie Rohmilch und Sahne aus Biomilch. Wir selbst hatten damit nie Probleme, doch in der Schwangerschaft oder bei Immunschwäche sollte man wegen der Salmonellengefahr auf rohe Eier verzichten. Achten Sie auch sonst beim Eierkauf auf Herkunft und Frische.

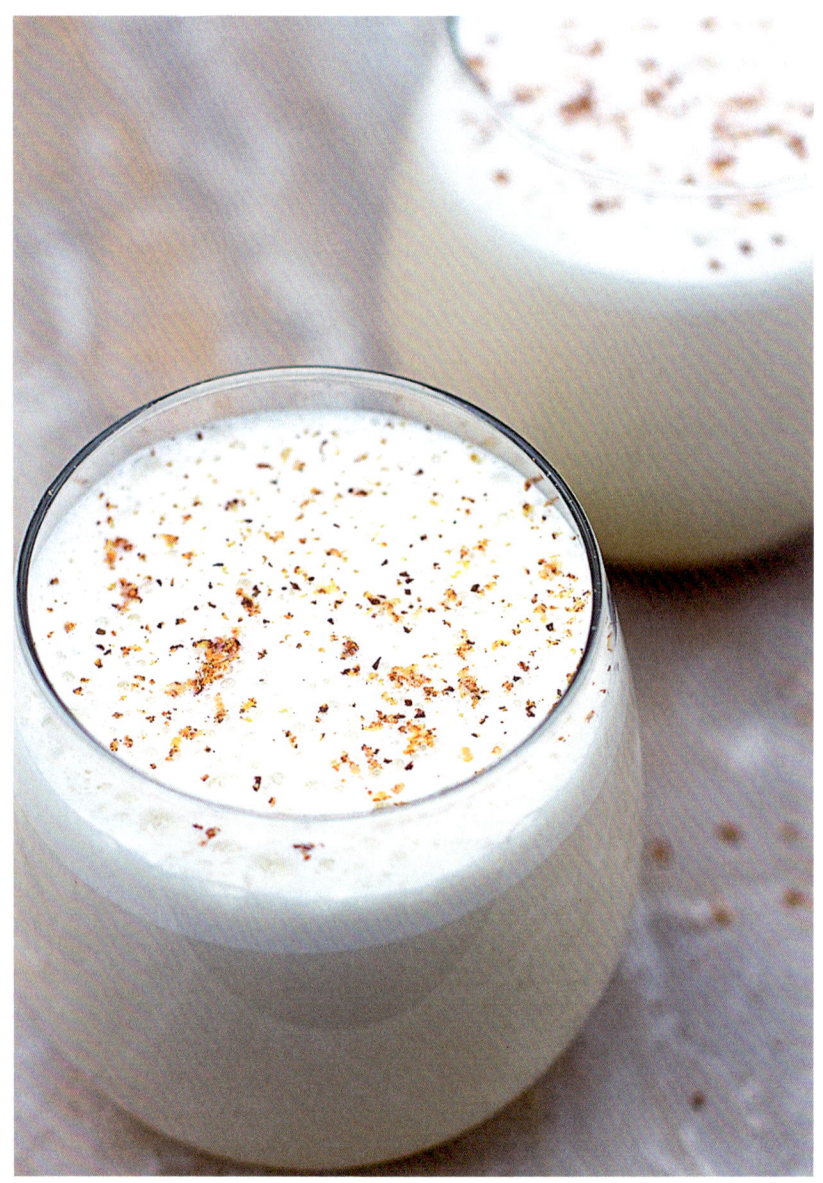

Möhrengewürzkuchen

FÜR DEN KUCHEN:
— 8 EL Kokosmehl, gesiebt
— 1 EL Zimt, gemahlen
— 1 TL Muskat, frisch gerieben
— 1 TL Ingwer, gemahlen
— ½ TL Nelken, gemahlen
— ½ TL Backnatron
— ½ TL Salz
— 5 Eier
— 1 EL Vanilleextrakt
— 125 ml Ahornsirup
— 125 ml Bio-Kokosöl, zerlassen
— 3 rohe Möhren, gerieben (auf Wunsch auch geschält)
— 100 g Rosinen

FÜR DIE BUTTERCREME:
— 250 g milder Frischkäse
— 120 g weiche Butter
— 4 EL Ahornsirup
— 1 EL Vanilleextrakt
— 1 EL frischer Ingwer, gerieben
— 130 g Walnüsse, gehackt, zum Garnieren

◆ Für den Kuchen: Den Backofen auf 165 °C vorheizen. Das Kokosmehl in einer kleinen Schüssel mit Zimt, Muskatnuss, Ingwer, Nelken, Backnatron und Salz mischen.

◆ In einer großen Rührschüssel die Eier mit der Vanille, dem Ahornsirup und dem zerlassenen Kokosöl aufschlagen.

◆ Die trockenen Zutaten zu den feuchten geben und gut unterrühren. Die Möhrenraspel und die Rosinen unterziehen.

◆ Eine quadratische Kuchenform von 22,5 × 22,5 Zentimeter mit Kokosöl auspinseln. Den Teig in die Form gießen und 30 Min. backen. Machen Sie die Stäbchenprobe: Wenn ein Zahnstocher sauber herauskommt, ist der Kuchen fertig.

◆ Den Kuchen aus dem Ofen nehmen und abkühlen lassen, während Sie die Buttercreme vorbereiten.

◆ Für die Buttercreme: den Frischkäse mit der Butter verrühren. Den Ahornsirup und den Vanilleextrakt unterrühren. Zuletzt den frischen Ingwer hinzufügen.

◆ Nach dem Abkühlen überziehen Sie den Kuchen mit der Buttercreme. Mit Walnüssen bestreuen und servieren.

HINTERGRUND Ich bin ein großer Fan von Möhrenkuchen, doch die meisten Rezepte sind sehr zuckerlastig und geschmacklich eher fade. In diesem nährstoffreichen Kuchen mit Kokosmehl stecken massenweise Gewürze, und alle Gäste meiner Geburtstagsfeiern kennen ihn. Backen Sie den Kuchen schon am Vortag; so schmeckt er anderntags am besten.

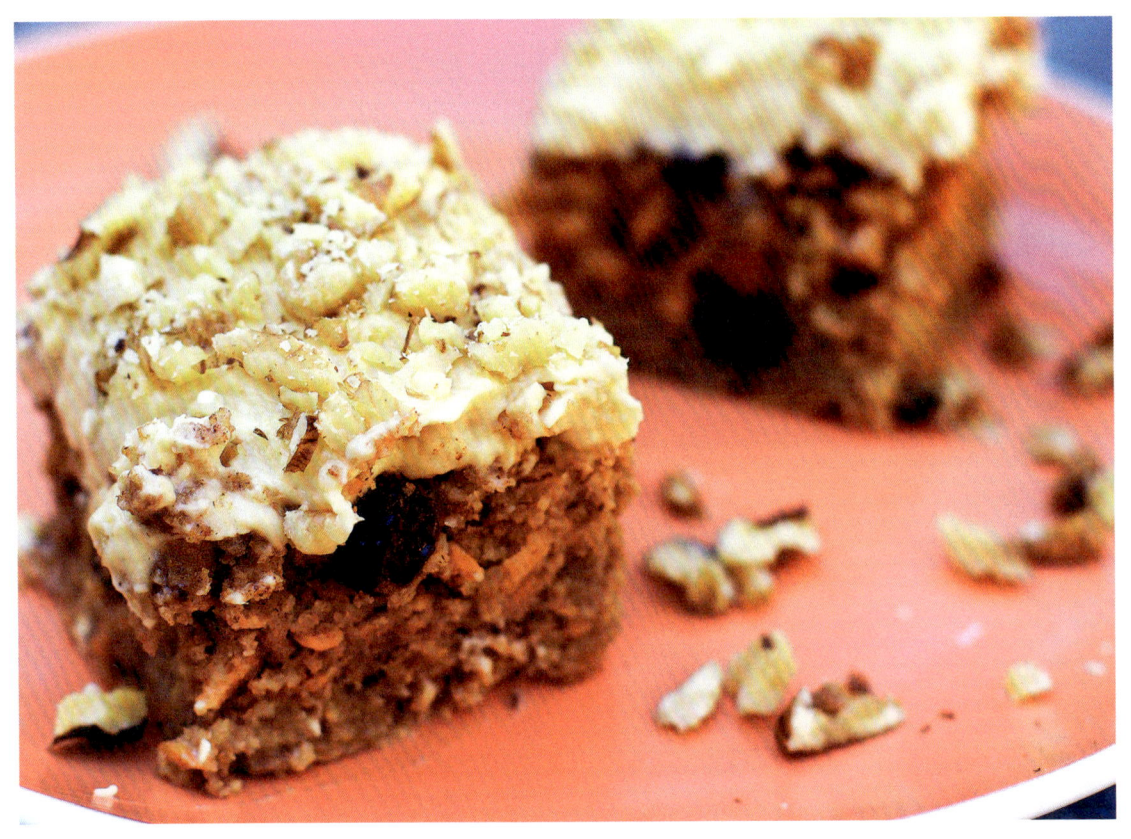

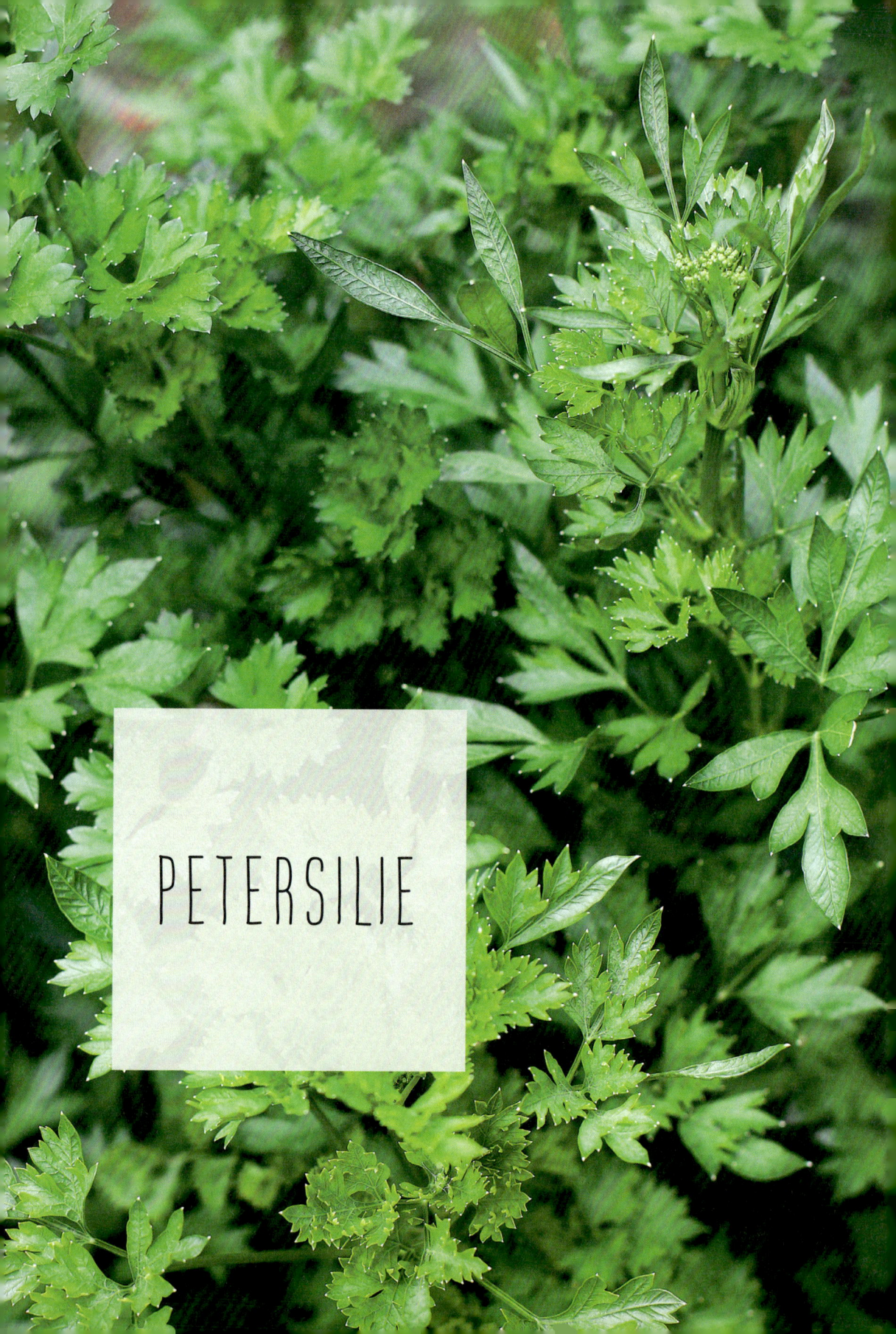

PETERSILIE

Petroselium crispum

Familie: Apiaceae (Synonym: Umbelliferae)

Verwendete Teile: Wurzel, Samen, Blätter

Energetik: wärmend, trocknend

Geschmack: süß (Wurzel), scharf (Blätter)

Eigenschaften: aromatisch, entwässernd, verdauungsfördernd, antioxidativ, menstruationsfördernd (besonders die Samen), milchbildend

Verwendung: Harnwegsinfekte, Ödeme, Nierensteine, Blasenentzündung, verzögerte Menstruation, Amenorrhoe, Verdauungsbeschwerden, krebsvorbeugend, Herzkrankheit

Zubereitung: Tee, Sud, Küchenkraut, essenzielles Öl, Auflage aus frischen Blättern

Viele Menschen sind leider derart auf exotische Kräuter und Gewürze aus fernen Ländern versessen, dass unsere üblichen Küchenkräuter selten den verdienten Respekt erfahren. Ein Bespiel dafür ist Petersilie, die häufig nur als Garnitur betrachtet wird, um das Essen appetitlicher zu gestalten. Kaum jemand kennt die Macht dieser feinen Blättchen. Bei häufigem Genuss kann Petersilie den Atem erfrischen, die Verdauung verbessern und oxidativen Stress mindern.

Vermutlich stammt die Petersilie ursprünglich aus dem Mittelmeerraum. Mittlerweile ist sie allerdings so allgegenwärtig, dass der genaue Ursprungsort nur noch schwer zu ermitteln ist. Wie Möhren und Sellerie stammt sie aus der Familie Apiaceae (früher: Umbelliferae). Sie wächst auf der Nordhalbkugel als zweijähriges Kraut, das heißt, ihr Lebenszyklus verläuft über zwei Jahre. Im ersten Jahr treibt sie Blätter aus und entwickelt eine kräftige Wurzel. Im zweiten Jahr blüht sie, bildet Samen und stirbt ab.

»Petersilie ist viel zu schade, um damit schön angerichtete Gerichte oder Wurstplatten zu dekorieren und dann weggeworfen zu werden oder nach dem Essen für frischen Atem zu sorgen. Petersilie braucht sich vor keinem Kraut oder Blattgemüse zu verstecken – schon gar nicht, wenn es um zellschützende Antioxidanzien geht. Besonders von der Antioxidanziengruppe der Flavonoide hat sie jede Menge zu bieten. Diese Pflanzenstoffe spielen laut Forschungsergebnissen eine Rolle im Kampf gegen Herzkrankheiten und Krebs.«

Die alten Griechen und Römer benutzten Petersilie für Zeremonien und schrieben ihr einen Bezug zum Tod zu. Dieser Ruf hat sich erhalten, und noch im Mittelalter war Petersilie von viel Aberglaube umrankt. In der Küche des Nahen Ostens spielt Petersilie seit Langem eine große

Rolle. Heute wächst sie überall auf der Welt und hat in diverse Küchentraditionen Einzug gehalten, von Europa bis hin nach Nordamerika und Brasilien. Beim jüdischen Pessachfest liegt Petersilie häufig auf dem Sederteller.

Petersiliensorten

Sicher kennen Sie aus der Gemüseabteilung die üblichen Petersiliensorten, glatte und krause Petersilie.

Bei Kräutern kann man viel vom Aroma ableiten. Petersilie ist ein gutes Beispiel dafür. Lassen Sie sich also von Ihren Geschmacksknospen führen und probieren Sie beide Sorten. Schmecken sie identisch? Schmeckt der Stängel genauso wie die Blätter? (Hinweis: Tut er nicht! Worin besteht der Unterschied?)

Denken Sie bei der Ermittlung der verschiedenen Geschmacksrichtungen daran, dass ein intensiver, scharfer Geschmack für eine stärkere Wirkung auf die Verdauung und die Entwässerung steht.

Medizinische Eigenschaften und Energetik von Petersilie

Petersilie ist reich an Nährstoffen, insbesondere den Vitaminen K_1, C und Betakarotin. Wer optimal von Petersilie profitieren will, braucht jedoch mehr als einmal am Tag ein paar Blättchen. Nehmen Sie mit Salaten und Saucen also große Mengen frische Petersilie zu sich.

Diuretikum

Die Wirkung der Petersilie auf die Harnwege ist wohl am besten bekannt. Blätter und Wurzeln sind entwässernd und werden für diverse Erkrankungen eingesetzt, bei denen eine erhöhte Harnausscheidung erwünscht ist, darunter Harnwegsinfekte, Harnsteine, Blasenentzün-

dung und Ödeme. Die Wurzeln haben eine stärker entwässernde Wirkung als die Blätter und werden meist zu einem starken Sud oder Tee verarbeitet.

Verdauungsbeschwerden

Ein Grund für die Beliebtheit von Petersilie als Standardgewürz ist möglicherweise ihre verdauungs- und appetitfördernde Wirkung. Sie haben Mundgeruch? Probieren Sie frische Petersilie. Sie leiden an Verdauungsträgheit mit Blähungen und Verstopfung? Essen Sie Petersilie. Und bei Appetitlosigkeit kann ein wenig Petersilie vor dem Essen helfen.

Für ein gesundes Herz

Bei Erwachsenen mit ersten Anzeichen einer Verkalkung der Koronararterien können Vitamin-K_1-Gaben helfen. Eine Handvoll Petersilienblätter (etwa 30 Gramm) liefern 554 Prozent der empfohlenen Tageszufuhr an Vitamin K_1. Zu Petersilie wurden bisher keine klinischen Studien am Menschen durchgeführt, doch dank ihres hohen Gehalts an Vitamin K_1 dürfte sie sehr positiv wirken.

Außerdem ist Petersilie eine ausgezeichnete Folatquelle. Eine Ernährung mit viel Folsäure kann den Homocysteinspiegel niedrig halten. Ein hoher Homocysteinspiegel wird mit einem erhöhten Risiko für Herzinfarkt, Schlaganfall bei Menschen mit Arteriosklerose und diabetisch bedingter Herzkrankheit in Verbindung gebracht. Es zeigt sich zunehmend, dass viele chronische Erkrankungen, auch Herzkrankheit und Krebs, auf chronische Entzündungen im Körper zurückgehen. Lebensmittel wie Petersilie, die einen hohen Anteil an Antioxidanzien haben, mindern oxidativen Stress. Zudem kann Petersilie die Wirkung anderer Antioxidanzien erhöhen. Dr. Bharat Aggarwal bezeichnet Petersilie daher in seinem Buch Heilende Gewürze als »rechte Hand der Antioxidanzien«.

Die blutdrucksenkende Wirkung von Petersilie könnte auf ihren entwässernden Eigenschaften beruhen. Petersilienextrakt kann die Plättchenaggregation hemmen und damit möglicherweise das Risiko für Blutgerinnsel und Herzgefäßerkrankungen senken.

Petersilie anwenden

Petersilie sollte möglichst frisch verbraucht werden – direkt aus dem Garten oder frisch aus dem Laden. Achten Sie beim Kauf auf knackig frische Sträuße ohne welke oder gelbe Blätter. Wenn Sie die Petersilie nicht gleich verbrauchen, sollten Sie die Stängel um die Hälfte kürzen und bis zur Verwendung in ein Glas mit Wasser stellen.

Wir essen zu Hause bewusst möglichst oft Petersilie. In den heißen Sommermonaten bereiten wir Salate zu, die mindestens zur Hälfte aus Petersilienblättern bestehen. Wir essen auch regelmäßig Petersilienpesto und wir bestreuen alle Mahlzeiten großzügig mit Petersilie (eher eine kleine Handvoll als einen Zweig).

Empfohlene Mengen

Bei Petersilie gibt es keine Mengenempfehlungen. Wenn Sie nicht gerade schwanger sind, stillen oder Blutverdünner einnehmen, empfehle ich große Mengen wie in Salaten oder Pesto.

BITTE BEACHTEN Während Schwangerschaft und Stillzeit sollten die Blätter, die Wurzeln, die Samen und das essenzielle Öl von Petersilie nicht in großen Mengen verzehrt werden. (Also kein Petersilienpesto oder Salate mit großen Anteilen Petersilie.)

In Einzelfällen kann Petersilie die Photosensitivität der Haut erhöhen; dann kann eine »Sonnenallergie« auftreten.

Petersilie ist leicht blutverdünnend. Wer blutverdünnende Medikamente einnimmt, sollte Petersilie nicht in großer Menge essen.

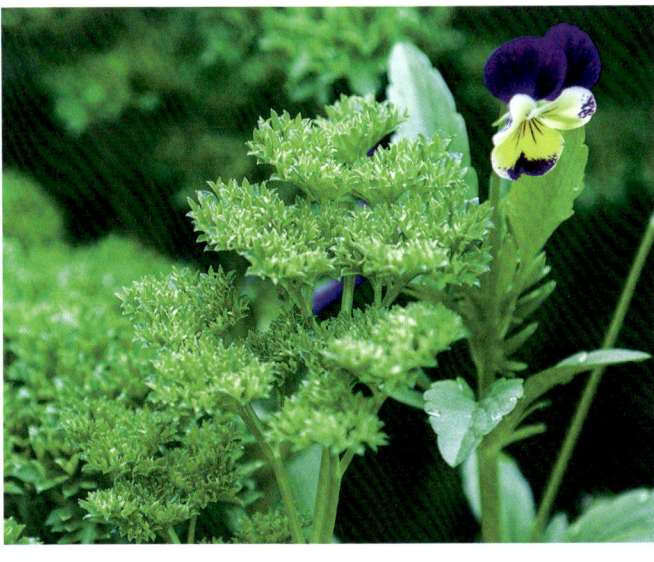

Petersilien-Koriander-Pesto

Für etwa 250 ml

— 4 Handvoll glatte Petersilie (nur die Blätter, etwa 60 g)
— 1 Handvoll Korianderblätter (etwa 15 g)
— 65 g Walnüsse, gehackt
— 115 g Parmesankäse, gerieben
— 2 große Knoblauchzehen, zerdrückt
— ½ TL Salz
— 1 TL Paprikapulver
— 125 ml Olivenöl, extra vergine
— 1 EL frischer Zitronensaft
— 1 TL Zitronenschale, frisch gerieben

◆ Alle Zutaten in eine Küchenmaschine mit Messereinsatz füllen und gleichmäßig zerkleinern. Im Kühlschrank lagern und innerhalb von wenigen Tagen verzehren.

HINTERGRUND Farbenfroh, frisch und köstlich. Mit diesem Pesto nehmen Sie ganz leicht mehr Grünzeug zu sich. Ich bestreiche damit Fleisch und Gemüse, aber es passt auch gut zu Spiegelei oder Rührei und eignet sich als Dip.

Petersilien-Vinaigrette

Für 80 ml

— 3 EL Olivenöl
— 1 EL Apfelessig (möglichst mit eingelegten Kräutern)
— 1 TL Senf (gekauft oder selbst gemacht, siehe Seite 164)
— 1 TL Miso
— 1 Knoblauchzehe, zerdrückt
— 2 TL getrocknete Petersilie
— 1 TL getrockneter Thymian

◆ Alle Zutaten in eine Schüssel geben und gründlich verrühren. Sofort verbrauchen oder bis zu drei Tage im Kühlschrank lagern.

HINTERGRUND Das ist unsere Lieblingssalatsauce. Wir mögen das spezielle Zusammenspiel der feurigen Noten von Senf, Knoblauch und den Kräutern. Besonders gut passt dieses Dressing zu Petersiliensalat, zum Lachs und zu Artischocken. Nehmen Sie dafür am besten einen Apfelessig mit Kräutern wie Feuercidre (Seite 56) oder Weißdornessig (Seite 228).

Petersilienkartoffeln

Für 4 bis 6 Portionen
— 1 kg Kartoffeln, in Scheiben
— 70 g Gänseschmalz (oder Butter), zerlassen
— Salz und Pfeffer zum Abschmecken
— 1 kg frische Shiitake-Pilze, fein gehackt
— 4 Knoblauchzehen, gehackt
— 1 kleines Bund Petersilie, gehackt

◆ Den Backofen auf 200 °C vorheizen.
◆ Die Kartoffelscheiben mit dem zerlassenen Gänseschmalz in ein großes Backblech geben. Mit Salz und Pfeffer würzen.
◆ Die Kartoffeln 30 Min. im Ofen backen, dabei nach der Hälfte der Zeit wenden.
◆ Sobald die Kartoffeln gar sind, die Shiitake-Pilze und den Knoblauch hinzufügen und weitere 5 Min. mitgaren.
◆ Das Blech aus dem Ofen nehmen und die Petersilie unterheben. Sofort servieren.

HINTERGRUND Das Ursprungsrezept für dieses Gericht stammt aus Zentralfrankreich und heißt dort Pommes de Terre Sarladaises. Als wir in dieser Gegend unterwegs waren, gab es zu fast jeder Mahlzeit eine Variante dieser Kartoffeln. Kein Problem, denn sie waren unglaublich gut! Wer könnte reichlich Kartoffeln und Fett mit Knoblauch und Petersilie widerstehen?

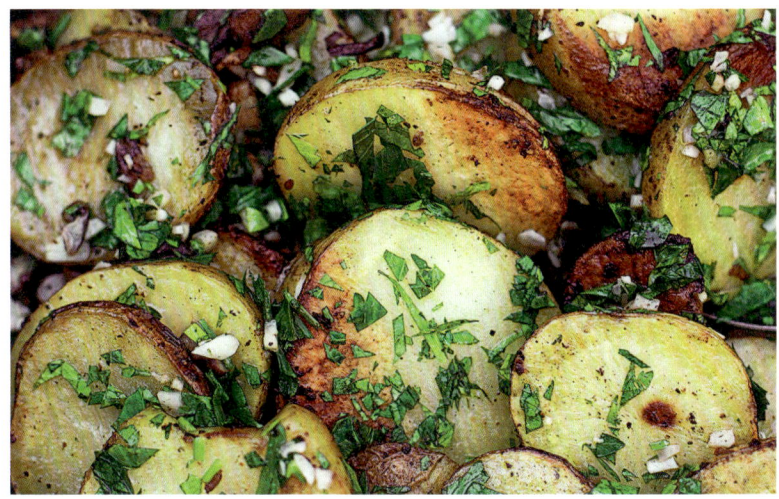

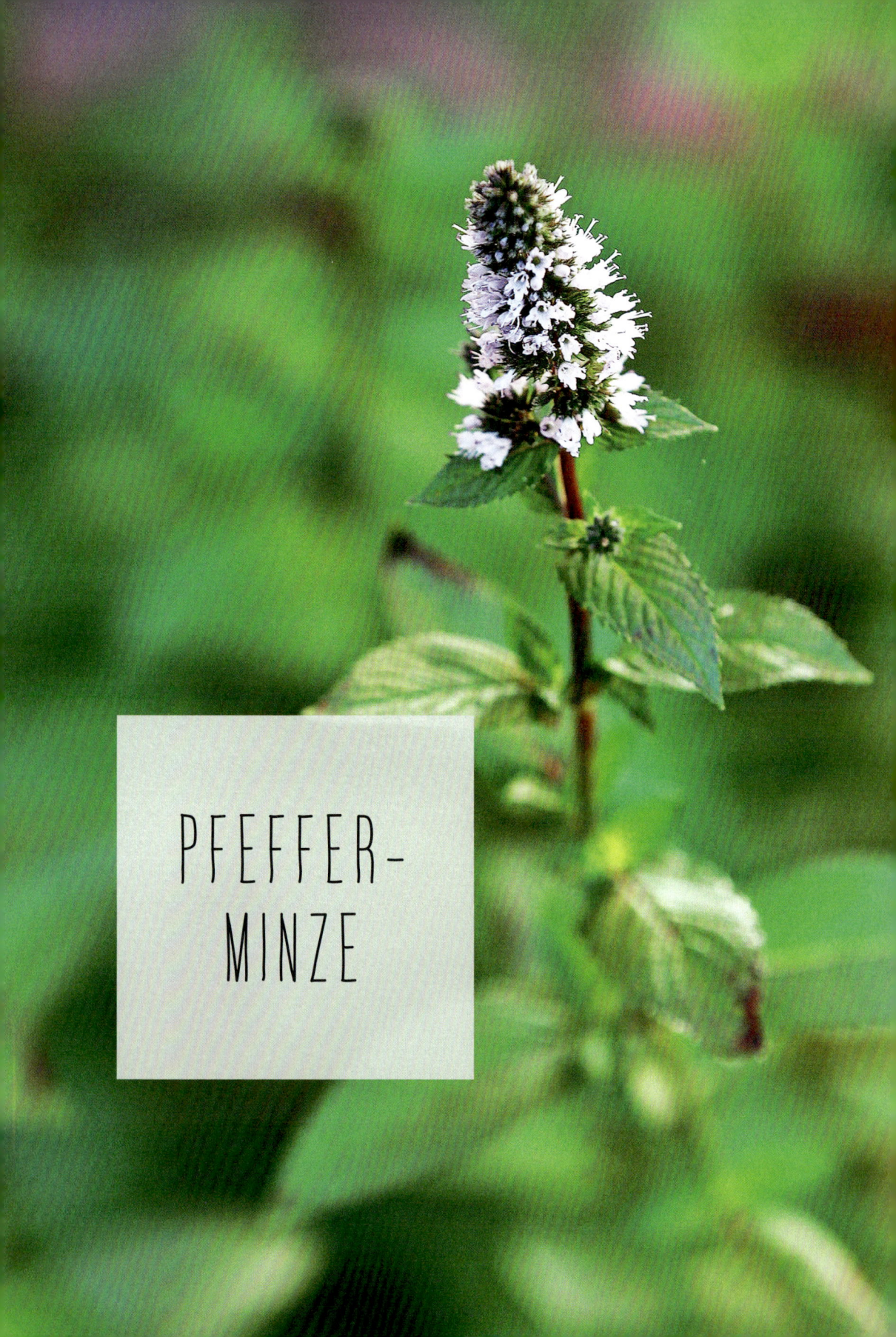

PFEFFER-
MINZE

Mentha x piperita

Familie: Lamiaceae

Verwendete Teile: oberirdische Teile (vor allem die Blätter und Blüten)

Energetik: unterschiedlich: wärmend bis kühlend, trocknend

Geschmack: scharf

Eigenschaften: aromatisch, karminativ, verdauungsfördernd, schmerzlindernd, stimulierendes Nerventonikum, krampflösend, fördert das Schwitzen, antiemetisch, wirkt gegen Brechreiz

Verwendung: verdorbener Magen, Schluckauf, Mundgeruch, Erkältung, Grippe, Fieber, Nebenhöhlenentzündung, Blähungen, Übelkeit, Krämpfe, Kopfschmerzen, äußerlich zur Linderung von Juckreiz und Hautentzündungen

Zubereitung: Tee, Tinktur, Waschung, essenzielles Öl, Küchenkraut

Pfefferminze ist beliebt! Wenn nur ein einziger Kräutertee im Haus ist, ist das zumeist Pfefferminztee. Auch Pfefferminzbonbons, Pfefferminzkaugummi oder Pfefferminzlikör sind sehr gefragt, und frei verkäufliche Arzneimittel haben mitunter Pfefferminzgeschmack.

Wann haben Sie sich den letzten kräftigen Pfefferminztee gegönnt? Falls es eine Weile her ist, sollten Sie mal wieder einen trinken. Heißer Pfefferminztee ist in Bezug auf die Pflanzenenergetik nämlich ein interessantes Experiment. Selbst beim Genuss von heißem Tee wandert sofort ein kühles Gefühl vom Mund über die Speiseröhre in den Magen. Trinken Sie

weiter. Sie müssen diese Empfindung bewusst wahrnehmen, um sie richtig einordnen zu können. Der kühlende Eindruck beruht auf dem hohen Mentholgehalt der Pflanze. Dieses ätherische Öl liegt in vielen Minzearten vor und ist Teil ihrer medizinischen Wirkung.

»Haben Sie sich je gefragt, warum man den letzten Gang einer Mahlzeit mit Minze abrundet? Minze regt die Verdauung an und hilft gegen Übelkeit. Sie wirkt dem Völlegefühl und möglicherweise auch Magenbeschwerden und Blähungen entgegen.«

Das x im botanischen Namen Menta x piperita verrät, dass diese Pflanze eine Hybridzüchtung aus Grüner Minze (Mentha spicata) und Wasserminze (Mentha aquatica) ist. Im Laufe der Jahre hat die Menschheit viele verschiedene Minzegewächse verwendet. Pfefferminze wurde erst Ende des 17. Jahrhunderts in England als eigene Spezies eingeordnet und 1721 in das Arzneibuch Englands Pharmacopeia aufgenommen.

Medizinische Eigenschaften und Energetik von Pfefferminze

Frische Pfefferminze finden Sie bei den frischen Kräutern in der Gemüseabteilung oder im Kühlregal. Die würzige und doch kühlende Pflanze schmeckt nicht nur gut, sondern unterstützt auch die Verdauung und die Laune und hilft bei Fieber. Auch bei Reizdarmbeschwerden oder Nervenschmerzen kann Pfefferminze ein Segen sein.

Verdauungsbeschwerden

Pfefferminztee kann viele verbreitete Verdauungsprobleme lindern und erfrischt obendrein den Atem. Ob Bauchschmerzen, ein nervöser Magen, Durchfall oder Blähungen, eine Tasse Pfefferminztee ist stets einen Versuch wert. Probieren Sie dieses Hausmittel auch beim nächsten hartnäckigen Schluckauf.

Pfefferminze hilft aber nicht nur bei ganz alltäglichen Bauchschmerzen. Klinisch hat sie sich auch für Patienten mit starken Verdauungsbeschwerden wie einem Reizdarmsyndrom bewährt. Bei derartigen Problemen helfen magensaftresistente Kapseln mit essenziellem Pfefferminzöl am besten.

Solche Kapseln können den Magen dank einer speziellen Beschichtung unverdaut passieren und lösen sich daher erst im Darm auf, wo ihre Wirkung am meisten benötigt wird. Pfefferminzöl kann das Reizdarmsyndrom zwar nicht heilen, dessen unangenehme Symptome wie Blähungen und Bauchschmerzen jedoch erheblich lindern.

Magensaftresistente Kapseln mit Pfefferminzöl dürfen sogar bei Kindern mit Reizdarmsymptomatik eingesetzt werden. Eine Studie kam zu folgendem Ergebnis: »In einer kontrollierten, randomisierten Doppelblindstudie erhielten 42 Kinder mit Reizdarmsyndrom entweder pH-abhängige, magensaftresistente Pfefferminzölkapseln oder ein Placebo. Nach zwei Wochen waren die Schmerzen im Zusammenhang mit dem Reizdarmsyndrom bei 75 Prozent der Kinder, die Pfefferminzöl bekamen, zurückgegangen. Pfefferminzöl kann während der symptomatischen Phase des Reizdarmsyndroms als therapeutisches Mittel eingesetzt werden.«

Stimmungsaufheller und Wachmacher

Schon das Einatmen von Pfefferminzduft ist wohltuend. Eine Studie belegt, dass der Duft von essenziellem Pfefferminzöl zu Merkfähigkeit und Aufmerksamkeit beiträgt. Eine andere Studie konnte zeigen, dass das Riechen von essenziellem Pfefferminzöl mentale Erschöpfung und mäßige Burnoutsymptome lindern kann. Rosemary Gladstar schreibt in ihrem Buch Heilkräuter in meinem Garten: »Pfefferminze wird gern als ‚grüner Energieschub' bezeichnet. Sie schenkt frische, neue Energie, ohne unsere inneren Batterien anzugreifen.« Und sie lässt sich nicht nur innerlich anwenden. Früher wischte man den Esstisch mit Pfefferminztee ab, um den Appetit und die Stimmung der Speisenden zu heben.

Schmerzlinderung

Pfefferminze ist ein wunderbares Schmerzmittel. Pfefferminzumschläge helfen insbesondere bei Spannungskopfschmerz. Dazu wird ein Tuch in Pfefferminztee getaucht und auf bestimmte Bereiche aufgelegt. (Wenn Sie das einmal ausprobieren möchten, finden Sie in diesem Kapitel ein Rezept für Pfefferminzumschläge, (Seite 134.)

Pfefferminzöl kann sogar starke Nervenschmerzen lindern. Klinische Studien am Menschen stehen zwar noch aus, doch ich habe wiederholt erlebt, dass das Einreiben der Füße mit Pfefferminzöl gegen Schmerzen durch diabetische Neuropathie (Nervenschäden) geholfen hat. Auch eine Postherpes-Neuralgie lässt sich durch Pfefferminzöl lindern, zum Beispiel wenn nach einer Gürtelrose (Herpes zoster) Nervenschmerzen zurückbleiben.

Darüber hinaus kann Pfefferminze bei Juckreiz und Entzündungen durch Sonnenbrand, Giftefeu und Nesselsucht helfen. Spülen Sie die betroffenen Stellen mit Pfefferminztee oder geben Sie einen starken Aufguss ins Badewasser.

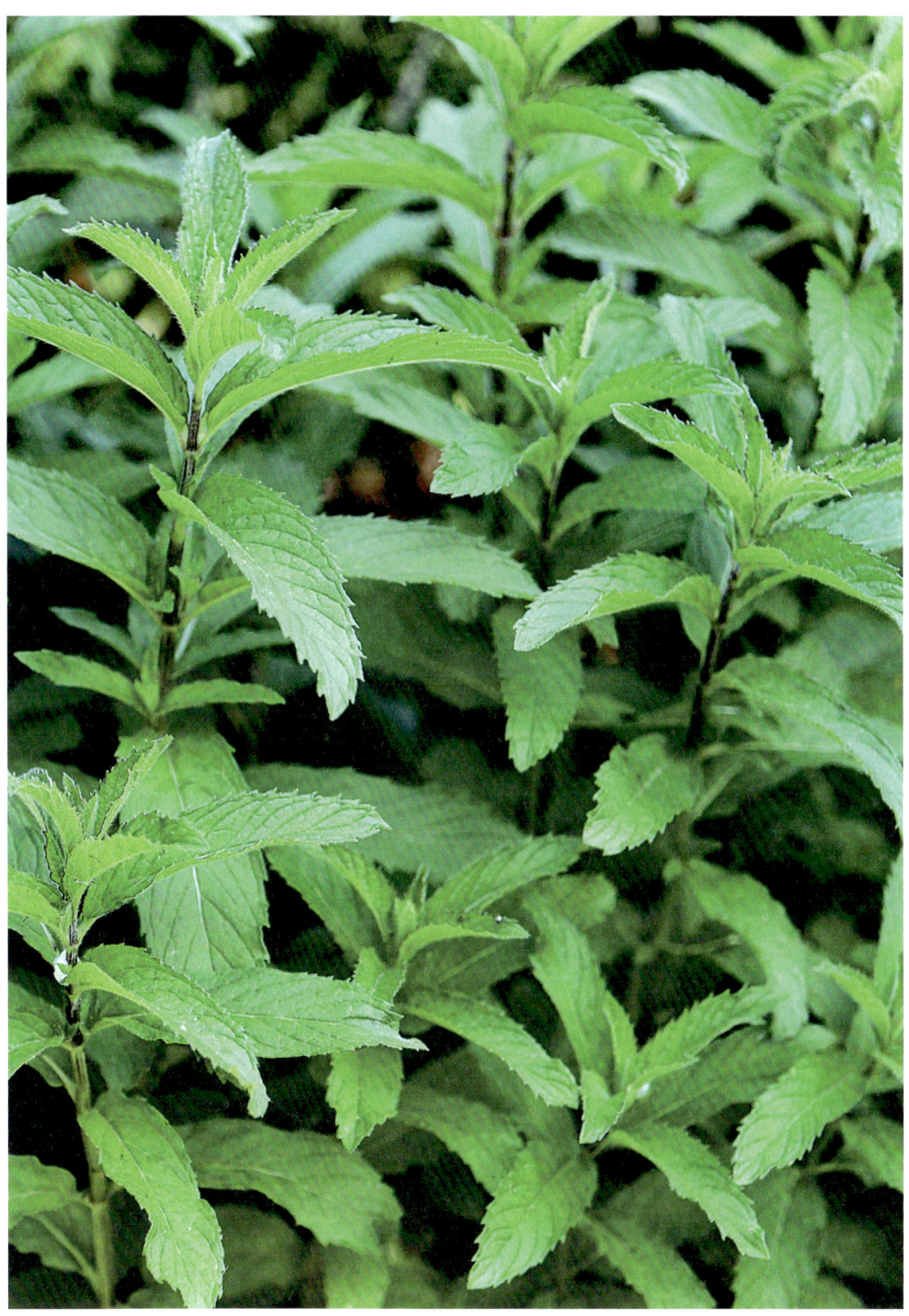

Erkältungen und Grippe

Pfefferminze wird in der traditionellen chinesischen Medizin wie auch in der europäischen Kräuterkunde seit Langem als Mittel gegen fieberhafte Infekte eingesetzt. Sie öffnet die Poren, lässt die Hitze entweichen und bietet sich daher an, wenn der Patient unruhig und heiß ist. Ein klassisches Rezept gegen Fieber ist Holunderblütentee (Seite 202), in dem eine Kombination aus Holunderblüten (Sambucus nigra, S. cerulae), Pfefferminze und Schafgarbe (Achillea millefolium) zur Anwendung kommt. Gegen eine Kongestion der Lunge haben essenzielles Pfefferminzöl oder ein Dampfbad mit Pfefferminze eine ähnliche Wirkung. Für ein Kräuterdampfbad geben Sie eine Handvoll frische oder getrocknete Pfefferminze in einen mittelgroßen Topf. Mit frisch abgekochtem Wasser übergießen und dann mit einem Handtuch über dem Kopf den heißen Dampf einatmen. Die Dampftemperatur sollte so heiß wie möglich sein, aber natürlich nicht das Gesicht verbrühen. Atmen Sie tief ein und halten Sie reichlich Taschentücher bereit.

Pfefferminze anwenden

Frische und getrocknete Pfefferminze sind gleichermaßen wertvoll. Wenn Sie das eine gegen das andere tauschen müssen, sollten Sie doppelt so viele frische wie getrocknete Kräuter verwenden.

Pfefferminze ergibt einen feinen Tee, den man allein des Geschmacks wegen oder für die Verdauung trinken kann. Übergießen Sie einen bis drei Teelöffel getrocknete Blätter mit einem Viertelliter frisch abgekochtem Wasser. Drei bis fünf Minuten ziehen lassen und die Tasse dabei abdecken, damit nicht so viele ätherische Öle verloren gehen.

Pfefferminzblätter kann man auch für einen Umschlag oder eine Auflage verwenden.

Das Einatmen von essenziellem Pfefferminzöl kann dazu beitragen, die Lunge von festsitzendem Schleim zu befreien. Dazu kann man das Öl äußerlich als Bestandteil einer Salbe auftragen oder einnehmen. (Achtung, essenzielle Öle können bei unsachgemäßer Einnahme die Gesundheit gefährden. Seien Sie bitte vorsichtig und ziehen Sie einen in der Phytotherapie erfahrenen Arzt oder Heilpraktiker zurate.) Schmerzende oder verkrampfte Muskeln können Sie mit Öl einreiben, in das Pfefferminzblätter eingelegt wurden.

Empfohlene Mengen

Therapeutische Mengen für Pfefferminze sehen folgendermaßen aus:

— ALS TEE: 1 bis 3 TL getrocknete Pfefferminze oder 2 bis 6 TL frische Blätter, 3- bis 5-mal täglich

— ALS TINKTUR: 1:5, 30 % Alkohol, 3 bis 6 ml, 2- bis 3-mal täglich

BITTE BEACHTEN Pfefferminze kann bei empfindlichen Personen Sodbrennen auslösen oder verschlimmern. Bei Problemen mit gastroösophagealem Reflux sollten Sie keine Pfefferminze zu sich nehmen.

Übermäßiger Pfefferminzgenuss kann bei stillenden Frauen die Milchbildung hemmen.

Pfefferminzraita

Für 750 ml

— 1 große ungeschälte Salatgurke, entkernt und gewürfelt
— 500 g Vollmilchjoghurt, ungesüßt
— 1 Handvoll frische Petersilie, gehackt
— 2 EL frischer Schnittlauch, gehackt
(oder das Grün von Frühlingszwiebeln)
— 1 Knoblauchzehe, zerdrückt
— 1 TL Kreuzkümmel, gemahlen
— ¼ TL Cayennepfeffer (wahlweise)
— Salz und Pfeffer
— Paprikapulver zum Garnieren

◆ Alle Zutaten bis auf die Paprika in eine
Schüssel geben und gut verrühren.
◆ Bis zum Verzehr kalt stellen und in drei
Tagen verbrauchen.
◆ Unmittelbar vor dem Servieren mit etwas
Paprikapulver bestreuen.

HINTERGRUND Diese einfache Joghurtsauce
erinnert an Tsatsiki und passt zu würzigen
Fleischgerichten oder herzhaften Suppen.
Ich bereite sie besonders im Sommer zu,
wenn der Garten jede Menge Gurken und
Pfefferminze hergibt. (Falls Sie keine frische
Pfefferminze haben, eignet sich auch Grüne
Minze.) Die Raita ist in wenigen Minuten
fertig und lässt sich auch gut für eine Einladung vorab vorbereiten. Eine Prise Cayennepfeffer verleiht ihr das gewisse Etwas.

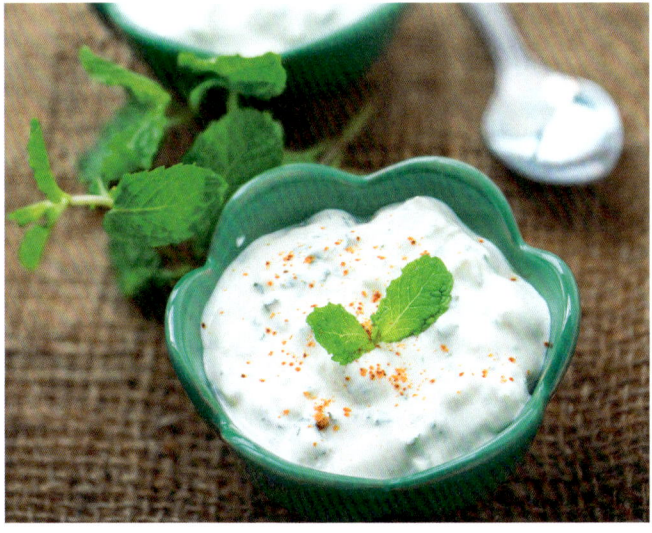

Pfefferminzumschlag gegen Kopfschmerzen

Für eine Anwendung
— 60 ml getrocknete Pfefferminzblätter (9 g)

◆ ¼ l Wasser aufkochen, dann vom Herd nehmen und die Pfefferminzblätter hineingeben. Gut umrühren und dann zugedeckt 10 Min. ziehen lassen.

◆ Die Blätter abgießen und in den leicht abgekühlten Tee ein Tuch legen. (Ich mag diese Umschläge möglichst warm – sie sollen einfach angenehm sein.) Das Tuch auswringen und auf die Stirn oder den Nacken legen. Wenn Ihnen Wärme guttut, können Sie eine Wärmflasche auf das Tuch legen.

◆ Das Tuch 20 Min. oder länger liegen lassen. Bei dieser Methode kommt es darauf an, dass Sie sich währenddessen hinlegen und mit geschlossenen Augen zur Ruhe kommen.

HINTERGRUND Ein Umschlag lässt Kräuter dort wirken, wo sie am meisten benötigt werden. Umschläge mit Pfefferminze auf der Stirn oder im Nacken können Kopfschmerzen lindern.

Pfefferminz-Hibiskus-Eistee

Für 2 Liter
— 20 g frische Pfefferminze, oder 60 ml getrocknete Pfefferminze (9 g)
— 1 gehäufter EL getrocknete Hibiskusblüten (5 g)
— 1 Zweig frischer Lavendel oder eine Prise getrocknete Lavendelblüten
— etwa 1 EL Honig

◆ 1,5 l Wasser zum Kochen bringen.

◆ Die Pfefferminze, die Hibiskusblüten und den Lavendel in einen Krug von mindestens 2 l Inhalt füllen. (Ein großer Krug erleichtert später das Umgießen)

◆ Das kochende Wasser über die Kräuter gießen und umrühren. Zugedeckt 10 bis 15 Min. ziehen lassen.

◆ Durch ein Sieb und einen Trichter in einen großen Glaskrug umfüllen, in dem viel Platz für das Eis bleibt. In den noch warmen Tee den Honig geben und gründlich verrühren, bis er sich ganz auflöst. Abkühlen lassen oder gleich in den Kühlschrank stellen.

◆ 10 bis 20 Min. vor dem Ausschenken den Krug bis obenhin mit Eiswürfeln füllen. Innerhalb von 24 Std. trinken.

HINTERGRUND Eines Sommers kletterten die Temperaturen bei uns regelmäßig über 38 Grad, und die Luftfeuchtigkeit sank unter 15 Prozent. Mein Mann und ich überlebten dank täglicher Ausflüge zu einem Bergsee, bei denen wir diesen Eistee mitnahmen. Die kühlenden Aromen der Pfefferminze mit dem etwas säuerlichen Hibiskus stillen ausgezeichnet den Durst.

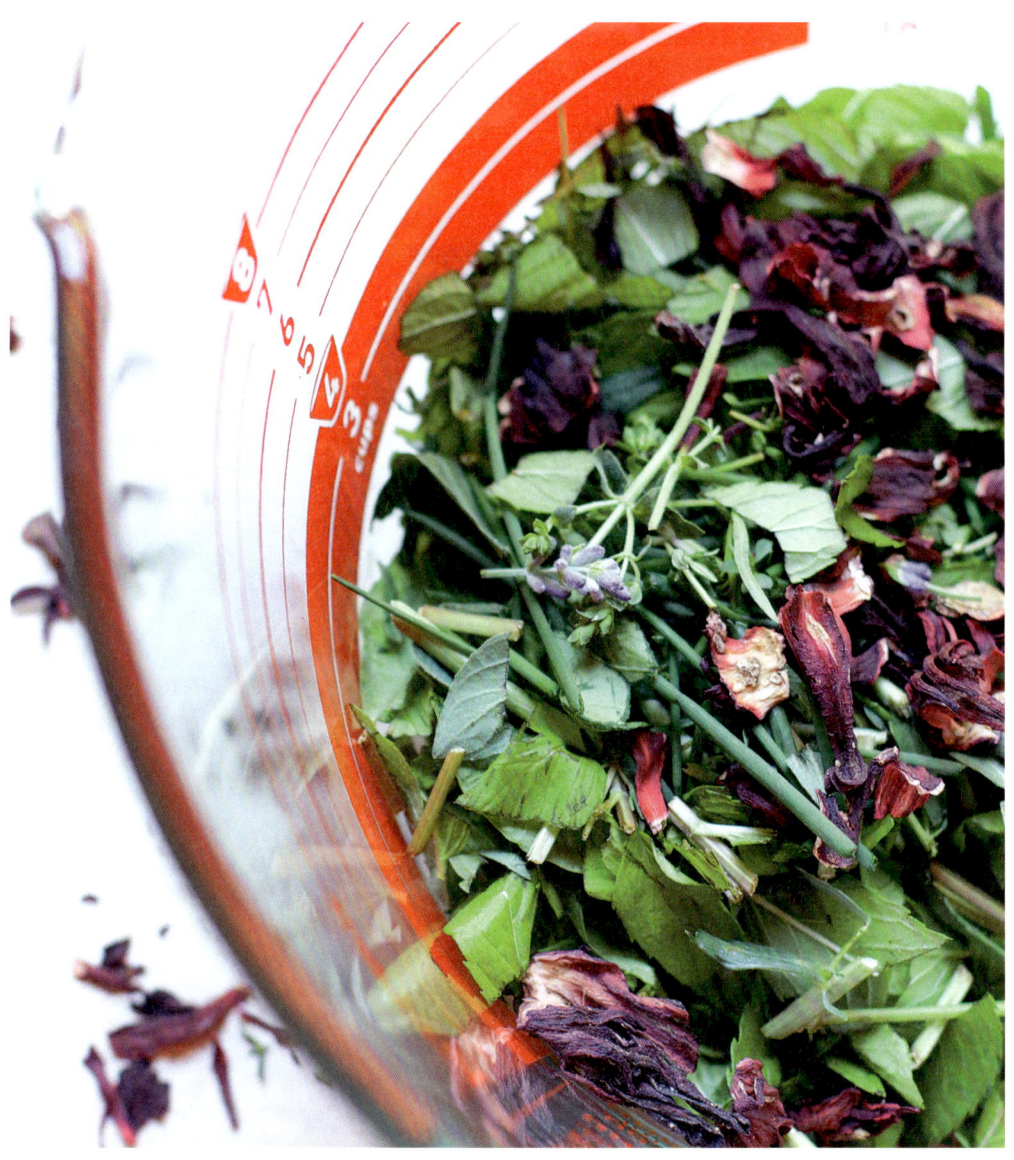

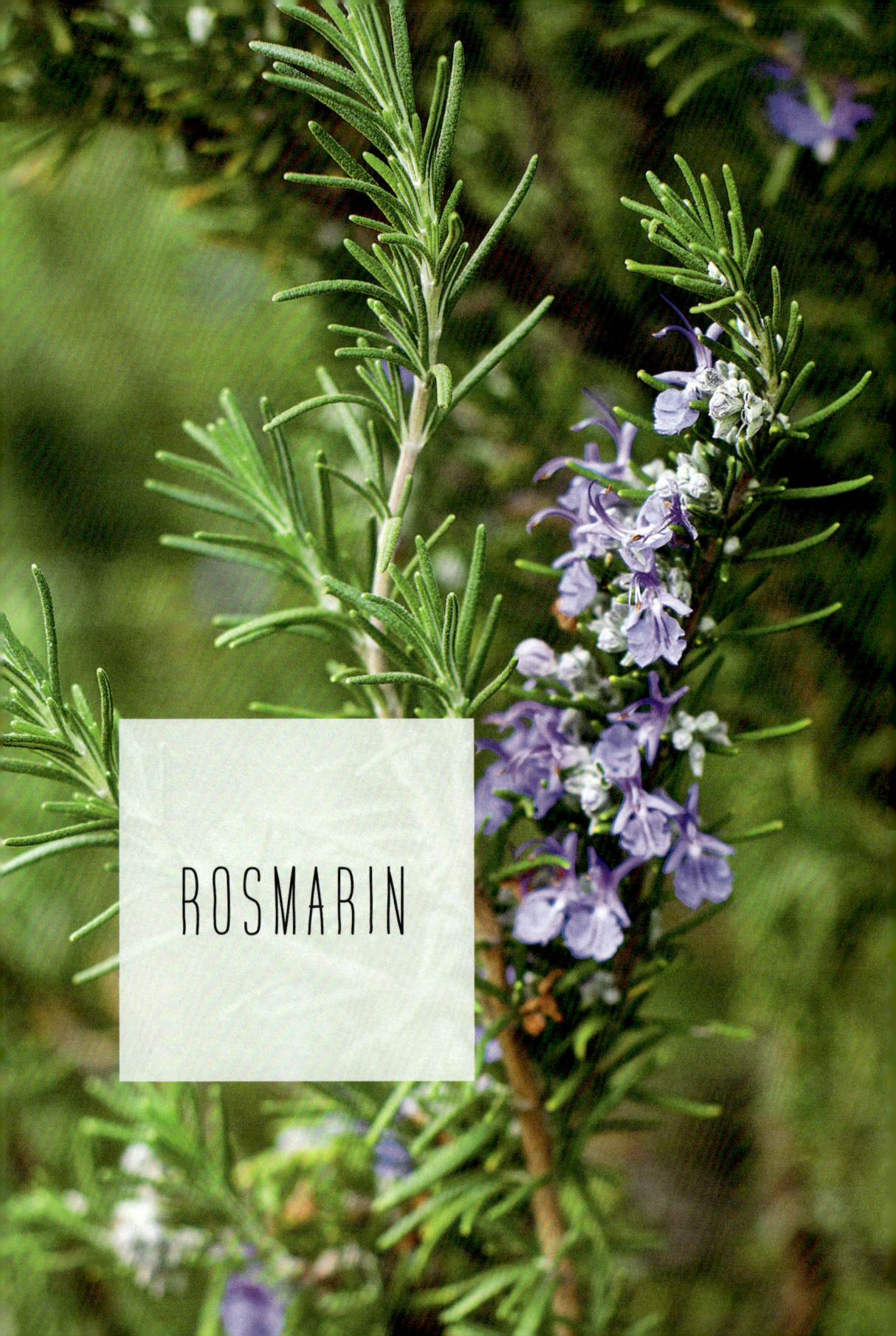

ROSMARIN

Rosmarinus officinalis

Familie: Lamiaceae

Verwendete Teile: Blätter

Energetik: wärmend, trocknend

Geschmack: scharf

Eigenschaften: aromatisch, verdauungsfördernd, durchblutungsfördernd, leberstärkend, antimikrobiell, Nerventonikum (teils stimulierend, teils entspannend), antioxidativ

Verwendung: geistige Anregung, Verdauung, Erkältung und Grippe, Pilzinfektionen, Haarwäsche, Konservierung von Lebensmitteln, Hautschutz

Zubereitung: Küchengewürz, Tee, Tinktur, Dampfbad

Nachdem ich in Südfrankreich mein erstes Kräuterseminar abgehalten hatte, fuhr ich an die berühmte Felsküste der Calanques bei Marseille. Es war Anfang Juni, und als ich dort eintraf, war das zerklüftete Kalkgestein so trocken, dass nur die zähesten Pflanzen sich dort hielten. Ohne mich von der kargen Vegetation abschrecken zu lassen, erklomm ich einen kleinen, steilen Berg. Oben angekommen wurde ich mit einem herrlichen Ausblick auf das tiefblaue Mittelmeer belohnt.

Nach dieser Atempause wurde mir rasch bewusst, welch einen Schatz ich vor meinen Füßen hatte. Ringsumher wuchs Rosmarin. Als ich ein paar Nadeln zwischen den Fingern zerrieb, stieg mir augenblicklich sein intensiver würziger Duft in die Nase. Auf dieser Anhöhe an der Mittelmeerküste war leicht nachvollziehbar, wie diese Pflanze zu ihrem lateinischen

Namen kam, denn Rosmarinus bedeutet »der Tau des Meeres«.

Die Wissenschaft zeigt neuerdings Interesse am Einfluss von Rosmarin auf das kognitive Denken und an seiner antioxidativen Wirkung. In der Kräuterheilkunde wird Rosmarin seit Langem geschätzt, weil er auf sanfte Weise wärmt und Wirkstoffe im Körper verteilt. Das unterstützt Herz, Verdauung, Leber und Psyche.

Rosmarin ist ein kleiner, immergrüner Strauch, der ursprünglich an der Mittelmeerküste beheimatet ist. Dort gedeiht er unter widrigen Bedingungen auf felsigem Untergrund. Er gehört zur aromatischen Familie der Minzegewächse (Lamiaceae) und spricht den Menschen mit seinem angenehmen Geruch und Geschmack von jeher an. Er wird nicht nur zum Würzen eingesetzt, sondern dient auch als Parfüm, und Shakespeare erwähnt ihn in etlichen seiner Stücke.

Der Name Rosmarin wird auch mit der Jungfrau Maria in Verbindung gebracht. Der Legende nach fand die Heilige Familie auf ihrer Flucht nach Ägypten unter einem Rosmarinbusch Zuflucht. Als Maria ihren Mantel über dem Busch ausbreitete, färbten sich die weißen Blüten blau und so zur »Rose der Maria«.

> »Wenn ich als Kräuterfrau eine Pflanzenzuordnung für meinen Namen wählen dürfte, würde ich Rosmarin wählen. Denn den Rosmarin verwende ich mehr als jede andere Pflanze und schätze ihn am meisten.«

Medizinische Eigenschaften und Energetik von Rosmarin

Rosmarin passt zu vielen Fleischsorten. Vor der Erfindung des Kühlschranks wurde Fleisch zum Schutz vor Verderb mit Rosmarin eingerieben. Neuere Untersuchungen belegen, dass Rosmarin tatsächlich Qualität und Haltbarkeit von Fleisch verlängern kann, indem er das Bakterienwachstum hemmt.

Rosmarin kann auch das Krebsrisiko durch den Verzehr von Fleisch senken, das bei hohen Temperaturen gegart wurde. Beim scharfem Anbraten oder Grillen entstehen Substanzen, die das Erbgut verändern und Krebs auslösen können. In einer Studie wurde Fleisch beim Kochen mit Rosmarinextrakt behandelt. Der hohe Gehalt an Antioxidanzien trug dazu bei, dass weniger derartige Karzinogene entstanden. Es wäre zwar das Beste, Fleisch gar nicht erst hohen Temperaturen auszusetzen, aber die Untersuchung belegt die schützende Wirkung von Rosmarin, die sicher weit über verkohltes Fleisch hinausgeht.

Hautschutz

Rosmarinextrakt kann auch vor schädlicher UV-Strahlung bewahren. Jeder weiß, wie wichtig es ist, die Haut durch Kleidung oder Sonnenschutzmittel vor Sonnenbrand zu schützen. Eine interessante Studie zeigte jedoch, dass die Einnahme eines Rosmarin-Zitronen-Extrakts vor Schäden durch UV-Strahlen schützt. Probanden, die diese Extrakte einnahmen, konnten nach acht Wochen gute Ergebnisse beobachten, nach zwölf Wochen sogar noch bessere. Auch das Holunderblüten-Gesichtsserum (Seite 203) und die Grüntee-Rosen-Creme (Seite 219) enthalten Rosmarin.

Gesundes Herz

Rosmarin zählt zwar nicht zu den wichtigsten Kräutern fürs Herz, eignet sich aber, um die

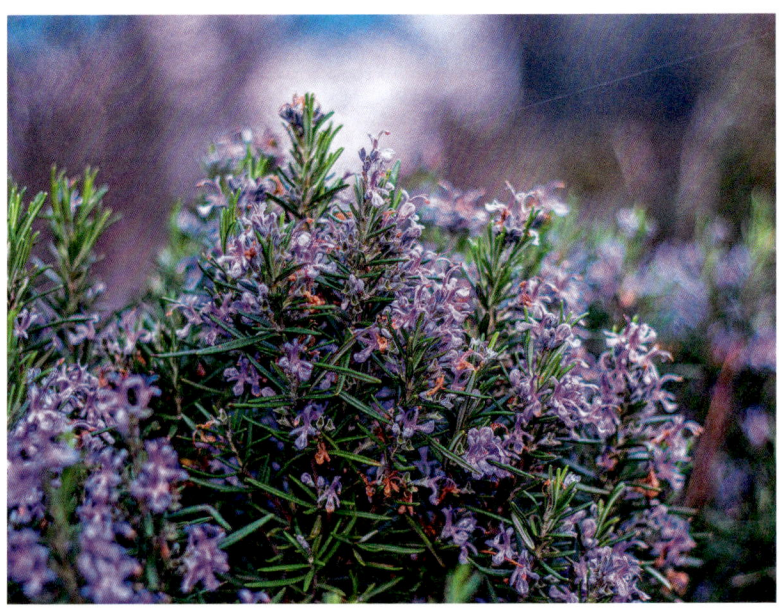

Durchblutung anzuregen und Entzündungen im Herzgefäßsystem einzudämmen. Der britische Heilkräuterberater Jeremy Ross empfiehlt Rosmarin in Kombination mit Weißdorn für Menschen mit Herzschwäche in Begleitung von Depressionen.

Schmerzlinderung

Wie die meisten Kräuter, die zur Schmerzlinderung eingesetzt wurden, scheint Rosmarin über mehrere Kanäle zu wirken. Sein hoher Gehalt an Antioxidanzien trägt zur Minderung von oxidativem Stress und Entzündungsbereitschaft bei. Gegen entzündlich bedingte Schmerzen wie Arthritis wird er schon lange eingesetzt. Kräuterexperten empfehlen die Einnahme sowie die äußerliche Anwendung. Eine wissenschaftliche Studie untermauert dies, denn der in dieser Studie eingesetzte Rosmarinextrakt linderte bei den Teilnehmern Arthritisschmerzen. Zugleich sank ihr CRP-Spiegel, der ein Marker für die Entzündungsbereitschaft im Körper ist.
Eine andere Studie prüfte, was geschieht, wenn man essenzielles Rosmarinöl einatmet. Laut Aussage der Autoren kann der Duft zwar nicht die Schmerzen selbst lindern, aber dem Patienten helfen, besser damit fertigzuwerden.

Gedächtnisleistung

Rosmarin gilt als Gedächtniskraut und als Andenken an geliebte Menschen oder bestimmte Ereignisse wie Hochzeiten oder Beerdigungen. Traditionell soll er das Gedächtnis verbessern. In der Kräuterkunde wird gern empfohlen, beim Lernen an einem Zweig Rosmarin zu riechen und dann beim Examen erneut. Angeblich stammt diese Tradition schon von den alten Griechen. Inzwischen wurde nachgewiesen, dass der Duft von essenziellem Rosmarinöl Prüfungsangst mindert und das Gedächtnis signifikant stärken kann.

Rosmarin trägt nicht nur beim Kurzzeitgedächtnis bei, sondern kann auch bei der Vorbeugung und Behandlung der Alzheimer-Krankheit eine Rolle spielen, von der in den USA etwa jeder Neunte über 65 Jahre betroffen ist und weltweit knapp 44 Millionen Menschen. In einer Kurzzeitstudie besserte sich bei älteren Teilnehmern schon mit nur 750 mg Rosmarin die kognitive Leistung signifikant. Eine andere Studie ergab, dass Alzheimer-Patienten kognitiv vom Duft des essenziellen Öls profitieren. Im Rahmen einer ganzheitlichen Behandlung dieser zerstörerischen Erkrankung zeigt Rosmarin vielversprechende Ergebnisse.

Verdauungsbeschwerden

Wie andere Küchenkräuter aus der Familie der Minzen kann Rosmarin bei Zubereitung als Tee eine träge oder kalte Verdauung in Gang bringen, die Blähungen, Übelkeit oder Krämpfe verursacht. Dank seiner wärmenden, milden Energetik verursacht er bei mäßigem Genuss weniger unerwünschte Wirkungen als Ingwer, Knoblauch oder Cayennepfeffer mit ihrer heißen Energetik.
Rosmarin wird gern mit fettem Fleisch wie Lamm kombiniert, weil dies nicht nur köstlich schmeckt, sondern auch Leberfunktion und Fettverdauung unterstützt.

Erkältungen und Grippe

Köstlicher, wärmender Rosmarintee kann in der Erkältungszeit willkommene Erleichterung verschaffen. Bei Halsschmerzen helfen kleine Schlucke Rosmarintee oder ein Löffel Honig, in den Rosmarin eingelegt wurde. Heißer Rosmarintee wärmt in frühen Fieberstadien, wenn man friert und zittert. Rosmarin unterstützt auch die Schleimlösung in Nebenhöhlen und Lunge. Dafür kann man ihn gut mit Ingwer kombinieren.

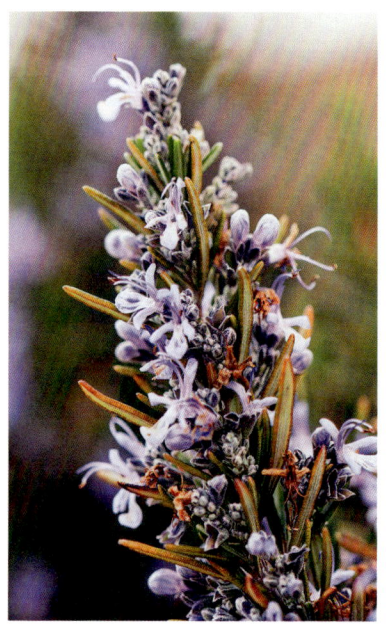

Haarausfall

Eine randomisierte Doppelblindstudie teilte 86 Patienten mit Haarausfall (Alopecia areata) in zwei Gruppen auf: Die eine Gruppe sollte die Kopfhaut mit einer Mischung essenzieller Öle, darunter Rosmarin, massieren. Die andere Gruppe erhielt ein Massageöl ohne essenzielle Öle. Nach sieben Wochen zeigten sich bei fast der Hälfte der Teilnehmer mit essenziellen Ölen Verbesserungen beim Haarwachstum, in der Kontrollgruppe hingegen nur bei sechs Prozent. Die Heilkräuterfachfrau Lesley Tierra empfiehlt zur Anregung des Haarwachstums eine Mischung aus zwei Teelöffeln essenziellem

Rosmarinöl, zwei Teelöffeln essenziellem Lavendelöl, einem Esslöffel Cayennetinktur und 475 Millilitern Sesamöl. Mit diesem Öl sollte man regelmäßig die Kopfhaut massieren und es eine Weile einwirken lassen.

Rosmarin anwenden

Rosmarin wird häufig als essenzielles Öl eingesetzt. Die Nadeln kann man frisch und getrocknet verwenden, solange sie stark duften.

Empfohlene Mengen

Verwenden Sie Rosmarin als Gewürz. So profitieren Sie von seinem Geschmack und stärken zugleich die Verdauung.

— ALS TEE (frisch oder getrocknet): 2 bis 4 g, bis zu 3-mal täglich
— ALS TINKTUR (getrocknetes Kraut): 1:5, 40 % Alkohol, 3-mal täglich

BITTE BEACHTEN In der Schwangerschaft und Stillzeit ist von größeren Dosen Rosmarin abzuraten. Normale Küchenmengen sind natürlich kein Problem. Verzichten Sie in diesem Zeitraum aber auch auf das essenzielle Öl.

Rosmarin kann den Blutzucker senken. Wer Insulin nimmt, sollte weiterhin den Blutzucker messen.

Ein sehr geringer Prozentsatz entwickelt beim Kontakt mit Rosmarin eine Dermatitis.

Der perfekte Rosmarintee

Für 1 Tasse
— 1 EL frische Rosmarinnadeln (ohne den Zweig)

◆ Die Rosmarinnadeln in eine Teetasse geben. Sie sind so dünn, dass man sie nicht hacken muss.

◆ ¼ l Wasser aufkochen und auf 85 °C abkühlen lassen.

◆ Das Wasser über den Rosmarin gießen und zugedeckt 3 bis 4 Min. ziehen lassen. Durch ein Sieb abseihen und gleich trinken.

HINTERGRUND Dieses Rezept stammt von meinem Freund und Kollegen Christophe Bernard, einem Heilkräuterberater und Autor aus Südfrankreich, wo der Rosmarin in seiner natürlichen Umgebung wächst. Ein perfekter Rosmarintee, der leicht und angenehm schmeckt, muss nur kurz ziehen. Dadurch gehen nur die Aromen in den Tee über, nicht die Tannine und Bitterstoffe. Das Teewasser sollte nicht heißer als 85 °C sein, sonst wird ein Teil der Aromen zerstört.

Am besten verwenden Sie beim ersten Mal ein Thermometer und eine Uhr, um herauszufinden, wie lange es dauert, bis frisch aufgekochtes Wasser auf diese Temperatur herabgekühlt ist. Beim nächsten Mal stellen Sie dann einfach einen Kurzzeitwecker auf die ermittelte Zeit, sobald das Wasser kocht. Mehr von Christophe erfahren Sie auf https://www.altheaprovence.com/.

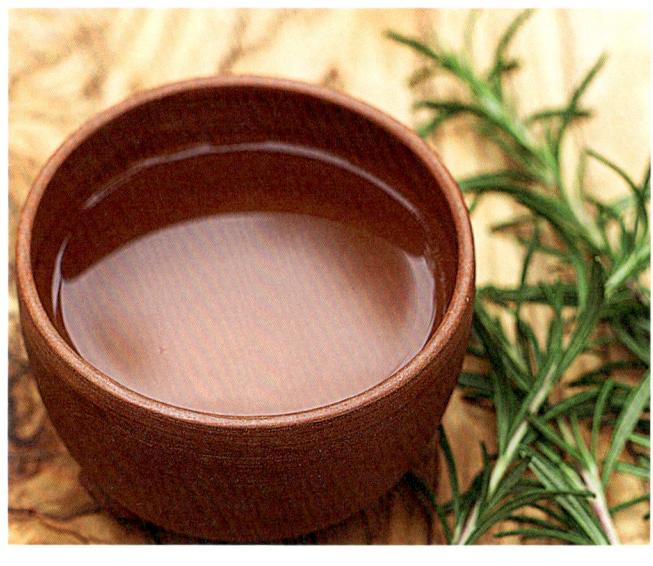

Rosmarintapenade

Für etwa 375 ml

— 160 g Oliven, entsteint
— 1 EL Kapern
— 2 Anchovisfilets in Olivenöl
— 2 EL Zitronensaft
— 2 EL geröstete Tomaten (ich kaufe sie fertig im Glas)
— 3 Knoblauchzehen
— 1½ EL frischer Rosmarin, gehackt
— 1½ EL frischer Thymian, gehackt
— etwa 2 EL Olivenöl

◆ Alle Zutaten bis auf das Olivenöl in die Küchenmaschine mit Messereinsatz oder den Standmixer geben. Gleichmäßig verarbeiten. Die Olivenstücke sollten klein, aber noch erkennbar sein.

◆ Langsam das Öl hinzufügen und dabei weiterarbeiten, bis sich eine dicke Paste gebildet hat. Vorsicht, man gibt leicht zu viel Öl hinzu. Das macht letztlich nichts, allerdings tritt das überschüssige Öl dann an den Rändern der Tapenade aus.

◆ Zu frischem Weißbrot oder Toast anbieten, auch zu Gemüse oder Fleischgerichten. Im Kühlschrank ist die Tapenade etwa eine Woche haltbar.

HINTERGRUND Eine Tapenade ist eine traditionelle Knoblauch-Kräuter-Zubereitung aus Frankreich, die einen würzig-salzigen Aufstrich ergibt oder als Beilage serviert wird. Ich streiche sie gern großzügig auf frisches Baguette.

TIPP Die entsteinten Oliven sollten in Öl oder aber trocken in Salz eingelegt sein. Wählen Sie hochwertige Früchte. Ich mische hierfür je zur Hälfte schwarze und grüne Oliven.

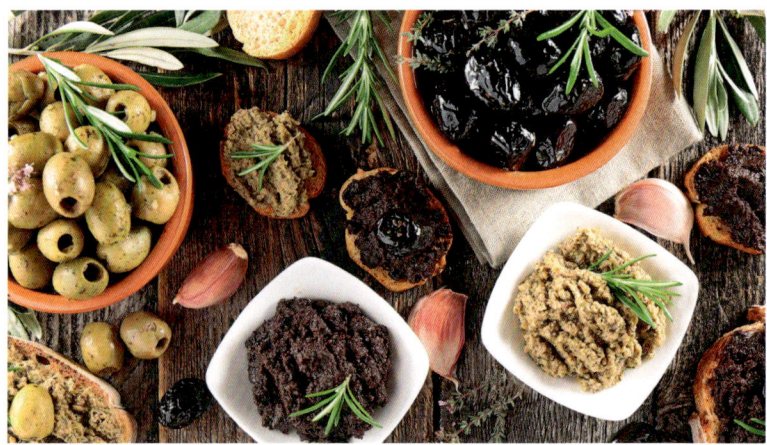

Lammsteak mit Rosmarin

Für 4 Portionen
— 1 Glas Anchovis in Olivenöl (100 g)
— 2 EL Olivenöl
— 3 Knoblauchzehen, gehackt
— 3 EL frischer Rosmarin, gehackt
— 4 Lammsteaks (etwa 675 g insgesamt)

◆ Die Anchovisfilets abgießen und hacken.
◆ Die gehackten Filets mit dem Olivenöl, dem Knoblauch und dem Rosmarin in eine Backform von 20 × 20 Zentimetern füllen. Mit der Gabel alles zu einer dicken Paste zerdrücken.

◆ Das Lamm mit einem scharfen Messer tief einkerben. Die Steaks in die Form legen und rundherum mit der Marinade einreiben. Sie sollte auch in die Schlitze eindringen. Bei Zimmertemperatur eine Stunde marinieren lassen.
◆ Den Backofen auf 200 °C vorheizen. Die überschüssige Marinade aus der Backform abgießen und entsorgen, sodass nur das Fleisch zurückbleibt.
◆ Die Backform in den Ofen stellen und etwa 35 Min. backen, bis ein Fleischthermometer im dicksten Teil des Fleisches 52 °C anzeigt.

HINTERGRUND Die erste Version dieses Gerichts aß ich auf meiner Brautparty. Seitdem gehört Rosmarinlamm zu meinen Lieblingsspeisen. Die aromatisch-feurigen Noten von Rosmarin und Knoblauch zählen den kräftigen Lammgeschmack, und Anchovis steuert ein saftig-salziges Aroma bei. Das Gesamtergebnis ist ein Beispiel für herzhaft-köstliche Kochtradition.

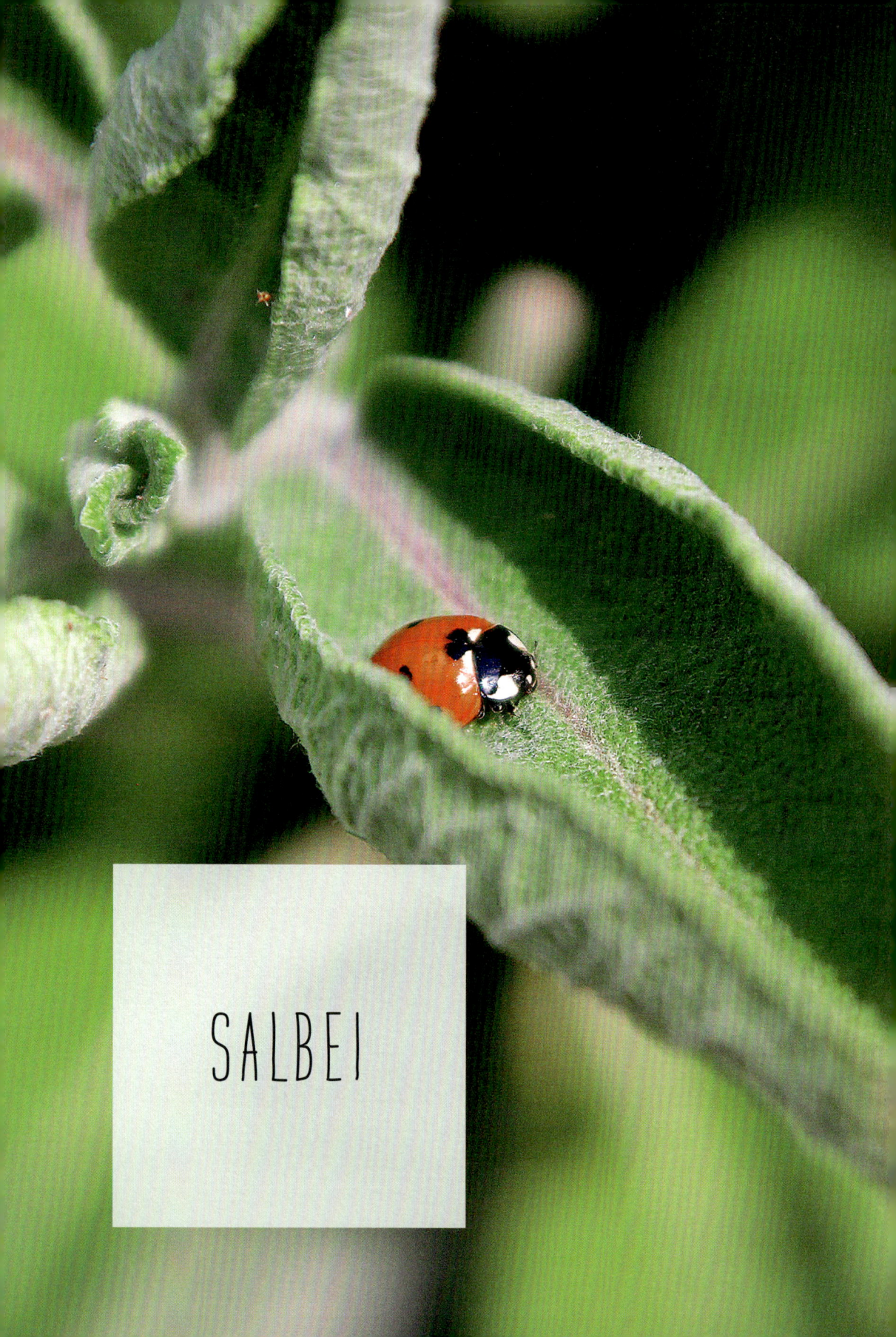

SALBEI

Salvia officinalis

Familie: Lamiaceae

Verwendete Teile: oberirdische Teile

Energetik: wärmend, trocknend

Geschmack: scharf, bitter

Eigenschaften: aromatisch, adstringie-rend, verdauungsfördernd, fördert das Schwitzen, antiseptisch, durchblutungs-fördernd

Verwendung: Halsschmerzen, übermä-ßiges Schwitzen, Infekte, träge Verdau-ung, Typ-2-Diabetes, Hitzewallungen, Zahnschmerzen, Muskelkater, hoher Cholesterinspiegel, Alzheimer-Krank-heit

Zubereitung: Tee, Gewürz, Tinktur, Zahnpulver, Dampfbad fürs Gesicht, essenzielles Öl

Bei uns in Amerika beginnt und endet der Nut-zen von Salbei normalerweise mit der Trut-hahnfüllung zu Thanksgiving. Traditionell gilt Salbei jedoch als sehr vielseitiges Heilkraut, das nicht nur die Verdauung unterstützt, sondern auch Wunden heilen lässt und übermäßige Sekretabsonderung hemmt. Neuere Untersu-chungen zeigen zudem, dass Salbei die Ge-sundheit von Herz und Geist fördert, zwei zen-trale Baustellen der älteren Generation. Es ist an der Zeit, Salbei einen Ehrenplatz vorne im Gewürzregal einzuräumen und ihn regelmäßig zum Würzen und für Tees zu verwenden.

Der generische Name für Salbei, Salvia, leitet sich von der lateinischen Wurzel für »sicher« oder »gesund« ab. Eine andere Bezeichnung war laut Maud Grieve in ihrem Buch »A Mo-dern Herbal« zeitweise Salvia salvatrix (Salbei die Erlöserin).

Medizinische Eigenschaften und Energetik von Salbei

Viele wohltuende Eigenschaften von Salbei las-sen sich auf seine adstringierende Wirkung zu-rückführen. Auch wer dieses Wort nicht kennt, kennt das Gefühl. Beißen Sie in eine unreife Ba-nane oder trinken Sie einen starken, schwarzen Tee – dann wissen Sie, was ich meine. Gerne wird ein trockenes Gefühl im Mund beschrie-ben, doch letztlich straffen adstringierende Kräuter wie Salbei das Schleimhautgewebe, mit dem sie in Kontakt kommen. Dieses Zusam-menziehen kann einen wertvollen Beitrag zur Heilung von schlaffem oder löchrigem Gewebe sein. Im Abschnitt »Sauer« (Seite 195) gehen wir näher auf diese wichtige Kräuterwirkung ein. An dieser Stelle ist sie jedoch wichtig, um die Wirkung von Salbei nachzuvollziehen.

> »Seine Vorzüge lassen sich kaum unter einer einzigen Überschrift zusammenfassen.«

Kognitives Denken

Der aus dem Mittelalter überlieferte Spruch »Cur moriatur homo cui salvia crescit in hor-to?« bedeutet übersetzt: »Warum sollte ein Mensch sterben, wenn Salbei in seinem Gar-ten wächst?« Dr. Bharat Aggarwal, der Autor von »Heilende Gewürze«, zeigt auf, dass ein Wissenschaftler des 21. Jahrhunderts eher fra-gen könnte: »Warum sollte er oder sie unter Gedächtnisstörungen leiden, wenn Salbei zur Verfügung steht?«

Tatsächlich hat Salbei bei Menschen mit nachlassender Gedächtnisleistung und Symptomen der Alzheimer-Krankheit nachweislich einen positiven Einfluss auf Merkfähigkeit und Aufmerksamkeit.

Eine gute Erklärung dafür liefern seine Anticholinesterase-Wirkungen. Das klingt abschreckend wissenschaftlich, doch sehen wir einmal genauer hin. Acetylcholin ist ein Botenstoff, der Gedächtnis und kognitive Leistung unterstützt. Bei Patienten mit der Alzheimer-Krankheit zerfällt Acetylcholin, und es wird weniger nachproduziert. Beides zieht ein allmähliches Nachlassen der Gedächtnisleistung nach sich. Eine Anticholinesterase-Substanz ist etwas, das die Zerlegung von Acetylcholin hemmt.

In einer randomisierten, placebokontrollierten Doppelblindstudie konnte Salbeiextrakt bei gesunden, älteren Freiwilligen Gedächtnis und Aufmerksamkeit verbessern. In einer anderen Studie erhielten Probanden mit leichten bis mäßigen Symptomen der Alzheimer-Krankheit Salbeiextrakt. Nach vier Monaten wiesen diejenigen, die Salbeiextrakt bekommen hatten, gegenüber der Placebogruppe signifikante Verbesserungen ihrer kognitiven Funktionen und weniger Unruhe auf. Auch bei jüngeren Menschen kann Salbei nachweislich sowohl die Gedächtnisleistung als auch die Stimmung heben.

John Gerard, ein englischer Kräuterexperte um den Beginn des 17. Jahrhunderts, dokumentierte die Wirkung von Salbei in seinem Buch »The Herbal«: »Salbei ist einzigartig gut für Kopf und Gehirn; er kurbelt die Sinne und das Gedächtnis an, stärkt die Kräfte, stellt die Gesundheit wieder her, wenn eine Lähmung aus feuchter Ursache vorliegt, nimmt das Zittern oder Beben von den Gliedern und zieht, wenn durch die Nase hochgezogen, das dünne Phlegma aus dem Kopf.«

Cholesterinspiegel und Diabetesmarker

Schon kleine Mengen Salbeiextrakt haben bei Patienten mit Typ-2-Diabetes eine positive Wirkung auf Blutzucker-, Cholesterin- und Triglyzeridspiegel. In einer kleinen Studie tranken gesunde Frauen zweimal täglich je 300 Milligramm Salbeitee. Nach vier Wochen waren das Gesamtcholesterin und das (unerwünschte) LDL-Cholesterin signifikant zurückgegangen, wohingegen das (gute) HDL-Cholesterin gestiegen war. Positive Wirkungen ließen sich auch bei der antioxidativen Abwehr beobachten. Alle Frauen beendeten die Untersuchung, Nebenwirkungen wurden nicht gemeldet. Da ein hoher Cholesterinspiegel und Entzündungsbereitschaft übliche Begleiterscheinungen von Insulinresistenz sind, stellten die Autoren die Hypothese auf, dass Salbei für Menschen mit Insulinresistenz und Diabetes ein unbedenkliches, förderliches Mittel sein könnte.

Halsschmerzen und Mundhygiene

In der Kräuterkunde ist Salbei seit Langem als Halsschmerzmittel bekannt. Das liegt unter anderem daran, dass er geschwollenes Gewebe strafft und so für Linderung sorgt. Dieses überlieferte Wissen ist mittlerweile wissenschaftlich bestätigt.

In einer randomisierten Doppelblindstudie wurde die Wirkung eines Extrakts aus Salbei und Echinacea mit der Wirkung eines Rachensprays mit der antiseptischen Substanz Chlorhexidin und dem schmerzstillenden Mittel Lidocain verglichen. Nach drei Tagen waren die Halsschmerzen bei den Personen, die den Kräuterextrakt erhalten hatten, etwas besser zurückgegangen. Eine andere Studie zeigte, dass ein Salbeiflüssigextrakt Schmerzen infolge einer virusbedingten Rachenentzündung (Pharyngitis) besser lindern konnte als ein Placebo.

Auch der Mund selbst kann von der adstringierenden Wirkung von Salbei profitieren. Deshalb wird Salbei vielfach Kräuterzahnpulver und Mundspülungen beigemischt. Schmerzlindernd und heilend eignet er sich bei Geschwüren im Mund, Aphthen, Zahnfleischbluten und entzündetem Zahnfleisch sowie bei Herpesbläschen.

Menopause

In der Menopause eignet sich Salbei zur Behandlung übermäßigen Schwitzens, zum Beispiel nächtlichen Schweißausbrüchen und Hitzewallungen. Heilkräuterexperten empfehlen Salbeitee oder -tinktur, teilweise auch in Kombination mit anderen Kräutern.

2011 bestätigte eine multizentrische klinische Studie aus der Schweiz dieses Erfahrungswissen. Während der achtwöchigen Studie nahmen die Teilnehmerinnen täglich eine Tablette aus frischen Salbeiblättern und meldeten einen signifikanten Rückgang der Intensität und Häufigkeit ihrer Hitzewallungen. Die Autoren schrieben hierzu: »Die mittlere Gesamtzahl der Hitzewallungen pro Tag ging von Woche 1 bis Woche 8 von Woche zu Woche signifikant zurück. Im Verlauf der acht Wochen sank die Anzahl der leichten, mäßigen, starken und sehr starken Hitzewallungen um 46, 62, 79 beziehungsweise 100 Prozent.«

Verdauung

Salbei schmeckt sowohl bitter als auch scharf. Wenn diese beiden Geschmacksnoten in einer Pflanze kombiniert sind, kann man häufig davon ausgehen, dass sie die Verdauung fördert. Salbei hilft wunderbar gegen Aufstoßen und Blähungen, zur Ankurbelung einer trägen Verdauung und gegen schmerzhafte Bauchkrämpfe.

Besonders gut ist Salbei bei Problemen mit der Fettverdauung. Hier hilft eine Tasse Salbeitee vor oder nach dem Essen oder einfach das Würzen mit Salbei. Deshalb werden auch fettreiche Fleischgerichte wie Ente oder Wurst gern mit Salbei zubereitet.

Hauterkrankungen

Salbei ist reich an antioxidativen und entzündungshemmenden Substanzen. Untersuchungen ergaben, dass die oberflächliche Anwendung von Salbeiextrakt eine ähnliche Wirkung wie Hydrocortison aufweist und bei der Behandlung entzündlicher Hautkrankheiten hilfreich sein könnte.

Ein äußerlich angewandtes Hamamelis-Spray mit Salbei kann dazu beitragen, dem Auftreten von Krampfadern vorzubeugen. Hierfür füllt man ein kleines Glas locker mit getrockneten Salbeiblättern und füllt es dann mit Hamamelis-Destillat auf. Gut umrühren, vier Wochen stehen lassen, dann abseihen und in eine Sprühflasche umfüllen. Die betroffenen Bereiche nach Bedarf besprühen.

Salbei anwenden

Salbei wirkt sowohl getrocknet als auch frisch. Sie können auch frischen Salbei kaufen und für den späteren Bedarf selbst trocknen. Wie bei den meisten aromatischen Kräutern kommt es bei beiden Formen vor allem darauf an, dass der Salbei intensiv riecht und schmeckt. In der Küche passt Salbei gut zu Geflügel und ergibt einen wunderbaren Tee.

Heilkräuterkenner empfehlen meist die innere Anwendung als Tee oder Tinktur. Sie können Salbeitee jedoch auch durch ein Sieb gießen und als Antischuppenmittel für das Kopfhaar verwenden.

Pulverisierte Salbeiblätter lassen sich zu einem Zahnpulver verarbeiten, das adstringiert (gut für geschwollenes oder angegriffenes Zahnfleisch) und antimikrobiell wirkt. Dazu brau-

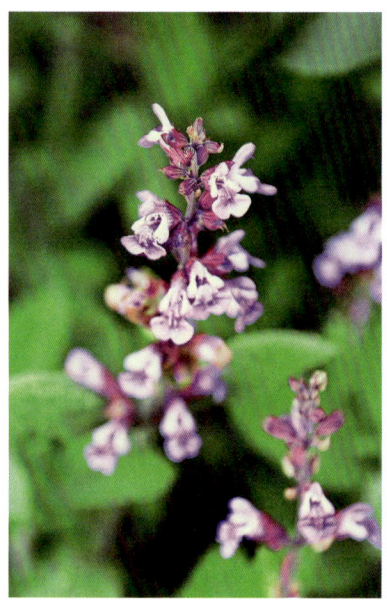

chen Sie nur getrocknete Salbeiblätter fein zu mahlen und die feuchte Zahnbürste in das Pulver zu tunken – dann ganz normal die Zähne putzen.

Man kann Salbei in Öl einlegen und damit kalte, schmerzende Gelenke einreiben, um Schmerzen zu lindern und die Durchblutung anzuregen. Füllen Sie hierfür ein kleines Glas locker mit frisch getrockneten Salbeiblättern. Anschließend das Glas mit Öl auffüllen und gut umrühren. Vier Wochen stehen lassen, dann durchseihen und nach Bedarf verwenden.

Salbei wird auch gern in Essig eingelegt. Bei 50-prozentiger Verdünnung mit Wasser kann man ihn oberflächlich aufsprühen, um Schmerzen nach einem Sonnenbrand zu lindern, oder als Haarspülung gegen Schuppen verwenden. Zur Herstellung füllen Sie ein kleines Glas locker mit frisch getrockneten Salbeiblättern und gießen es anschließend mit Essig auf. Gut umrühren und mit einem Glas- oder Kunststoffdeckel verschließen. Falls Sie einen Metalldeckel verwenden wollen, legen Sie bitte Pergament- oder Butterbrotpapier zwischen Deckel und Glas, denn der Essig lässt das Metall korrodieren. Vier Wochen stehen lassen, dann abseihen und nach Bedarf verwenden.

Empfohlene Mengen

In der Küche verbessern übliche Salbeimengen den Geschmack und beugen leichten Verdauungsbeschwerden vor. Therapeutische Salbeimengen sind:

— ALS TEE (getrocknet): 1 bis 2 g, 2- bis 3-mal täglich
— ALS TINKTUR: 1:5, 30 % Alkohol, 1,5- bis 2 ml, 3-mal täglich

BITTE BEACHTEN In der Schwangerschaft wird Salbei in größeren Mengen nicht empfohlen.

In der Stillzeit kann Salbei den Milchfluss hemmen. Wenn eine Mutter nicht abstillen möchte, sollte sie in diesem Zeitraum keine größeren Mengen Salbei oder Salbeitee zu sich nehmen.

Gebratene Salbeiblätter

Für 20 Salbeiblätter
— 2 bis 4 EL Kokosöl
— 20 ganze, frische Salbeiblätter

◆ Das Öl in einer kleinen Pfanne auf mittlerer bis hoher Stufe erhitzen. Ich verwende hier eine gusseiserne Pfanne. Die Ölmenge hängt von der Größe der Pfanne ab. Sie brauchen so viel Öl, dass die Blätter gerade eben vollständig darin untergehen, mehr nicht. Achten Sie auf die Temperatur, das Öl soll nicht rauchen.

◆ Die richtige Temperatur ist erreicht, wenn Sie ein kleines Blatt ins Öl legen können und es brutzelt. Geben Sie die Blätter jetzt einfach 20 bis 30 Sek. in das Öl. Danach mit einer Gabel oder einer Zange wenden und weitere 15 Sek. anbraten.

◆ Nach dem Braten die Blätter auf einem mit Küchenpapier ausgelegten Teller abtropfen lassen, um überschüssiges Öl aufzufangen. Erst nach dem Abkühlen verzehren.

HINTERGRUND Knusprig gebratene Salbeiblätter sind sehr delikat. Man kann damit Speisen und Käseplatten dekorieren und zugleich eine ganz besondere Geschmacksnote beisteuern. Ich frittiere bevorzugt mit Kokosöl, doch Sie können auch jedes andere hitzestabile Öl verwenden. Frisch gepflückte Salbeiblätter aus dem Garten sollten Sie vor der Zubereitung ein paar Stunden welken lassen.

Salbeitee mit Zitrone

Für 300 ml
— 1 EL getrocknete, zerkrümelte Salbeiblätter
— 1 dünne Zitronenscheibe (ungespritzt)
— Honig zum Süßen (nach Wunsch)

◆ Etwa 300 ml Wasser zum Kochen bringen. Die Zitronenscheibe und die Salbeiblätter in eine Teetasse oder ein großes Teesieb geben. Kein zu kleines Sieb wählen, denn die Blätter sollen frei quellen und schwimmen können.

◆ Das frisch gekochte Wasser über den Salbei und die Zitrone gießen. Zugedeckt 5 Min. ziehen lassen.

◆ Das Sieb entnehmen oder den Tee durchgießen und nach Bedarf mit Honig süßen.

HINTERGRUND Salbeitee ist die einfachste Methode, die vielen Vorteile von Salbei zu genießen. Trinken Sie eine Tasse von diesem Tee vor oder nach dem Essen, um die Verdauung anzukurbeln. Im Sommer schmeckt er auch als Eistee.

Salbeihuhn

Für 4 Portionen
— 1 Zwiebel, in dünnen Scheiben
— 2 EL Olivenöl
— Salz und frisch gemahlener Pfeffer
— 2 EL frische Salbeiblätter, gehackt
— 2 Knoblauchzehen, gehackt
— 60 g Butter, zerlassen
— 900 g Hühnerschenkel mit Haut
— 1 Zitrone, in dünnen Scheiben

◆ Den Backofen auf 175 °C vorheizen.
◆ Die Zwiebel in eine Auflaufform geben und in Olivenöl wenden. Mit Salz und Pfeffer würzen.
◆ In einer zweiten Schüssel den Salbei mit dem Knoblauch und der zerlassenen Butter mischen. Mit einem Messer vorsichtig die Haut vom Hühnerfleisch lösen, ohne sie zu entfernen. Das Fleisch unter der Haut gleichmäßig mit der Salbei-Knoblauch-Butter einreiben.
◆ Die Schenkel auf die Zwiebel in der Auflaufform legen und nach Geschmack mit mehr Salz und Pfeffer bestreuen. Anschließend das Fleisch mit den dünnen Zitronenscheiben belegen.
◆ Die Form im vorgeheizten Ofen etwa 40 Min. backen, bis das Huhn vollständig gegart ist. (Ein Fleischthermometer sollte an der dicksten Stelle 74 °C anzeigen.)
◆ Die Zitronenscheiben vom Huhn nehmen und beiseitelegen. Das Huhn noch 2 Min. übergrillen, damit die Haut golden und knusprig wird.
◆ Aus dem Ofen nehmen und mit den Zitronenscheiben anrichten.

HINTERGRUND Die Salbeibuttertechnik habe ich von einer meiner Lieblingsbloggerinnen und -autorinnen, Jenny McGruther von NourishedKitchen.com übernommen.

Salbei passt sehr gut zu Geflügel und verleiht diesem Gericht einen frischen, würzigen Geschmack.

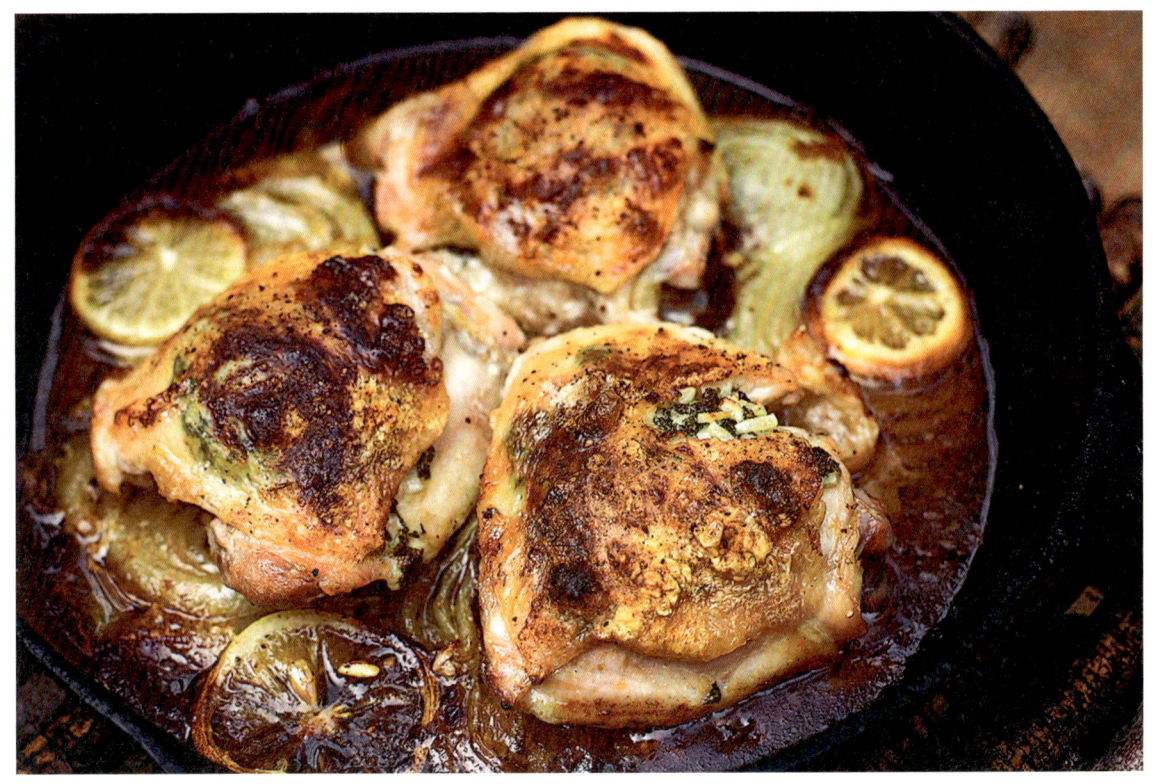

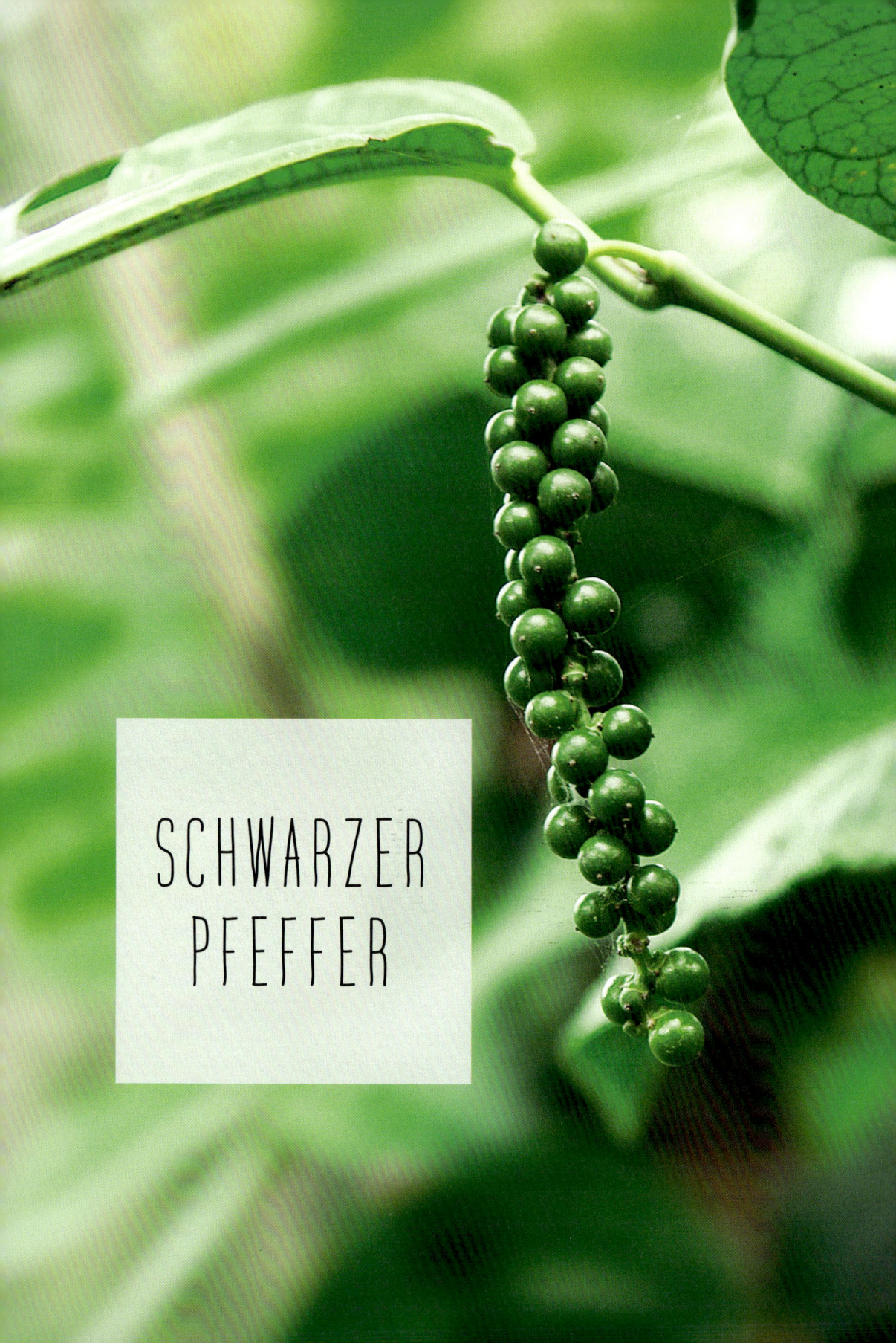

SCHWARZER
PFEFFER

Piper nigrum

Familie: Piperaceae

Verwendete Teile: Beeren

Energetik: wärmend, trocknend

Geschmack: scharf

Eigenschaften: antimikrobiell, antioxidativ, krampflösend, verdauungsfördernd, regt den Kreislauf an, schweißtreibend, auswurffördernd

Verwendung: fieberhafte Infekte, stockender Schleim, verlangsamte oder stagnierende Durchblutung, bessere Bioverfügbarkeit anderer Kräuter, Hämorrhoiden, leicht abführend, Arthritis

Zubereitung: Gewürz, Tee, Tinktur, Pastillen

Schwarzer Pfeffer ist so üblich, dass man ihn leicht als rein geschmackliche Zutat abtut, doch es gibt einen Grund, warum er einst als »schwarzes Gold« galt. Abgesehen von seinem Wohlgeschmack unterstützt schwarzer Pfeffer intensiv die Verdauung. Sie werden gleich sehen, dass er auch gegen viele Beschwerden hilft. Er ist das beliebteste Gewürz unserer Zeit und umfasst weltweit ein Fünftel des Gewürzhandels.

Was mich bei schwarzem Pfeffer besonders fasziniert, ist seine Fähigkeit, die Nährstoffaufnahme aus der Nahrung zu verbessern. Am besten sollte immer eine Pfeffermühle am Essplatz stehen, damit man seine Mahlzeiten regelmäßig mit frisch gemahlenem schwarzem Pfeffer abschmeckt.

Ehe wir auf die vielen medizinischen Vorzüge von schwarzem Pfeffer eingehen, wollen wir einen Blick auf seine faszinierende Geschichte werfen. In Indien ist Pfeffer seit mindestens 4000 Jahren in Verwendung, vermutlich schon weitaus länger. Von dort aus gelangte er zunächst mit Karawanen, später auf dem Seeweg zu den alten Ägyptern und Römern. Unser Wissen über Pfefferkörner im alten Ägypten ist begrenzt. Nach dem Tod von Pharao Ramses II. im Jahr 1213 vor unserer Zeitrechnung wurden dem Herrscher im Rahmen der Mumifizierung schwarze Pfefferkörner in die Nase geschoben. 1500 Jahre später nennt ein römisches Kochbuch aus dem dritten Jahrhundert in vielen Rezepten Pfefferkörner, wobei Pfeffer damals wohl sehr kostspielig war.

»Der Kaiser unter den Verdauungshilfen.«

Auf den frühen Routen des europäischen Gewürzhandels kam dem Pfeffer eine ganz besondere Bedeutung zu. Im Mittelalter galten die Pfefferkörner als begehrtes und kostbares Handelsgut. Mit dem »schwarzen Gold« wurden sogar Steuern beglichen oder Mitgiften gezahlt.

Schwarzer, weißer, grüner und roter Pfeffer

Wenn Sie ganze Pfefferkörner kaufen, werden Sie sehen, dass es neben den üblichen schwarzen Varianten auch rote, weiße und grüne Sorten gibt. Sie alle stammen von derselben Pflanze, werden aber unterschiedlich verarbeitet, damit sie am Ende verschieden aussehen und auch schmecken.

— Schwarze Pfefferkörner werden unreif geerntet, kurz gekocht und dann in der Sonne getrocknet.

— Weiße Pfefferkörner werden vollreif geerntet. Ihr Außenfleisch wird entfernt,
sodass nur der Samen bleibt.

— Grüne Pfefferkörner werden unreif
geerntet und dann behandelt, um die
grüne Farbe zu erhalten (normalerweise durch Gefrieren, Einlegen oder
andere Mittel).

— Rote Pfefferkörner werden vollreif geerntet und dann so behandelt, dass die
rote Farbe erhalten bleibt.

Medizinische Eigenschaften und Energetik von schwarzem Pfeffer

Schwarzer Pfeffer hat ein breites Spektrum an
Anwendungen. Dank seiner Schärfe und seiner
anregenden Wirkung ist er bei einer Vielzahl
von Erkältungs- und Grippesymptomen hilfreich, beispielsweise Fieber mit Schüttelfrost
(schweißtreibend) und bei Verschleimung
(auswurffördernd). Schwarzer Pfeffer beschleunigt die Durchblutung, denn er weitet
die Blutgefäße und hilft zum Beispiel bei kalten Händen und Füßen. Äußerlich kann man
schwarzen Pfeffer gegen Arthritisschmerzen
einsetzen.

Erhöhung der Bioverfügbarkeit

Was ich an schwarzem Pfeffer besonders
schätze, ist seine Fähigkeit, die Menge der
aufgenommenen Nährstoffe zu erhöhen. Das
liegt daran, dass die Bioverfügbarkeit verbessert wird, was schwarzer Pfeffer bei Kräutern,
Speisen und sogar Medikamenten vermag.
Rein praktisch kann somit ein wenig schwarzer
Pfeffer in Kräutermitteln oder auf Gerichten
die Eigenschaften und Nährstoffe der gesunden
Speisen aufwerten, die man zu sich nimmt. Es

ist sinnvoll, der Nahrung möglichst viele Nährstoffe zu entziehen. Dazu kann schwarzer Pfeffer beitragen.

Ein bekanntes Beispiel für die Eigenschaft von
schwarzem Pfeffer, die Nährstoffaufnahme erheblich zu verbessern, ist seine Wirkung auf
Curcumin, eine Substanz aus dem Gewürz
Kurkuma. Laut einer Studie erhöht Piperin, ein
Wirkstoff aus schwarzem Pfeffer, die Bioverfügbarkeit von Curcumin um 2000 Prozent. Piperin verbessert nachweislich auch die Bioverfügbarkeit von Echinacea und berberinhaltigen
Pflanzen wie Kanadischer Gelbwurz. Neben der
Verbesserung der Bioverfügbarkeit von Kräutern hat sich gezeigt, dass Piperin die Aufnahme von Coenzym Q10, Betacarotin, Selen und
Vitamin B_6 verbessert.

Laut einem Artikel im International Journal of
Recent Advances in Pharmaceutical Research
könnte diese Wirkung auf den folgenden Gründen beruhen:

— Piperin regt die Durchblutung an, indem es die Blutgefäße weitet, die dazu
beiträgt, dass Nährstoffe im ganzen
Körper verteilt werden.

— Es moduliert die physikalischen Eigenschaften der Zellmembranen und
unterstützt so den Nährstofftransport
durch bestimmte Schranken.

— Es sorgt im Magen-Darm-Trakt für
Thermogenese und erhöht die Durchblutung in diesem Bereich.

Verdauungsbeschwerden

Neben dem angenehmen Geschmack gibt es einen weiteren Grund, warum schwarzer Pfeffer
praktisch auf jedem Tisch zu finden ist: Er unterstützt die gesunde Verdauung.

Hatten Sie je das Gefühl, dass das Essen Ihnen
wie ein Stein im Magen liegt oder spürten
Sie andere Anzeichen für eine langsame Verdauung, zum Beispiel Blähungen? Die Eigen-

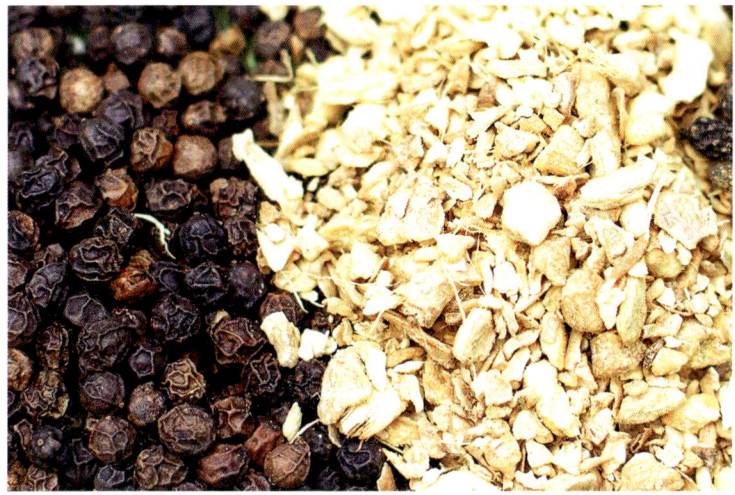

schaften von schwarzem Pfeffer helfen bei der Verdauung und bringen Dinge in Bewegung. Umgekehrt kann schwarzer Pfeffer aber auch Durchfall stoppen, sogar bei äußerlicher Anwendung. Eine Studie ergab, dass in der Pfanne gerösteter weißer Pfeffer bei Säuglingen und Kleinkindern chronischen und akuten Durchfall stoppen kann, wenn man damit die Nabelgegend einreibt.

Schwarzen Pfeffer anwenden

Da schwarzer Pfeffer die Bioverfügbarkeit vieler Nährstoffe deutlich erhöht, würze ich jede Mahlzeit damit. Kaufen Sie bitte ganze Pfefferkörner, die erst bei Bedarf gemahlen werden, denn das Aroma verflüchtigt sich rasch. Alter gemahlener Pfeffer ist wenig hilfreich.

Empfohlene Mengen
Mit frisch gemahlenem Pfeffer erschließt man sich alle Vorteile dieses Gewürzes. Bei therapeutischer Anwendung, zum Beispiel gegen Symptome von Arthritis, Erkältung und Grippe, beträgt die empfohlene Tagesmenge 1 bis 15 Gramm pro Tag.

BITTE BEACHTEN In hoher Dosierung kann schwarzer Pfeffer Übelkeit und Verdauungsbeschwerden erzeugen. In Synergie kann er mit vielen pharmazeutischen Medikamenten zusammenwirken und deren Wirkungen auf unerwartete Weise verstärken. Wenn Sie also regelmäßig Arzneimittel einnehmen, sollten Sie mit Ihrem Arzt sprechen, ehe Sie mehr schwarzen Pfeffer zu sich nehmen, als man normalerweise zum Würzen verwendet.

Trikatu-Pastillen

Für 3 EL

— 1 EL schwarzer Pfeffer, frisch gemahlen
— 1 EL Ingwer, gemahlen
— 1 EL langer Pfeffer, gemahlen
— 1 EL Honig
— ½ EL Süßholz oder Orangenschale, gemahlen, zum Überziehen der Pastillen (auf Wunsch)

◆ Schwarzen Pfeffer, Ingwer und langen Pfeffer mischen.

◆ Ganz langsam etwa 1 TL flüssigen Honig über die Gewürze träufeln. Kristallisierten Honig zunächst im Wasserbad leicht erwärmen, bis er wieder ganz flüssig ist. Umrühren.

◆ Teelöffelweise langsam mehr Honig hinzufügen und immer wieder umrühren, bis das Gewürzpulver eine dicke, formbare Paste wird. Nicht zu viel Honig nehmen, sonst lassen sich keine Pastillen mehr formen. Notfalls noch mehr Gewürze zu gleichen Teilen hinzufügen, bis die Konsistenz stimmt.

◆ Eine jeweils erbsengroße Portion mit den Fingerspitzen zu einer kleinen Kugel rollen. Auf Wunsch die Pastillen in Süßholz- oder Orangenschalenpulver wenden. Dieser Überzug ist nicht notwendig, verhindert jedoch ein Zusammenkleben.

◆ Die Pastillen luftdicht verschlossen lagern. Sie halten theoretisch ewig, doch die Wirkung ist in den ersten sechs Monaten am besten.

HINTERGRUND Trikatu ist ein berühmtes Kräuterrezept aus dem Ayurveda, in dem drei scharfe Gewürze kombiniert werden, nämlich schwarzer Pfeffer, Ingwer und langer Pfeffer (Piper longum). Langer Pfeffer, auch Stangenpfeffer genannt, ist ein naher Verwandter des schwarzen Pfeffers. Trikatu-Pastillen helfen Menschen mit Erkältungssymptomen oder Anzeichen einer trägen Verdauung (wie Blähungen und Aufstoßen), aber auch bei übermäßiger Schleimproduktion. Trikatu gibt es auch zu kaufen, aber bei selbst hergestellten Pastillen können Sie sicher sein, dass die Zutaten frisch und wirksam sind. Außerdem ist das Rollen kinderleicht. Nehmen Sie zu jeder Mahlzeit eine solche Pastille. Kleine Pastillen schlucken Sie am Stück. Wer mag, darf sie auch genüsslich zerkauen. Praktisch: Für dieses Rezept brauchen Sie alle Zutaten zu gleichen Teilen (bemessen nach Volumen, nicht nach Gewicht). Die angegebene Menge ergibt eine kleine Portion Pastillen. Für eine größere Portion können Sie 4 EL von jedem Gewürz verwenden, müssen dann aber auch die Honigmenge anpassen.

TIPP Orangenschalenpulver ist getrocknete und anschließend gemahlene Orangenschale, also nicht dasselbe wie handelsübliche »getrocknete Orangenschale«, die kleine Stücke enthält. Sie können solche Stückchen aber selbst mit der Gewürzmühle oder der Küchenmaschine fein pulverisieren.

Chinesisches Fünf-Gewürz-Pulver

Für 2 EL

— 2 TL Pfefferkörner (6 g)
— 2 TL Zimtstückchen (6 g)
— 2 ganze Sternanis (2 g)
— 1 TL ganze Nelken (2 g)
— 1 TL Fenchelsamen (2 g)

♦ Alle Zutaten auf mittlerer Stufe in einer trockenen Pfanne 2 bis 3 Min. rösten, bis sie duften. Die Pfanne dabei vorsichtig rütteln und die Samen gelegentlich wenden, damit nichts anbrennt. Abkühlen lassen.

♦ Die Mischung in der Gewürzmühle mahlen. (Meine Mühle braucht für ein gleichmäßiges Pulver etwa 30 Sek.)

♦ Das Fünf-Gewürz-Pulver luftdicht verschlossen und vor Licht geschützt aufbewahren.

HINTERGRUND Chinesisches Fünf-Gewürz-Pulver wird für viele beliebte Gerichte benötigt, die wir aus chinesischen Lokalen kennen. Dieses Rezept ist ein Beispiel für viele verschiedene Mischungen. Vielleicht entwickeln Sie irgendwann Ihre eigene Spezialsorte. Ich empfehle die Herstellung in kleinen Portionen aus frisch gemahlenen, ganzen Gewürzen. (Denken Sie immer daran, dass pulverisierte Gewürze innerhalb weniger Monate viel von ihrem Aroma und ihrer Wirkkraft einbüßen.)

Fünf-Gewürz-Pulver passt zu Fleischgerichten, Gemüse und sogar Popcorn. Es gehört auch in das Orangenhuhn mit Zitronenmelisse (Seite 236).

TIPP Wenn Sie keine Zimtstückchen bekommen, können Sie eine Zimtstange zerbrechen.

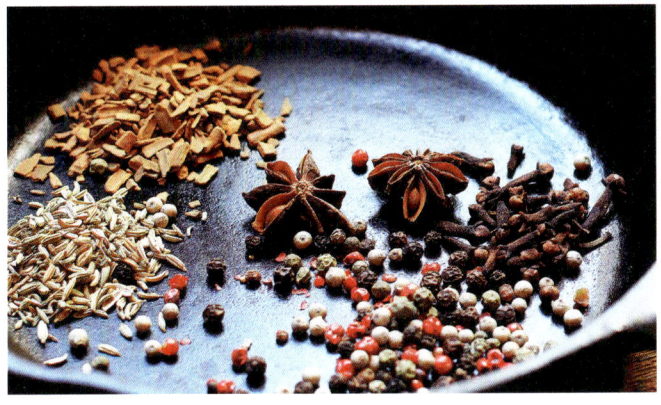

Pfefferborschtsch

Für 2,5 Liter (etwa fünf Portionen)

— 2 EL Butter
— 3 kleine Zwiebeln, gehackt
— 450 g Rinderhack (möglichst vom Weiderind)
— 4 Knoblauchzehen, fein gehackt
— 1 TL Kümmelsamen
— 2 TL Salz (ungefähr)
— 2 EL schwarzer Pfeffer, frisch gemahlen
— 2 Lorbeerblätter
— 1 Stange Sellerie, gehackt
— 1 große Möhre, in Scheiben
— 300 g Rotkohl, grob gehackt
— 300 g Rote Bete, gewürfelt
— 150 g Kartoffeln, gewürfelt
— 250 g frische Shiitake-Pilze, gehackt
— 1,5 l Hühner- oder Gemüsebrühe
— 1 EL Balsamico-Essig
— 2 Handvoll Blätter von Roter Bete, gehackt
— 1 EL Honig
— 250 ml pürierte Tomaten
— Frühlingszwiebeln zum Garnieren (nur das Grün)
— saure Sahne (auf Wunsch)

◆ Die Butter in einem großen Topf auf mittlerer Stufe zerlassen. Die Zwiebelwürfel in der Butter glasig braten.

◆ Das Hackfleisch in den Topf geben und anbräunen.

◆ Knoblauch, Kümmel, Salz, Pfeffer und Lorbeerblätter hinzugeben und eine Minute mitbraten.

◆ Den Sellerie, die Möhre, den Kohl, die Rote Bete, die Kartoffeln, die Pilze und die Brühe hinzufügen. Die Rote Bete und die Kartoffeln dürfen Sie natürlich schälen, aber ich mache das nie.

◆ Alles zum Kochen bringen, dann die Hitzezufuhr drosseln und das Gemüse in etwa 30 Min. garen.

◆ Den Essig, die Rote-Bete-Blätter, den Honig und das Tomatenpüree unterziehen und mit Deckel noch 5 Min. mitgaren.

◆ Vor dem Servieren die Lorbeerblätter entnehmen. Mit Frühlingszwiebeln garnieren und auf Wunsch einen Tupfen saure Sahne auf jede Portion setzen.

HINTERGRUND Borschtsch ist ein Traditionsrezept aus Osteuropa und dank des nährstoffreichen, wärmenden Wintergemüses eine perfekte Suppe für Herbst und Winter. Der Pfeffer verleiht dieser herzhaften Suppe ein erdig-feuriges Aroma.

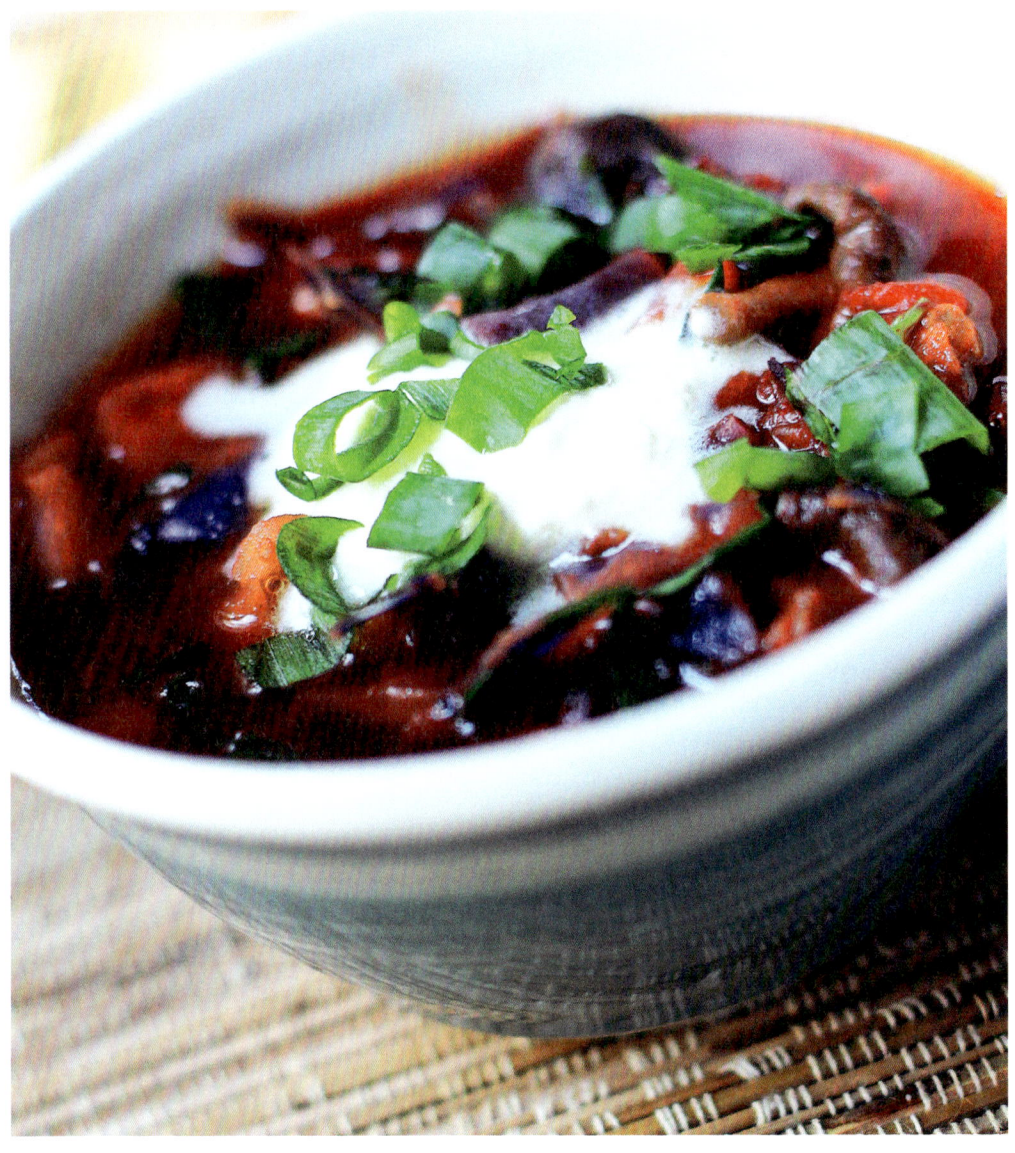

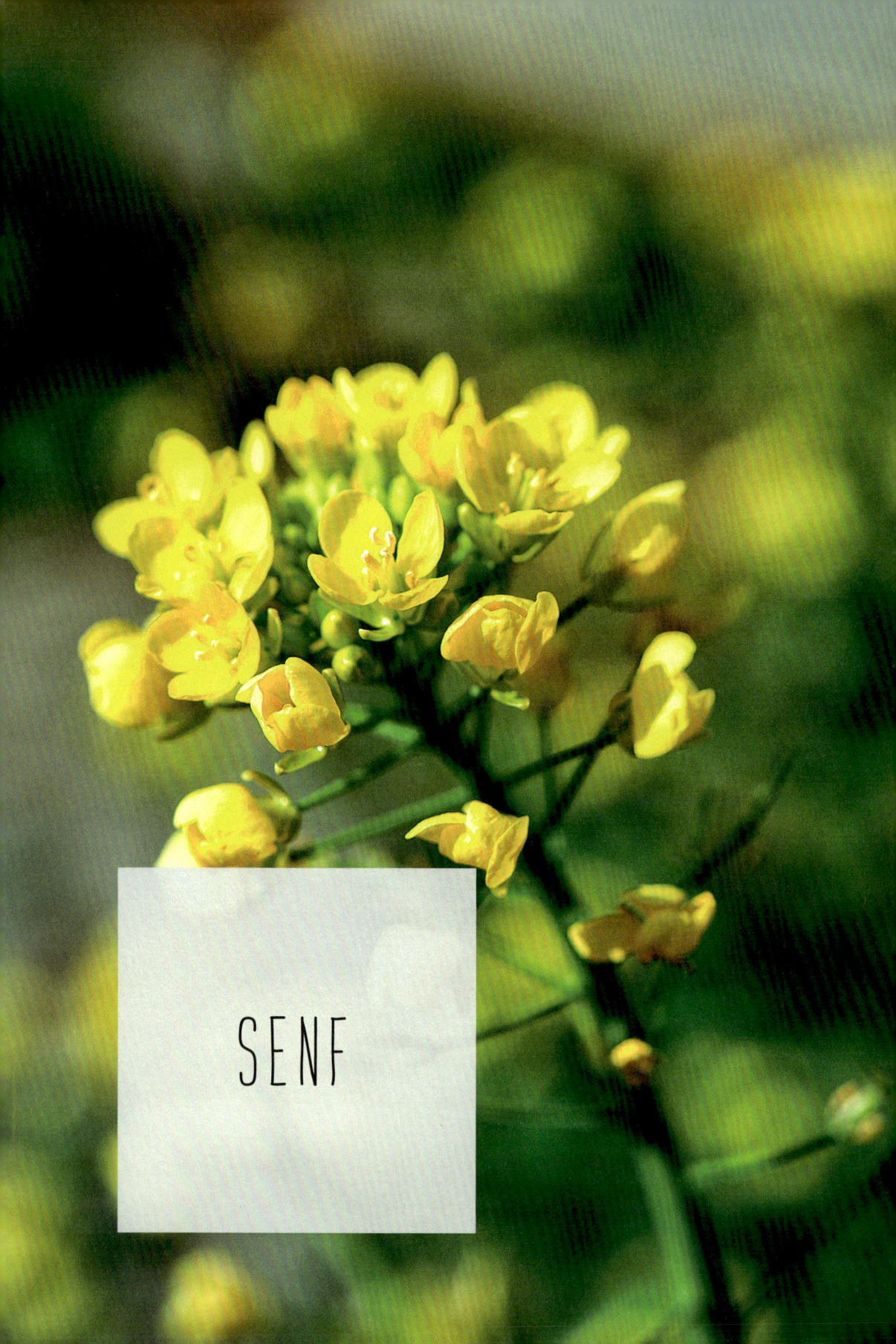

SENF

Sinapis alba (auch: Brassica alba), Brassica juncea

Familie: Brassicaceae

Verwendete Teile: Samen

Energetik: wärmend, trocknend

Geschmack: scharf

Eigenschaften: stimuliert das Abhusten (auswurffördernd), hautreizend, schmerzlindernd

Verwendung: festsitzender Schleim in Nebenhöhlen und Lunge, Arthritisschmerzen, Fieber, Krebsvorbeugung, Muskelschmerzen

Zubereitung: Gewürz, Senfpflaster, Badezuzsatz, Genussmittel

Vor einigen Jahren reisten mein Mann und ich durch Frankreich, wo wir unsere Familie besuchten. Es war eine wunderbare Reise, bis ich mich in der letzten Woche unseres Aufenthalts erkältete. Obwohl ich gleich alle Kräuter einsetzte, die ich bei mir hatte, war ich trotzdem ein verschleimtes Häufchen Elend. Aber ich wollte jede Sekunde dieser Reise auskosten und suchte verzweifelt nach Abhilfe.

Als ich so in der Küche stand und über meine verstopften Nebenhöhlen stöhnte, fiel mir plötzlich auf, dass ich eine hochwirksame Pflanze vergessen hatte, die in praktisch jeder französischen Küche zu finden ist: Senf! Es standen sogar mehrere Gläser Senf im Kühlschrank. Also aß ich aus jedem Glas einen Löffel. Sofort begann meine Nase zu laufen und die Nebenhöhlen wurden entlastet. Ich geriet ins Schwitzen.

Senf ist scharf, würzig und ausgesprochen scharf, besonders ein echter, gut zubereiteter Senf. Daraufhin nahm ich regelmäßig löffelweise Senf zu mir, und es ging mir im Nu besser. Senfsamen helfen jedoch nicht nur bei Symptomen von Erkältung oder Grippe. Dieses bescheidene Gewürz schützt auch vor DNA-Schäden und oxidativem Stress und ist damit ein Verbündeter für die Vorbeugung vor Krebs und für ein gesundes Herz.

Senf wird seit Jahrtausenden in vielen Sorten angebaut. Archäologische Ausgrabungen ergaben, dass eine verwandte Art schon vor über 6000 Jahren in Nordeuropa als Gewürz verwendet wurde. Eine weitere Art wurde höchstwahrscheinlich schon 5000 Jahre vor unserer Zeitrechnung in China kultiviert. Die ersten Rezepte mit Senfsaucen, die den heutigen Zubereitungen bereits sehr ähnelten, werden den alten Römern zugeschrieben, die diese Samen auch in ihrem gesamten Reich verbreiteten. Irgendwann gelangte der Senf dabei auch nach Gallien, also in das heutige Frankreich, wo die Senfzubereitung zur Kunst wurde. Besonders berühmt für seinen Senf ist die Stadt Dijon, wo Jean Naigeon 1856 das Rezept für den berühmten Dijon-Senf entwickelte.

Senf wächst wie Unkraut praktisch überall. Deshalb war er stets beliebt und überall verfügbar – im Gegensatz zu Gewürzen wie schwarzem Pfeffer, Muskat oder Ingwer, die nur für Wohlhabende erschwinglich waren.

»Die pikante Schärfe von Senf ist das Schöne an dieser Medizin.«

Senfarten

Im Handel sind vor allem die Samen von Weißem Senf (Sinapis alba) und Braunem Senf (Brassica juncea).

— Weißer Senf erzeugt weiße oder gelbe Samen mit einem eher milden Aroma. Der Senf aus dieser Art ist besonders verbreitet.

— Brauner Senf bildet braune Samen, deren intensive, feurige Schärfe besonders die Nebenhöhlen freipustet.

Medizinische Eigenschaften und Energetik von Senf

Senf wird häufig nur als Würzsauce zur Wurst betrachtet, nicht als Gesundheitsnahrung schlechthin. Dabei vermag er viel mehr.

Aufgrund bestimmter, wenig nachhaltiger Anbaumethoden enthält unsere Nahrung heute lange nicht mehr so viele Nährstoffe wie einst. Viele beliebte Obst- und Gemüsesorten wie Tomaten, Äpfel oder Salat wurden gezielt im Hinblick auf bestimmte Eigenschaften gezüchtet, die eher guten Geschäften dienen als unserer Gesundheit. Für die Brassica-Gewächse gilt dies nicht!

Die Kreuzblütler der Ordnung Brassica zählen zur großen Familie der Brassicaceae und umfassen Kohlsorten wie Brokkoli, Weißkohl oder Grünkohl. In ihrem Buch »Knoblauch für das Herz« erläutert Jo Robinson, dass die Kreuzblütler zu den gesündesten Lebensmitteln zählen, weil sie noch am ursprünglichsten geblieben sind.

Die Brassica-Gewächse – auch Senf – weichen kaum von ihren Vorfahren ab und enthalten nach wie vor beeindruckende Mengen an Phytonährstoffen mit erheblichem krebsbekämpfendem Potenzial.

Krebs

Die diversen Antikrebseigenschaften von Senf wurden intensiv untersucht. Bestimmte Bestandteile der Samen, die Allylisothiocyanate (AITC), erscheinen sowohl für die Vorbeugung vor Krebs als auch für die Behandlung vielversprechend. Eine klinische Studie verabreichte Freiwilligen jeweils 20 Gramm einer Senfzubereitung. Bereits nach drei Tagen zeigten sich eine signifikante Reduktion an DNA-Schäden und sogar ein Rückgang des Gesamtcholesterins. Die Forscher folgerten daraus, dass »selbst eine kurzfristige Einnahme von ITC-haltigem Gemüse [wie Senf] tatsächlich mit einem geringeren Krebsrisiko einhergehen könnte«.

Gesundes Herz

Dass Senfsamen und Senföl dem Herzen guttun, könnte an ihrem hohen Gehalt an Omega-3-Fettsäuren liegen, die oxidativen Stress mindern.

Eine Studie an 360 Patienten beobachtete deren Fortschritte im Verlauf eines Jahres nach einem Herzinfarkt. Die Gruppen, die Fischöl oder Senföl erhielten, wiesen im Vergleich zur Placebogruppe signifikante Verbesserungen der Herzgefäßgesundheit auf, darunter weniger herzbedingte Zwischenfälle und ein Rückgang an Arrhythmien. Die Forscher folgerten daraus, dass beide Öle bei Patienten mit Herzinfarktrisiko schnell eine schützende Wirkung entfalten können.

Lunge

Ein Senfwickel auf der Brust ist ein altes Hausmittel bei verschleimter Lunge und Bronchitis. Die stimulierenden, würzigen Bestandteile aus den Senfsamen verdünnen und vermehren den Schleim, sodass der Körper ihn leichter abhusten kann. Deshalb gilt Senf in der Kräuterkunde als stimulierendes Expektorans mit einer ausgezeichneten Wirkung bei Kongestion.

Chinesische Forscher haben diese Behandlungsform auf die Probe gestellt. Für eine Studie behandelten sie Patienten mit chronischer Bronchitis mit einem Pflaster mit verschiedenen Kräutern, darunter auch Senfsamen. Bei den behandelten Patienten kam es im Vergleich zur Kontrollgruppe zu signifikanten Verbesserungen ihrer Symptome.

Schmerzen

Traditionell wird Senf gern zur Behandlung von Arthritis verwendet, besonders für Schmerzen, die bei kaltem Wetter schlimmer werden. Bei Verletzungen wie einem verstauchten Knöchel oder einer Zerrung lindern Senfpflaster die Schmerzen und beschleunigen die Heilung. Die Schmerzen profitieren davon, dass Senf oberflächlich die Haut reizt. Das gereizte Gewebe wird dadurch wärmer und besser durchblutet.

Zur oberflächlichen Anwendung von Senf eignet sich auch ein Senfbad (hierzu folgt gleich ein Rezept), das müde und schmerzende Muskeln wärmt und Schmerzen im ganzen Körper lindert. Senfbäder sind auch ein Hausmittel, um das Fieber in Gang zu bringen, wenn jemand bei Fieber friert (nicht jedoch, wenn ihm heiß ist und er unruhig wird).

Senf anwenden

Die gelben oder weißen Senfsamen haben einen feineren, milderen Geschmack. Die braunen Samen nehme ich gern, wenn eine heißere, stimulierendere Wirkung gewünscht ist.

Senföl gibt es in Spezialitätengeschäften. Sie eignen sich gut zum Kochen und sind eine praktische Methode, mehr Senf zu sich zu nehmen.

Empfohlene Mengen

Von Senf profitiert man am meisten, indem man ihn regelmäßig isst. Es gibt keine feststehenden therapeutischen Empfehlungen zur Anwendung von Senfsamen.

BITTE BEACHTEN Der Verzehr großer Mengen Senf kann Magenbeschwerden auslösen.

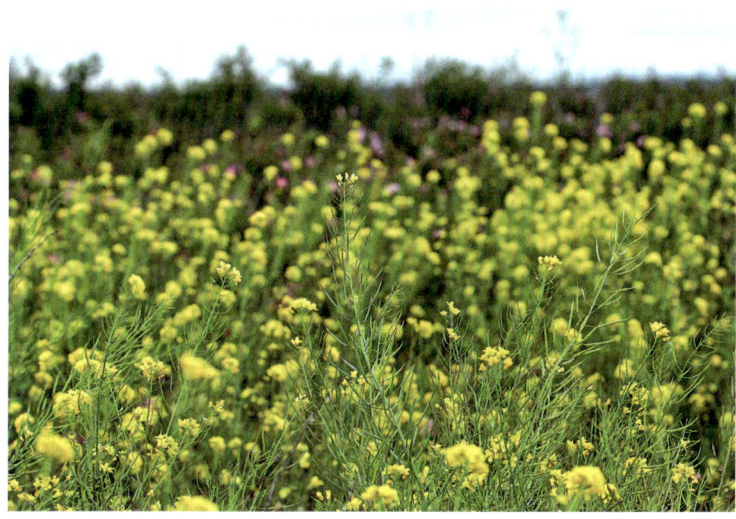

Senf nach Art des Hauses

Für 300 ml

— 4 EL braune Senfsamen (35 g)
— 4 EL gelbe Senfsamen (35 g)
— 125 ml Apfelessig
— 1 TL Honig
— 1 TL Kurkuma
— 2 TL Paprika, gemahlen
— 1 TL Chipotlepulver
— 1 TL Salz

◆ Die Senfsamen mit dem Apfelessig in eine Glasschüssel geben. Zugedeckt zwei Tage stehen lassen.

◆ Die Samen mit der Flüssigkeit in einen Standmixer oder die Küchenmaschine mit Messereinsatz füllen. Den Rest der Zutaten hinzugeben und alles zu einer Paste verarbeiten.

◆ Im Kühlschrank ist dieser Senf etwa sechs Monate haltbar.

HINTERGRUND Senfherstellung ist ganz einfach. Sobald Sie das grundlegende Vorgehen beherrschen, können Sie mit vielen verschiedenen Kräutern unterschiedlichste Geschmacksrichtungen ausbauen. In diesem Rezept habe ich mich für die rauchig-pikante Note von Chipotle entschieden. Achten Sie bitte darauf, dass die Senfsamen tatsächlich zwei Tage einweichen müssen, um ihren Geschmack freizusetzen.

Im Rezept mische ich gelbe und braune Senfsamen. Falls Sie einen milderen Geschmack bevorzugen, können Sie die braunen Samen weglassen und dafür doppelt so viele gelbe nehmen.

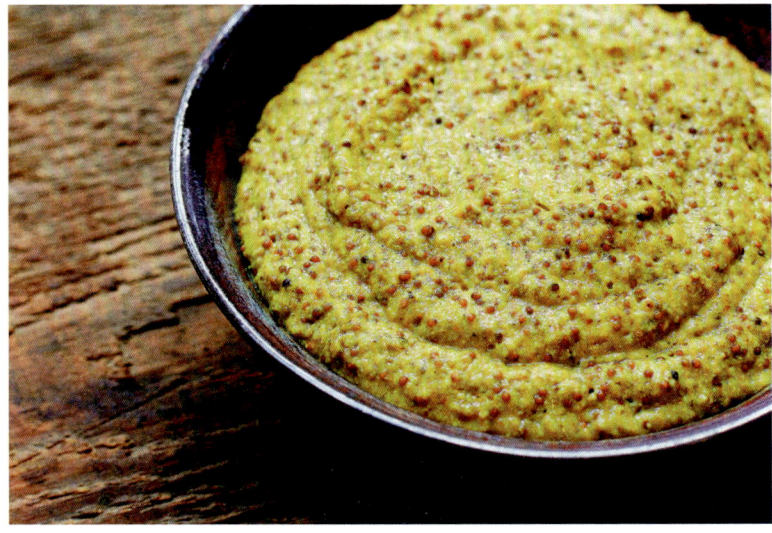

Kürbissuppe mit Senfsamen

Für 2 Liter (4 Portionen)
— 900 g Kürbisfleisch
— 2 EL Olivenöl
— ½ TL Kreuzkümmelsamen
— 1 TL braune Senfsamen
— 1 mittelgroße Zwiebel, gehackt
— 1½ TL Salz
— 1 EL frischer Ingwer, gehackt
— 2 Knoblauchzehen, gehackt
— 2 Dosen Kokosmilch (je 400 ml)
— 2 EL Zitronensaft

◆ Den Kürbis schälen, Stängelansatz und Samen entfernen. Das Fruchtfleisch grob hacken.

◆ Einen großen Topf auf mittlerer Stufe erhitzen. Erst das Öl, dann den Kreuzkümmel und den Senf hinzufügen. Sobald die Samen zu brutzeln beginnen, die Zwiebelwürfel und das Salz hinzugeben und unter gelegentlichem Wenden 3 bis 5 Min. anbraten. Den Ingwer und den Knoblauch hinzufügen und noch einige Min. weiterbraten, bis es gut duftet.

◆ Das Kürbisfleisch und die Kokosmilch hinzufügen und die Hitzezufuhr leicht erhöhen, bis die Mischung leicht kocht. Die Hitzezufuhr drosseln und den Kürbis in etwa 30 Min. schonend garen.

◆ Wenn der Kürbis weich genug ist, die Suppe in eine Küchenmaschine mit Messereinsatz umfüllen oder mit einem Pürierstab arbeiten. Eventuell müssen Sie in zwei Portionen aufteilen, damit die heiße Flüssigkeit beim Verarbeiten nicht überläuft. Auf kleiner Stufe in etwa 2 Min. gleichmäßig pürieren. Dann den Zitronensaft unterziehen.

◆ Warm servieren.

HINTERGRUND Diese schmackhafte Herbstsuppe hat mein Mann kreiert. Wir hatten einst Unmengen Kürbis und er widmete sich dankenswerterweise der Suche nach interessanten Zubereitungsmethoden für dieses herzhafte Gemüse. Von den vielen köstlichen Gerichten, die dabei herauskamen, mag ich diese Suppe besonders gern. Man kann dafür praktisch jede essbare Kürbissorte verwenden, wobei manche schwer zu schälen sind.

Senfbad mit Ingwer

Für 750 ml Badesalz
- 250 ml Totes-Meer-Salz
- 180 ml Bittersalz (Magnesiumsulfat)
- 60 ml Backnatron
- 180 ml Senf, gemahlen
- 60 ml Ingwer, gemahlen
- 10 Tropfen essenzielles Eukalyptusöl
- 10 Tropfen essenzielles Pfefferminzöl
- 10 Tropfen essenzielles Zedernöl
- 10 Tropfen essenzielles Lavendelöl
- 10 Tropfen essenzielles Rosmarinöl

◆ Die Salze und das Backnatron in einer großen Schüssel mischen.

◆ Das Senfpulver und das Ingwerpulver durchsieben, um Klümpchen aufzulösen, und dann zu den Salzen geben. Gründlich mischen.

◆ Die essenziellen Öle in die Salzmischung träufeln und gut untermischen.

◆ Anwendung: dem heißen Badewasser 250 bis 750 ml Salz hinzufügen.

HINTERGRUND Rebecca Altman von Kings Road Apothecary ist eine hervorragende Heilkräuterberaterin, die synergistische Rezepte für Tees, Tinkturen, Salben und vieles mehr entwickelt. Sie war netterweise bereit, exklusiv für dieses Buch ein anregendes Senfbadrezept beizusteuern, bei dem die würzigen, stärkenden Qualitäten von Senf im Vordergrund stehen. Weitere großartige Produkte von Rebecca gibt es auf www. KingsRoadApothecary.com.

Rebecca sagt zu diesem Rezept: »Senfpulver regt den Kreislauf an und wärmt die Muskulatur. Im Winter, wenn die Kälte in die Muskeln kriecht, wenn man sich steif fühlt und Schmerzen bekommt, ist es ein wunderbarer Badezusatz. Ich nutze es auch nach anstrengendem Training oder bei bestimmten Verletzungen. Ergänzend habe ich würzigen Ingwer hinzugefügt, der ebenfalls wärmt, außerdem essenzielle Öle zur Kreislaufanregung.«

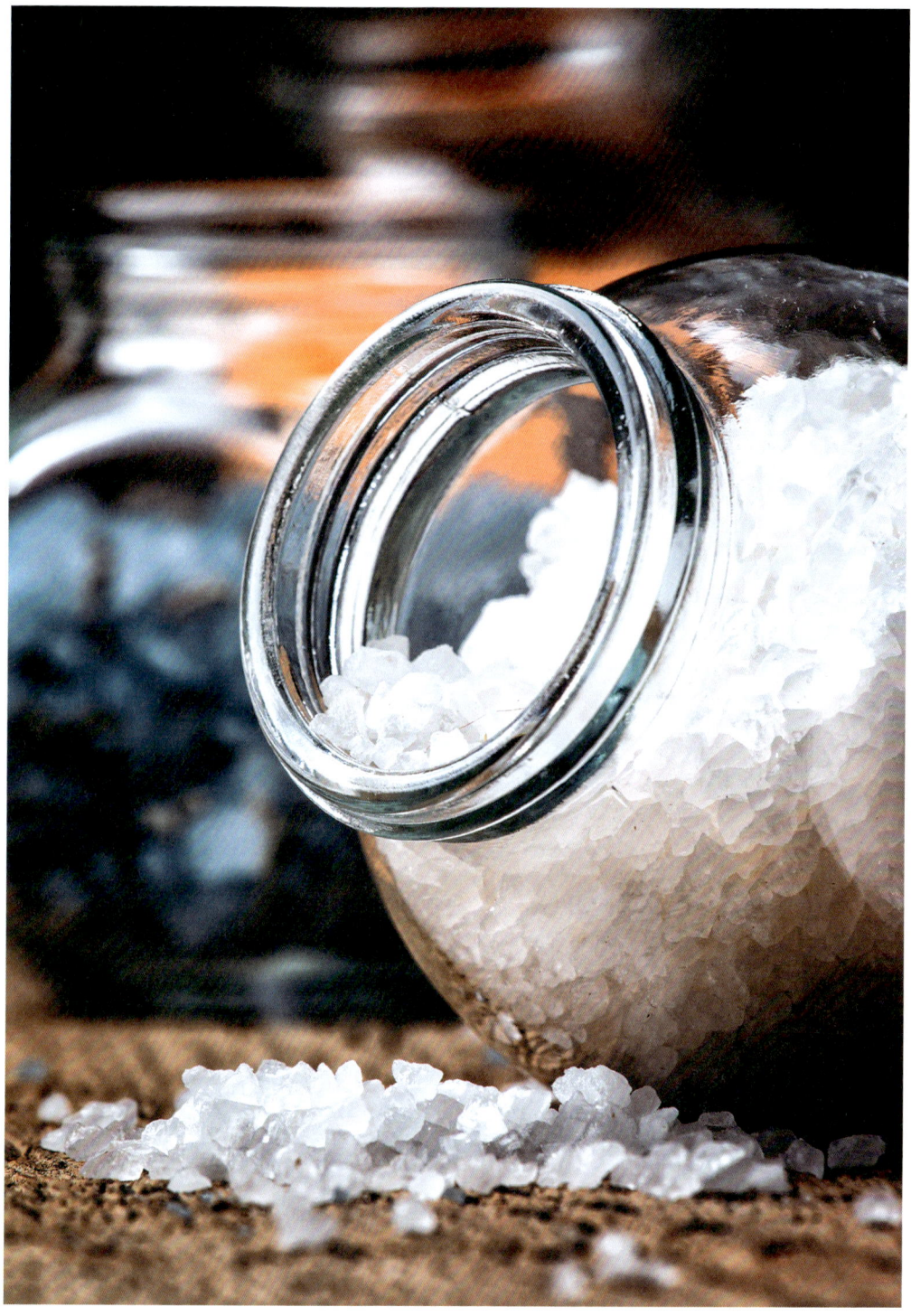

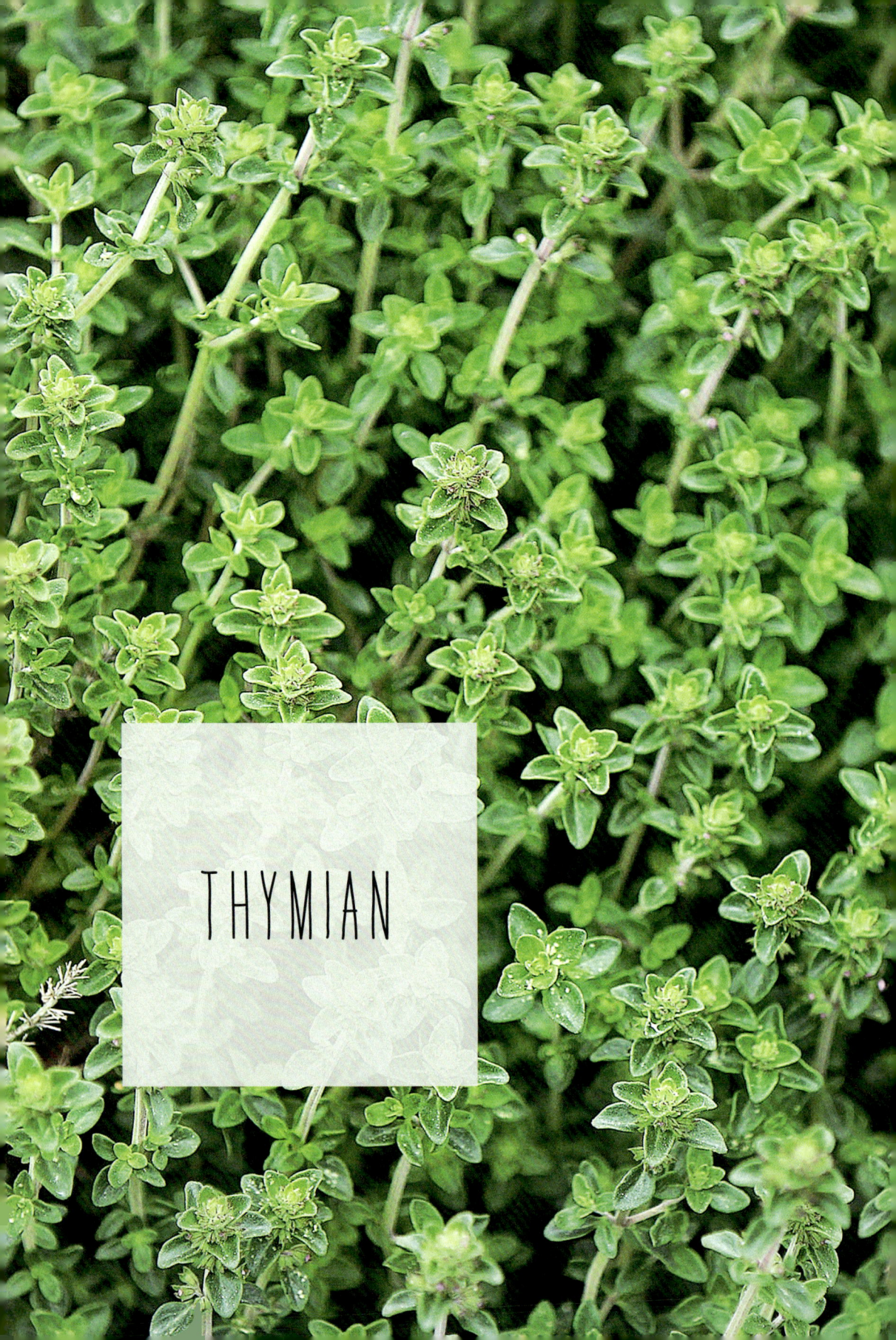

THYMIAN

Thymus vulgaris

Familie: Lamiaceae

Verwendete Teile: Blätter

Energetik: wärmend, trocknend

Geschmack: scharf

Eigenschaften: aromatisch, antimikrobiell, verdauungsfördernd, fördert das
Schwitzen (stimulierend/entspannend),
krampflösend, auswurffördernd, fördert
die Menstruation, gegen Würmer

Verwendung: Infektionen, Erkältungs-
und Grippesymptome (Fieber, Halsschmerzen, Husten), Harnwegsinfekte,
Hefepilzbesiedelung, äußerliche Pilzinfektionen, Dyspepsie, Verletzungen,
Verbrennungen, Zahnschmerzen, Nebenhöhlenentzündung, Mundspülung,
Entzündungen allgemein, Keuchhusten,
Bauchkrämpfe (Verdauung, Menstruation), Amenorrhoe

Zubereitung: in Honig, in Essig, in Öl,
in Salbe, Tinktur, Dampfbad, Küchenkraut, Hustensirup, Spülung

Vor Jahren wanderte ich im Süden der Provence
mit einem befreundeten Heilkräuterexperten,
Christophe Bernard. Er war mir immer rund
zehn Schritte voraus, und als er mich einmal
aufgeregt zu sich rief, wollte ich sofort sehen,
was er entdeckt hatte. Es war wilder Thymian,
rund 15 Zentimeter hoch und voller kleiner
Blätter. Wir mussten in die Hocke gehen, um
ihn genauer zu betrachten.
Nach der Begegnung mit dieser kleinen Pflanze verstand ich endlich, warum in der Kräuterkunde oft zwischen wildem Thymian und

Gartenthymian unterschieden wird. Der Duft
dieser wilden Blätter war unglaublich stark
und der Geschmack deutlich würziger und
schärfer als der der Gartensorten. Schon beim
ersten Probieren wusste ich, dass in dieser
unscheinbaren, kleinen Pflanze viel medizinischen Potenzial steckte.

»Thymian zählt zu den bewähr-
testen Kräutern zur Behandlung von Infekten der oberen
Atemwege, Husten und Ver-
schleimung, und Heilkräuterexperten schätzen seinen Wert
als unterstützendes Mittel in
Asthmapräparaten.«

Die natürlichen Verbreitungsgebiete von Thy-
mian sind Südeuropa und der Mittelmeerraum.
Dort wächst die Pflanze auf hartem, felsigem
Boden wild. Domestizierte Formen finden sich
heute in den Gärten der ganzen Welt.
Es gibt zahllose Thymiansorten, von denen
die meisten medizinisch nutzbar sind. Lassen
Sie sich von Ihrem Geschmackssinn leiten.
Schmeckt der Thymian würzig bis scharf?
Wenn ja, eignet er sich höchstwahrscheinlich
als Medizin. Mildere Sorten haben keine so
ausgeprägte Wirkung wie schärfere Varianten.

Medizinische Eigenschaften und Energetik von Thymian

Thymian hat eine heiße, trocknende Energetik.
Neben der geschmacklichen Komponente unterstützt er die Verdauung, das Immunsystem
und die Schmerzlinderung. Wegen seines in-

tensiven Aromas wird er dem Essen meist eher in kleinerer Menge beigefügt, nicht in therapeutischen Dosen.

Infektionen

Traditionell wird Thymian gegen vielerlei bakterielle Infektionen eingesetzt. Als Tee oder Tinktur kann eine Mundspülung mit Thymian bei Entzündungen im Mundbereich und am Zahnfleisch helfen. Gurgeln mit Thymiantee oder Honig, in den frischer Thymian eingelegt wurde, kann einen gereizten Hals beruhigen. Äußerlich hilft Thymian gegen bestimmte Pilzinfektionen der Haut und vaginalen Hefepilzbefall. Aviva Romm empfiehlt Thymian und andere Kräuter in Form eines Vaginalsuppositoriums zur Behandlung von B-Streptokokken in späteren Stadien der Schwangerschaft.

Die moderne Forschung bestätigt die stark antimikrobiellen Wirkungen von Thymian. In seinem Buch Pflanzliche Antibiotika sagt Stephen Buhner, dass Thymian offenbar die Mechanismen hemmt, über die Bakterien eine Antibiotikaresistenz entwickeln. Diverse In-vitro-Studien mit essenziellem Thymianöl ergaben, dass Thymian pathogene Keime wie Candida albicans, Staphylococcus aureus, Enterococcus fecalis, Escherichia coli und nosokomiale Infektionen hemmen kann.

Nach Schätzungen der amerikanische Gesundheitsinstitution Centers for Disease Control und Prevention infizieren sich jährlich zwei Millionen US-Amerikaner mit antibiotikaresistenten Keimen und 23 000 sterben daran. Angesichts der zunehmenden Bedrohung durch resistente Bakterien (und dies gilt auch für Europa) könnte Thymian (wie viele andere Kräuter mit ähnlichen Wirkungen) ein Hoffnungsschimmer sein.

Viele Kräuterexperten sind der Ansicht, dass Thymian auch das Immunsystem insgesamt unterstützt. In seinem Buch Westliche Arznei-

en und Chinesische Medizin sagt der britische Heilkräuterspezialist Jeremy Ross: »Thymian ist besonders für Menschen geeignet, die mehrere Antibiotikaserien hinter sich haben, beispielsweise wegen respiratorischer oder Harnwegsinfekte, was eine Schwächung ihres Immunsystems und Verdauungstraktes zur Folge hat. Dies wiederum kann zu einer Ansammlung von Pathogenen führen, die nicht aus dem Körper beseitigt werden können.«

Erkältung, Grippe und Husten

Thymian wird seit Jahrtausenden gegen diverse Symptome im Zusammenhang mit Erkältungen und grippalen Infekten eingesetzt. Im 1. Jahrhundert schrieb der Arzt Discorides: »Jeder kennt Thymian.« Er empfahl ein Thymiangetränk mit Salz und Essig, um phlegmatische Massen aus dem Darm abzusondern.

Thymians heiße, trocknende Energetik empfiehlt ihn bei kalten, stagnierenden Zuständen, die mit einem dicken, weißen Belag auf der Zunge und zähem Schleim in der Lunge einhergehen. Thymian gilt als Hustenmittel, das Hustenkrämpfe und sogar trockenen Husten wie bei Keuchhusten stoppen kann.

Der traditionelle Einsatz von Thymian gegen Husten wurde inzwischen für die akute Bronchitis belegt. In einer placebokontrollierten, klinischen Doppelblindstudie zeigte sich, dass Patienten mit akuter Bronchitis, die Trockenextrakt aus Thymian und Nachtkerze erhielten, signifikant bessere Heilungszeiten aufwiesen als die Teilnehmer der Placebogruppe. In einer weiteren placebokontrollierten Doppelblindstudie zeigte sich, dass ein Extrakt aus Thymian und Efeublättern die Hustenanfälle bei Patienten mit akuter Bronchitis zwei Tage früher um 50 Prozent reduzieren konnte als bei der Placebogruppe. Die Kombination aus Thymian und Efeublättern war auch bei Kindern zwischen zwei und 17 Jahren mit akuter

Bronchitis ein wirksames und unbedenkliches Mittel.

Verdauung

Thymian kann als Gewürz die gesunde Verdauung unterstützen oder in größeren Mengen gegen Symptome von Verdauungsträgheit wie Aufstoßen und Blähungen eingesetzt werden. Er beruhigt auch Krämpfe des Verdauungssystems und könnte bei Durchfall und Reizdarmsyndrom hilfreich sein.

Haben Sie unerwünschte Mitbewohner im Darm? Thymian gilt als bewährtes Mittel gegen Parasiten und Würmer. Die Kräuterexpertin Anne McIntyre schreibt dazu: »Ein Teelöffel der Tinktur eine halbe Stunde vor dem Frühstück plus Rhizinusöl gilt als Naturheilmittel gegen Würmer. In Frankreich wird Thymian insbesondere als reinigendes Lebertonikum eingesetzt, welche Verdauungssystem und Leberfunktion anregt und bei Magenproblemen, Appetitlosigkeit, Anämie, Leber- und Gallenbeschwerden, Hautproblemen und Lethargie hilft.«

Schmerzlinderung

Thymian ist in erster Linie wegen seiner Wirkung gegen Verdauungsprobleme, Infekte und Atemwegssymptome bekannt, wird jedoch seit Langem auch zur Schmerzlinderung verwendet. Maud Grieve empfiehlt die äußerliche Anwendung als hautreizendes Mittel bei Gelenkbeschwerden. (Solche Mittel können lokal das Gewebe reizen und damit Durchblutung und Erwärmung des betroffenen Bereichs erhöhen.) Viele historische Quellen empfehlen Thymian bei verzögerter Menstruation und schmerzhaften Menstruationskrämpfen.

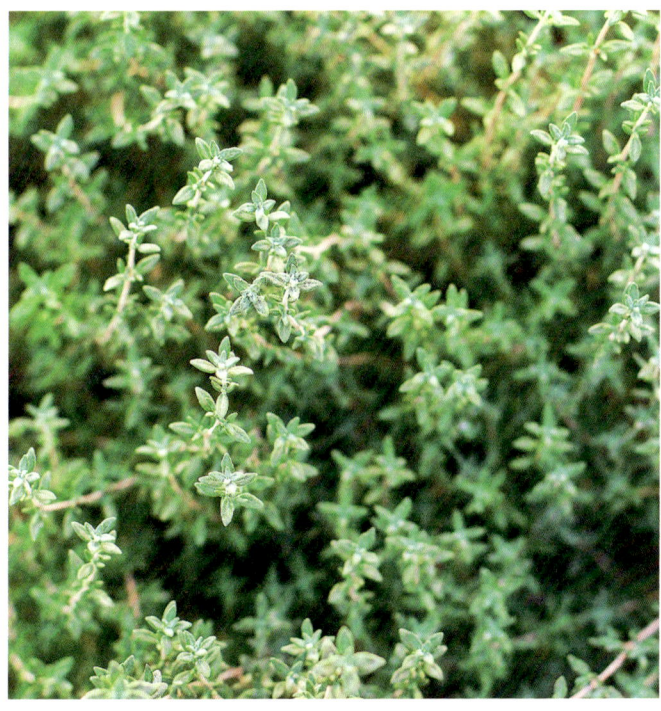

Thymian anwenden

Thymian passt in fast jeden Garten. Ich ernte die dünnen, holzigen Stängel kurz vor der Blüte wenige Fingerbreit über dem Boden. Während der Wachstumsphase kann ich zwei bis drei Mal ernten, womit wir immer reichlich frischen Thymian im Haus haben. Es erfordert ein wenig Geduld, die feinen Blätter von den Stängeln zu lösen. Gut getrocknet kann man sie in einem fest verschlossenen Glasbehälter lagern. Thymian lässt sich für eine Vielzahl an Kräuterzubereitungen verwenden, als Tee oder Tinktur oder in Öl, Essig oder Honig eingelegt.

Die antimikrobiellen Eigenschaften von Thymian wurden insbesondere anhand von essenziellem Thymianöl nachgewiesen. Bei Thymianöl gibt es mindestens sieben verschiedene Chemotypen (chemisch unterschiedliche Varianten). Lassen Sie sich bei der Auswahl von Thymianöl von einem Profi beraten, denn für Unbedenklichkeit und Wirksamkeit müssen Sie über die unterschiedlichen Eigenschaften dieser Chemotypen Bescheid wissen.

Empfohlene Mengen

Thymian ist ein delikates Gewürz. Wegen seines intensiven Aromas wird er beim Kochen normalerweise nur in kleinen Mengen verwendet.

Therapeutische Mengen für Thymian sind:

— ALS TEE (getrocknet): 2 bis 6 g pro Tag
— ALS TINKTUR (getrocknet): 1:5, 35 % Alkohol, 2 bis 4 ml, 3-mal täglich
— ALS ESSENZIELLES ÖL: Verdünnung auf 1 % oder weniger (1 Tropfen essenzielles Öl auf 100 Tropfen Trägeröl)

BITTE BEACHTEN

Schwangere sollten Thymian nicht in medizinisch relevanten Mengen verwenden und auf Thymianöl verzichten. Thymian kann Gebärmutterkontraktionen und die Menstruationsblutung anregen. Auch in der Stillzeit wird Frauen von größeren Mengen Thymian und essenziellem Thymianöl abgeraten.

Bei der Auswahl von essenziellem Thymianöl ist der Chemotyp zu beachten. Das Öl sollte nur verdünnt und in sehr kleinen Mengen verwendet werden. Bei diesem wirkungsvollen Extrakt sollte man stets mit einem klinisch geschulten Aromatherapeuten zusammenarbeiten, der sich auch mit der inneren Anwendung essenzieller Öle auskennt.

In seltenen Fällen können allergische Reaktionen auf Thymian auftreten.

Honigessig mit Thymian

Für 375 ml
— 4 Handvoll frischer Thymian oder 160 ml getrockneter Thymian
— 75 g Honig (am besten vom nächsten Imker)

◆ Ein Einmachglas von 480 ml Inhalt zu drei Vierteln mit frischen Thymianblättern oder zu einem Drittel mit getrockneten Blättchen füllen. Den Honig hinzugießen, dann mit Apfelessig auffüllen und gut verrühren.
◆ Das Glas mit einem Glas- oder Kunststoffdeckel verschließen. Bei einem Metalldeckel bitte Pergamentpapier oder Butterbrotpa-

pier zwischen das Metall und die Flüssigkeit legen, sonst lässt der Essig den Deckel korrodieren.
◆ Die Mischung zwei Wochen lang einmal täglich leicht schütteln. Danach durch ein Sieb gießen und den Honigessig im Kühlschrank oder an einem anderen kühlen Ort lagern. Er sollte ein Jahr haltbar sein, teilweise auch länger.
◆ Anwendung: Erwachsene nehmen bei Halsschmerzen oder festsitzendem Husten stündlich 1 EL. Mit Olivenöl ergibt der Honigessig übrigens eine feine Vinaigrette.

HINTERGRUND Schon die alten Griechen haben Kräuter in Honigessig eingelegt. Diese süßsauren Zubereitungen eignen sich besonders zur Behandlung von Atemwegs- und Bronchialbeschwerden, vor allem wenn bei hartnäckigem Husten viel Schleim vorhanden ist.

Ein Löffel Honig kann den rauen Hals beruhigen, hat aber noch viele andere positive Wirkungen. Er hemmt zum Beispiel das Keimwachstum und erleichtert das Abhusten ein wenig.

Provenzalische Tomaten

Für 6 Portionen

— 3 mittelgroße Fleischtomaten, quer halbiert
— 2 Knoblauchzehen, gehackt
— 1 EL frische Petersilie, gehackt
— 1 EL frisches Basilikum, gehackt
— 2 TL frischer Thymian oder 1 TL getrockneter Thymian
— ¼ TL frisch gemahlener schwarzer Pfeffer
— etwa ¼ TL Salz
— 3 EL Olivenöl
— 50 bis 60 g Parmesankäse, gerieben

◆ Den Backofen auf 175 °C vorheizen. Die halbierten Tomaten in eine Auflaufform legen.
◆ Den Knoblauch, die Petersilie, das Basilikum, den Thymian, den Pfeffer und das Salz mit dem Olivenöl mischen und diese Mischung über die Tomatenhälften verteilen.
◆ 20 Min. backen, bis die Tomaten gar sind.
◆ Mit Parmesankäse bestreuen und in 1 oder 2 Min. goldgelb übergrillen. Etwas abkühlen lassen, aber noch warm verzehren.

HINTERGRUND Dieses Tomatengericht kochte meine französische belle-mère (Schwiegermutter) bei meinem Besuch in Südfrankreich für mich. Ich war sofort hingerissen vom Aroma ihrer Fleischtomaten, die unter der Sommersonne gereift waren.

Überlieferte Rezepte werden gern mit Paniermehl zubereitet. Ich habe mich hier für eine einfachere Version entschieden, bei der die Aromen der Kräuter besser zur Geltung kommen.

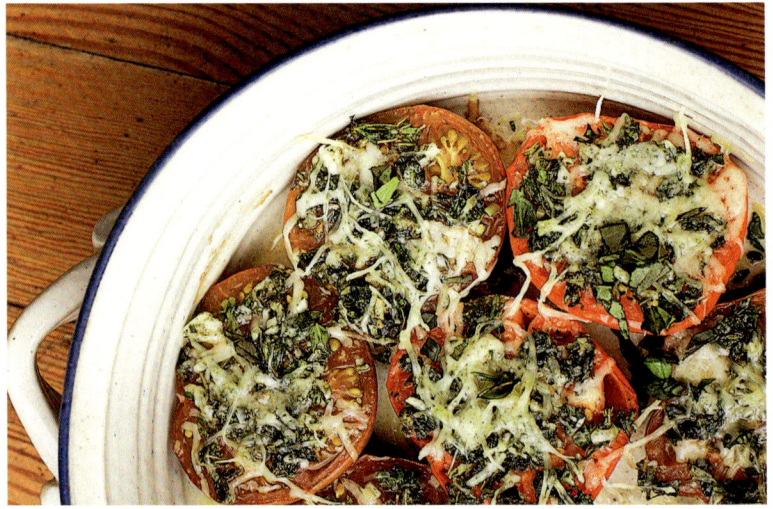

Thymian-Hustensirup mit Kirschrinde

Für 430 ml

— 30 g getrocknete Wildkirschrinde
  (Prunus serotina)
— 10 g getrocknete Echte Eibischwurzel
  (Althaea officinalis)
— 7 g getrocknete Thymianblätter
— 150 g Honig
— 60 ml Sauerkirschkonzentrat

◆ Die Wildkirschrinde, die Eibischwurzel und ½ l Wasser in einen Topf füllen. Einmal aufkochen, dann auf niedriger Hitze ohne Deckel 20 Min. köcheln lassen. Das Wasser sollte etwa auf die Hälfte reduziert werden.

◆ Den Sud vom Herd nehmen. Den Thymian hinzugeben und zugedeckt 5 Min. ziehen lassen.

◆ Die Kräuter abgießen und die verbliebene Flüssigkeit abmessen. Einen halben Teil Honig und einen Viertelteil Sauerkirschkonzentrat hinzugeben. (Wenn Sie nun ¼ l Wasser haben, wären das 125 ml Honig und 60 ml Kirschsaftkonzentrat.)

◆ Im Kühlschrank hält sich der Hustensirup einen Monat. Man kann ihn auch zum späteren Gebrauch einfrieren. Falls er zu schimmeln beginnt, müssen Sie ihn entsorgen.

◆ Anwendung: Erwachsene nehmen jede halbe Stunde oder nach Bedarf 1 TL. Man kann dieses Rezept auch mit deutlich weniger Honig zubereiten und viele kleine Schlucke als Tee zu sich nehmen. Trinken Sie jedoch nicht alles an einem Tag. Als Tee sollte die Menge mindestens zwei Tage reichen.

HINTERGRUND Dieses Rezept ist eine Abwandlung von einem Sirup, den ich für meinen Onlinekurs HerbalColdCare.com zur Behandlung von Erkältungen entwickelt habe. Er hilft bei trockenem, unproduktivem Reizhusten. Eibischwurzel und Honig tragen zur Befeuchtung der trockenen Schleimhäu-te bei, während Wildkirschrinde und Thymian den Hustenreflex lindern. Aufgrund der Form der verwendeten Kräuter sollte man diese am besten abwiegen.

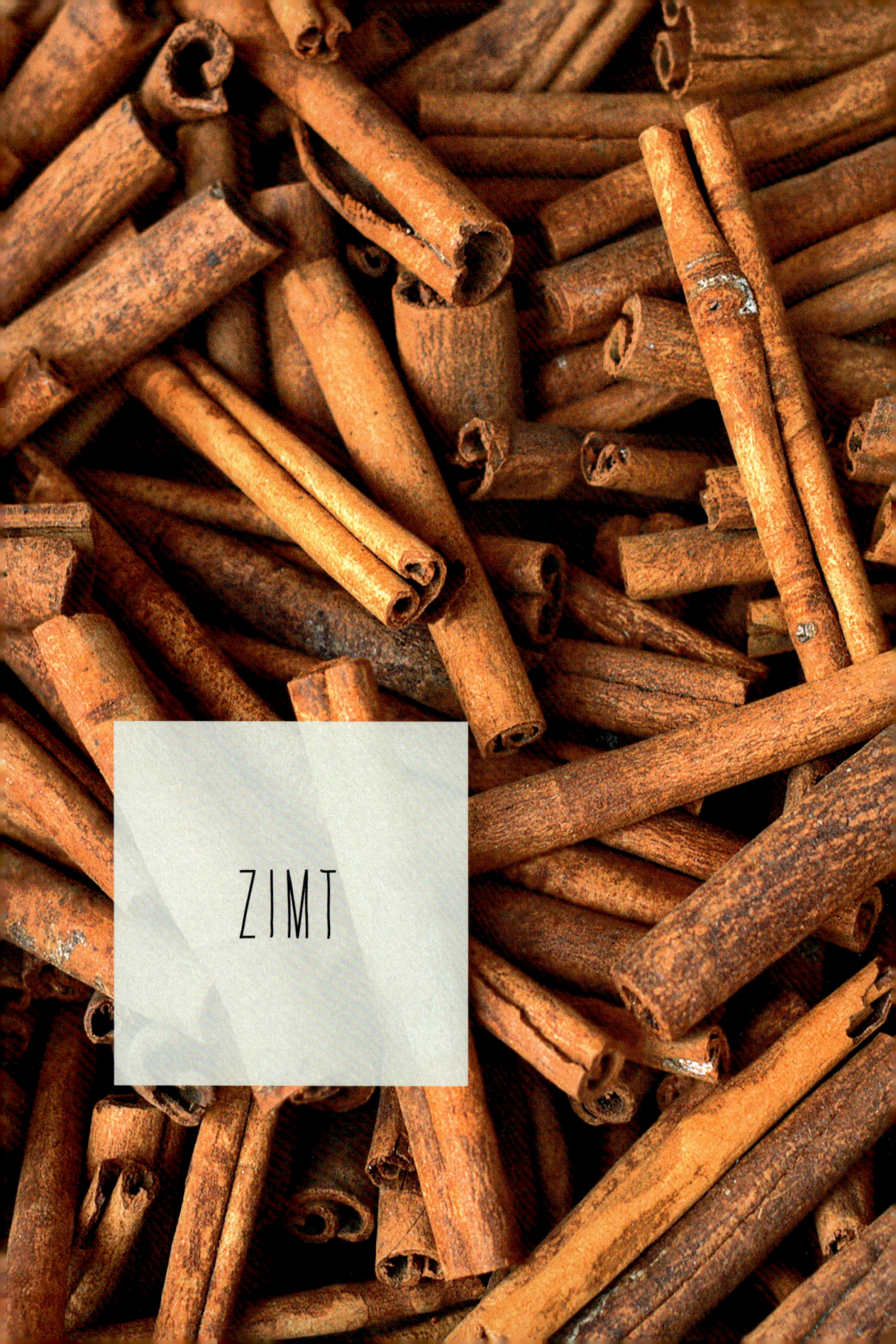

ZIMT

Cinnamomum cassia (Synonym: Cinnamomum aromaticum)
Cinnamomum verum (Synonmym: Cinnamomum zeylanicum)

Familie: Lauraceae

Verwendete Teile: Rinde (in Form von Stangen, Chips, Pulver oder essenziellem Öl), Zweige, getrocknete Blüten

Energetik: wärmend, trocknend

Geschmack: scharf, süß

Eigenschaften: aromatisch stimulierend, wärmend, schleimhautschützend, süß, adstringierend, schmerzlindernd, blutzuckerregulierend (Senkung), antioxidativ, antimikrobiell

Verwendung: Zahnschmerzen, Durchfall, Durchblutung, Infekte, Arthritis, Insulinresistenz, Erkältungen/grippale Infekte

Zubereitung: Tee, Tinktur, Gewürz, Zahnpulver

Zimt ist ein so typisches Süßspeisengewürz, dass man gar nicht so leicht auf die Idee kommt, dass er auch herzhafte Speisen verfeinern könnte. Lassen Sie sich jedoch nicht täuschen: Zimt ist womöglich eines der besten Gewürze, um viele chronische Krankheiten positiv zu beeinflussen. Seine gute Wirkung auf den Stoffwechsel macht Zimt bei Diät, Sport und Stressabbau gegen die allgegenwärtige Insulinresistenz und Typ-2-Diabetes zu einem wichtigen Verbündeten.

Die umfangreiche Geschichte dieses aromatischen Gewürzes reicht bis mindestens 2700 Jahre vor unserer Zeitrechnung zurück. Schon damals findet Zimt in chinesischen Texten Erwähnung. In der Bibel bekommt Moses den Auftrag, mit zwei Sorten Zimt ein heiliges Öl herzustellen. Die alten Ägypter nutzten Zimt nicht nur als Gewürz, sondern auch im Rahmen der Einbalsamierung.

Wer heute zwischen einem Beutel Zimt und einem Beutel Silber wählen müsste, würde spontan sicher zum Silber greifen. Vor rund 2000 Jahren galt das Gegenteil. Im 1. Jahrhundert war Zimt laut Plinius dem Älteren 15-mal mehr wert als Silber. Über viele Jahrhunderte lag der Zimthandel in den Händen arabischer Kaufleute, die fantastische Geschichten zu seinem Ursprung und Anbau verbreiteten, um die magische Aura dieses exotischen Gewürzes zu verstärken und die Preise hoch zu halten. Als im 16. Jahrhundert auch die Europäer in den Zimthandel einstiegen, wurden dadurch langwierige Auseinandersetzungen um die Kontrolle über die Zimtplantagen in Gang gesetzt. Die Kultivierungsmethoden der Zimtbäume werden von Generation zu Generation weitergegeben und sind bis heute nahezu unverändert. Mit zwei Jahren werden die Plantagenbäume stark zurückgestutzt. Daraufhin bilden sich am Fuß des Baumes kleine Büsche mit zahlreichen Schösslingen. Diese Schösslinge werden zweimal jährlich geerntet, sobald sie dank starker Regenfälle im Monsun leichter zu verarbeiten sind. Danach beginnt die harte Arbeit, die innere Rinde vom Rest des Stängels zu lösen. Mehrere Schichten dieser inneren Ringe werden zusammengedrückt und zum Trocknen ausgelegt. In diesem Zeitraum rollt sich die Rinde zu den bekannten »Zimtstangen«

»Zimt ist auf der ganzen Welt als Küchengewürz beliebt. Zahlreiche Gerichte, ob Frühstücksmüsli und Kekse oder Currys und Braten, profitieren von seinem wärmenden Aroma. Kaum jemand weiß jedoch, dass Zimt auch eine gut erforschte und sehr wirksame Heilpflanze ist.«

zusammen. Nach dem vollständigen Trocknen werden sie zu passenden Größen geschnitten und gehen in den Versand. Es klingt naiv, doch wann immer ich Zimt schmecke, muss ich lächeln, weil ich den Genuss einer Baumrinde derart genießen kann.

Zimtsorten

Es gibt über 100 Zimtbaumarten, von denen aber nur zwei Arten in größerem Rahmen kommerziell genutzt werden. Weit verbreitet ist der Kassiazimt (Cinnamomum cassia), der im Laden und in Fertigprodukten dominiert. Er stammt aus Indonesien und wird in der ganzen Welt in Tropenzonen angebaut. Die zweite wichtige Sorte, Cinnamomum verum, wird auch als Ceylon-Zimt bezeichnet. Sie wird in Sri Lanka angebaut und gilt in manchen Gegenden als »echter« Zimt.

Beide Sorten unterscheiden sich geschmacklich. Ceylon-Zimt hat ein süßeres, leichteres Aroma, wohingegen Kassiazimt würziger und schärfer schmeckt. Köche bevorzugen Kassiazimt meist für deftige Speisen wie Fleischgerichte und Suppen. Ceylon-Zimt wird eher in

Süßspeisen verwendet. In der Kräutermedizin werden beide Sorten vergleichbar eingesetzt.

Medizinische Eigenschaften und Energetik von Zimt

Energetik und Geschmack von Zimt beschreibt der Heilkräuterkenner Matthew Wood sehr schön folgendermaßen: »Zimt ist warm und anregend, das heißt, er wärmt die Verdauung und das Körperinnere, ist aber auch süß und adstringierend, das heißt, er nährt und strafft.« Zimt kann viele Verdauungsbeschwerden lindern, darunter Magenverstimmungen, Blähungen und Krämpfe. Traditionell gehört er in jede Chai-Mischung, den heißen Gewürztee, der nach dem Essen zur Verdauungsförderung gereicht wird. Sehr beliebt ist Zimt für Kinder mit Durchfall, weil er eine antimikrobielle Wirkung hat, gut schmeckt und sanft die Darmspannung verbessert, was der Dehydrierung vorbeugt.

Bei Fieber

Ihnen ist kalt? Oder abwechselnd heiß und kalt? Zimt hat eine leicht blutverdünnende Wirkung. Deshalb kann er die Durchblutung insgesamt verbessern und kalte Hände und Füße wärmen. In akuten Situationen hilft er auch, wenn jemand aufgrund einer Erkältung zittert und friert. Die Heilkräuterexpertin Lesley Tierra sagt: »Zimtrinde lässt das Stoffwechselfeuer im Körper wieder zu seinen Ursprüngen zurückkehren. Sie lindert die Symptome eines heißen Oberkörpers bei kaltem Unterkörper, die sich in Form eines geröteten Gesichts, Atemnot, starkem Schwitzen sowie schwachen, kalten Beinen und Durchfall äußern.« Der Heilpflanzenberater Jim Mcdonald empfiehlt Zimt bei fiebrigen Erkrankungen, bei denen sich der Körper kalt und klamm anfühlt und der Betroffene zugleich stark schwitzt und

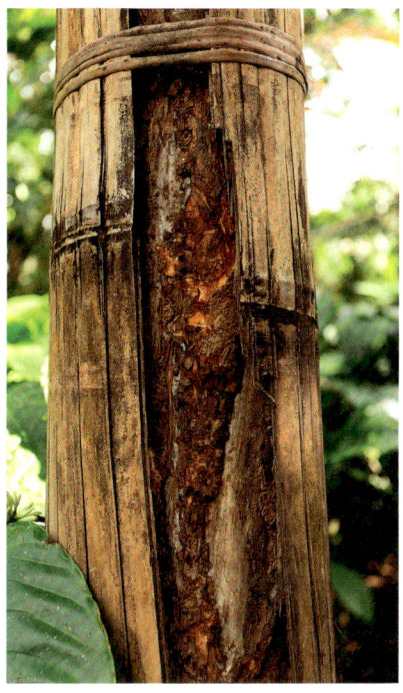

Durchfall entwickelt. Hier ist Zimt ideal, weil er den äußeren Körper wärmt, exzessives Schwitzen stoppt und den Darm kräftigt.

Für Zähne und Zahnfleisch

Zahnfleisch und Zähne profitieren von Zimt. Verdünnt kann essenzielles Zimtöl Zahnschmerzen lindern.

Sie können Zimtpulver auch als Zahnpasta zur Erhaltung von Zähnen und Zahnfleisch einsetzen. Durch seine straffende, antimikrobielle Wirkung kann das Pulver die Anzahl schädlicher Bakterien im Mund eindämmen. Die Heilpflanzenberaterin Anne McIntyre schreibt hierzu: »Das essenzielle Öl in Zimt zählt zu den stärksten, bekannten antiseptischen Naturheilmitteln. Dank seiner antimikrobiellen Eigenschaften trägt es viel zur Prävention und Heilung diverser Infektionen bei.« Auf der nachfolgenden Seite finden Sie ein Rezept für ein Zimtzahnpulver (Seite 181).

Insulinresistenz und Typ-2-Diabetes

In den Industrieländern haben mittlerweile knapp zehn Prozent der Bevölkerung Typ-2-Diabetes, und bis zu 30 Prozent haben Prädiabetes oder Insulinresistenz. Viele sind sich dieses Problems nicht bewusst, und es betrifft zunehmend Jüngere. Zu den Komplikationen zählen Amputation, Herzkrankheit, Nierenversagen und Tod.

Typ-2-Diabetes ist eine Krankheit, zu der diverse Ursachen und Faktoren beitragen. Eine umfassende Diskussion der verschiedenen ganzheitlichen Behandlungsansätze würde den Rahmen dieses Buches sprengen. Die gute Nachricht jedoch ist, dass wir alle unser Diabetesrisiko reduzieren können, indem wir Kräuter und Gewürze einsetzen. Zimt wurde gründlich untersucht. Zahlreiche klinische Studien zeigen, dass Zimt – speziell Kassiazimt – Blutzucker- und Insulinspiegel deutlich senken kann.

In einer randomisierten, placebokontrollierten Doppelblindstudie erhielten Menschen mit schwer kontrollierbarem Typ-2-Diabetes zwölf Wochen lang täglich zwei Gramm Zimt. Nach zwölf Wochen hatten diejenigen, die den Zimt bekamen, signifikant niedrigere HbA1c-Werte (der sogenannte Langzeitblutzuckerwert) und niedrigeren Blutdruck. Die Autoren kamen zu dem Schluss: »Im Zusammenspiel mit konventioneller Medikation zur Behandlung von Diabetes mellitus Typ 2 könnte Zimt als zusätzliches Nahrungsergänzungsmittel eine Option sein, um Blutzucker und Blutdruck zu regulieren.«

In einer anderen Studie konnte Zimt bei Erwachsenen mit Typ-2-Diabetes Glukose- und Cholesterinspiegel dramatisch verbessern. Das Fazit der Autoren lautete, dass die Ergebnisse »darauf hindeuten, dass die Einbeziehung von Zimt in die Ernährung von Menschen mit Typ-2-Diabetes Risikofaktoren im Zusammenhang mit Diabetes und Herz-Kreislauf-Erkrankungen senkt.«

Doch auch ohne Insulinresistenz oder Typ-2-Diabetes kann man von Zimt profitieren. Forschungen zufolge verbessert die Einnahme von drei Gramm Zimt zum Essen die Stoffwechselfunktion und senkt damit das Risiko für diese chronischen Krankheiten.

Zimt anwenden

Am leichtesten nehmen Sie Zimt mit der Nahrung ein! Die meisten Menschen kennen Zimt als Gewürz für Süßspeisen, aber er passt auch gut zu pikanten Gerichten wie indischen Chilis oder Fleisch. Zimt ergibt einen guten Tee und wird gern Teemischungen beigefügt. In Mexiko ist er zwar nicht heimisch, doch Schokolade mit Zimt ist dort mittlerweile als »mexikanische Schokolade« sehr beliebt.

Wenn ich Desserts mit Zimt zubereite, nehme ich häufig die dreifache oder vierfache Menge wie im Rezept, um die Zimtnote voll auszunutzen. Das schmeckt immer noch köstlich.

Empfohlene Mengen

In kleinen Mengen verleiht Zimt Speisen eine süße, wärmende Note. Therapeutische Mengen liegen zwischen einem und sechs Gramm täglich.

BITTE BEACHTEN In der Schwangerschaft sollte Zimt nicht in größeren Mengen eingenommen werden. Zimt kann den Blutzucker deutlich absenken. In vielen Fällen ist dies erwünscht, doch Typ-2-Diabetiker sollten gut auf ihren Insulinspiegel achten, wenn sie regelmäßig Zimt einnehmen.

Zimt ist nachweislich ein Blutverdünner. Wenn Sie pharmazeutische Blutverdünner einnehmen, sollten Sie Zimt nicht in therapeutischen Dosen zu sich nehmen (also nicht mehr als die üblichen Mengen zum Würzen).

Zimtzahnpulver

Für 2,5 EL, die bei regelmäßiger Verwendung ein paar Monate reichen
— 2 EL Zimtpulver
— 1 TL Aktivkohle
— 1 TL Süßholzwurzelpulver

◆ Alle Zutaten mischen und in einem kleinen Behälter mit Deckel aufbewahren. Am besten innerhalb von sechs Monaten verbrauchen und dann eine neue Portion anmischen.

◆ Gebrauch: Die Zahnbürste anfeuchten. Mit einem kleinen Löffel etwas Pulver auf die Zahnbürste geben. Ich mache das über dem Döschen mit dem Pulver, damit ich alles auffangen kann, was herunterfällt. Die Zähne schonend putzen, genauso wie mit Zahnpasta.

HINTERGRUND Es klingt ungewohnt, mit pulverisierten Kräutern die Zähne zu putzen, doch bis zur Einführung von Zahnpasta war das völlig normal. Dieses Pulver schäumt nicht, doch die Zähne fühlen sich glatt und sauber an und es unterstützt ein gesundes Zahnfleisch. Achten Sie darauf, dass das Pulver nicht feucht wird, denn Feuchtigkeit kann die Haltbarkeit verkürzen.

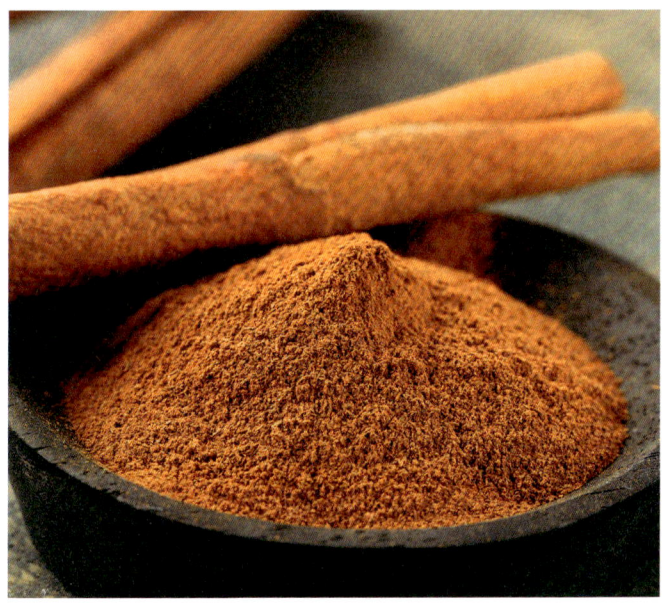

Halstee mit Zimt

Für etwa 375 ml (1 Portion)
— 10 g getrocknete Slippery-Elm-Rinde
— 10 g getrocknete Eibischwurzel
— 8 g getrocknete Zimtchips (oder
  1½ Zimtstangen in kleinen Stücken)
— 5 g getrocknete Orangenschale
— 3 ganze Nelken
— Honig zum Süßen (nach Wunsch)

◆ Alle Zutaten in 750 ml Wasser 20 Min.
leicht kochen lassen. Die Kräuter abseihen.
Auf Wunsch mit Honig süßen.
◆ Im Tagesverlauf nach Bedarf trinken.
Innerhalb von 36 Std. verbrauchen.

HINTERGRUND Dieses Rezept orientiert
sich an einem meiner Lieblingstees, »Throat
Coat« von Traditional Medicinals. Viele
Jahre hatte ich immer eine Packung davon
im Schrank, denn für einen rauen Hals gab
es meiner Meinung nach nichts Besseres.
Inzwischen habe ich die Zutaten für einen
geschmacklich vergleichbaren, aber stärkeren Tee im Haus, der zugleich preisgünstiger
ist. Ich verwende ihn bei Halsschmerzen
im Rahmen einer Erkrankung oder nach
einem langen Unterrichtstag. Machen Sie am
besten gleich eine größere Portion für die
Thermoskanne. Dann können Sie den ganzen
Tag immer wieder einen Schluck trinken.
Der Tee enthält die Rinde der Ulmenart Slip-
pery Elm. Diese Art ist durch Krankheiten

und den Verlust ihres natürlichen Lebens-
raums in Bedrängnis. Kaufen Sie Slippery-
Elm-Rinde nur aus nachhaltiger Ernte. Wenn
Sie keine Rinde solcher Herkunft bekommen
können, nehmen Sie mehr Eibischwurzel. Da
die Kräuter in diesem Rezept teilweise eine
ungewöhnliche Form haben, sollte man sie
lieber abwiegen.

TIPP Fertig gekaufte Orangenschale besteht
aus lauter gleichgroßen Stückchen. Wer die
Schalen selbst trocknen will, muss sie vor
dem Trocknen fein hacken, denn nach dem
Trocknen sind sie schwer zu schneiden.

Chiasamenpudding mit Zimt-Ahorn-Sirup

Für 4 Portionen

FÜR DEN PUDDING:

— 120 g Chiasamen
— 1 Dose Kokosmilch (400 ml)
— 200 g Naturjoghurt

FÜR DEN SIRUP:

— 2 EL Butter oder Kokosöl
— 1 TL Zimtpulver
— ¼ TL gemahlener Kardamom
— 4 EL Ahornsirup

◆ Für den Pudding: Die Chiasamen in einem mittelgroßen Einmachglas oder einer Schüssel mit Deckel mit der Kokosmilch, dem Joghurt und 200 ml Wasser verrühren. (Nehmen Sie zum Abmessen des Joghurts und des Wassers einfach die leere Kokos-milchdose und füllen Sie diese jeweils zur Hälfte.)

◆ Mit Deckel 3–5 Std. oder über Nacht in den Kühlschrank stellen. Danach sollte die Masse eine dicke, puddingartige Substanz haben.

◆ Kalt aufbewahren und innerhalb von 48 Std. verzehren.

◆ Für den Sirup: Die Butter oder das Öl in einem kleinen Topf zerlassen. Den Zimt und den Kardamom unterrühren. Den Ahornsi-rup hinzufügen und unterrühren.

◆ Den Sirup gleichmäßig auf vier Portions-schalen verteilen. Die Schalen mit Chiasa-menpudding auffüllen. Der Sirup wird sich dabei von selbst im Pudding ausbreiten. Guten Appetit!

HINTERGRUND Die nährstoffreichen Chiasamen quellen in Flüssigkeit stark auf. So entsteht ein Pudding, der an Tapioka-pudding erinnert. Ich mag dieses einfache Dessert. Mit frischen Früchten ist es auch ein feines Frühstück. Es kommt einem vielleicht ungewohnt vor, den Sirup unten in das Glas zu führen, doch sobald man die Chiasamen darüber gibt, verteilt er sich ganz von selbst im Glas.

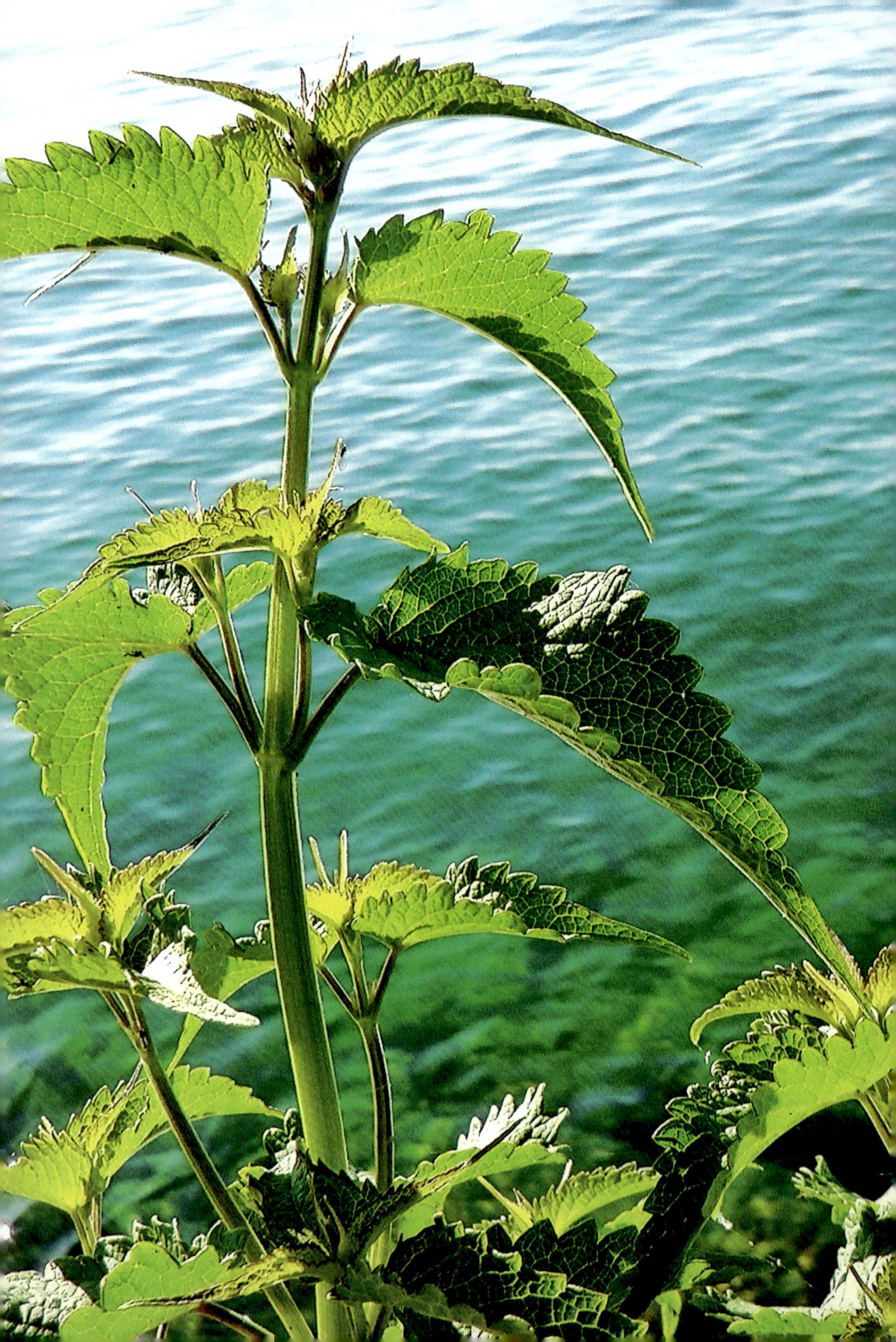

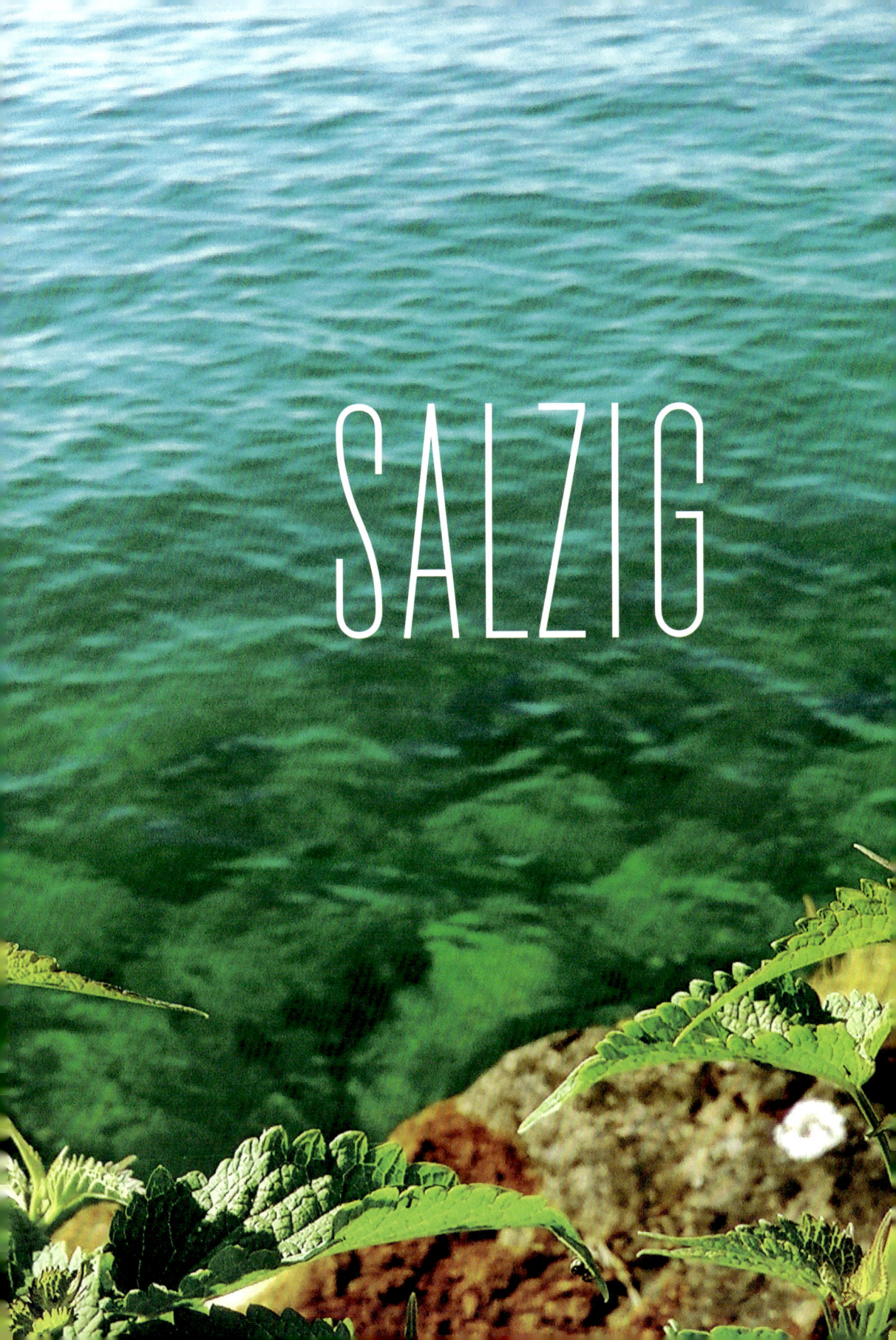

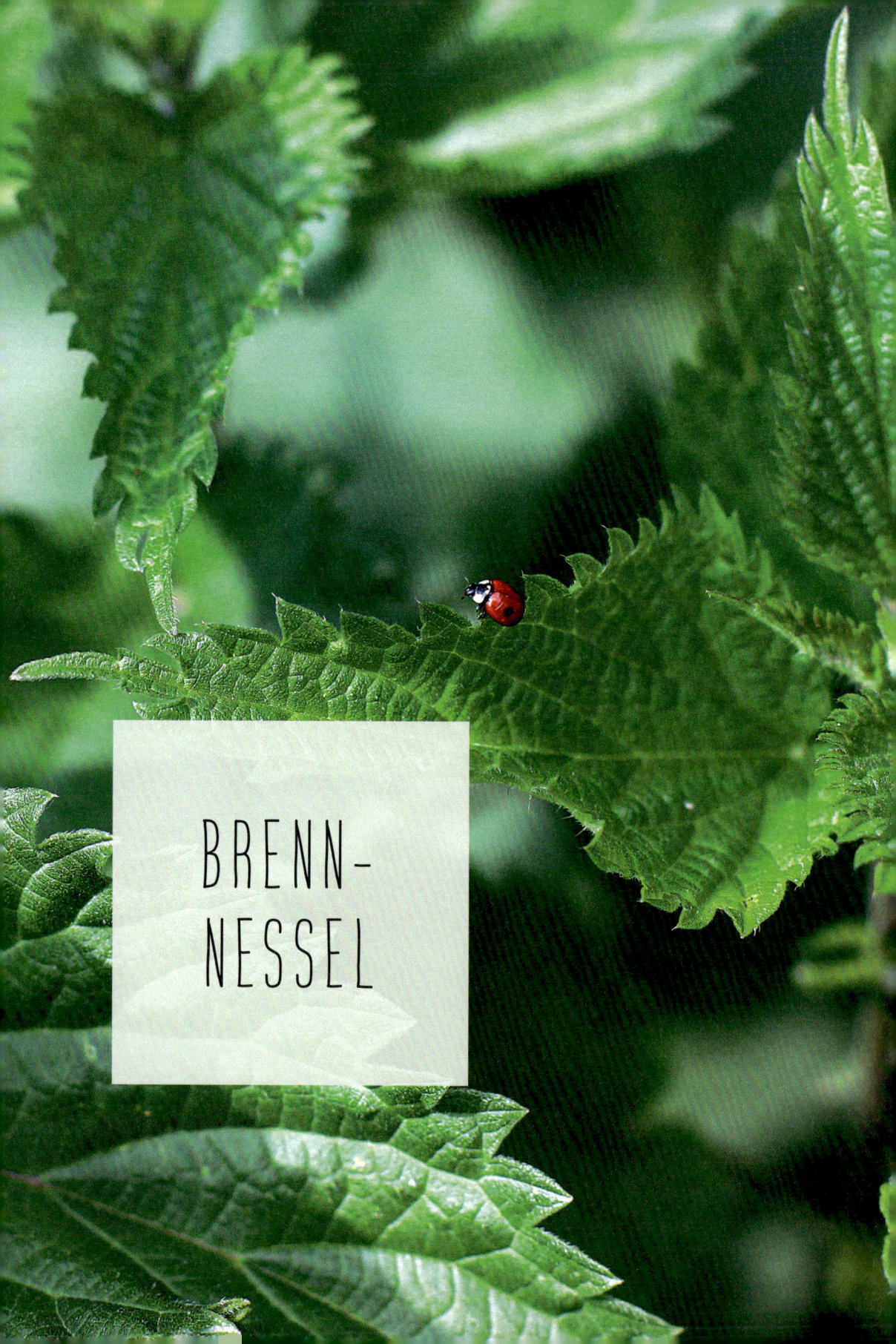

BRENN-
NESSEL

Urtica dioica

Familie: Urticaceae

Verwendete Teile: junge Blätter (vor der Blüte), Samen, Wurzeln

Energetik: kühlend, trocknend

Geschmack: salzig

Eigenschaften: nährstoffreich, stärkt die Regeneration von Nieren und Nebennieren, ausgleichend (adaptogen), entwässernd, adstringierend, blutstillend

Verwendung: Arthritis, Ekzem, niedrige Stoffwechselrate, Schilddrüsenunterfunktion, stärkt Haare/Zähne/Knochen, Abgeschlagenheit, fördert die Milchbildung, blutbildend, Heuschnupfen, Harnwegsinfekte, Asthma, krampfhafte oder ausbleibende Menstruation, Insulinresistenz, Typ-2-Diabetes

Zubereitung: Nährtee, Tee, Tinktur, Gewürz, gefriergetrocknet

Im Zeitalter exotischer Wunderkräuter aus der ganzen Welt bleibt die Brennnessel eine unbesungene Heldin, obwohl sie die Gesundheit auf vielerlei Weise fördern kann. Laut Aussage von Susun Weed hilft Brennnessel-Nährtee, »wenn man seinen Blutzucker stabilisieren will, bei der Wiederherstellung von Stoffwechselabläufen zur Gewichtsnormalisierung, bei Müdigkeit und Erschöpfung, zur Stärkung der Nebennieren bei Allergien und Wechseljahresbeschwerden und bei chronischen Kopfschmerzen«. Und das ist keine Übertreibung! Dank ihres hohen Nährstoffgehalts und zahlloser anderer wohltuender Wirkstoffe ist die Brennnessel bei diversen Gesundheitsproblemen ein mächtiger Verbündeter.

Brennnessel wuchert auf eiweißreichen Böden der ganzen Nordhalbkugel und wird seit zahllosen Generationen als Nahrung und Medizin eingesetzt. Früher waren die Fasern aus den Stängeln ein wichtiger Rohstoff für Seile, Netze und Kleidung. Bei meinen Besuchen in den alten Höhlen in Frankreich stieß ich auf viele ausgedehnte Brennnesselvorkommen und fragte mich unwillkürlich, seit wie vielen Jahrtausenden der Mensch diese wichtige Pflanze bereits nutzt.

Im Freien hat wohl jeder schon mit Brennnesseln Bekanntschaft gemacht. Wenn man geistesabwesend diese Pflanze streift, ist man gleich wieder voll in der Gegenwart. Blätter und Stängel sind mit winzigen Stacheln besetzt, die bei Berührung Ameisensäure freisetzen, was eine leichte, aber unangenehme Hautreaktion hervorruft. Von diesem Brennen rührt der Name her.

Ich kann mir gut vorstellen, dass die Pflanze sich so insbesondere vor gierigen Fressfeinden schützt, die sie wegen ihres hohen Nährstoffgehalts sonst vermutlich bald ausrotten würden. Kochen und Trocknen entfernen die brennenden Härchen, doch diese können auch ein wichtiger Teil der medizinischen Wirkung sein. In der Kräuterkunde werden üblicherweise die Blätter, Wurzeln und Samen für Heilmittel genutzt.

»Im Zweifelsfall immer Brennnessel.«

Medizinische Eigenschaften und Energetik von Brennnessel

Brennnessel hilft bei derart vielen Beschwerden, dass Kräuterexperten sie ganz allgemein für eine gute Gesundheit empfehlen. Bei innerlicher Anwendung lindert sie Schmerzen, indem sie Muskelkrämpfen infolge von Nährstoffdefiziten entgegenwirkt.

Sie kommen nicht recht in Gang? Die regelmäßige Einnahme von Brennnessel trägt auch zu mehr Energie bei. Natürlich hilft Brennnessel auf vielerlei Weise, doch ich gehe davon aus, dass ihr hoher Nährstoffgehalt uns mehr Energie verschafft.

Knochen, Zähne und Haar

Viele Nährstoffe in Brennnessel sind wichtig für gesunde Knochen, Zähne und Haare. Mit Brennnessel-Nährtee können viele Frauen ihre Knochendichte verbessern.

100 Gramm getrocknete Brennnesselblätter enthalten rund 2900 Milligramm Kalzium. Das natürliche Kalzium in Brennnessel wird vom Körper leicht aufgenommen (was bei Ergänzungsmitteln mit Kalzium nicht der Fall ist). Außerdem ist Brennnessel reich an Magnesium, das ebenfalls für gesunde Knochen benötigt wird.

Schwangerschaft und Menstruation

In der Schwangerschaft tritt häufig Eisenmangel auf, doch Eisenpräparate sind schwer verdaulich und können Verstopfung hervorrufen. Hier hilft Brennnessel! Viele Frauen haben mir berichtet, dass sich ihr Eisenstatus in der Schwangerschaft verbessert hat, nachdem sie täglich Brennnessel-Nährtee tranken.

Auch die gesunde Menstruation wird durch Brennnessel unterstützt. Heilkräuterberater verwenden sie bei Amenorrhoe, also fehlender Menstruation. Regelmäßiger Genuss von Brennnesseltee kann auch gegen Menstruationskrämpfe helfen. Der Grund ist vermutlich der hohe Magnesiumgehalt.

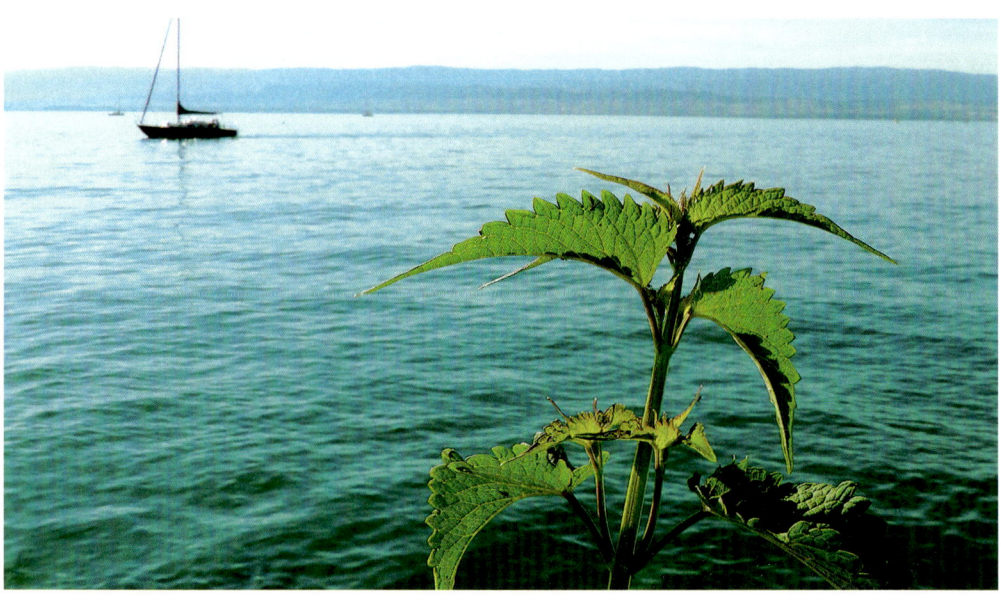

Heuschnupfen

Bei regelmäßigem Trinken von Brennnesseltee gehen oft auch Heuschnupfensymptome zurück. Der Grund dafür ist in der Wissenschaft noch nicht abschließend geklärt. Man vermutet, dass der Histamingehalt die Entzündungsreaktion abfedert. Am besten trinken Sie ab mindestens einen Monat vor dem Saisonstart täglich Brennnesselnährtee. Zur Linderung akuter Symptome bevorzuge ich gefriergetrocknete Brennnessel.

Insulinresistenz und Typ-2-Diabetes

Brennnessel ist ein weiteres Kraut mit zahllosen positiven Wirkungen auf Stoffwechsel und Blutzucker. Der günstige Einfluss auf Entzündungstendenz und Hyperglykämie, zwei Komplikationen von Insulinresistenz und Diabetes, wurde von diversen Studien bestätigt.

Klinische Studien an Teilnehmern mit Insulinresistenz und Typ-2-Diabetes konnten signifikante Verbesserungen bei Nüchternblutzucker, HbA1c (einem Marker für den langfristigen, durchschnittlichen Blutzucker) und Entzündungen nachweisen.

Entgiftung

Viele Menschen halten Entgiften für etwas, was man von Zeit zu Zeit tun sollte – mithilfe von grünen Smoothies und strenger Diät. Tatsächlich jedoch laufen tagtäglich in jeder Zelle lebensnotwendige Entgiftungsprozesse ab. Eine gesunde Entgiftung fördert man am besten, indem man die wichtigsten Entgiftungsorgane regelmäßig in ihrer Arbeit unterstützt.

Brennnessel unterstützt viele Entgiftungssysteme, darunter Leber, Lunge und Harnwege. In der Kräuterkunde wird sie gern eingesetzt, um Anzeichen für erschwerte Ausscheidung anzugehen, beispielsweise Ekzem oder Verstopfung, aber auch zur Stärkung der Lunge, bei Asthma oder Atemnot.

Als Diuretikum scheint Brennnessel das Harnwegssystem insgesamt zu stärken. Bei wiederkehrenden Harnwegsinfekten empfehle ich das tägliche Trinken von Brennnessel-Nährtee.

Prostata

Brennnesselwurzel ist ein bewährtes Mittel für die Gesunderhaltung der Prostata. In einer Studie mit Brennnesselwurzel und Sägepalme waren die Kräuter bei gutartiger Prostatavergrößerung wirksamer und sicherer als konventionelle Medikamente.

Schmerzlinderung

Brennnesselkontakt ist schmerzhaft. Der Kräuterexperte Nicholas Culpeper beschrieb diese Empfindung im 17. Jahrhundert in seinem Buch Culperper's Complete Herbal romantisierend: »Brennnesseln sind so gut bekannt, dass sie keine Beschreibung erfordern. Man findet sie selbst in finsterster Nacht rein durch Gefühl.«

Die feinen Härchen frischer Brennnesseln sondern bei Hautkontakt Ameisensäure ab. Die unangenehme Rötung, die dabei entsteht, lässt sich therapeutisch nutzen. Die äußere Anwendung frischer Nesseln (Urtikation) kann Schmerzen am Muskel- und Skelettsystem lindern. Bei einem Selbstversuch war ich verblüfft, wie gut dies bei meinem sehr steifen Nacken half. Ich kenne auch viele Berichte, wo die Urtikation bei Arthritisschmerzen in den Gelenken geholfen hat. Entsprechende Untersuchungen belegen, dass frische Brennnessel bei Schmerzen an den Knien und am Daumen hilfreich waren.

Innerlich eingesetzt lindern Brennnesseln Muskelkrämpfe und Entzündungen.

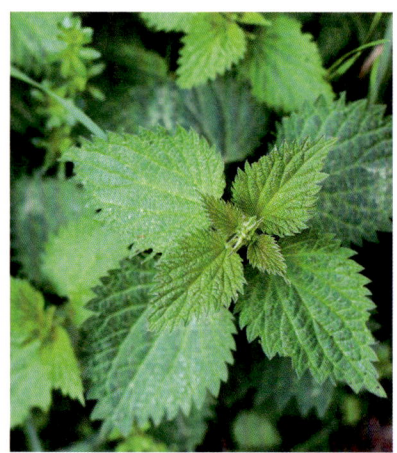

Brennnessel anwenden

Die Rezepte in diesem Buch beruhen auf getrockneten Brennnesselblättern, die online oder in der Apotheke erhältlich sind.

Frische wilde Nesseln kann man mit der gebotenen Vorsicht im Frühling ernten, solange die Blätter noch jung und zart sind. Wegen der Nesselhaare müssen sie vor dem Verzehr gegart werden. Fragen zu Bestimmung und nachhaltiger Nutzung wilder Heilpflanzenvorkommen würden den Rahmen dieses Buches sprengen. Brennnesseln gelten als Unkraut, doch viele andere Pflanzen sind geschützt.

Empfohlene Mengen

Brennnessel kann man wegen ihres hohen Nährstoffgehalts als Nahrung einstufen und in größeren Mengen zu sich nehmen. Eine Portion sind etwa 30 Gramm getrocknete Blätter.

Für die therapeutische Anwendung gilt:

— ALS TEE (getrocknet): 28 g (etwa 500 ml fein zerkrümelte Blätter) pro Tag

— ALS TINKTUR (aus frischen Blättern): 3 bis 5 ml, 75 bis 95 % Alkohol, 3- bis 5-mal täglich

BITTE BEACHTEN Nach der Blüte oder Samenbildung sollten Brennnesselblätter nicht mehr gegessen werden.

Menschen mit trockener Konstitution sollten mit Brennnessel achtsam umgehen.

Individuell kann Brennnessel stark entwässernd wirken.

In seltenen Ausnahmen wird mir berichtet, dass Brennnessel Kopfschmerzen auslöst.

Nessel-Dukkah

Für 500 ml
— 130 g Haselnusskerne
— 2 EL Sesamsamen
— 5½ EL Koriandersamen
— 3 EL Kreuzkümmelsamen, ungemahlen
— 8 EL Brennnesselblätter, getrocknet
— 4 EL Petersilie, getrocknet
— 1 TL feines Meersalz
— ¼ TL frisch gemahlener schwarzer Pfeffer

◆ Die Haselnüsse in einer Pfanne ohne Fettzugabe auf kleiner Stufe etwa 10 Min. rösten, bis sie duften und die Häutchen abblättern. Dabei regelmäßig wenden, damit nichts anbrennt. Beiseitestellen.

◆ Die Sesamsamen auf kleiner Stufe ebenfalls trocken anrösten, bis sie goldgelb werden und duften (etwa 5 Min.). Regelmäßig wenden, damit nichts anbrennt. Zu den gerösteten Haselnüssen geben.

◆ Den Koriander und den Kreuzkümmel in 2 bis 3 Min. anrösten, bis sie duften. Zu den Haselnüssen und den Sesamsamen geben und alles vollständig abkühlen lassen.

◆ Alle Zutaten in die Küchenmaschine mit Messereinsatz geben. Pulsierend nicht zu fein zerkleinern; es soll kein Nussmus entstehen.

HINTERGRUND Vor einigen Jahren brachte uns ein Freund von einem Markt im Nahen Osten eine spezielle Gewürzmischung mit. Die Zutaten waren in einer Sprache aufgeführt, die wir nicht lesen konnten, sodass wir keine Ahnung hatten, was dazugehörte. Aber es schmeckte! Jahre später fand ich heraus, dass es sich um ein traditionelles ägyptisches Rezept aus Nüssen, Samen und Gewürzen handelte, das Dukkah genannt wird. Meine eigene Version ergänzt die Mischung um nährstoffreiche Brennnessel- und Petersilienblätter. Wir rühren daraus mit Olivenöl ein Pesto an, das zu Brot, Fleisch, Eiern oder auch Gemüse passt.

Brennnessel-Nährtee

Für 750 ml

— 28 g getrocknete Brennnesselblätter (etwa 500 ml fein zerbröselte Blätter)
— 1 große Prise Zitronengras zum Abschmecken (auf Wunsch)

◆ 1 l Wasser aufkochen. Alle Kräuter in eine Teekanne von 1 l Inhalt oder eine Kaffeepresse füllen.

◆ Die Kräuter mit dem frisch abgekochten Wasser übergießen, gut umrühren und einen Deckel aufsetzen. 4 Std. oder über Nacht ziehen lassen. (Falls Sie eine Kaffeepresse verwenden, drücken Sie den Siebstempel erst nach dieser Zeit durch.)

◆ Durch ein Sieb abgießen und innerhalb von 36 Std. warm oder kalt trinken.

HINTERGRUND Für einen Kräutertee gießt man in der Regel eine kleine Menge Kräuter mit Wasser auf und lässt sie kurz ziehen. Für einen Nährtee nimmt man deutlich mehr Kräuter und lässt sie lange ziehen. Brennnessel-Nährtee verdankt seine Popularität der Kräuterfachfrau Susun S. Weed. Sie schreibt: »Meine tägliche Tasse Nährtee ist mein bester Schutz vor Krebs, mein Lebenselixier und mein Schönheitstrunk – alles in einer Tasse.« Diesen Nährtee können Sie täglich trinken, denn er liefert erstaunlich viele Nährstoffe, die nicht nur Energie spenden, sondern auch Knochen, Haar und Zähne gesund erhalten.

Susun empfiehlt reinen Brennnessel-Nährtee ohne weitere Beimischungen. Falls Ihnen der Geschmack anfangs zu stark ist, können Sie mit der halben Kräutermenge beginnen und die Menge schrittweise steigern. Oder Sie fügen wie in diesem Rezept eine Geschmacksnote wie Zitronengras, Pfefferminze oder Ingwer hinzu.

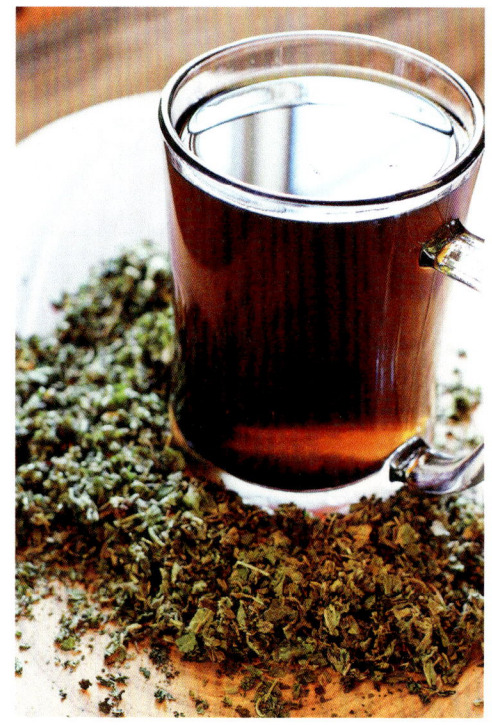

Auberginen-Brennnessel-Pfanne

Für 6 Portionen (als Beilage)
—— 14 g Brennnesselblätter, getrocknet (250 ml)
—— 180 ml Hühner- oder Gemüsebrühe
—— 4 EL Olivenöl
—— 1 mittelgroße Zwiebel in dünnen Scheiben
—— ½ TL Koriandersamen, ganz
—— ½ TL Salz
—— 3 Knoblauchzehen, gehackt
—— 450 g Aubergine in zentimeterdicken Scheiben
—— 450 g Tomaten, gewürfelt
—— 1 TL Chilipulver
—— ½ TL Koriander, gemahlen
—— 1 TL Ingwer, gemahlen
—— 1 TL Kurkuma, gemahlen

◆ Die Nesselblätter in eine Schüssel füllen, mit der Brühe übergießen und etwa 15 Min. einweichen. Die Brühe soll die Blätter vollständig bedecken, bei Bedarf bitte mehr Brühe hinzufügen. Die Blätter müssen nicht die gesamte Brühe aufsaugen.

◆ Das Öl in einer großen Pfanne auf mittlerer Stufe erhitzen. Die Zwiebelwürfel, die Kreuzkümmelsamen und das Salz hinzufügen und 3 Min. anbraten.

◆ Den Knoblauch und die Aubergine hinzufügen. Zugedeckt garen, bis die Aubergine durchscheinend wird, und dabei gelegentlich umrühren, damit nichts anbrennt.

◆ Die Tomaten, die eingeweichten Brennnesselblätter mit der Brühe und die Gewürze hinzufügen.

◆ Alles gründlich wenden und teilweise abgedeckt noch etwa 10 Min. garen, bis die Aubergine weich und die Sauce eingedickt ist.

HINTERGRUND Nährstoffreiche Brennnesseln können den Speisezettel auch lange nach der kurzen Wachstumsphase ergänzen. In diesem Rezept werden getrocknete Blätter eingeweicht und einem würzigen Auberginengemüse beigefügt. Das aromatische Gericht steckt damit voller Nährstoffe. Die Inspiration dafür kam aus dem wunderbaren Kochbuch »The Three Sisters Indian Cookbook« von Sereena, Alexa und Priya Kaul.

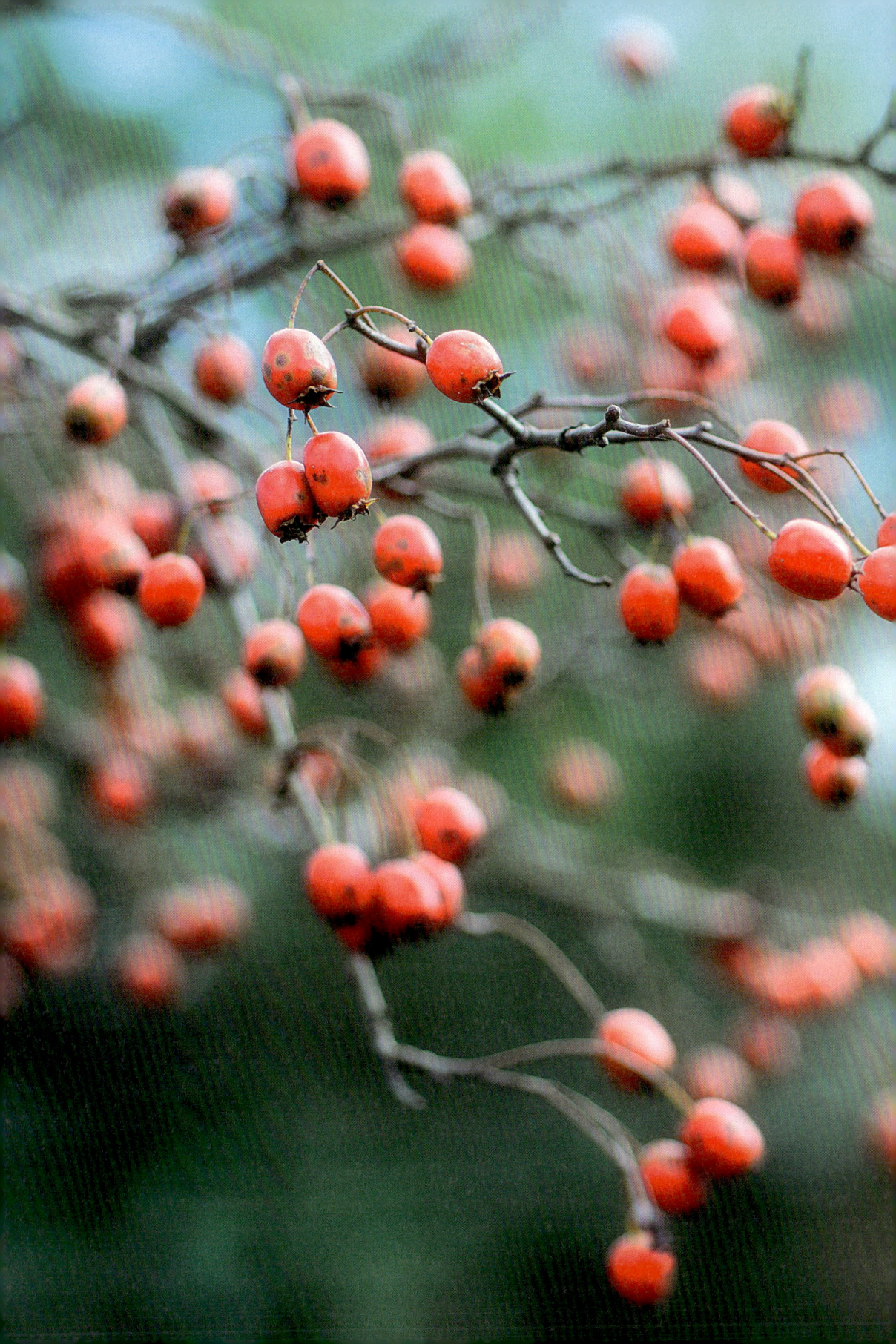

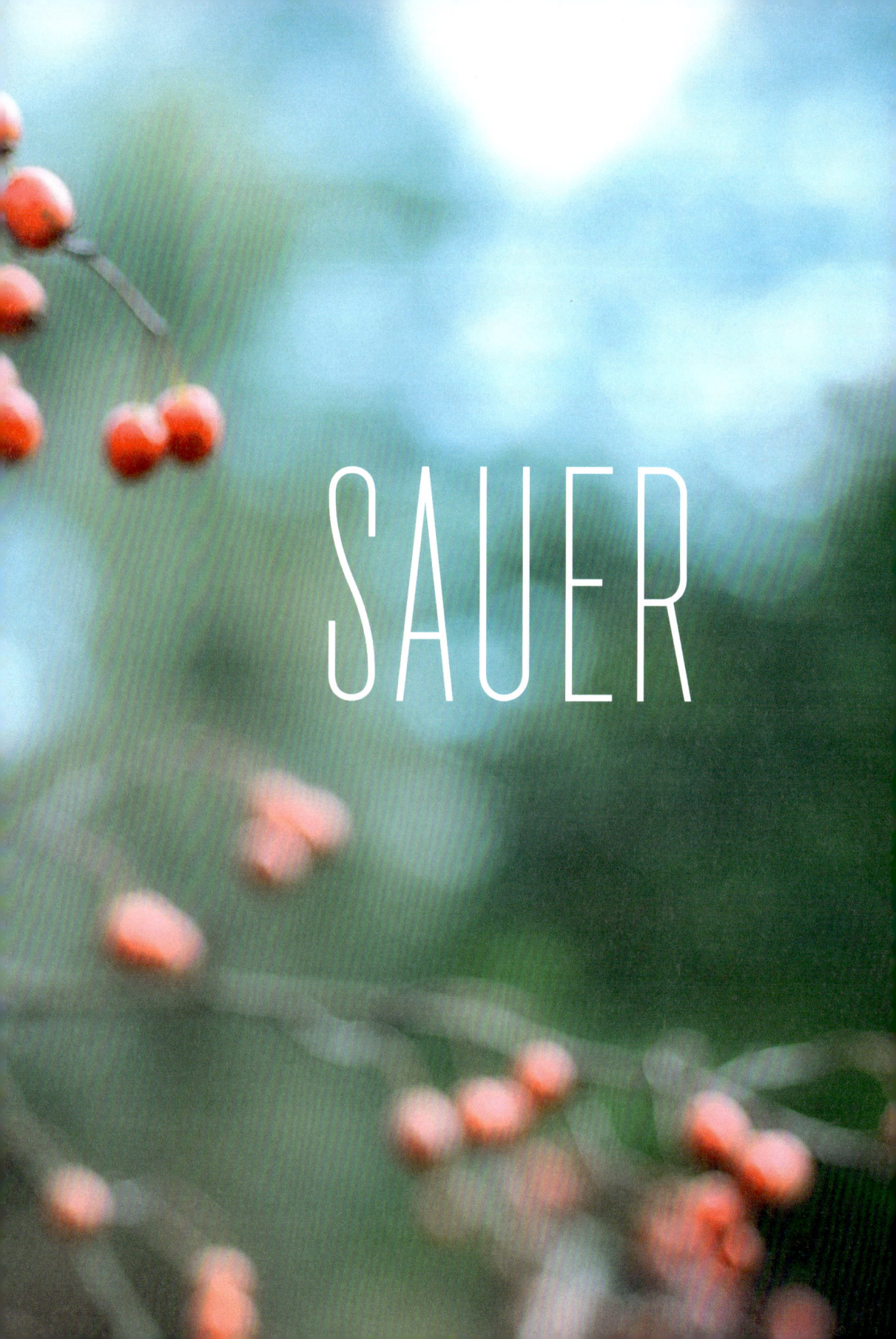

SAUER

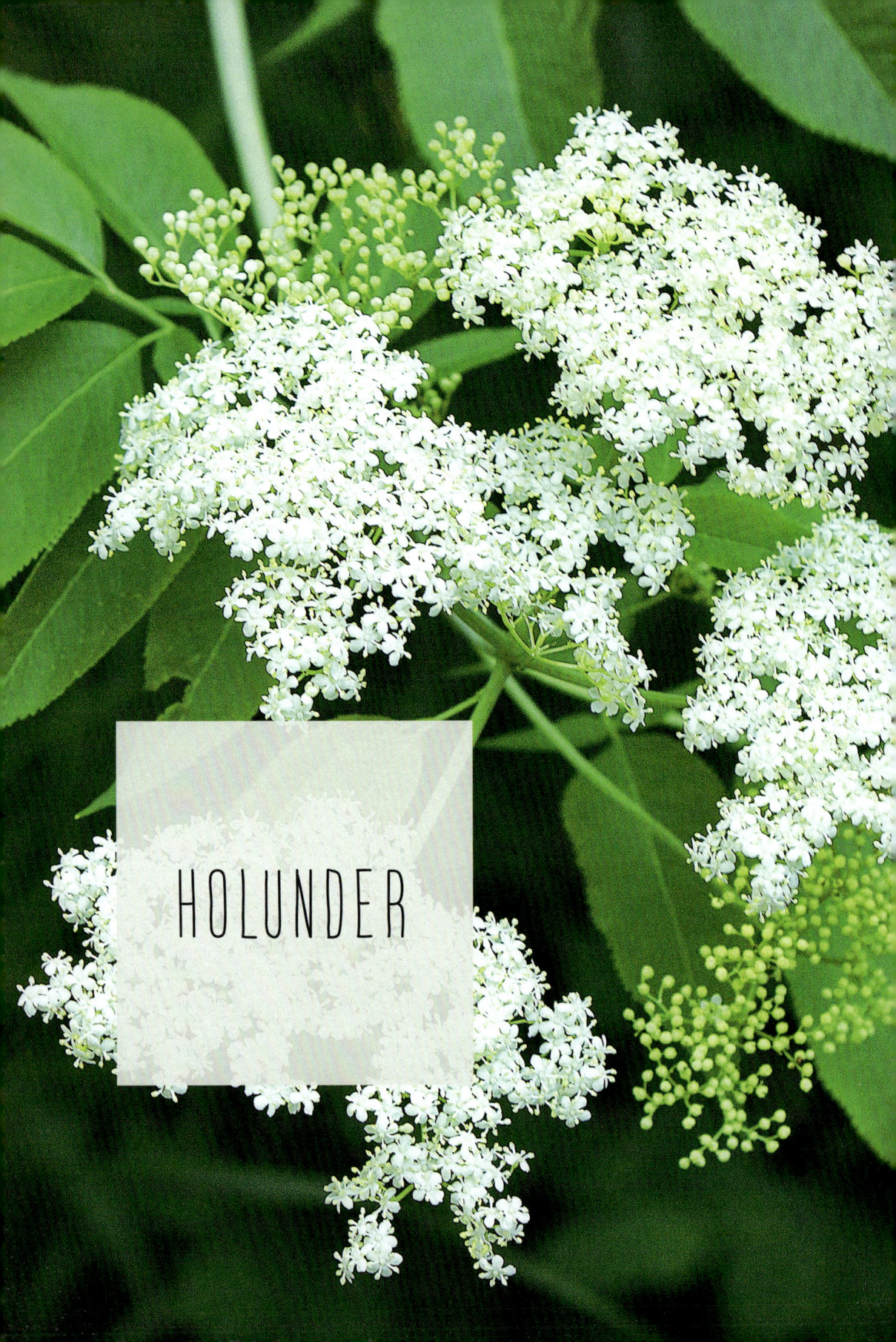

HOLUNDER

Sambuccus nigra, Sambucus nigra ssp. cerulea, Sambucus nigra ssp. Canadensis

Andere Namen: Schwarzer Holunder, Flieder (norddeutsch), Holler (österreichisch/bayrisch), Holder (südwestdeutsch, schweizerisch)

Familie: Adoxaceae

Verwendete Teile: Beeren, Blüten

Energetik: kühlend, trocknend

Geschmack: sauer (Beeren), bitter (Blüten)

Eigenschaften (Beeren): antiviral, immunmodulierend, reich an Antioxidanzien, beeinflusst die Entzündungsreaktion

Eigenschaften (Blüten): antiviral, entspannendes Nerventonikum, entspannendes schweißtreibendes Mittel, entwässernd, hautschützend, reich an Antioxidanzien

Verwendung: bei Erkältung und Grippe, Herpes, Stärkung der Augen, Fieber, Ohrenentzündungen

Zubereitung (Beeren): Nahrung, Sirup, Tee, Farbstoff

Zubereitung (Blüten): Tee, eingelegt in Öl, Salbe, Creme, Tinktur, Sirup

Im Methow Valley im Staat Washington, wo ich lebe, fallen die Holunderbüsche in ihrer Umgebung zumeist gar nicht auf. Erst im Frühsommer treten sie aus ihrer Deckung heraus. Nach den ersten vereinzelten Blütendolden übersäen bald prächtige, weiße Blütenstände das Land und künden unübersehbar von der Gegenwart des Holunders. Im Herbst weichen die Blüten dann den rötlich-schwarzen Holunderbeeren.

Sowohl die Blüten als auch die Beeren sind unglaubliche wertvoll für die Vorbeugung und Behandlung von Atemwegsinfekten wie Erkältungen und der Grippe. Ohne gute Vorräte dieser wirkkräftigen Kräuter käme ich kaum durch den Winter! Kräuterzubereitungen mit Holunderbeeren haben sich bei Grippe als ebenso wirkungsvoll wie moderne antivirale Mittel erwiesen, jedoch ohne deren Nebenwirkungsrisiko. Auch dies ist ein Beispiel, dass Kräuter trotz der Fortschritte der modernen Medizin weiterhin ihre therapeutische Berechtigung haben.

Holunder ist in Europa schon lange in Verwendung. Ausgrabungen an prähistorischen Fundstätten belegen, dass er schon vor 17 000 bis 9000 Jahren verzehrt wurde. Zeremonielle Speerspitzen aus Flint in der Form von Holunderblättern lassen vermuten, dass Holunder wohl damals ebenso geschätzt wurde wie heute. Da das weiche Mark sich sehr leicht aus den Ästen entfernen lässt, konnte man daraus zudem schon früh Pfeifen oder Flöten herstellen. Holunderbüsche sind in Europa bis heute eine wichtige Quelle der Nahrung, Medizin und Werkzeugmaterial. Um die Pflanze ranken sich vielfältige Mythen und Geschichten. Insbesondere glaubte man, es bringe Unglück, einen Holunderbusch zu fällen. Angesichts seiner medizinischen Wirkung und des hohen Vitamingehalts insbesondere der Holunderbeeren kann ich diesen Gedanken nachvollziehen.

Medizinische Eigenschaften und Energetik von Holunderbeeren

Holunderbeeren haben eine starke Wirkung. In der Kräuterkunde werden sie seit über 1000 Jahren hoch geschätzt und die Büsche in wichtigen historischen Texten erwähnt. Am bekanntesten ist, dass sie bei Grippe die Krankheitsdauer verkürzen können, doch es kommen weitere Einsatzgebiete hinzu.

Die flavonoidreichen Beeren können Entzündungen modulieren und oxidativen Stress abbauen. Heilkräuterberater empfehlen Holunderbeeren zur Stärkung der Augen, zur Linderung von Arthritis und zur Verkürzung eines Herpesausbruchs. Möglicherweise helfen sie auch bei Typ-2-Diabetes, aber hier fehlen noch entsprechende klinische Untersuchungen.

> »Holunder ist Busch und Baum, biegsam und fest, Medizin und Nahrung, sanft und stark zugleich. Diese wichtige einheimische Heilpflanze stelle ich auf meinen Kräuterspaziergängen zuerst vor. Holunderblütentee vermittelt seine Wirkung über sein Honigaroma und den Geschmack von Mutter Natur persönlich.«

Angesichts der langen Tradition, persönlicher Erfahrungen vieler Kräuterexperten und positiver klinischer Studien sollten weitere Untersuchungen zur Wirkung von Holunderbeeren gegen Infekte durchgeführt werden.

Atemwegsinfekte und Grippe

In der Hausapotheke werden Holunderbeeren seit Langem bei Infekten der oberen Atemwege eingesetzt. Einer Studie zufolge haben die Beeren tatsächlich spezielle immunmodulierende Eigenschaften, die eine Behandlung von Atemwegserkrankungen unterstützen.

Eine Kräuterzubereitung mit Holunderbeerenextrakt wirkte unter Laborbedingungen und in klinischen Studien gegen verschiedene Grippeviren. In einer placebokontrollierten Doppelblindstudie verbesserten sich die Symptome bei Einnahme des Holunderbeerenpräparats bei 93,3 Prozent der Teilnehmer innerhalb von zwei Tagen. In der Placebogruppe dauerte es bei 91,7 Prozent der Teilnehmer sechs Tage, bis eine Besserung eintrat. Dieses Ergebnis war so aufsehenerregend, dass Holundersirup bei Grippe inzwischen zu den beliebtesten Kräutermitteln zählt.

Eine andere klinische Studie konnte diese Ergebnisse untermauern. In der randomisierten, placebokontrollierten Doppelblindstudie aus Norwegen bekamen 60 Patienten mit grippeähnlichen Symptomen nicht einmal 48 Stunden lang vier Mal täglich entweder 15 ml Holunderbeerensirup oder ein Placebo. Bei denjenigen, die den Sirup bekommen hatten, gingen die Symptome ihren Aussage zufolge vier Tage früher zurück als bei denen, die das Placebo bekommen hatten. Hinzu kam, dass diejenigen, die den Sirup eingenommen hatten, deutlich weniger frei verkäufliche Medikamente benötigt hatten, um ihre Symptome zu lindern.

In-vitro-Studien zufolge wirken Holunderbeeren gegen viele verschiedene Grippeviren sowie gegen bakterielle Krankheitserreger. Das ist besonders wichtig, weil eine bakterielle Infektion im Rahmen einer Grippe eine schwere Lungenentzündung nach sich ziehen kann. Während der »Schweinegrippe« 2009 (H1N1) halfen Holunderbeeren im Labor gegen das Virus. Später stellte sich heraus, dass die Flavonoide in den Beeren Viren daran hindern können, in eine Wirtszelle einzudringen.

Medizinische Eigenschaften und Energetik von Holunderblüten

Früher wurden Holunderblüten bei Hautproblemen gern äußerlich angewendet. Man kann zum Waschen einen Tee zubereiten oder die Blüten zur Herstellung einer Creme oder Salbe in Öl einlegen. Sie sollen für eine zarte Haut sorgen und verjüngen. Holunderblütenwasser war als Kosmetikartikel für Frauen sehr beliebt. Laborstudien zeigen, dass Holunderblüten eine sinnvolle Beimischung für Kosmetik sind, weil sie »aufgrund ihres breiten UV-Schutz-Spek-

trums in Kombination mit hoher Lichtstabilität und bemerkenswerten antioxidativen Eigenschaften die offiziellen Anforderungen an Sonnenschutzprodukte erfüllen«.

Holunderblüten werden zwar auch für Infekte der oberen Atemwege verwendet, aber anders als die Beeren. Meine Erfahrung und die Berichte zahlloser Heilkräuterexperten lassen vermuten, dass die Blüten (wie die Beeren) zweifellos auf das Immunsystem einwirken oder direkt antiviral wirken und so eine Erkältung oder Grippe abkürzen können. Wie die Beeren unterstützen auch die Holunderblüten die Gesundheit der Augen. In-vitro-Studien bestätigen zudem eine besondere entzündungshemmende Wirkung von Holunderblütenextrakt bei entzündetem Zahnfleisch.

Fieberhafte Erkrankungen

Bis vor Kurzem war Fieber gefürchtet und wurde durch handelsübliche Medikamente wie Paracetamol umgehend gesenkt. Doch Fieber ist eine wichtige Immunreaktion und gut für den Körper. Wenn wir es sofort senken, ampu-

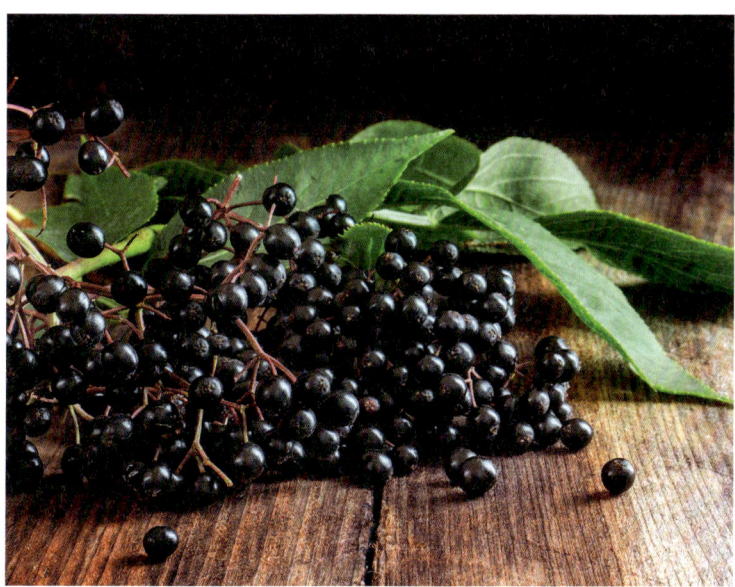

tieren wir unserem Immunsystem sozusagen die Beine!

Holunderblüten können einen gesunden Fieberverlauf unterstützen. Im Abschnitt über die scharfen Kräuter haben wir gesehen, dass bestimmte würzige Heilkräuter die Fähigkeit der Erwärmung unterstützen können. Solche Kräuter verwendet man in dem Stadium, da jemand friert und zittert. Im späteren Verlauf kann der Patient unruhig sein und glühen, doch der Schweiß bleibt aus. In diesem Stadium sind Holunderblüten angezeigt.

Holunderblüten leiten die Hitze aus dem Körper ab, indem sie die hautnahen Kapillargefäße erweitern. Der Kräuterexperte Jim Mcdonald sagt gern, das sei wie in einem heißen, stickigen Raum ein Fenster zu öffnen. Holunderblüten bewirken keine künstliche Fiebersenkung, erleichtern aber diese Phase glühender Hitze.

Holunder anwenden

Holunderbeeren und -blüten sind im Handel erhältlich und helfen auch getrocknet sehr gut. Bei akuten Erkrankungen wie der Grippe oder einem fieberhaften Infekt sollte man lieber häufig kleinere Dosen einnehmen als mehrmals am Tag eine größere Dosis.

Ich selbst verwende Holunderbeeren am liebsten in Form von Sirup, Honigessig oder einem Sud. Viele Kräuterspezialisten machen auch gern Tinkturen daraus (Alkoholextrakt). Die Beeren lassen sich zu diversen Leckereien wie Wein, Weingummi oder Schokoladen-Holunder-Sirup verarbeiten (sehr lecker zu Pfannkuchen).

Empfohlene Mengen

Bei Holunderbeeren ist der Übergang zur Nahrung fließend. Sie können (gekocht) in größeren Mengen verzehrt werden.

Therapeutische Mengen für Holunder sind:

— ALS SIRUP (Holunderbeeren): stündlich 1 TL bis 1 EL
— ALS TINKTUR (getrocknete Beeren): 1:4, 30 % Alkohol, 4 bis 6 ml, 4- bis 8-mal am Tag
— ALS TINKTUR (getrocknete Blüten): 1:5, 30 % Alkohol, 3 bis 5 ml, 4- bis 6-mal am Tag
— ALS TEE (Holunderblüten): 15 g, in kleinen Dosen über den Tag verteilt

BITTE BEACHTEN Die rohen Samen aus den Beeren können Übelkeit auslösen. Kochen verringert diese Wirkung.

Berichten zufolge kann handelsübliches Holunderbeerenpulver Erbrechen hervorrufen (vermutlich, weil die Samen mit zermahlen wurden).

Holunderbeerensirup

Für etwa 500 ml

— 115 g getrocknete Holunderbeeren
— 250 ml Apfelsaft
— 9 g Süßholzwurzel
— ½ TL schwarzer Pfeffer, frisch gemahlen
— 1 EL Thymian, getrocknet (3 g)
— 2 EL Rosmarin, getrocknet (5 g)
— Honig (nach Wunsch)

◆ Die Holunderbeeren mit dem Apfelsaft, dem Süßholz, dem Pfeffer und ½ l Wasser in einen Topf geben. Auf hoher Stufe zum Kochen bringen, dann die Hitzezufuhr drosseln und zugedeckt 20 Min. köcheln lassen.

◆ Den Topf vom Herd nehmen. Thymian und Rosmarin hinzufügen, gut umrühren und zugedeckt 5 Min. ziehen lassen.

◆ Gründlich abgießen. Ich verwende dafür gern ein Stoffsieb oder ein Seihtuch, mit dem ich auch den letzten Rest Saft ausdrücken kann.

◆ Nach Geschmack mit Honig süßen und im Kühlschrank aufbewahren.

Mit diesem Rezept gehe ich seit Jahren gegen Erkältungen und grippale Infekte vor. Am besten hilft es, wenn man schon bei den ersten Anzeichen danach greift. Sie kennen die ersten Warnzeichen: ein Kribbeln im Hals oder unvermittelte Müdigkeit mit Frösteln. Dann bahnt sich etwas an.

Häufige Dosen im Tagesverlauf helfen hier besser als ein paar wenige. Ich nehme also halbstündlich bis stündlich einen Löffel.

HINTERGRUND Probieren Sie die Mischung bitte, bevor Sie den Honig hinzufügen. Sie ist nämlich bereits relativ süß. Die Honigmenge hat vor allem Einfluss auf die Haltbarkeit. Wenn die Honigmenge der Saftmenge entspricht (je ¼ l), hält der Sirup etwa ein Jahr. Ich gebe meist nur wenig Honig hinzu und verbrauche die Mischung innerhalb weniger Tage.

Holunderblütentee

Für gut 600 ml
— 8 EL getrocknete Holunderblüten (20 g)
— 4 EL getrocknete Schafgarbe (Blüten und Blätter, 9 g)
— 2 EL getrocknete Hagebutten (15 g)
— 2 EL getrocknete Pfefferminze (4 g)
— Honig (nach Wunsch)

◆ 875 ml Wasser zum Kochen bringen.
◆ Alle Kräuter in eine Kasserole von 1 l Inhalt füllen. Das frisch abgekochte Wasser darübergießen und umrühren.
◆ Zugedeckt 30 Min. ziehen lassen, dann durch ein feinmaschiges Sieb gießen.
◆ Nach Wunsch mit Honig süßen und warm trinken.

HINTERGRUND Dieses Rezept ist in verschiedenen Versionen seit Jahrhunderten überliefert. Oft wird es der Heilkräuterexpertin Juliette de Bairacli Levi zugeschrieben, die im 20. Jahrhundert sehr viel von den europäischen Sinti und Roma lernte.

Ich habe immer wieder gehört, dass Leute bei Erkältung und Grippesymptomen auf diesen Tee schwören. Am besten füllen Sie den heißen Tee in eine Thermoskanne und trinken im Tagesverlauf immer wieder davon.

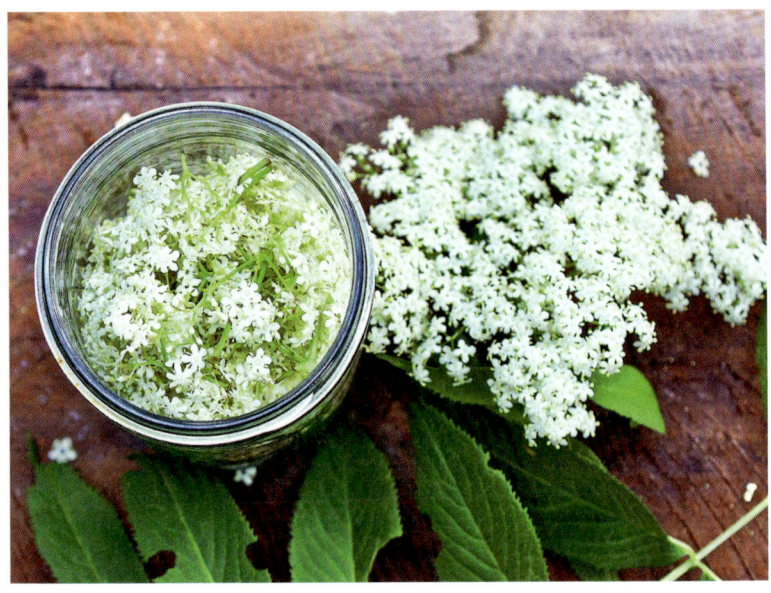

Holunderblüten-Gesichtsserum

Für etwa 120 ml
— 125 ml Jojobaöl
— 4 EL getrocknete Holunderblüten (10 g)
— 6 g getrocknete Calendulablüten
— 1 TL Rosmarin-Antioxidationsextrakt
— 10 bis 15 Tropfen essenzielles Lavendelöl

◆ Im ersten Schritt stellen Sie das Kräuteröl her. Dazu brauchen Sie einen Wasserbadtopf oder einen Schongarer. Das Öl darf nicht zu heiß werden, denn die Kräuter sollen nicht »frittiert« werden. Die Idealtemperatur liegt bei 38 °C.

◆ Mit Wasserbadtopf: Den unteren Topf drei bis fünf Zentimeter hoch mit Wasser füllen. Alternativ einen Topf drei bis fünf Zentimeter hoch mit Wasser füllen und eine fest sitzende Schüssel daraufstellen. Das Jojobaöl, die Holunderblüten und die Calendulablüten in den oberen Topf füllen. Auf kleiner Stufe erhitzen, bis das Öl sich warm anfühlt. Dann die Hitzezufuhr abstellen und einen Deckel aufsetzen. In dieser Form 24–48 Std. lang alle 1–2 Std. wieder erwärmen. (Nachts dürfen Sie natürlich schlafen und den Topf einfach stehen lassen!)

◆ Mit Schongarer: Das Jojobaöl, die Holunderblüten und die Calendulablüten in einen Schongarer oder eine Joghurtmaschine geben – was auch immer eine Öltemperatur von 38 °C gewährleistet. 24–48 Std. warm halten.

◆ Die Kräuter durch mehrere Lagen Musselin oder Seihtuch gründlich ausfiltern. Danach den Rosmarinextrakt und das Lavendelöl hinzufügen und gut verrühren.

◆ Das Öl in Fläschchen mit einem Zerstäuber umfüllen. Geeignet sind auch klassische Tinkturfläschchen mit Tropfpipette oder jede andere fest verschließbare und dekorative, kleine Flasche.

HINTERGRUND Dieses Verwöhnrezept schützt die Haut auch vor Schäden durch Sonneneinstrahlung. Es ist keine Sonnencreme, hilft aber gegen Oxidationsprozesse und schädliche UVA-Strahlung. Die Haut fühlt sich weich und seidig an, ohne fettig zu wirken. Verwenden Sie das Serum regelmäßig morgens und abends: einfach ein wenig Serum auf die Fingerspitzen geben und damit Gesicht, Hals und Dekolleté oder andere Hautbereiche einreiben, die der Sonne ausgesetzt sind. Man braucht nicht viel davon. Die angegebene Menge kann bei zwei Personen einen ganzen Sommer reichen. Das Serum eignet sich auch zu Befeuchtung und Hautverjüngung. Das Jojobaöl ist teuer, doch ich mag seine seidige Beschaffenheit. Alternativ eignen sich auch Traubenkernöl, Aprikosenkernöl oder Mandelöl. Calendulablüten sollte man wegen ihrer Form am besten abwiegen, nicht abmessen.

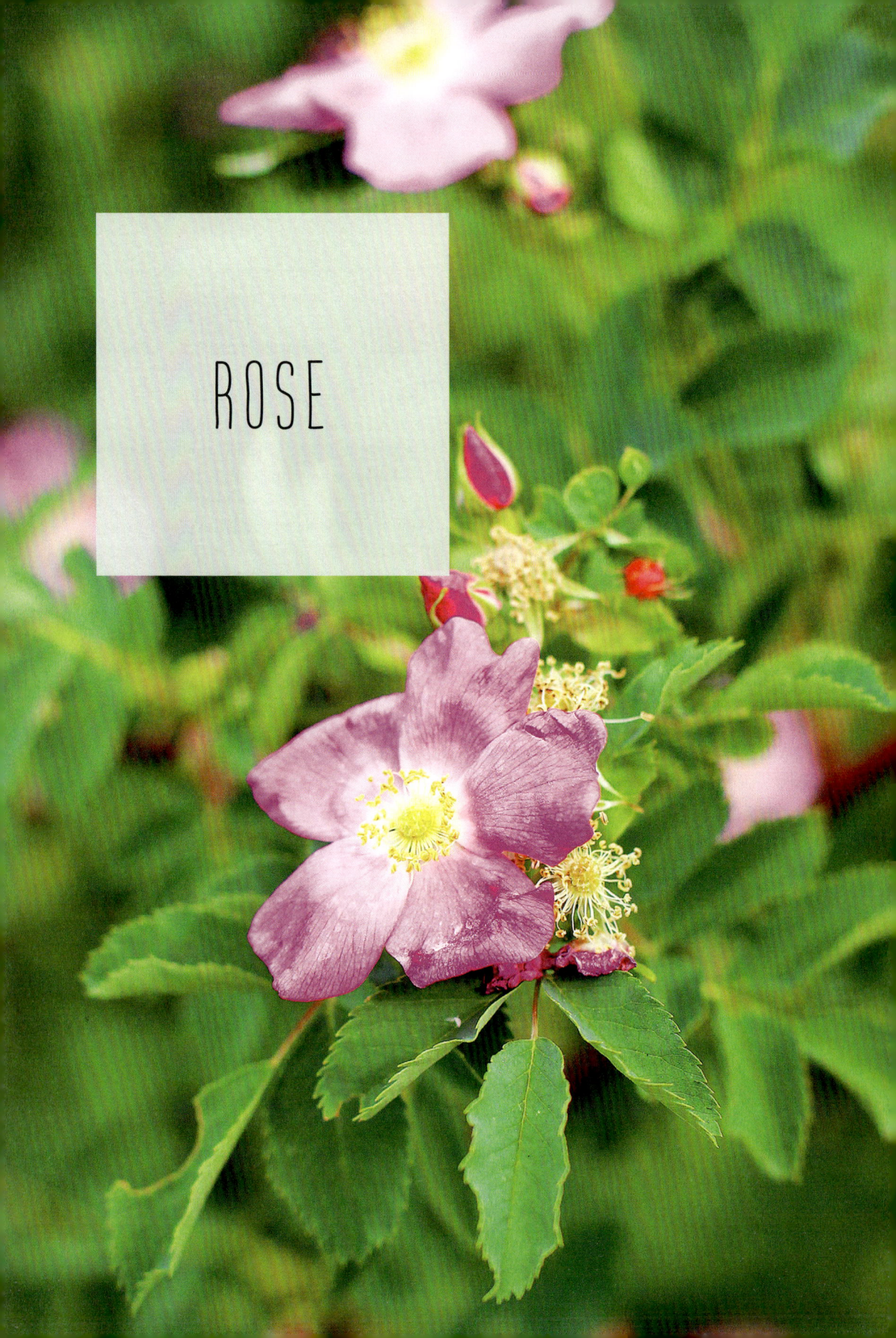

ROSE

Rosa spp.

Familie: Rosaceae

Verwendete Teile: Blütenblätter, innere Rinde, Blätter, Früchte (Hagebutten)

Energetik: kühlend, trocknend

Geschmack: sauer (adstringierend)

Eigenschaften: adstringierend, schmerzlindernd, Nerventonikum, Aphrodisiakum, entzündungshemmend, antioxidativ

Verwendung: Blasenentzündungen, Schmerzen, Erkältungen, Grippe, Depressionen, Entzündungen, Wunden

Zubereitung: Tee, Tinktur, Honig, Sirup, Essig, Nahrung

In meinem Tal scheinen die wilden Rosen jedes Jahr im Juni zu explodieren. Plötzlich schmücken sich bescheidene, grüne Büsche ringsumher mit rosa Blüten. Beim Spazierengehen rieche und höre ich einen Rosenstrauch häufig, lange ehe ich ihn zu Gesicht bekomme. Der intensive Duft der Wildrosen wird mit dem Wind herangetragen, und die Luft vibriert vom Summen eifriger Bienen. Diese Zeit genieße ich Jahr für Jahr.

Mit meinem Mann zusammen sammele ich immer wieder Wildkräuter. Und von allem, was wir gemeinsam geerntet haben, sind Wildrosenblüten mir das Liebste. Das seidige Gefühl der Blütenblätter zwischen den Fingern, während man in ihrem Duft badet, ist ein beglückend luxuriöses Gefühl.

Rosen werden seit Jahrtausenden für ihre Schönheit gerühmt, doch sie haben mehr zu bieten als äußere Pracht und Duft. Medizinisch lindern sie seelische und körperliche Schmerzen, unterstützen die Wundheilung und dämpfen die Entzündungsneigung.

Einen Beliebtheitswettbewerb der Blumen würden wohl die Rosen gewinnen. Ganze Gärten, Bücher, Themenwelten und sogar Berufe widmen sich dieser einen Blume. Rosen sind in vielen Teilen der Nordhalbkugel heimisch. Die ersten Zuchtformen stammen möglicherweise aus China, und die daraus entstandenen Hybridarten gelangten irgendwann nach Europa, wo die Pflanze immer begehrter wurde.

Angeblich hat Marie-Josèphe-Rose Tascher de la Pagerie, die spätere Joséphine Bonaparte und erste Kaiserin von Frankreich, die ersten bewussten Rosenzüchtungen finanziert und unterstützt. Ihr Wohnsitz, das Château de Malmaison, soll Hunderte verschiedener Rosensorten umfasst haben, weshalb sie als der »Schutzpatronin der modernen Rosenfreunde« gilt.

Die Rose ist seit Langem ein Sinnbild für Liebe und Freundschaft, und diese Symbolik erreicht mittlerweile ungeahnte Dimensionen. Laut Aussage der amerikanischen Einzelhandelsvereinigung gaben die Amerikaner für Rosen zum Valentinstag 2015 über 2,1 Milliarden Dollar aus!

»Rosenblütenblätter sind beruhigend und stimmungsaufhellend. Sie helfen bei Ärger und Frustration, verleihen den Mut, die eigene Meinung und eigene Grenzen zu vertreten, und stärken die Liebe zu uns selbst und anderen.«

Rosenarten

Wildrosen mit ihren fünf Blütenblättern und einem dichten Zentrum Staubgefäße sind schön, aber schlicht. Ihre Farben reichen von Reinweiß bis hin zu intensivem Pink, und fast immer verströmen sie einen Duft. Doch wie kam es zu den zahllosen Rosenarten der heutigen Zeit?

Unsere Begeisterung für die Rose hat immer neue Zuchtformen hervorgebracht. Inzwischen können Rosen weit mehr Blütenblätter und eine Vielzahl an Farben aufweisen: Weiß, Gelb, Rosa, Orange, Rot, Blau und jede erdenkliche Mischschattierung. Leider ging beim Streben nach Schönheit oft viel von ihrem Duft und auch von ihren medizinischen Vorzügen verloren.

Wer Rosen aus gesundheitlichen Gründen verwenden möchte, sollte nach duftenden Wildrosen Ausschau halten. Wenn diese nicht zugänglich sind, können Sie auch Zuchtformen wählen. Dabei ist jedoch einiges zu beachten: Verwenden Sie nur Rosen, die nachweislich nicht mit Pestiziden behandelt wurden. Rosen aus dem Blumenhandel sind praktisch immer behandelt. (Solche Rosen sollten Sie nicht verzehren und am besten nicht einmal zu einem dekorativen Strauß verarbeiten.) Außerdem empfehle ich Rosenblütenblätter von duftenden Blüten. Wenn Ihre Rosen nicht duften, brauchen Sie andere.

Medizinische Eigenschaften und Energetik von Rosen

Unsere Kultur konzentriert sich normalerweise auf die körperlichen Aspekte einer Erkrankung. Krankheiten werden anhand objektiver körperlicher Werte diagnostiziert und behandelt. Für das seelische Wohlergehen sind andere Be-reiche der Medizin, eine Kirche oder spirituelle Lehrer zuständig. Rosen können uns daran erinnern, dass diese Trennung erst eine relativ junge Realität ist. Mit ihrem Duft, ihrer optischen Schönheit und ihrer medizinischen Wirkung sprechen sie Körper und Seele zugleich an und sind damit eine wunderbare, ganzheitliche Medizin für das Herz.

Gesundes Herz

Rosen haben eine positive Wirkung auf das Herz. In einer Studie erhielten die Teilnehmer sechs Wochen lang täglich 40 Gramm Hagebuttenpulver. Am Ende dieses Zeitraums hatten sich Blutdruck und Plasmacholesterin bei ihnen im Vergleich zur unbehandelten Kontrollgruppe signifikant verbessert.

In einer anderen Studie wurde die physiologische Wirkung von Rosenöl untersucht, das auf die Haut des Menschen aufgetragen wurde. Bei den Teilnehmern, die mit Rosenöl behandelt wurden, gingen Atmungsfrequenz, Sauerstoffsättigung und systolischer Blutdruck zurück, was auf eine allgemeine Dämpfung des autonomen Nervensystems schließen lässt. Gleichzeitig stuften sie sich als ruhiger und entspannter ein als die Kontrollgruppe. Diese Studie ist ein ausgezeichnetes Beispiel dafür, wie Rosen diverse Gesundheitsaspekte beeinflussen.

Rosen sind nicht nur eine symbolische Herzensgabe, sondern können das Herz auch tatsächlich erfreuen. Man verwendet sie gern, um ein gebrochenes Herz zu heilen und jemandem durch Trauer und Depressionen hindurchzuhelfen. Der Kräuterexperte David Winston empfiehlt bei Trauer und posttraumatischem Stresssyndrom eine Tinktur aus Rosenblütenblättern in Kombination mit Weißdornblättern und Mimosenrinde. Und eine vierwöchige Studie, bei der Frauen mit einem hohen Risiko für eine Wochenbettdepression aromatherapeutisch mit einer Mischung aus Rosenöl und

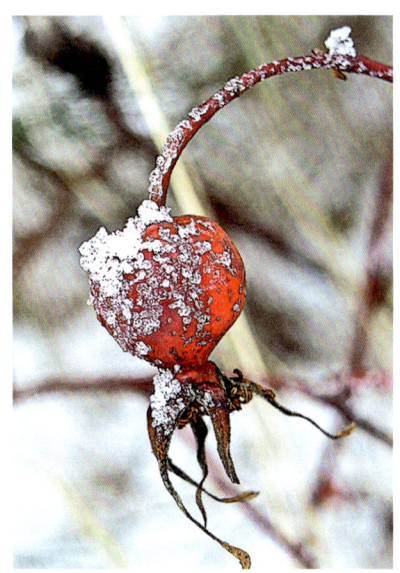

oder bei einem erschlafften Darmgewebe bei starkem Durchfall.

Entzündungen und Schmerzen

Die adstringierenden Wirkungen der Rosen eignen sich auch zur Behandlung von ulzeriertem Gewebe, weil das Zusammenziehen des Gewebes die Heilung unterstützt. In einer placebokontrollierten Doppelblindstudie konnte eine Mundspülung mit Rosenextrakt Schmerzen und Entzündungsreaktionen lindern sowie die Größe und Anzahl von wiederkehrenden Geschwüren der Mundschleimhaut reduzieren (Aphthen).

In verschiedenen Studien wurde demonstriert, wie gut Rosensamen und Hagebutten Entzündungen beeinflussen und Schmerzen zurückgehen lassen. Schon mehrfach wurde belegt, dass der tägliche Konsum von Hagebutten bei Patienten mit Arthrose in Knien und Hüften Schmerzen lindert und das allgemeine Wohlbefinden erhöht und dass auch Patienten mit rheumatoider Arthritis davon profitieren. Eine weitere Studie ergab, dass Hagebutten bei Arthrosepatienten Entzündungsmarker wie CRP (C-reaktives Protein) reduzieren.

Rosen sprechen jedoch nicht nur entzündungsbedingte Schmerzen an. So kann Rosentee beispielsweise bei jungen Mädchen Symptome des prämenstruellen Syndroms (PMS) bessern. Für die entsprechende Studie wurden 130 Mädchen per Zufall zwei Gruppen zugewiesen. Die eine Gruppe erhielt Rosentee, die andere ein Placebo. Die jungen Frauen, die Rosentee tranken, gaben weniger Menstruationsschmerzen, Stress und Angst an als die Kontrollgruppe.

essenziellem Lavendelöl behandelt wurden, ergab signifikante Verbesserungen bei Anzeichen für Angst und Depressionen – ohne jegliche Nebenwirkungen.

Wundheilung

Alle Teile der Rose werden von jeher zur Heilung äußerer und innerer Wunden eingesetzt. In seinem Buch zur Ethnobotanik der Indianervölker führt Daniel Moerman einen sehr vielseitigen, traditionellen Gebrauch von Rosen als Heilmittel auf. Eine verbreitete Wildrosenart, Rosa woodsii, wurde von den Paiute sehr gern zur oberflächlichen Behandlung von Furunkeln, Sonnenbrand, Schrammen, Schnitten, Schwellungen und Wunden verwendet. Die Okanogan-Colville behandelten Bienenstiche mit zerkauten Rosenblättern. In ganz Nordamerika galten Rosen als gutes Heilmittel gegen Durchfall. Zur Wundheilung setzt man in der Kräuterkunde gern Pflanzen mit adstringierender Wirkung ein, und darauf kann man sich bei der Rose verlassen. Diese gewebestraffende Wirkung unterstützt die Heilung oder ein zu lockeres Gewebe, ob im Zahnhalteapparat

Rose anwenden

In der Medizin werden viele Rosenteile wie Blätter, Rinde und Wurzel eingesetzt. Ich selbst kenne mich mit den Blütenblättern und Hagebutten am besten aus. Hagebutten sind die tiefroten Früchte der Rose, die im Spätsommer und Herbst heranreifen.

Sowohl die Blütenblätter als auch die Hagebutten sind reich an Bioflavonoiden. Hagebutten haben zudem einen sehr hohen Vitamin-C-Gehalt. Bei Trocknen und Kochen geht einiges davon verloren; essen Sie Hagebutten also am besten frisch vom Busch. Man kann daraus jedoch auch Gelee, Honig, Essig und vieles mehr zubereiten. Frische Rosenblütenblätter lassen sich zu Konfitüre, Wein, Honig und Essig verarbeiten; man streut sie über den Salat oder macht Tee daraus.

Lassen Sie sich bei der Bestimmung wilder Rosen in Ihrer Gegend gegebenenfalls von Kräuterexperten oder anderen Menschen helfen, die sich mit Wildpflanzen gut auskennen.

Empfohlene Mengen

Rosenblütenblätter und Hagebutten können wie Nahrung verzehrt werden. In einigen Studien zeigte sich die medizinische Wirkung von Hagebutten bei Dosierungen zwischen fünf und 45 Gramm pro Tag.

BITTE BEACHTEN Verwenden Sie nur ungespritzte Rosen. Praktisch alles, was vom Floristen stammt, enthält zumindest Pestizidspuren und ist damit zum Verzehr nicht geeignet. Essenzielles Rosenöl duftet traumhaft und ist sehr kostspielig, denn man braucht erstaunlich viele Rosenblüten für ein einziges Fläschchen. Bei günstigen Angeboten besteht immer der Verdacht, dass sie mit anderem Öl verschnitten sind.

Rosenblütentee

Für 300 ml
- 2 gehäufte EL getrocknete Rosenknospen oder Rosenblütenblätter (etwa 6 g)
- 1 TL Zitronenverbene, getrocknet
- 1 TL Kornblumen, getrocknet
- Honig (nach Wunsch)

◆ 300 ml Wasser aufkochen. Die Kräuter in eine große Tasse oder ein Teesieb geben. Das Sieb sollte so groß sein, dass die Kräuter quellen und frei schwimmen können.

◆ Das frisch abgekochte Wasser über die Kräuter gießen. Zudecken und 7 bis 10 Min. ziehen lassen. In dieser Zeit gelegentlich umrühren oder das Sieb schwenken. Abgießen.

◆ Nach Wunsch mit Honig süßen und warm trinken.

HINTERGRUND Dieser Tee vereint die süßen Aromen von Rose und Zitronenverbene und verhilft abends wunderbar zum Abschalten. Die Kornblumen (Centaurea cyanus) fügen eine leicht bittere Geschmacksnote hinzu. Wenn sie schwer zu bekommen sind, kann man sie auch weglassen.

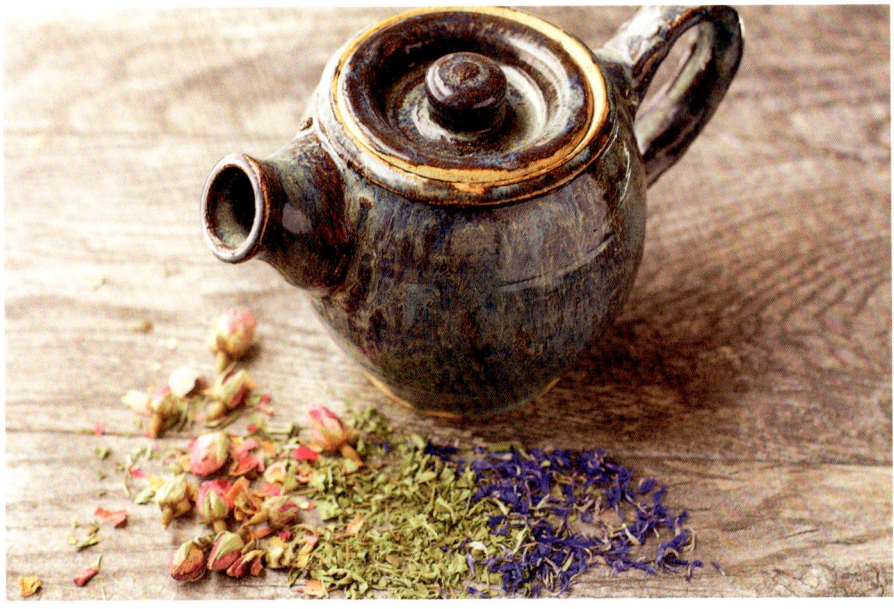

Hagebutten-Cranberry-Kompott

Für 1 Liter (8 Portionen)

— 3 mittelgroße Äpfel, in kleinen Stücken
— 220 g frische Cranberrys
— 5 EL Hagebutten ohne Kerne, getrocknet
— 1 EL Zitronensaft
— 1 EL Zitronenschale
— 250 ml Apfelsaft
— 125 ml Granatapfelsaft
— 2 EL frischer Ingwer, gerieben
— 2 TL Zimt, gemahlen
— ½ TL Muskat, frisch gerieben
— ¼ TL Nelken, gemahlen
— etwa 4 EL Honig oder Zucker
— frisch geschlagene Sahne (nach Wunsch)

◆ Die Früchte, die Hagebutten, den Zitronensaft, die Zitronenschale, den Apfelsaft, den Granatapfelsaft und den Ingwer in einen Topf geben und aufkochen. Die Hitze so weit herunterstellen, dass es gerade noch siedet.

◆ 20 Min. köcheln lassen; dabei gelegentlich umrühren, damit nichts anbrennt. Nach 20 Min. sollten die Früchte weich sein, und die Mischung ist eingedickt und reduziert.

◆ Die Gewürze und den Honig hinzugeben. Abschmecken und nach Wunsch mehr Honig ergänzen. Noch 2 Min. rühren und dann vom Herd nehmen.

◆ Warm servieren, auf Wunsch mit Schlagsahne.

HINTERGRUND Für ein köstliches Fruchtkompott kocht man einfach Früchte mit Gewürzen. Dieses spezielle Rezept mögen wir besonders gern, und es steht für den nahenden Winter und die Festtage. Cranberrys enthalten sehr viele Antioxidanzien und sollen nicht nur einmal im Jahr auf den Tisch kommen. Ob Sie die Äpfel schälen möchten oder nicht, liegt ganz bei Ihnen.

Hagebutten-Apfel-Müsli

Für 4 Portionen
- 95 g Haferflocken
- 5 EL Hagebutten ohne Kerne, getrocknet
- 55 g rohe Mandeln, gehackt
- 1 TL Zimt, gemahlen
- 1 Prise Muskatnuss, frisch gemahlen
- 160 ml Vollmilch
- 80 g Naturjoghurt
- 125 ml Apfelsaft
- 1 TL Vanilleextrakt
- Etwa 2 TL Honig
- 1 mittelgroßer Apfel, gewürfelt

◆ Die Haferflocken, die Hagebutten und die Mandeln mit Zimt und Muskat in eine Schüssel mit Deckel füllen. Milch, Joghurt, Saft, Vanilleextrakt und Honig unterrühren und über Nacht im Kühlschrank quellen lassen.

◆ Morgens den Apfel und vielleicht noch etwas Milch hinzufügen. Je nach Wunsch kalt verzehren oder erhitzen.

HINTERGRUND Für Müsli werden meist Haferflocken mit Nüssen und Trockenfrüchten kombiniert. Wenn man die Mischung über Nacht einweicht, sind die Haferflocken und Nüsse leichter verdaulich, und die Hagebutten können quellen. Nehmen Sie sich am Vorabend die nötige Zeit, dann wartet morgens ein köstliches Frühstück.

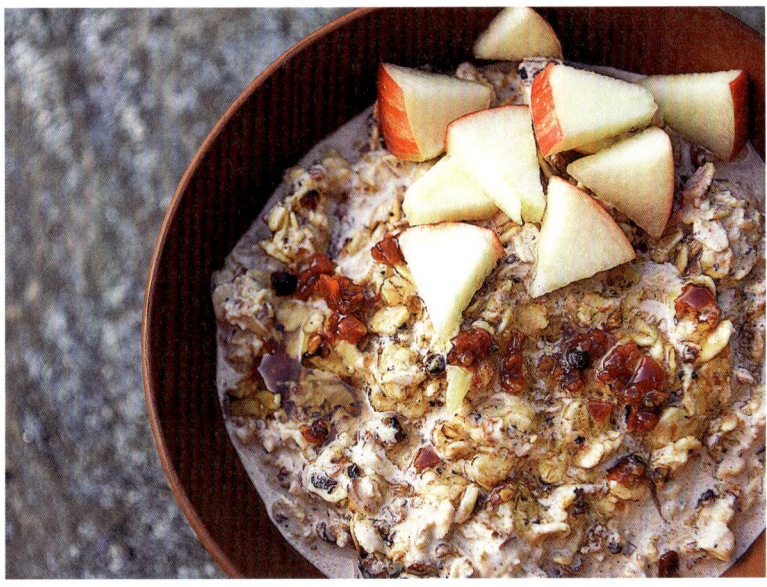

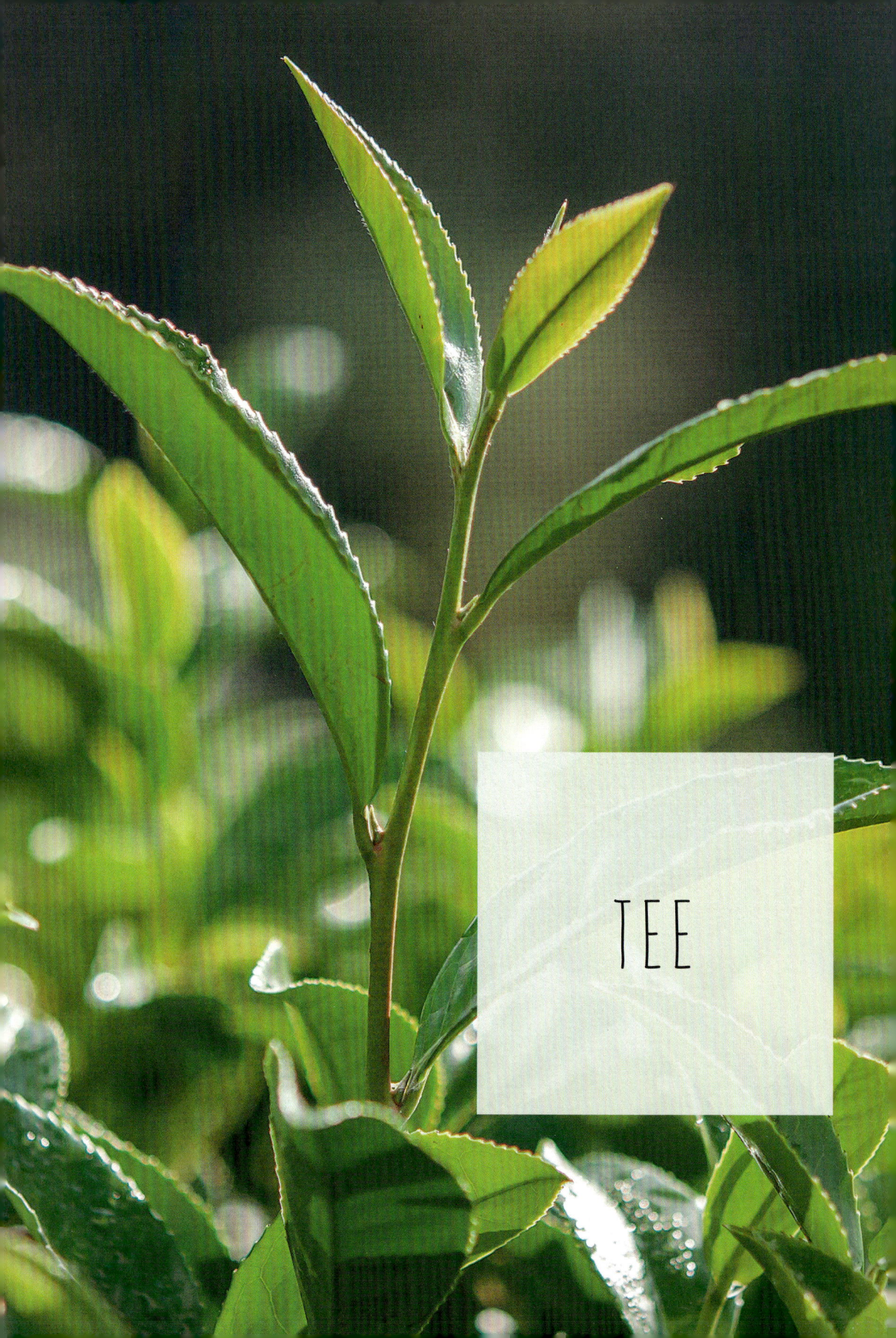

TEE

Camellia sinensis

Familie: Theaceae

Verwendete Teile: Blätter

Energetik: kühlend, trocknend

Geschmack: sauer (adstringierend)

Eigenschaften: stimulierend, antioxidativ, herzschützend

Verwendung: Energie, gesundes Herz, Mund und Zähne, Insulinresistenz, Typ-2-Diabetes

Zubereitung: Tee, Genussmittel

Wenn man einer Pflanze den Preis für den größten Einfluss auf uns Menschen verleihen wollte, würde diese Ehre zweifellos dem bescheidenen Teestrauch zuteil. Er hat ganze Kulturen geprägt und Kriege ausgelöst. Aus seinen Blättern bereitet man bis heute das meistgenossene Getränk der Welt zu. Die USA sind inzwischen der zweitgrößte Teeimporteur der Welt. Mehr als die Hälfte der Amerikaner trinken täglich Tee.

Seine Beliebtheit verdankt Tee seit Jahrtausenden seinem guten Geschmack sowie einer kaffeeähnlich anregenden Wirkung. Inzwischen trinken immer mehr Menschen Tee auch deshalb, weil seine gesundheitlichen Vorzüge sich herumsprechen. Eine Wirkung ist dabei nur selten Schlagzeilen wert: Teegenuss vermittelt kostbare Augenblicke der Entspannung und Verbundenheit. Das dürfte in unserer dauergestressten Kultur die wichtigste Medizin überhaupt sein.

Teeblätter wachsen an einem Strauch, der ursprünglich wohl in Südostasien und Westchina beheimatet war. Da Tee schon so lange angebaut wird, ist der genaue Ursprungsort schwer zu bestimmen. Möglicherweise gibt es wie bei Kurkuma tatsächlich keine Wildform mehr, sondern nur noch gezüchtete Pflanzen. Da der Mensch seit Jahrtausenden Tee anbaut, ist die Geschichte dieser Pflanze komplex, faszinierend, mitunter schäbig und ein Thema, das ganze Bücher füllt!

»Tee ist ein täglicher Begleiter, der uns nie im Stich lässt. Er wärmt, wenn wir frieren oder die Welt uns kalt vorkommt, schenkt Kraft, wenn wir müde werden, und gestaltet unsere Zusammenkünfte insgesamt erfreulicher.«

Teesorten

Alle Teesorten, ob schwarzer, grüner, weißer Tee, Oolong- oder Pu-Erh-Tee, werden aus derselben Pflanze, Camellia sinensis, gewonnen. Angesichts der Unterschiede bezüglich Aroma und Duft zwischen schwarzem und grünem Tee erscheint dies ziemlich erstaunlich.

Das Endprodukt ist davon abhängig, wo der Tee wächst, wie er geerntet wird und wie man ihn verarbeitet und trocknet. Zu den wichtigsten Einflüssen auf die verschiedenen Teesorten zählt die Oxidation. Schwarzer Tee ist stark oxidiert, grüner Tee überhaupt nicht und Oolong teilweise. Pu-Erh ist alt und fermentiert. Jede Verarbeitungsmethode ergibt einen grundlegend anderen Tee.

Medizinische Eigenschaften und Energetik von Tee

Tee ist reich an Antioxidanzien und Flavonoiden, insbesondere Katechinen, und kann das Herz, die Mundgesundheit, die Haut, das metabolische Syndrom und Krebs positiv beeinflussen. Tee zu trinken tut der Gesundheit in vielerlei Hinsicht gut. Ich rate jedoch dazu, den Teegenuss mit einer Pause zu verbinden, anstatt ihn schnell noch mitzunehmen. So kommt nicht nur der Körper zu seinem Recht, sondern auch die Seele.

Gesundes Herz

Dass regelmäßiges Teetrinken dem Herzen guttut, ist unumstritten. Zahlreiche Studien belegen die vielfältigen positiven Wirkungen von Tee auf das Herz. So kann Tee den Blutdruck und die Herzschlagvariabilität senken (ein Hinweis auf Herzinsuffizienz). Regelmäßiger Teegenuss senkt auch die Blutfettwerte und beugt Oxidationsprozessen in den Adern vor, womit Tee Arteriosklerose verhindert oder ihr Voranschreiten hinauszögert. Außerdem reduziert regelmäßiges Teetrinken sowohl das C-reaktive Protein (CRP) als auch die Plättchenaktivität, zwei Stressfaktoren für das Herz.

Insulinresistenz und Typ-2-Diabetes

Der positive Einfluss von Tee auf das metabolische Syndrom und Typ-2-Diabetes wurde gründlich erforscht. In einer placebokontrollierten Studie mussten ältere Patienten zwölf Wochen lang an sechs Tagen in der Woche 30 Minuten Sport treiben. Am Ende der Studie hatten diejenigen, die drei Tassen grünen Tee pro Tag tranken, signifikant mehr Gewicht abgebaut. Stoffwechselwerte wie Nüchterninsulin und Nüchternzucker hatten sich bei ihnen signifikant verbessert. Eine andere klinische Studie an fettleibigen Patienten mit metabolischem Syndrom ermittelte die Wirkung von vier Tassen grünem Tee pro Tag. Nach acht Wochen waren bei den Teetrinkern Körpergewicht, Biomarker für oxidativen Stress und Cholesterinspiegel signifikant zurückgegangen. Die Autoren kamen zu dem Schluss, dass die Bioflavonoide in grünem Tee Menschen mit metabolischem Syndrom auf vielfältige Weise nutzen.

Mund und Zähne

Dass Tee Zähne und Zahnfleisch gesund erhält, klingt vielleicht ungewöhnlich, doch klinische Studien zeigen interessante Wege auf, über die grüner Tee die Mundgesundheit unterstützt. In einer Studie hatten Patienten, die ihren Mund nach einer Weisheitszahnoperation mit grünem Tee spülten, signifikant weniger Schmerzen und nahmen weniger Schmerzmittel als die Placebogruppe. Eine andere Studie stellte fest, dass fünfminütiges Spülen mit einer zweiprozentigen Grünteemischung Zahnbelag entgegenwirkt und auf kostengünstige Weise vor Karies schützt.

Stressabbau

Unsere Gesellschaft ist von Dauerstress geprägt. Fast jeder ist überarbeitet, ob beruflich oder durch die Aufgaben in der Familie oder der Gemeinde. Ständig wäre noch dies und das zu erledigen, während wir dem nächsten Punkt entgegenhasten. Die Sorgen um unseren Job, um das Geld oder um die Gesundheit lassen uns nie zur Ruhe kommen, und so bringt der chronische Stress uns um.

Die negativen Folgen von chronischem Stress beeinträchtigen unser Alltagsglück und tragen zu vielen chronischen Krankheiten bei. Eine Studie verknüpfte Stress mit den sechs führenden Todesursachen in Amerika. In einer Umfrage im Auftrag des Amerikanischen

Psychologieverbands APA gaben 77 Prozent der Antwortenden an, sie hätten regelmäßig stressbedingte körperliche Symptome.

Chronischer Stress ist ein so elementarer Bestandteil unserer Kultur, dass nur allgemeines Umdenken etwas daran ändern könnte. Bis dahin können Sie mit kleinen Veränderungen im Alltag selbst etwas unternehmen. Für den Anfang empfehle ich eine regelmäßige Teepause – aber nicht zur Ausarbeitung Ihrer langen To-do-Liste oder um sich noch mehr Sorgen zu machen. Schalten Sie einen Moment ab und nehmen Sie Verbindung mit sich selbst auf, um vollständig zu entspannen oder in echten Kontakt zu treten. Wie das geht, verrate ich gleich.

Tee anwenden

Bei der Recherche für dieses Kapitel besuchte ich den Floating Leaves Tea Shop in Seattle und ließ mich von der Besitzerin, Shiuwen Tai, über Oolong-Tee aufklären. Shiuwen liebt die Kunst der Teezubereitung, weil sie zu Kontemplation und Verbundenheit einlädt. In ihren Augen ist Beuteltee losen Blättern nicht nur qualitativ unterlegen, sondern man verliert dabei auch die Verbindung zu den Blättern.

Heutzutage sind Teebeutel oder auch Fertigtees sehr beliebt. Wer aus gesundheitlichen Gründen Tee trinkt, sollte auf beides verzichten. Wählen Sie lieber Biotee aus fairem Handel und

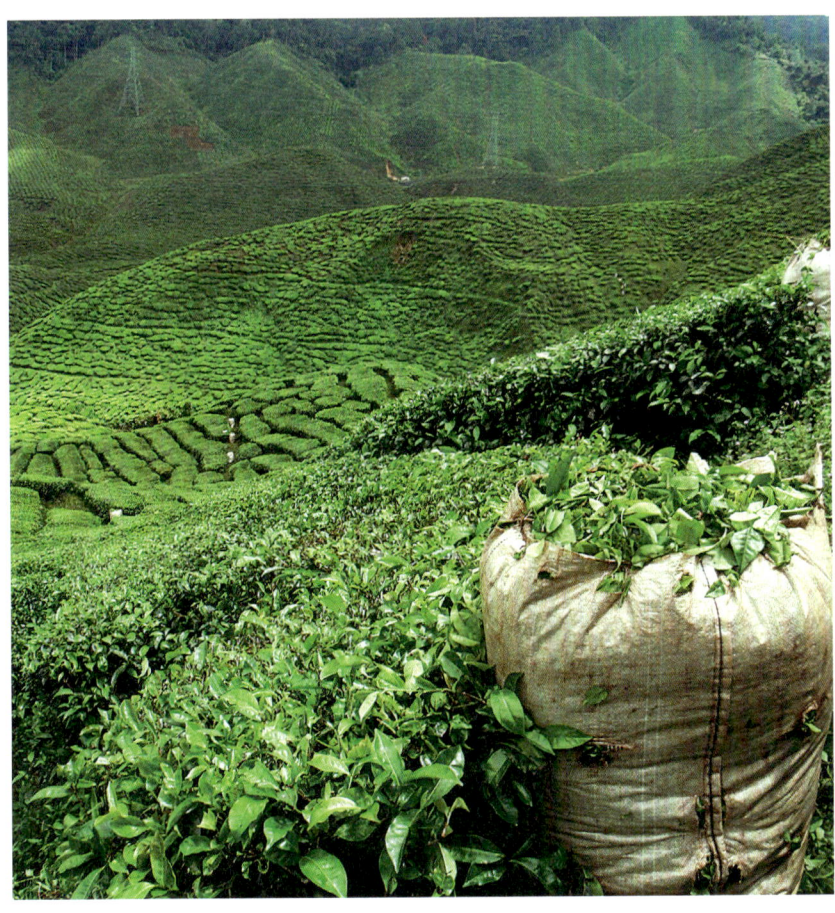

losen Tee mit nachvollziehbarer Herkunft aus einem Fachgeschäft.

Shiuwen sagte mir auch, dass echte Teekenner aus dem Geschmack auf den Berg schließen können, an dem der Tee gewachsen ist. So weit werden normale Menschen in ihrem Leben kaum kommen, aber dennoch kann regelmäßiger Teegenuss, bei dem wir ganz in der Gegenwart ankommen, inneren Frieden und Zufriedenheit vermitteln – etwas, nach dem sich im hektischen Alltag viele sehnen.

Empfohlene Mengen

Tee ist sehr gesund, aber auch koffeinhaltig. Die ideale Tagesmenge ist individuell sehr unterschiedlich und hängt auch von der Teesorte ab. Unabhängig von meinen Empfehlungen sollten Sie also selbst entscheiden, was Ihnen guttut. Werden Sie schon nach einer Tasse Tee unruhig? Können Sie abends schlecht einschlafen, wenn Sie tagsüber Tee trinken? In diesem Fall ist Tee für Sie vielleicht nicht das Richtige. Therapeutische Teemengen sind:

—   ALS TEE: 1 bis 2 TL auf 250 ml heißes Wasser, 3- bis 5-mal täglich

BITTE BEACHTEN Jeder Tee ist koffeinhaltig und kann empfindliche Personen übermäßig anregen.

Schwarzer Tee enthält am meisten Koffein, grüner Tee am wenigsten.

Beuteltee und Fertigtees enthalten Teeblätter schlechtester Qualität. Minderwertige Tees sind teilweise stark mit giftigem Fluorid oder Schwermetallen belastet. Kaufen Sie Ihrer Gesundheit zuliebe losen Tee aus Bioanbau.

Tee ist häufig handgepflückt und auch handverarbeitet. Achten Sie daher auf Tee aus fairem Handel, damit die Menschen, die an der Ernte und Herstellung mitwirken, einen anständigen Lohn erhalten und respektvoll behandelt werden.

Earl Grey Tee, selbst gemacht

Für 300 ml losen Tee (30 bis 60 Portionen)
— 10 bis 15 Tropfen essenzielles Bergamotte-Öl
— 250 ml lose, schwarze Teeblätter (zum
Beispiel Assamtee)
— 4 EL getrocknete Orangenschale (20 g)
— 2 EL getrocknete Kornblumen (auf
Wunsch)
— 1 Vanilleschote, fein gehackt
— Sahne (auf Wunsch)
— Honig (auf Wunsch)

◆ Das essenzielle Bergamotte-Öl in ein verschließbares Einmachglas füllen. Den Deckel
aufsetzen und gut schütteln, damit das Öl
sich im gesamten Glas verteilt.
◆ Die Teeblätter hineingeben, Deckel aufsetzen und 30 Sek. kräftig schütteln. Danach die
restlichen Zutaten hinzufügen und wieder
gut schütteln.

◆ Sie können diese Mischung sofort verwenden, aber ich lasse meine gern einige
Tage stehen, damit die Aromen sich verbinden können. Kühl und dunkel lagern und
innerhalb von sechs Monaten verbrauchen.
◆ Earl Grey aufbrühen: 300 ml Wasser aufkochen. 1 bis 2 TL der Teemischung in eine
Teetasse oder ein Teesieb geben, das den
Blättern Raum zum Quellen und Schwimmen bietet.
◆ Den Tee mit frisch gekochtem Wasser aufgießen. Zugedeckt 3 bis 5 Min. ziehen lassen,
dann abgießen.
◆ Nach Belieben mit Sahne und Honig abschmecken und gleich genießen.
Für Earl Grey Tee wird schwarzer Tee mit der
Zitrusfrucht Bergamotte (Citrus bergamia)
aus dem Mittelmeerraum aromatisiert. Ursprünglich hat man vermutlich echte Berga-
motteschalen hineingemischt. Heute nimmt
man normalerweise essenzielles Öl.

HINTERGRUND Man kann die Mischung
leicht zu Hause machen und so selbst bestimmen, wie stark das Aroma ausfällt. Mit
weniger Öl wird es dezenter, mit mehr Öl
kräftiger. Die Kornblumen (Centaurea cyanus) tragen wenig Geschmack bei, sondern
sind eher für die Optik. Wenn sie schwer
erhältlich ist, kann man sie bedenkenlos
weglassen.

TIPP Fertig gekaufte Orangenschale besteht
aus lauter gleichgroßen Stückchen. Wer die
Schalen selbst trocknen will, muss sie vor
dem Trocknen fein hacken, denn nach dem
Trocknen sind sie schwer zu schneiden.

Teepause mit Oolong-Tee

Für variable Menge
— Oolong-Teeblätter

◆ Wasser zum Kochen bringen. Das Wasser 1 bis 2 Min. stehen lassen.
◆ So viel losen Oolong-Tee in eine kleine Tasse geben, dass der Tassenboden gerade eben bedeckt ist.

◆ Heißes Wasser über den Tee gießen und ziehen lassen. Irgendwann sinken die Teeblätter auf den Boden.
◆ Nichts planen, nicht aktiv nachdenken. Finden Sie ein ruhiges Eckchen und genießen Sie Ihren Tee.

HINTERGRUND Wenn Sie alle Kräuter und Gewürze dieser Welt zu sich nehmen, sich jedoch keine Sekunde Zeit gönnen, um zur Ruhe zu kommen, ist aller Aufwand vergebens. Bei diesem Rezept geht es nicht nur um den Tee, sondern auch um eine Besinnungspause.

Jede Teepause ist eine Chance, im Tagesverlauf entspannt zu sich selbst zu finden. Hier habe ich dafür einen schlichten Oolong-Tee gewählt, weil ich seit meiner Unterweisung durch Shiuwen eine besondere Vorliebe dafür hege. Dabei erwähnte sie auch, wie unterschiedlich die Teezubereitung in Amerika und Taiwan gesehen wird. In den Staaten seien die Menschen sehr genau. Sie wollen wissen: Welche genaue Temperatur sollte das Wasser haben? Wie viel Tee braucht man genau? Wie lange lässt man ihn ziehen? All diese Details sind hier weniger wichtig, denn es geht darum, sich auf den Prozess der Zubereitung einzulassen. Mit der Zeit finden Sie heraus, was Ihnen am besten schmeckt.

Meine persönliche Lieblingsmarke ist der Oolong-Tee »Oriental Beauty« mit seinem klaren, mild-süßen Geschmack. Bei ihm kommt es nicht so genau auf die Ziehzeit an; wenn er länger zieht, ist er trotzdem nicht übermäßig adstringierend.

Grüntee-Rosen-Creme

Für 375 ml
— 250 ml Jojobaöl
— 30 g Teeblätter von grünem Tee
— 10 g Rosenblütenblätter, getrocknet
— 1 g Alkannawurzel (Alcanna tinctoria)*
— 20 g Bienenwachs
— 25 g Kokosöl
— 20 g Sheabutter
— 125 ml Rosenwasser
— 80 ml Aloe-vera-Gel
— 1 TL Rosmarinextrakt
— 15 Tropfen essenzielles Geraniumöl (auf Wunsch)
— 10 Tropfen essenzielles Grapefruitöl (auf Wunsch)
— 8 Tropfen Muskatellersalbeiöl (auf Wunsch)

◆ Im ersten Schritt werden die Kräuter in Öl eingelegt. Füllen Sie den unteren Teil eines Wasserbadtopfes drei bis fünf Zentimeter hoch mit Wasser und geben Sie das Öl in den oberen Teil. Die Teeblätter, die Rosenblütenblätter und (wenn vorhanden) die Alkannawurzel hinzufügen und gut umrühren. Diese Wurzel wird nur für die Farbe zugegeben. Sie färbt das Öl rot und die Creme rosa. Jetzt das Öl über dem Wasserbad bis auf eine angenehme Wärme erhitzen (38 °C). Danach vom Herd nehmen. 24–48 Std. lang drei bis fünf Mal pro Tag wiederholen. Alternativ können Sie die Mischung auch in eine Joghurtmaschine oder ein anderes Gerät geben, solange die Temperatur des Öls darin nicht über 43 °C ansteigt.

◆ Anschließend das Öl durch ein Seihtuch gießen und auffangen. Mit dem Tuch können Sie die Kräuter auch fest auspressen. Am Ende sollten Sie etwa 180 ml Kräuteröl haben. Wenn es weniger ist, geben Sie noch etwas reines Jojobaöl hinzu, bis diese Menge erreicht ist.

◆ Das Bienenwachs mit dem Kokosöl und der Sheabutter im Wasserbad schmelzen. Das Kräuteröl hinzufügen und so lange rühren, bis alles flüssig und gut verbunden ist. (Ich verwende zum Rühren am liebsten einen kleinen Holzstab, den ich hinterher nicht abwaschen muss, sondern wegwerfe.)

◆ Die warme Ölmischung in eine Küchenmaschine oder in den Standmixer füllen und abkühlen lassen, bis sie langsam fest wird.

◆ Das Rosenwasser mit Aloe vera, Rosmarinextrakt und (auf Wunsch) den essenziellen Ölen verrühren. Danach folgt die Herstellung der Emulsion. Dazu sollten die wässrige Mischung und die Ölmischung ungefähr die gleiche Temperatur haben.

◆ Die Küchenmaschine oder den Mixer mit den Ölen anschalten. Die Rosenwassermischung langsam dazuträufeln und so lange mixen, bis die Zutaten sich zu einer dicken Creme verbunden haben, aber nicht zu lange! Wenn nötig, zwischendurch mit einem Spatel die Zutaten nach unten schieben.

◆ Die Creme mit einem Löffel in Tiegel abfüllen. Kühl und dunkel oder im Kühlschrank aufbewahren.

◆ Anwendung: Gesicht und Hals mit warmem Wasser waschen und eine kleine Menge Creme einmassieren. Zuerst fühlt es sich etwas ölig an, aber die Creme zieht schnell ein und hinterlässt ein seidig glattes Hautgefühl. Innerhalb von drei Monaten verbrauchen.

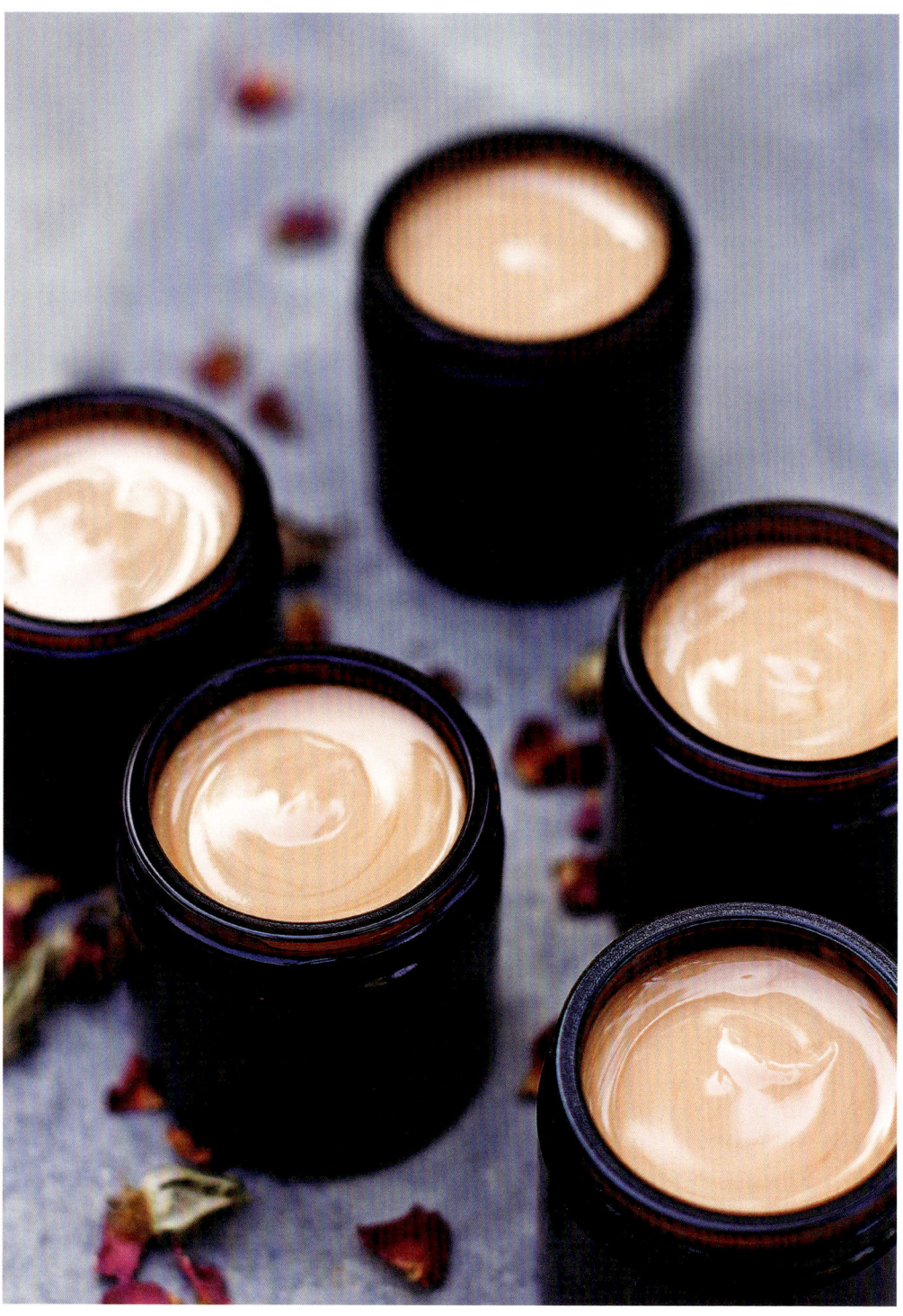

HINTERGRUND Zu meinen Lieblingsrezepten von Rosemary Gladstar zählt ihre Perfekte Creme. Im Laufe der Jahre habe ich diverse eigene Abwandlungen entwickelt, die bestens ankommt, denn meine Freundinnen bitten immer wieder um Nachschub. Die Gesichtscreme ist vermutlich das komplizierteste Rezept in diesem Buch, doch wenn Sie echte Verwöhncremes lieben, eröffnet Selbermachen eine ganz neue Dimension des Luxus. Die meisten handelsüblichen Gesichtscremes, auch die »rein natürlichen«, enthalten alle möglichen merkwürdigen Zutaten. Diese Creme hingegen liefert nur beste Nährstoffe für die Haut.

Abmessen hilft bei der Form etlicher Zutaten wenig, daher müssen Sie tatsächlich abwiegen.

Da die Creme keinerlei aggressive Konservierungsmittel enthält, müssen Sie alle verwendeten Geräte, Schüsseln sowie den Mixer vorher sehr sorgfältig reinigen. Es muss auch alles absolut trocken sein, denn jegliches Wasser in der Mixtur erhöht die Gefahr, dass sie verdirbt. Mir ist diese Creme in all den Jahren nur einmal verdorben. Das erkennt man daran, dass sich Schimmel darauf bildet.

Jojobaöl ist etwas ganz Besonderes, denn es ist ein stabiles Öl, das bereitwillig in die Haut einzieht. Allerdings ist es teuer. Mandelöl, Traubenkernöl und Aprikosenkernöl sind ebenfalls geeignet. Rosmarinextrakt als Antioxidationsmittel bekommt man über den Fachhandel. Er trägt nicht nur zur Konservierung des Öls in der Creme bei, sondern schützt über seine Antioxidanzien auch selbst die Haut.

Beim anschließenden Putzen sollten Sie alle öligen Oberflächen erst mit einem Küchentuch aus Papier abwischen und dann mit heißem Seifenwasser.

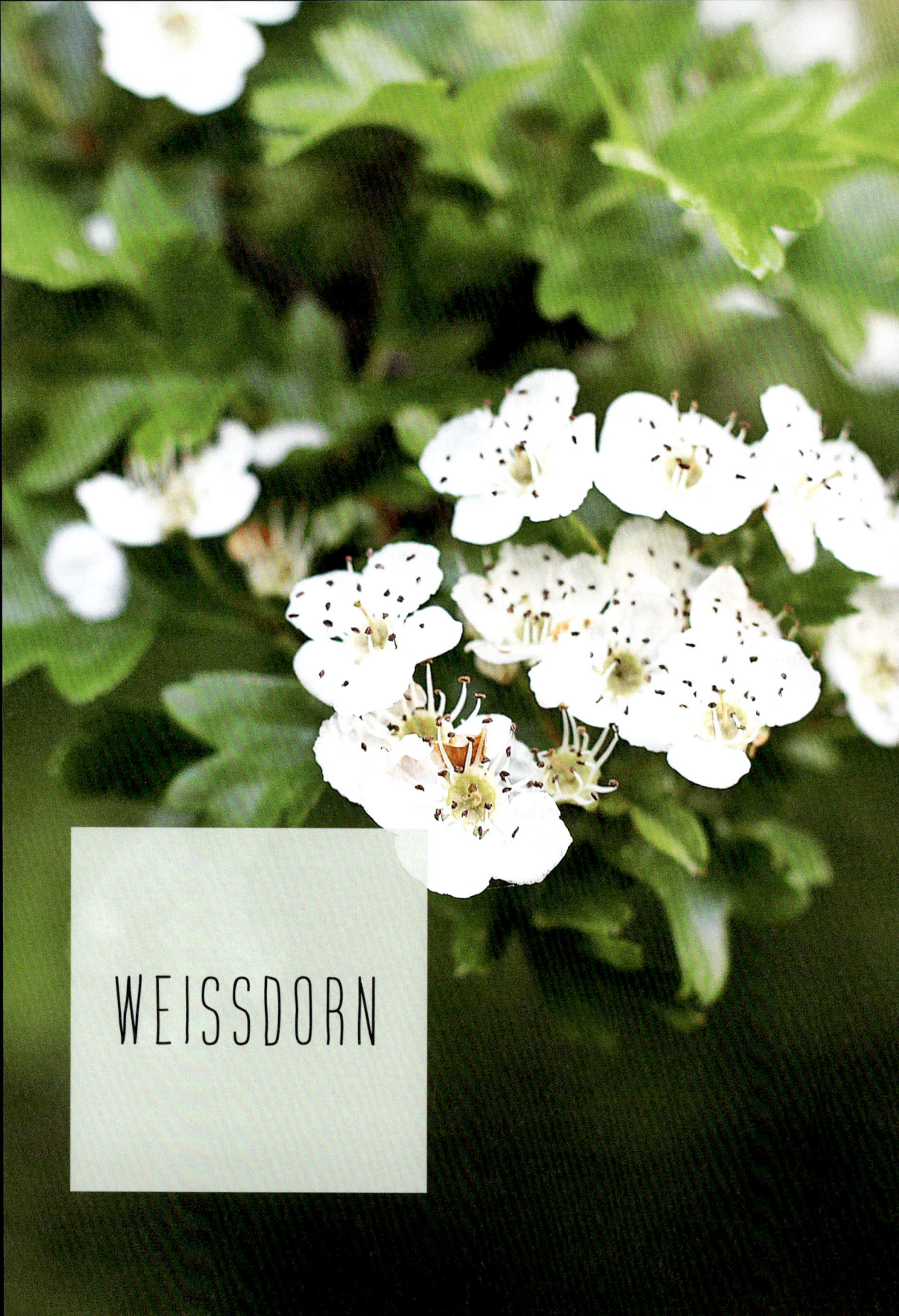

WEISSDORN

Crataegus spp.

Familie: Rosaceae

Verwendete Teile: Blätter und Blüten, Beeren

Energetik: leicht kühlend, neutral

Geschmack: sauer

Eigenschaften: unterstützt die Selbstheilung des Herzens, entspannendes Nerventonikum, fördert die Verdauung, adstringierend, entwässernd, antioxidativ

Verwendung: Herzkrankheiten, Herzschwäche, träge Verdauung, Blutdruckregulierung

Zubereitung: Tee, Tinktur, Essig, Nahrung

Kürzlich bat ich eine Gruppe Heilpflanzenexperten, mir spontan ein Kraut fürs Herz zu nennen. Von den 153 Personen, die darauf reagierten, wählten 93 den Weißdorn. Tatsächlich werden Blätter, Blüten und Beeren des Weißdorns in der Kräuterkunde seit Jahrhunderten zur Herzstärkung eingesetzt. In den letzten Jahrzehnten wurde die Fähigkeit des Weißdorns, Blutdruck und Cholesterinspiegel zu senken und bei einer Herzkrankheit die Lebensqualität zu verbessern, wissenschaftlich untersucht. Die meisten Studien ergaben signifikante Verbesserungen.

Nachdem Herzkrankheit im Westen eine führende Todesursache ist, überrascht es mich, dass Weißdorn so wenig bekannt ist. Ehe ich jetzt klinge, als wolle ich ein Wundermittel anpreisen, möchte ich betonen, dass das Herz aus vielerlei Gründen krank werden kann.

Weißdorn hilft wenig, wenn man wichtigere Gesundheitsaspekte wie eine gute Ernährung und eine aktive Lebensweise ignoriert. Allerdings kann Weißdorn viel zu einem gesunden Herzen beitragen, indem er der Arteriosklerose vorbeugt und auch bei bereits vorhandenen kardiovaskulären Erkrankungen hilfreich ist.

In Europa fasziniert Weißdorn die Menschen schon lange. Viele Mythen und Bräuche ranken sich um diesen dornigen Baum. Neben der Verwendung in der Medizin machte man aus dem harten Holz gern Werkzeuge und wegen seines dichten, dornenreichen Wuchses war er als Heckenpflanze oder Zaun beliebt. Verschiedene heimische Weißdornarten aus Nordamerika wurden von den First Nations (den »Indianern«) für diverse Beschwerden wie der Behandlung von Wunden und Verdauungsstörungen verwendet. Auch in China ist Weißdorn wohlbekannt und wird gern bei Verdauungsträgheit genutzt.

Im Frühling bringt der Weißdorn eine Fülle zartweißer bis rosafarbener Blüten hervor. Nach der Befruchtung bildet er viele Beerenbüschel, die im Spätsommer reif werden. Diese roten Beeren sind trocken und mehlig und können je nach Art bitter oder süß schmecken.

> »Seine Dornen sind wie Nägel, lang und stark und zugfest. Und doch gibt es kaum eine sanftere, nährendere Heilpflanze.«

Weißdornarten

Weißdorn ist ein Baum aus der Familie der Rosengewächse, der auf der ganzen Nordhalbkugel wächst. Es gibt über 280 Arten, die in der

Kräuterkunde alle ähnlich verwendet werden. Wissenschaftlich sind Crataegus monogyna, C. oxyacantha und C. laevigata am besten untersucht.

Medizinische Eigenschaften und Energetik von Weißdorn

Der Heilkräuterberater David Hoffmann sagt: »Als Tonikum im wahrsten Sinne ist Crataegus [Weißdorn] als gezieltes Heilmittel für die meisten kardiovaskulären Krankheiten einzustufen.«

Im Westen bemüht man sich bei der Behandlung chronischer Krankheiten gegenwärtig vor allem um eine Unterdrückung der Symptome, anstatt die eigentlichen Ursachen anzugehen. Bei Heuschnupfen bekommt man daher vielfach etwas, das den Körper von der Erzeugung von Histamin abhält, aber selten etwas zur Modulierung des Immunsystems, damit die allergischen Symptome gar nicht erst auftreten. Diesem Grundsatz entsprechen auch die pharmazeutischen Mittel, mit denen die westliche Medizin die Symptome eines kranken Herzens behandelt. Kurzfristig kann man damit Leben retten, doch der wahre Grund für die Herzkrankheit bleibt unbehandelt.

Viele häufig verordnete Arzneimittel rauben dem Körper zudem Nährstoffe, die er für ein gesundes Herz bräuchte. Statine, die zur Cholesterinsenkung verordnet werden, verbrauchen Coenzym Q10, ein wichtiges Enzym für die Herzgesundheit. Diuretika gegen hohen Blutdruck schwemmen auch Kalium aus. Kaliummangel wiederum begünstigt Arrhythmien. Weißdorn nährt und stärkt das Herz und vermag damit etwas, was kein anderes Mittel für sich beanspruchen kann.

Wie gelingt dies dem Weißdorn? Wie die meisten Kräuter wirkt er auf vielfältige, komplexe Weise, die noch nicht vollständig entschlüsselt ist. Ein wichtiger Faktor ist sein hoher Flavonoidgehalt. Herzkrankheit hängt häufig mit Entzündungen zusammen. Der regelmäßige Verzehr von Kräutern und Lebensmitteln mit hohem Flavonoidanteil dämpft nachweislich Entzündungen und oxidativen Stress.

Cholesterinspiegel optimieren

Seit den 1950er-Jahren bis vor relativ kurzer Zeit glaubten wir irrtümlicherweise, dass ein hoher Cholesterinspiegel auf dem Verzehr cholesterinreicher Speisen beruht. Inzwischen weiß man, dass ein hoher Cholesterinspiegel mit systemischen Entzündungen zusammenhängt, die Weißdorn mit seinem hohen Flavonoidanteil zurückdrängen kann.

Wie Weißdorn verschiedene Herzbeschwerden beeinflussen kann, wird seit Jahrzehnten untersucht. In einer Studie erhielten Patienten mit Diabetes und koronarer Herzkrankheit sechs Monate lang täglich 1200 Milligramm Weißdornblätter und -blüten. Danach zeigte sich bei denen, die Weißdorn bekommen hatten, im Vergleich zur Placebogruppe ein stärkerer Trend hin zu weniger LDL-Cholesterin (dem unerwünschten Cholesterin) und weniger neutrophiler Elastase (einem Enzym, das bei erhöhtem Spiegel mit Herzkrankheit in Verbindung steht). Die in der Studie verwendete Dosis war aus Sicht von Kräuterexperten relativ gering. Es wäre interessant, die Wirkung höherer Dosen zu prüfen, wie sie in der Kräuterheilkunde üblicherweise Verwendung finden.

Bluthochdruck

Aus der Sicht von Heilkräuterspezialisten ist Weißdorn besonders bei Bluthochdruck geeignet. Manchmal wird nur Weißdorn empfohlen, manchmal eine Kombination mit anderen Kräutern und beides in der Regel zusammen mit einer gesunden Ernährung und regelmäßigem Sport. Auch nach Jahrhunderten bleibt Weißdorn ein Mittel der Wahl gegen hohen Blutdruck.

Diese überlieferte Anwendung wird durch klinische Studien gestützt. Im Rahmen einer placebokontrollierten Doppelblindstudie aus dem Iran erhielten 92 Männer und Frauen mit leichtem Bluthochdruck vier Monate lang den Extrakt einer lokalen Weißdornart. Jeden Monat wurde der Blutdruck gemessen, und nach drei Monaten waren systolischer und diastolischer Blutdruck signifikant gesunken. In einer anderen Studie konnte Weißdorn bei Patienten mit Typ-2-Diabetes den diastolischen Blutdruck senken.

Ein gesundes Herz

Der Heilkräuterberater Charles Kane sagt: »Als Herzmittel gibt es kein zweites Kraut mit einem derart positiven und doch sanften Einfluss wie Weißdorn.« Er trägt nicht nur dazu bei, bestimmte Risikofaktoren wie hohen Blutdruck und hohe Blutfettwerte zu senken, sondern verbessert bei Betroffenen mit leichter bis mäßiger Herzkrankheit auch allgemein die Herzfunktion. Eine Studie untersuchte 1011 Teilnehmer mit Herzinsuffizienz im Stadium 2, die eine hohe Dosis eines patentierten Weißdornpräparats erhielten. Nach 24 Wochen ließ sich eine signifikante Besserung der Symptome beobachten, darunter nachlassende Ödeme im

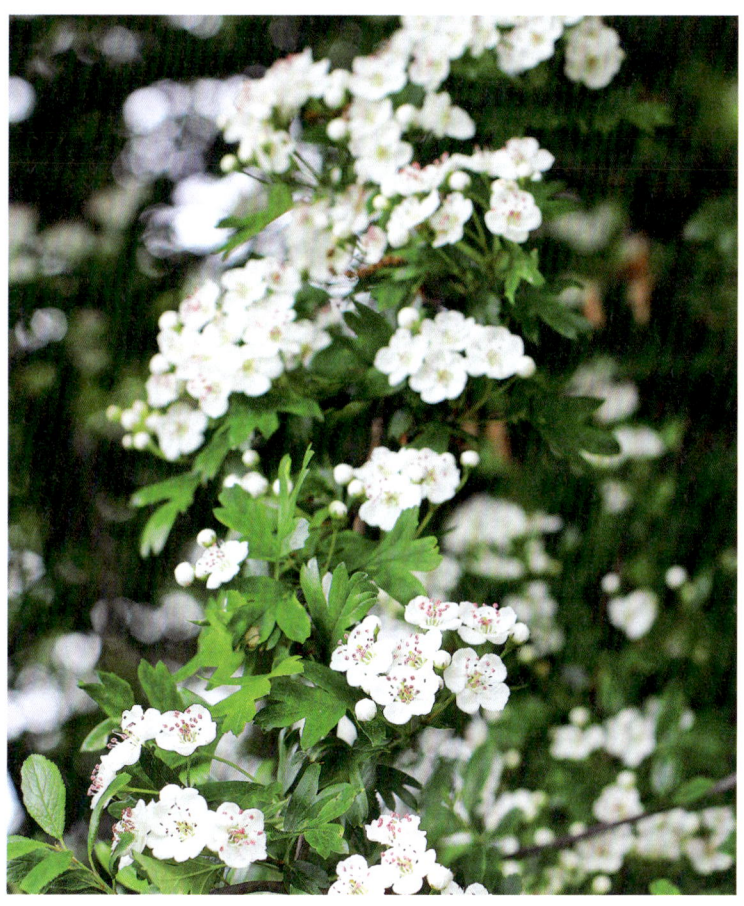

Bereich der Knöchel, eine verbesserte Herzleistung und ein niedrigerer Blutdruck.

Eine andere Studie für dasselbe Weißdornpräparat beobachtete die Teilnehmer über einen Zeitraum von zwei Jahren. Danach wiesen die Patienten, die Weißdorn einnahmen, im Vergleich zur Kontrollgruppe signifikante Verbesserungen der drei Hauptsymptome für Herzinsuffizienz auf, nämlich Abgeschlagenheit, Schmerzen bei erhöhter Belastung und Palpitationen. Den Autoren zufolge bringt Weißdorn somit für Patienten mit leichter bis mittelgradiger Herzschwäche klare Vorteile.

Weißdorn anwenden

In der westlichen Kräuterheilkunde setzt man eher auf die Beeren, doch in jüngerer Zeit werden verstärkt Blätter und Blüten untersucht.

Die Beeren können als Nahrung dienen und auf vielerlei Weise eingenommen werden, zum Beispiel in Alkohol oder Essig eingelegt oder als Bestandteil von Honig, Konfitüre oder sogar Ketchup. Ich empfehle den regelmäßigen, reichlichen Genuss von Weißdorn. Bei täglicher Einnahme nährt er das Herz und erhält es stark.

Die Blätter und Blüten ergeben einen wohlschmeckenden Tee, der dank seines Tanningehalts an schwarzen Tee erinnert.

Empfohlene Mengen

Weißdornbeeren kann man als ganz normale Nahrung in größerer Menge essen. Für optimale Ergebnisse sollte man über einen längeren Zeitraum hinweg täglich Beeren, Blätter oder Blüten zu sich nehmen.

Therapeutische Mengen für Weißdorn sind:

— ALS TEE: Bis zu 30 g Beeren und bis zu 30 g Blätter und Blüten pro Tag
— ALS TINKTUR (frische Beeren): 1:1, 40 bis 50 % Alkohol, 5 ml, 3- bis 5-mal täglich
— ALS TINKTUR (getrocknete Blätter und Blüten): 1:5, 30 % Alkohol, 5 ml, 3-mal täglich

BITTE BEACHTEN Wer Arzneimittel fürs Herz einnimmt, zum Beispiel Digitalis und Betablocker, sollte vor der Einnahme von Weißdorn einen erfahrenen Therapeuten zurate ziehen.

Hohe Dosen der Blätter und Blüten können bei manchen Menschen Magenprobleme hervorrufen. In diesem Fall sollten Sie die Menge verringern.

Bei diastolischer Herzinsuffizienz sollte Weißdorn nicht eingesetzt werden.

Weißdorn-Nährtee

Für etwa 875 ml (1 Portion)
— 4 EL getrocknete Weißdornbeeren (20 g)
— 8 EL getrocknete Weißdornblüten und -blätter (15 g)
— eine Prise Stevia oder etwas Honig

◆ 1 l Wasser zum Kochen bringen. Alle Kräuter in eine ausreichend große Kanne oder eine Kaffeepresse geben.

◆ Das frisch abgekochte Wasser über die Kräuter gießen, gut umrühren und dann einen Deckel aufsetzen. 4–8 Std. oder über Nacht ziehen lassen. Bei Verwendung einer Kaffeepresse das Sieb erst nach dem Ziehen herunterdrücken.

◆ Die Kräuter durch ein Sieb abgießen. Mit Honig oder Stevia süßen und innerhalb von 24 Std. trinken.

HINTERGRUND In diesem Tee vereinen sich die Nährstoffe von Weißdornblättern, -blüten und -beeren in delikater Weise zur Unterstützung der Herzgesundheit. Der Geschmack ist leicht adstringierend, wobei das zarte Aroma der Blüten und Blätter die Süße der Beeren ergänzt. Ich genieße diesen Tee gern eisgekühlt an heißen Sommertagen.

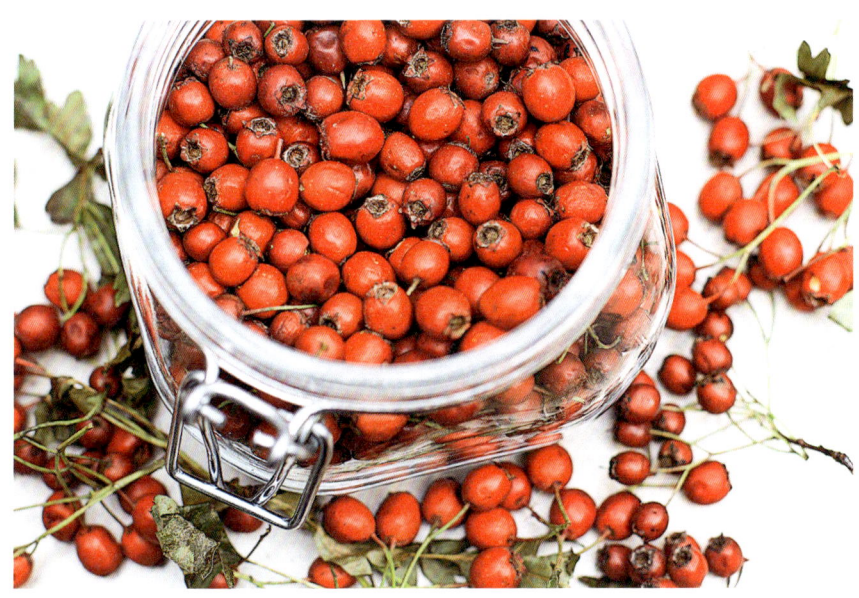

Weißdornlikör

Für etwa 375 ml
— 250 ml getrocknete Weißdornbeeren (80 g)
— 1 Apfel, entkernt, gehackt
— 1 TL frischer Ingwer, fein gehackt
— 3 Kardamomkapseln, zerdrückt
— 1 Vanilleschote, längs halbiert
— 1 Zimtstange
— Schale von 1 Zitrone
— 2 EL getrocknete Hibiskusblüten
— 80 ml Granatapfelsaft, ungesüßt
— 150 g Honig
— 500 ml Brandy

◆ Alle Kräuter, Gewürze und Früchte in ein Einmachglas von 1 l Inhalt füllen.
◆ Den Granatapfelsaft und den Honig hinzufügen und das Glas dann vollständig mit Brandy auffüllen (etwa 500 ml).
◆ Vier Wochen stehen lassen und währenddessen häufig schütteln.
◆ Durch ein Sieb gießen. Kühl und dunkel lagern und innerhalb von einem Jahr verbrauchen.
Dieses Rezept kombiniert die nährenden Qualitäten des Weißdorns mit verdauungsfördernden Gewürzen. Ein Gläschen nach dem Abendessen hilft mir beim Abschalten.

HINTERGRUND Kürzlich habe ich den Likör zu einem gemeinsamen Essen mitgebracht und jeweils einen bis drei Teelöffel mit ¼ l Mineralwasser zu einem alkoholarmen Cocktail aufgegossen. Das kam sehr gut an, und ich musste vielen Anwesenden das Rezept verraten.

Weißdornessig

Menge anbhängig von der Menge der verwendeten Zutaten
— Weißdornbeeren, frisch oder getrocknet
— Apfelessig
— Einmachglas mit Glas- oder Kunststoffdeckel

◆ Füllen Sie Ihr Glas mit frischen Beeren bis obenhin oder mit getrockneten Beeren zur Hälfte (damit Raum zum Quellen bleibt).
◆ Danach mit Apfelessig aufgießen und einen Glas- oder Kunststoffdeckel aufsetzen. Wenn Sie einen Metalldeckel verwenden wollen, müssen Sie Pergamentpapier oder Butterbrotpapier zwischen Deckel und Glas legen, weil der Essig das Metall angreifen würde.
◆ Den Essig zwei Wochen ziehen lassen und währenddessen jeden Tag einmal schütteln. Am Schluss abgießen. Der Essig muss nicht in den Kühlschrank (kann aber) und sollte innerhalb von einem Jahr verbraucht werden.

HINTERGRUND Weißdornbeeren ergeben einen feinen Kräuteressig mit einer sehr schönen, roten Farbe, den ich für viele Salate verwende. 1 TL davon vor dem Essen unterstützt die Verdauung. In diesem Rezept habe ich keine genauen Mengenangaben gemacht – entscheiden Sie selbst. Als Anhaltspunkt: Für ½ l benötigen Sie etwa ½ l frische Beeren oder ¼ l getrocknete Beeren plus ungefähr 375 ml Essig.

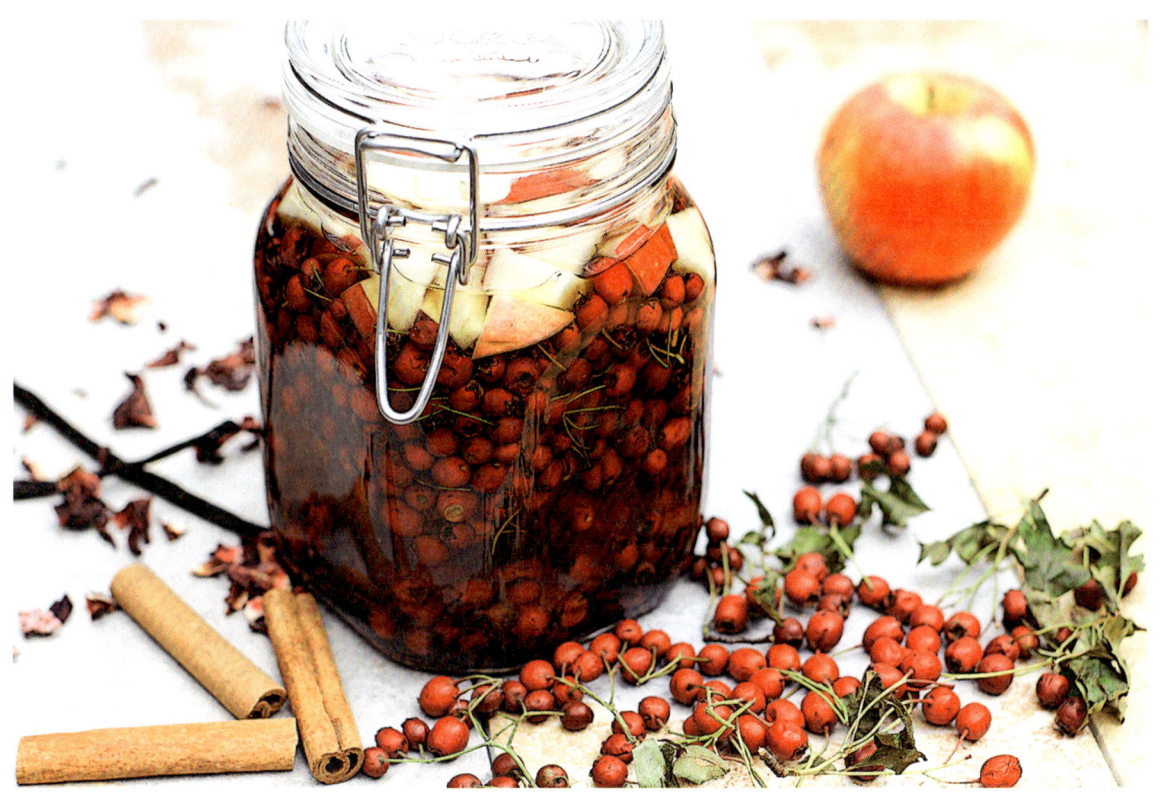

ZITRONEN-MELISSE

Melissa officinalis

Weitere Namen: Melisse

Familie: Lamiaceae

Verwendete Teile: oberirdische Teile; Blätter kurz vor der Blüte

Energetik: kühlend, trocknend

Geschmack: sauer

Eigenschaften: aromatisch, entspannendes Nerventonikum, antiviral, entspannendes Diaphoretikum, verdauungsfördernd, krampflösend

Verwendung: Angst, Nervosität, Stress, Virusinfektionen, Insektenstiche oder -bisse, nervös bedingte Verdauungsstörungen, Fieber, Husten

Zubereitung: Tee, Nährtee, Tinktur, essenzielles Öl, in Öl eingelegt, als Einstreu, Küchenkraut

Vor einigen Jahren war ich mit einer Gruppe in einem alten Wald am Nordwestpazifik wandern. Unser Weg war von riesigem Farn und anderem Bewuchs überwuchert. Während wir die dicken Bäume bewunderten, die um uns herum aufragten, trat jemand in ein Wespennest und sogleich umsummte uns ein wütender Schwarm stechlustiger Insekten. Ich rannte davon, bekam aber dennoch ein paar schmerzhafte Stiche ab. Als ich mich nach etwas Schmerzlinderndem umsah, stellte ich fest, dass überall auf dem Weg wilde Melisse wuchs. Ich zerkaute einige Blätter zu Brei, schmierte ihn auf die Stiche und durfte staunend erleben, wie Schmerzen und Schwellungen verschwanden.

Seit diesem Abenteuer im Regenwald verwende ich frische Zitronenmelisse regelmäßig, um bei Kindern Bienenstiche zu lindern. Eltern sind immer wieder verblüfft, wie schnell ihr schreiendes Kind sich beruhigt.

Zitronenmelisse ist aber nicht nur fantastisch als Erste Hilfe bei Insektenstichen, sondern wirkt auch stark entspannend, hilft bei Virusinfekten und kann sogar vor negativer Strahlung schützen.

Zitronenmelisse ist ursprünglich im Mittelmeerraum beheimatet und wird seit Jahrtausenden medizinisch genutzt. Plinius, Hippokrates, Galen, Culpeper und sogar Shakespeare haben sie erwähnt. Bekannt ist auch, dass Thomas Jefferson in Monticello Zitronenmelisse zog.

Der generische Name Melissa stammt aus dem Griechischen und bedeutete ursprünglich »Honigbiene« oder auch »Honig«. In der griechischen Mythologie war Melissa eine Nymphe, die die Weisheit und den Honig der Bienen weitergab. Bienen fliegen im wahrsten Sinne des Wortes auf Zitronenmelisse. Sie liefert nicht nur eine Menge Nektar, sondern wird von Imkern auch benutzt, um die Bienen am Schwärmen zu hindern.

»Ausgleichend, gegen so ziemlich alles, ein gutes Nerventonikum. In Lateinamerika und im Mittelmeerraum gilt Melisse als sehr entspannendes Heilkraut, gut für Herz und Seele, für Babys und alte Menschen und alle dazwischen.«

Medizinische Eigenschaften und Energetik von Melisse

Die beruhigenden, entspannenden Eigenschaften von Zitronenmelisse werden schon lange geschätzt. In der Kräuterheilkunde gilt sie als entspannendes Nerventonikum, das das Nervensystem beruhigt und unterstützt.

Dank ihrer leicht krampflösenden Wirkung hilft Zitronenmelisse auch gegen Schmerzen durch Verspannungen, wie Kopf- und Rückenschmerzen sowie Magenkrämpfe. Melisse schmeckt gut und ist so unbedenklich, dass man sie sogar zahnenden Kindern zur Beruhigung geben kann.

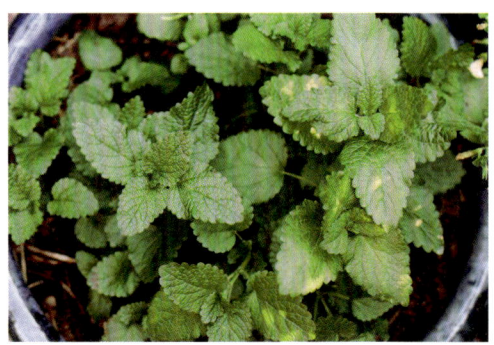

Stimmungsaufhellend und stresslösend

Klinische Untersuchungen am Menschen ergaben, dass Melisse bei Menschen mit Demenz Unruhezustände lindert und bei gesunden Erwachsenen Stimmung und Stresspegel verbessert. Auch bei Angst, Nervosität, Stress, Schlafstörungen, Winterblues und nervöser Anspannung kann Melisse helfen.

Guter Schlaf

Zitronenmelisse fördert als leichtes Beruhigungsmittel den Schlaf. In einer Studie konnte eine Kombination aus Baldrian und Zitronenmelisse bei Frauen in der Menopause einen gesunden Schlafrhythmus fördern. In einer anderen Studie half dieselbe Kombination bei Kindern gegen Unruhe und unregelmäßigen Schlafrhythmus.

Virusinfekte

Zitronenmelisse kann schmerzhafte Aphthen und Herpesbläschen lindern. Ich habe gesehen, dass akute Ausbrüche damit kürzer und weniger schwer verlaufen und bei regelmäßiger Einnahme auch seltener auftreten.

In den letzten Jahren wurden die virushemmenden Eigenschaften der Zitronenmelisse insbesondere in Bezug auf Herpes simplex 1 und 2 erforscht. In einer Studie konnte eine Creme mit Melisse typische Symptome von Genitalherpes wie Juckreiz, Prickeln, Brennen, stechende Schmerzen und Schwellungen lindern sowie die Heilungszeit abkürzen.

Der Heilkräuterberater Karta Purkh Singh Khalsa empfiehlt die äußerliche Anwendung von Zitronenmelisse zur Behandlung von Windpocken, deren Erreger eng mit Herpes simplex verwandt ist.

Erbgut schützen

Dank eines hohen Gehalts an Antioxidanzien kann Zitronenmelisse viel gegen oxidativen Stress und DNA-Schäden ausrichten. In einer Studie sollten 55 Angestellte in der Radiologie 30 Tage lang zwei Mal täglich Melissentee trinken. (Röntgenstrahlung kann das Erbgut schädigen und oxidativen Stress auslösen.) Vor Beginn der Behandlung und dann wieder nach 30 Tagen wurden Marker für oxidativen Stress ermittelt, und dabei fielen diverse Verbesserungen auf, darunter eine »merkliche Reduktion der Schäden an der Plasma-DNA«. Nachdem ich diese Studie kenne, werde ich vor und nach einer Röntgenaufnahme Melissentee trinken.

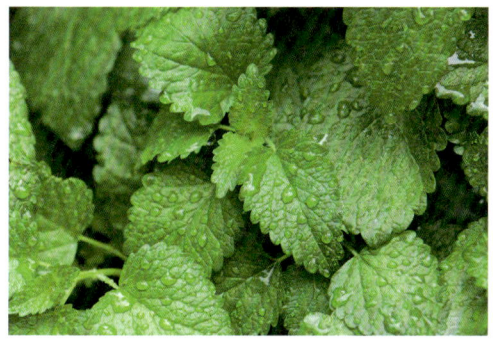

Zitronenmelisse anwenden

Optimal ist frische Zitronenmelisse. Sie wächst auch in Töpfen problemlos. Frisch getrocknete Melisse ist ebenfalls gut brauchbar, doch je älter sie wird, desto mehr lässt die Wirkung nach. Dank ihres wunderbaren Geschmacks können wir diese Pflanze in vielfältiger Weise genießen, auch als Tee oder alkoholischen Extrakt. Man kann Zitronenmelisse in Öl einlegen, um sie für Salbe, Lippenbalsam oder als Heilmittel gegen Herpesbläschen weiterzuverwenden (ein erschwinglicher Ersatz für essenzielles Melissenöl). Für Melissenöl füllt man ein Glas locker mit frisch getrockneten, zerstoßenen Melissenblättern und gießt anschließend ein beliebiges Öl dazu. Ich empfehle dafür ein haltbares Öl wie Olivenöl oder Jojobaöl. Das Öl gut mit den Blättern verrühren, an einen kühlen, trockenen Ort stellen und zwei Wochen lang täglich umrühren. Anschließend abgießen und nach Bedarf verwenden.

Und dann gehört Zitronenmelisse natürlich in jede Küche! Sie passt zu Fleisch, Fisch, Gemüse, Saucen, grünem Salat, Obstsalat und in Kräuterbutter.

Empfohlene Mengen

Frische oder getrocknete Zitronenmelisse kann man regelmäßig zu sich nehmen. Mit einem Teelöffel Blätter erhalten Sie einen leichten Tee, mit 30 Gramm einen starken Aufguss. Größere Mengen wiegt man am besten ab, doch ein Teelöffel lässt sich auf einer normalen Küchenwaage kaum genau bestimmen.

Therapeutische Mengen bei Zitronenmelisse sind:

- ALS TEE: 1 TL bis 30 g pro Tag
- ALS TINKTUR (frische Blätter): 1:2, 45 % Alkohol, 3 bis 5 ml, 3- bis 5-mal täglich

BITTE BEACHTEN In-vitro-Studien zufolge könnte Melisse die Schilddrüsenfunktion hemmen. Beim Menschen wurde dies bisher nicht nachgewiesen. Bei einer Schilddrüsenunterfunktion sollten Sie Melisse jedoch nicht im Übermaß zu sich nehmen.

Zitronenmelisse-Nährtee

Für etwa 750 ml (1 bis 2 Portionen)

— 125 ml getrocknete Melissenblätter
— 125 ml getrocknetes Haferstroh (Avena sativa)
— 2 EL getrocknete Rosenknospen oder Rosenblütenblätter
— eine Prise Stevia oder etwas Honig

◆ 875 ml Wasser zum Kochen bringen.
◆ Kräuter in ein Literglas geben und mit frisch gekochtem Wasser aufgießen.
◆ Zugedeckt 4 Std. oder über Nacht stehen lassen. Abgießen. Nach Wunsch mit Stevia oder Honig süßen.
◆ Innerhalb von 24 Std. trinken.

HINTERGRUND Mit jeder Menge Zitronenmelisse und reichlich Zeit zum Ziehen können sich die beruhigenden, entspannenden Wirkungen dieser Pflanze richtig entfalten.

Hier ist sie mit Haferstroh (Avena sativa) kombiniert, das ebenfalls als beruhigend und nährend gilt. Auch eisgekühlt schmeckt dieser Tee sehr ansprechend.

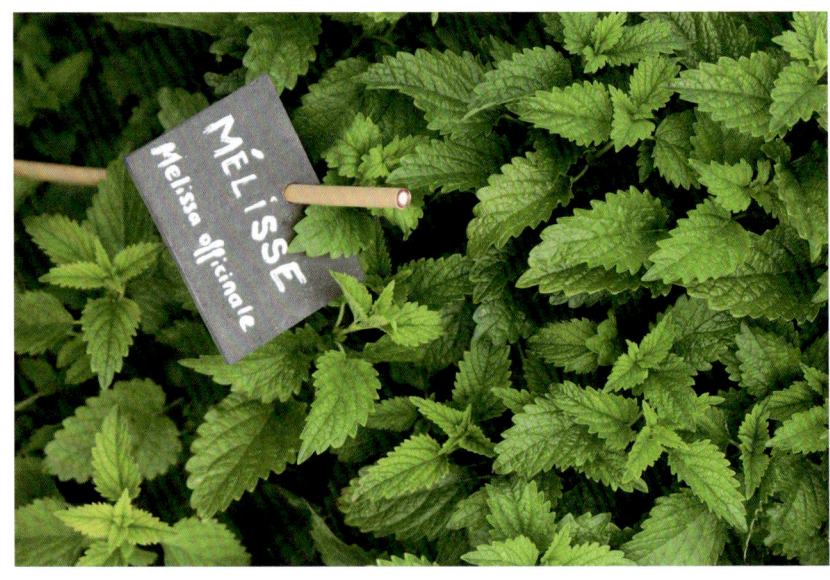

Melissenwasser

Für 1 Liter
— 1 Stängel frische Zitronenmelisse
  (etwa 10 Blätter)
— oder 1 EL getrocknete Melissenblätter
— 1 dünne Scheibe Zitrone
— 2 dünne Scheiben Gurke

◆ Die Melissenblätter, die Zitronenscheibe und die Gurkenscheiben in einen passenden Krug geben.

◆ Den Krug mit 1 l lauwarmem Wasser füllen und 2–4 Std. stehen lassen, damit die Aromen ins Wasser übergehen. Wenn Sie getrocknete Melisse nehmen, sollten Sie das Wasser vor dem Genuss vielleicht durch ein Sieb gießen oder einen Strohhalm mit Sieb verwenden.

◆ Innerhalb von 24 Std. zimmerwarm oder eisgekühlt trinken.

HINTERGRUND Aromatisiertes Wasser ist an heißen Tagen eine begehrte Erfrischung. Ich bereite dieses Wasser besonders vor einer Reise zu. Zerdrücken Sie frische Melissenblätter zunächst leicht zwischen den Handflächen, damit sie ihr Aroma freisetzen.

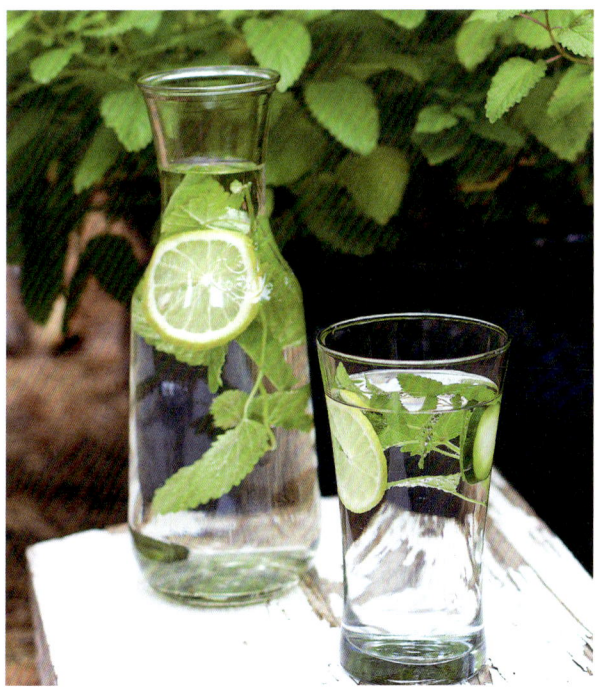

Orangenhuhn mit Zitronenmelisse

Für 6 Portionen

FÜR DIE MARINADE:
— 1 EL Maisstärke
— 180 ml Orangensaft
— 1 EL Orangenschale (Bio), fein gerieben
— 4 EL Tamari- oder Sojasauce
— 1 EL geröstetes Sesamöl
— 1 EL frischer Ingwer, gerieben
— 1 EL Honig
— 3 TL Fünf-Gewürz-Pulver

FÜR DAS GERICHT:
— 675 g Hühnerbrust ohne Knochen, zentimeterdick gewürfelt
— 3 EL Olivenöl
— ½ rote Zwiebel, in dünnen Ringen
— 225 g grüne Bohnen, in 2,5 cm langen Stücken
— 1 große Möhre, gestiftelt
— 125 ml frische Melissenblätter, ohne Stängel
— 2 TL geröstete Sesamsamen

♦ Für die Marinade: die Maisstärke mit 4 EL kaltem Wasser verrühren. Dann den Orangensaft, die Orangenschale, die Tamarisauce, das Sesamöl, den Ingwer, den Honig und das Fünf-Gewürz-Pulver hinzugeben.

♦ In einer zweiten Schüssel das Hühnerfleisch mit einem Viertel der Marinade mischen. 15 bis 30 Min. marinieren. In der Zwischenzeit kann man das Gemüse schnippeln.

♦ Das Olivenöl in einer großen Pfanne auf mittlerer bis hoher Stufe erhitzen. Die Zwiebel 30 Sek. darin anbraten.

♦ Das marinierte Huhn in die Pfanne geben und unter regelmäßigem Wenden 5 Min. garen, bis außen nichts mehr rosa ist.

♦ Die grünen Bohnen und die Möhrenstifte hinzufügen und unter häufigem Rühren bissfest garen.

♦ Die restliche Marinade in die Pfanne gießen und noch 3 bis 5 Min. mitkochen, bis die Sauce andickt und das Hühnerfleisch vollständig durchgegart ist.

♦ Vom Herd nehmen. Die Hälfte der Melissenblätter und die Sesamsamen unterziehen.

♦ Unmittelbar vor dem Servieren mit der restlichen Melisse bestreuen.

HINTERGRUND Ein typisches Hochsommergericht, für das das Gemüse direkt aus dem Garten auf den Tisch kommt. Die frische Zitronenmelisse sorgt für einen halb minzigen, halb zitronigen Geschmack, der gut zu der Orange passt. Ersatzweise passen auch andere aromatische Minzen dazu. Fünf-Gewürz-Pulver gibt es in vielen Supermärkten und in Asiamärkten. Oder Sie mischen es gemäß dem Rezept (Seite 157) selbst zusammen.

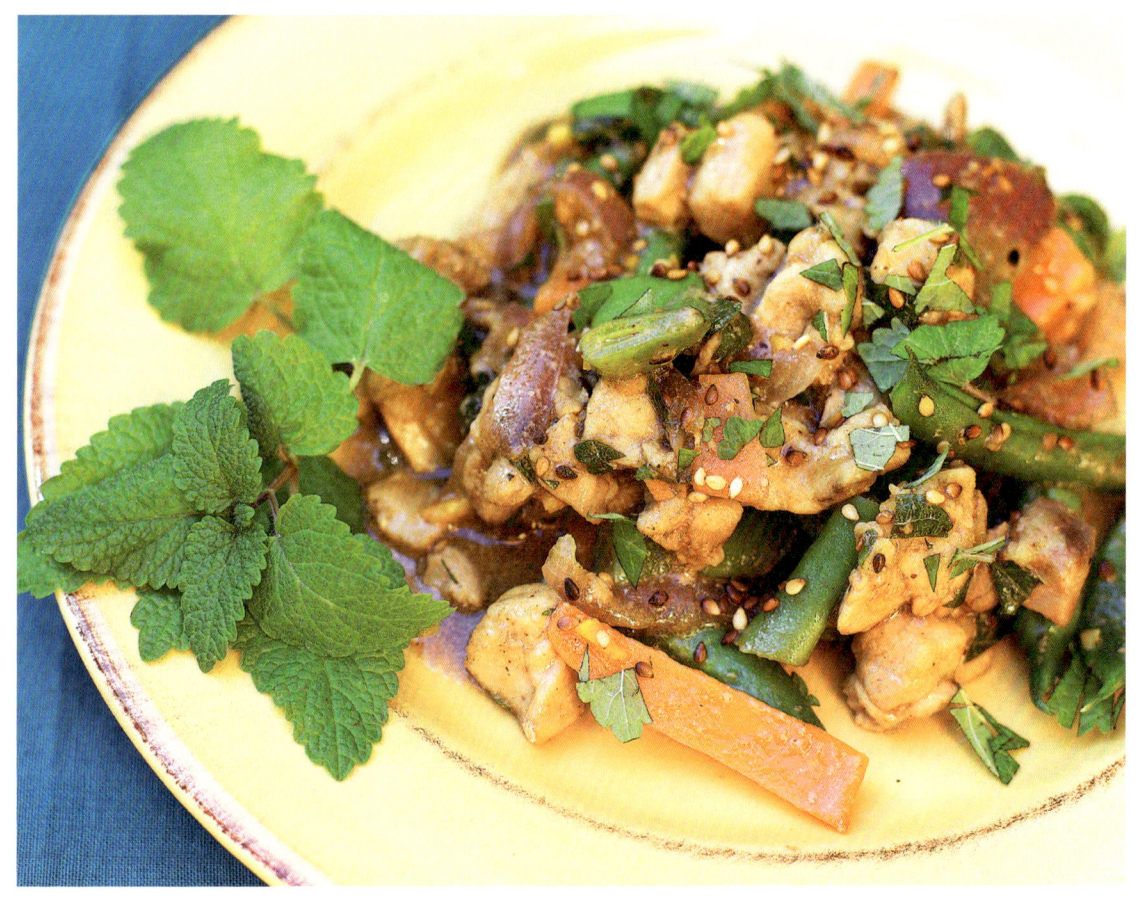

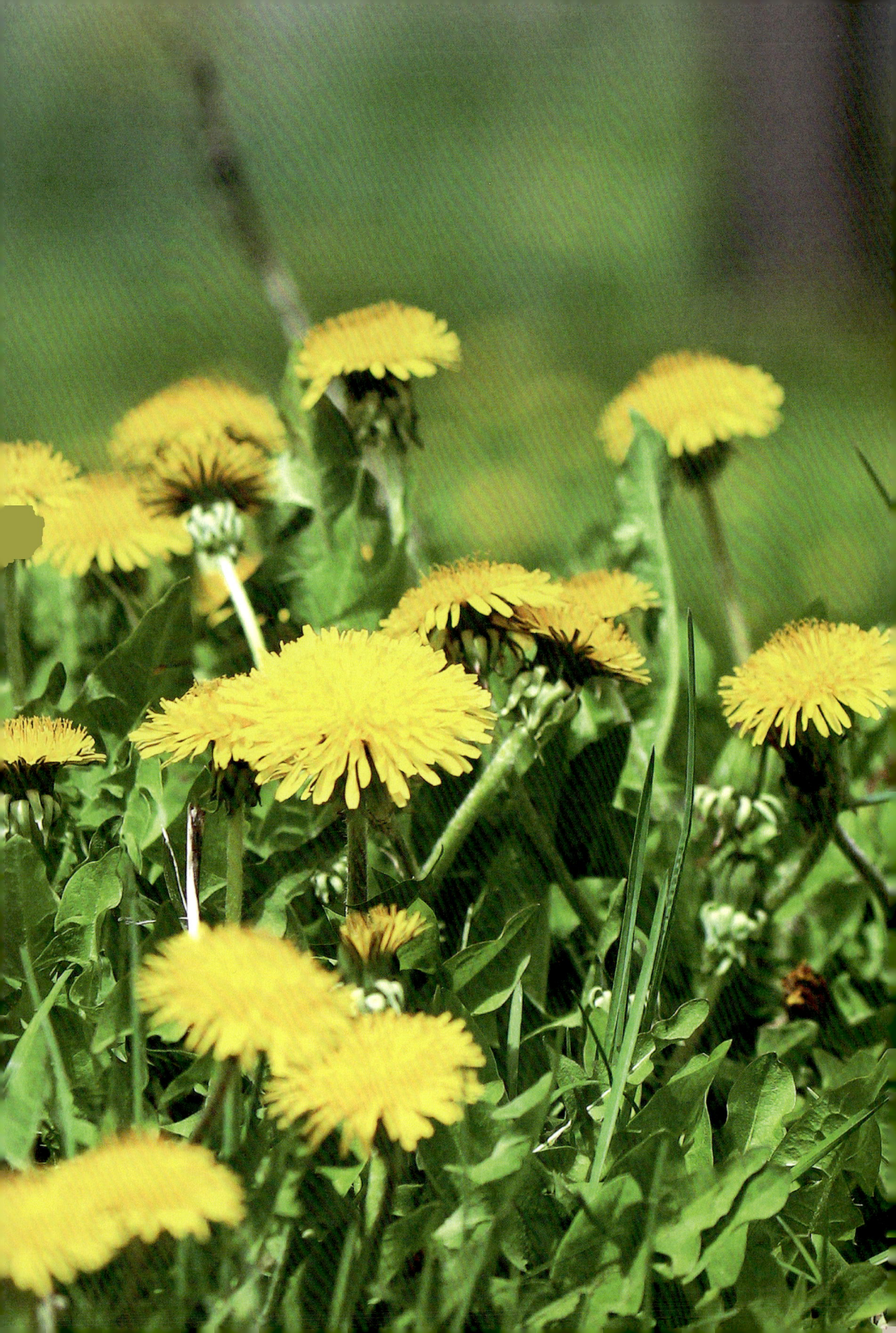

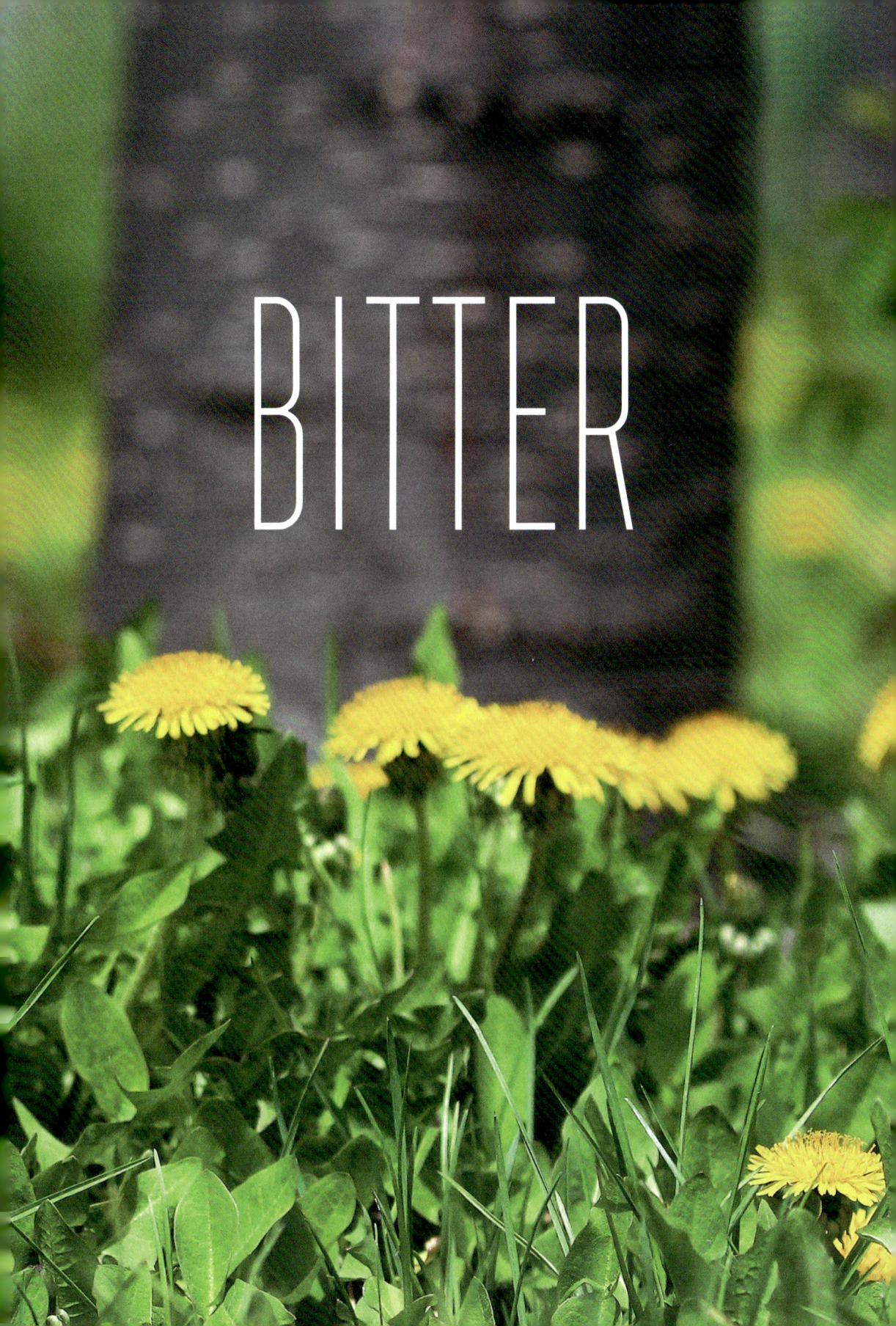

BITTER

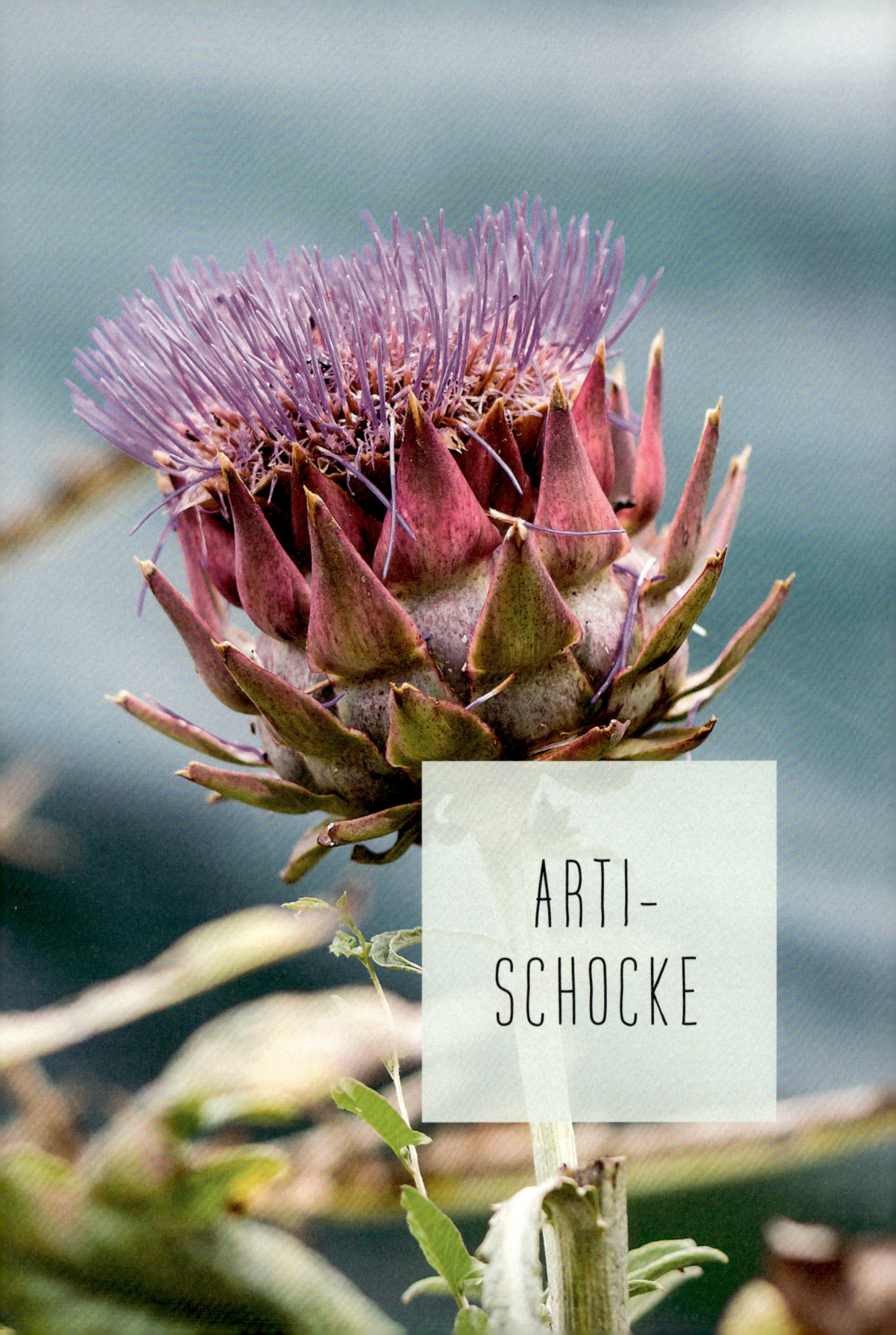

ARTI-
SCHOCKE

Cynara scolymus

Familie: Asteraceae

Verwendete Teile: Blätter, Blüte (als Gemüse)

Energetik: kühlend, trocknend

Geschmack: bitter

Eigenschaften: bitteres Tonikum, schützt Herz und Leber, choleretisch, cholagog

Verwendung: hoher Cholesterinspiegel, für Herz und Leber, Verdauungsprobleme

Zubereitung: Tinktur, Tee, Magenbitter

Auf den ersten Blick erscheint es vielleicht merkwürdig, Artischocken in ein Buch über Kräuter und Gewürze aufzunehmen. Aber sie werden seit Langem als Nahrung und Medizin genutzt und zählen zu den Gemüsesorten mit den meisten Antioxidanzien. Dank ihrem hohen Anteil an Ballaststoffen und Inulin (einem Präbiotikum) tun sie dem Verdauungsapparat einfach gut. Historisch gelten Artischocken als Lebermittel sowie als beliebtes Aphrodisiakum. So köstlich Artischocke als Gemüse ist, in diesem Abschnitt geht es ausdrücklich um die Blätter. Was wir normalerweise essen, ist die Knospe. Die bitteren Blätter sitzen weiter unten und werden in der Kräuterkunde seit Langem eingesetzt, um Leber und Verdauung zu unterstützen. Neuere Studien bestätigen dieses Erfahrungswissen und unterstreichen, dass Artischockenblätter hohe Cholesterinwerte senken können.

Die moderne Artischocke ist eine Art Distel, die vermutlich von der Karde abstammt und letztlich aus Nordafrika oder Sizilien stammen dürfte. Bereits die alten Griechen und Römer aßen Artischocken und nutzten die Blätter als Arznei, doch nach dem Untergang Roms geriet die Pflanze zunächst in Vergessenheit. Im Mittelalter waren Artischocken nur in der westeuropäischen Elite in Gebrauch, und ab dem 18. Jahrhundert wurden sie in Nordamerika kultiviert.

Medizinische Eigenschaften und Energetik von Artischocken

Artischockenblätter stärken die Verdauung, erhalten die Leber gesund und unterstützen die Gesundheit des Herzens. Bei regelmäßiger Einnahme fördern sie auch die natürliche Entgiftung des Körpers. Wenn diese Wege gut funktionieren, hat man den ganzen Tag Energie, einen gesunden Teint und gesundes Haar, eine gute Verdauung und einen optimal ausgewogenen Hormonhaushalt, sodass der Körper rundum gesund und zufrieden ist.

>*»Gebt uns Kräuterheilern die Artischockenblätter, und wir kümmern uns um all die erschöpften Lebern.«*

Verdauungsbeschwerden

Eines der Geheimnisse der Artischockenblätter steckt in ihrer Bitterkeit. Die meisten Menschen lehnen Bitteres eher ab, doch Heilkräuterexperten halten »bitter« für eine der wichtigsten Geschmacksnoten für eine gesunde Verdauung.

Wie kann ein Geschmack die Verdauung fördern? Eine bittere Note ist eine Herausforderung, denn sie provoziert nicht nur die Geschmacksknospen, sondern stimuliert das gesamte Verdauungssystem. Unser Körper stuft Bitteres als potenziell giftig ein. Deshalb versetzt er das System daraufhin in Alarmbereitschaft, und die Verdauungssäfte fließen besonders reichlich, um jegliches Gift umgehend zu neutralisieren. Wer regelmäßig bittere Speisen und Kräuter zu sich nimmt, hält also den Körper auf Trab. Ohne solche starken Aromen kann die Verdauung träge werden, was Gasbildung, Blähungen, Verstopfung und andere Beschwerden nach sich zieht. Für eine gesunde Verdauung sollten wir also täglich etwas Bitteres zu uns nehmen.

Artischockenblätter gelten als gallebildend (choleretisch) und galletreibend (cholagog). Choleretika regen die Leber zu verstärkter Gallebildung an, cholagoge Mittel veranlassen die Gallenblase, Galle auszuschütten. Galle unterstützt den Abbau und die Aufnahme von Fetten und ist zugleich ein wichtiger Teil der natürlichen Entgiftung. Deshalb empfehlen sich Artischockenblätter besonders bei Problemen mit der Verdauung von schweren Speisen und Fett. Artischockenblätter fordern das gesamte Verdauungssystem heraus und können es so auf vielerlei Weise stärken. Schon im Mund regen sie die Speichelproduktion an, was die Kohlenhydratzerlegung unterstützt. Dies wiederum stimuliert die Verdauungsenzyme im Magen und später die Enzyme der Bauchspeicheldrüse. Wenn all diese Säfte fließen, wird die natürliche Darmperistaltik aktiv, was Verstopfung entgegenwirkt und die regelmäßige Darmtätigkeit fördert.

Die positiven Wirkungen von Artischockenblättern auf Menschen mit allgemeinen Verdauungsstörungen oder Reizdarmsyndrom wurden wissenschaftlich untersucht. In einer Studie teilte man 244 Teilnehmer mit funktioneller Dyspepsie (Beschwerden im Oberbauch) in zwei Gruppen ein. Die eine Gruppe erhielt Artischockenblätter, die andere ein Placebo. Nach sechs Wochen ging es der Artischockengruppe im Hinblick auf ihre Verdauungsprobleme signifikant besser. Auch bei Reizdarmbeschwerden meldeten 95 Prozent der Probanden, dass Artischockenblätter im Vergleich zu vorherigen Therapien besser oder gleichwertig halfen.

Leber

Artischockenblätter regen die Gallensaftproduktion in der Leber an und sind ein wichtiger Verbündeter für dieses Entgiftungsorgan. Zwei leberschützende Bestandteile wurden identifiziert. Der eine, Cynarin, kommt nur in Artischocken vor. Der andere, Silymarin, findet sich auch in Mariendistel, einem anderen Heilkraut, das bei Pilzvergiftungen gern zum Schutz der Leber eingesetzt wird.

Außerdem enthalten Artischocken extrem viele Antioxidanzien, was ebenfalls zum Schutz der Leber beiträgt. Regelmäßiger Verzehr von Artischocken und die Einnahme von Artischockenblättern können die Leber auch besser vor Umweltbelastungen (Schadstoffe, Pestizide) schützen.

Cholesterin und Blutdruck

Christophe Bernard, Kräuterexperte und Gründer von altheaprovence.com, schreibt: »Artischocke ist eine sehr zuverlässige leberschützende und lipidsenkende Pflanze. Ich wähle sie bevorzugt für Menschen mit metabolischem Syndrom in Verbindung mit hohen Cholesterin- und Triglyzeridwerten. Denken Sie darüber nach: Wir züchten diese sperrige Pflanze für die wenigen Blüten, die wir essen möchten. Und was wird aus den vielen Blättern? Abfall. Schluss damit! Gebt uns Kräuter-

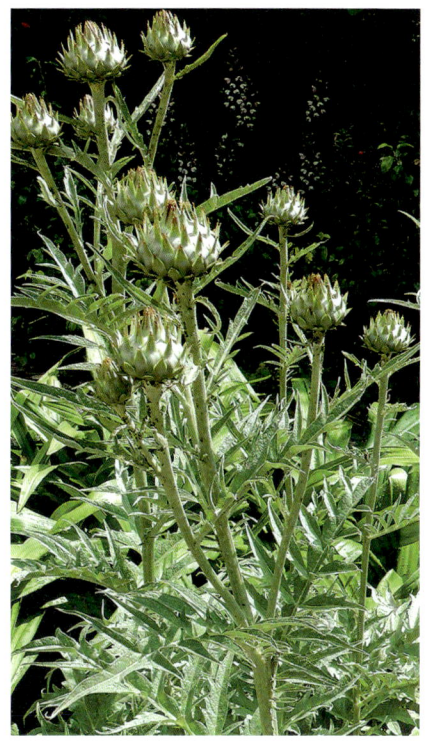

heilern die Blätter, und wir kümmern uns um alle erschöpften Lebern.«

In der Kräuterheilkunde werden Artischocken und ihre Blätter seit Langem zur Unterstützung der Leber und der Verdauung verwendet, doch inzwischen wurde auch der Wert der Blätter für das Herz nachgewiesen. Artischockenextrakt kann einen hohen Cholesterinspiegel sowie leicht erhöhten Blutdruck senken. Die konkreten Signalwege sind noch nicht entschlüsselt, doch vermutlich kann der Körper Cholesterin besser verarbeiten, wenn es der Leber besser geht. Da ein unausgewogener Cholesterinspiegel zumeist mit systemischer Entzündung und Komplikationen einer Insulinresistenz einhergeht, könnte die Artischocke auch über ihren hohen Gehalt an Antioxidanzien wirken, die zur Eindämmung von Entzündungen beitragen. In einer placebokontrollierten Doppelblindstudie erhielten 46 Patienten mit hohem Cholesterinspiegel Artischockenblätterextrakt. Nach acht Wochen hatten sich die Lipidwerte signifikant verbessert, der HDL-Wert (»gutes« Cholesterin) war gestiegen und der LDL-Wert (»schlechtes« Cholesterin) sowie das Gesamtcholesterin gesunken.

Kräuter haben selten nur eine Wirkung. Dies gilt auch für Artischocken und das Herz. So wurde nachgewiesen, dass Artischockensaft bei Erwachsenen mit leicht erhöhtem Cholesterin die Endothelfunktion verbessern kann. Eine beeinträchtigte Endothelfunktion zählt zu den ersten Stadien arteriosklerosebedingter Herzprobleme.

Artischocke anwenden

Artischockenblätter kann man in Form von Tinktur, Tee oder Kapseln zu sich nehmen. Ich greife am liebsten zu verdauungsförderndem Magenbitter (Seite 245). Um optimal zu profitieren, müssen Sie vielleicht über eine Tinktur oder Tee größere Mengen aufnehmen. Die Blätter sind so bitter, dass die Gefahr eine Überdosierung gering ist.

Artischockenblätter bekommt man nicht im Supermarkt. Bestellen Sie sie im Fachhandel oder über die Apotheke.

Empfohlene Mengen

Therapeutische Mengen für Artischockenblätter sind:

— ALS TEE oder KAPSEL: 2 bis 6 g pro Tag
— ALS TINKTUR: 1:5, 30 % Alkohol, 3 bis 5 ml, 3-mal täglich

BITTE BEACHTEN Bei bekannten Gallengangsverengungen nehmen Sie bitte keine Artischockenblätter ein.

Bitterer Artischockentee

Für 300 ml
— 1 kleine Prise Artischockenblätter, getrocknet
— 1 EL Zitronengras, getrocknet
— ½ TL Ingwer, gemahlen
— Honig (nach Wunsch)

♦ 300 ml Wasser aufkochen. Die Kräuter in eine Tasse oder ein großes Teesieb geben. Sie müssen Platz zum Quellen und Schwimmen haben.

♦ Das frisch abgekochte Wasser über die Kräuter gießen und zugedeckt 5 Min. ziehen lassen. Abgießen und auf Wunsch mit Honig süßen.

HINTERGRUND Ich will niemanden belügen. Es gibt zweifellos ansprechendere Tees. Dieser Tee ist bitter, und das ist wie gesagt ein unglaublich wichtiger Geschmack zur Anregung der Verdauung. Ich habe mich bemüht, die Bitterkeit durch aromatisches Zitronengras und Ingwer etwas abzufedern. Ein wenig Honig rundet den Gesamteindruck ab, ohne die Vorzüge des Bitteren zu schmälern. Trinken Sie diesen verdauungsfördernden Tee in kleinen Schlucken vor oder nach dem Essen.

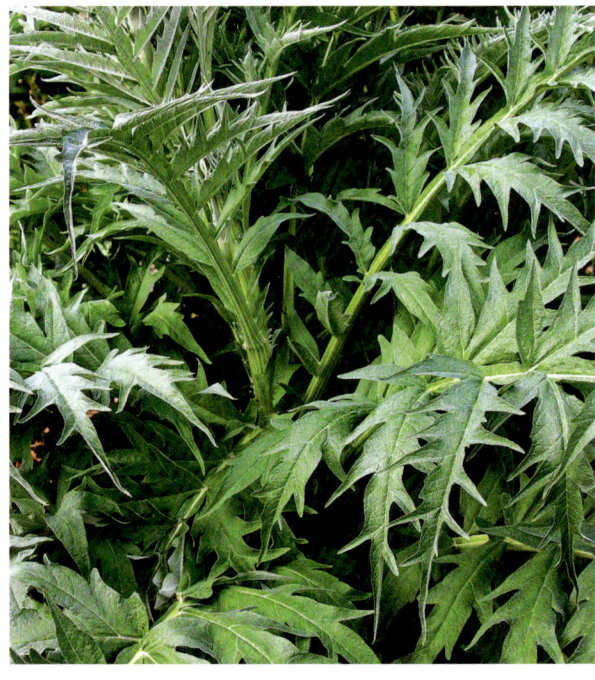

Artischocken-Orangen-Bitter

Für etwa 500 ml
— 4 EL Weißdornbeeren, getrocknet (20 g)
— 3 EL Löwenzahnwurzel, getrocknet (30 g)
— 1 EL Fenchelsamen (5 g)
— 1 TL schwarzer Pfeffer, frisch gemahlen (3 g)
— 4 EL Hibiskus, ganz (7 g)
— 1 EL Artischockenblätter (1 g)
— 2 EL Koriandersamen (5 g)
— 1 ganze Orange (Bio), gewürfelt, mit Schale und Kernen
— 4 bis 8 EL Honig (nach Geschmack)
— etwa 750 ml Wodka

◆ Alle Kräuter, Gewürze und die Orange in ein Literglas füllen.
◆ Die gewünschte Menge Honig hinzufügen.
◆ Das Glas mit dem Wodka auffüllen, einen fest schließenden Deckel aufsetzen und täglich ein- bis zweimal schütteln.
◆ Nach einer Woche probieren. Wenn das Ergebnis Ihnen schmeckt, können Sie die Kräuter abgießen und den Alkohol auffangen. Oder Sie lassen die Mischung noch eine weitere Woche ziehen.
◆ Eine Viertelstunde vor dem Essen (oder wenn Sie daran denken) einen halben TL (fünf bis zehn Tropfen) in etwas Wasser einrühren. Der Magenbitter hält ewig, sollte aber in einer dunklen Flasche oder an einem dunklen Ort aufbewahrt werden.

HINTERGRUND Diesen appetitlichen Magenbitter kann man 15 bis 20 Min. vor dem Essen nehmen, um die Verdauung anzuregen. Ich habe je ein Tinkturfläschchen davon auf dem Esstisch und in der Handtasche, damit es immer zur Hand ist. Der Alkohol konserviert die Kräuter und erleichtert die Einnahme, doch insgesamt ist die Alkoholmenge pro Anwendung minimal. Ich rühre davon meist 1 bis 2 TL in kohlensäurehaltiges Mineralwasser. Das ergibt einen alkoholarmen Cocktail.

In diesem Rezept verwende ich Mengen- und Gewichtsangaben, weil manche Zutaten schwer abzumessen sind. Entscheiden Sie selbst, welche Methode Sie praktischer finden.

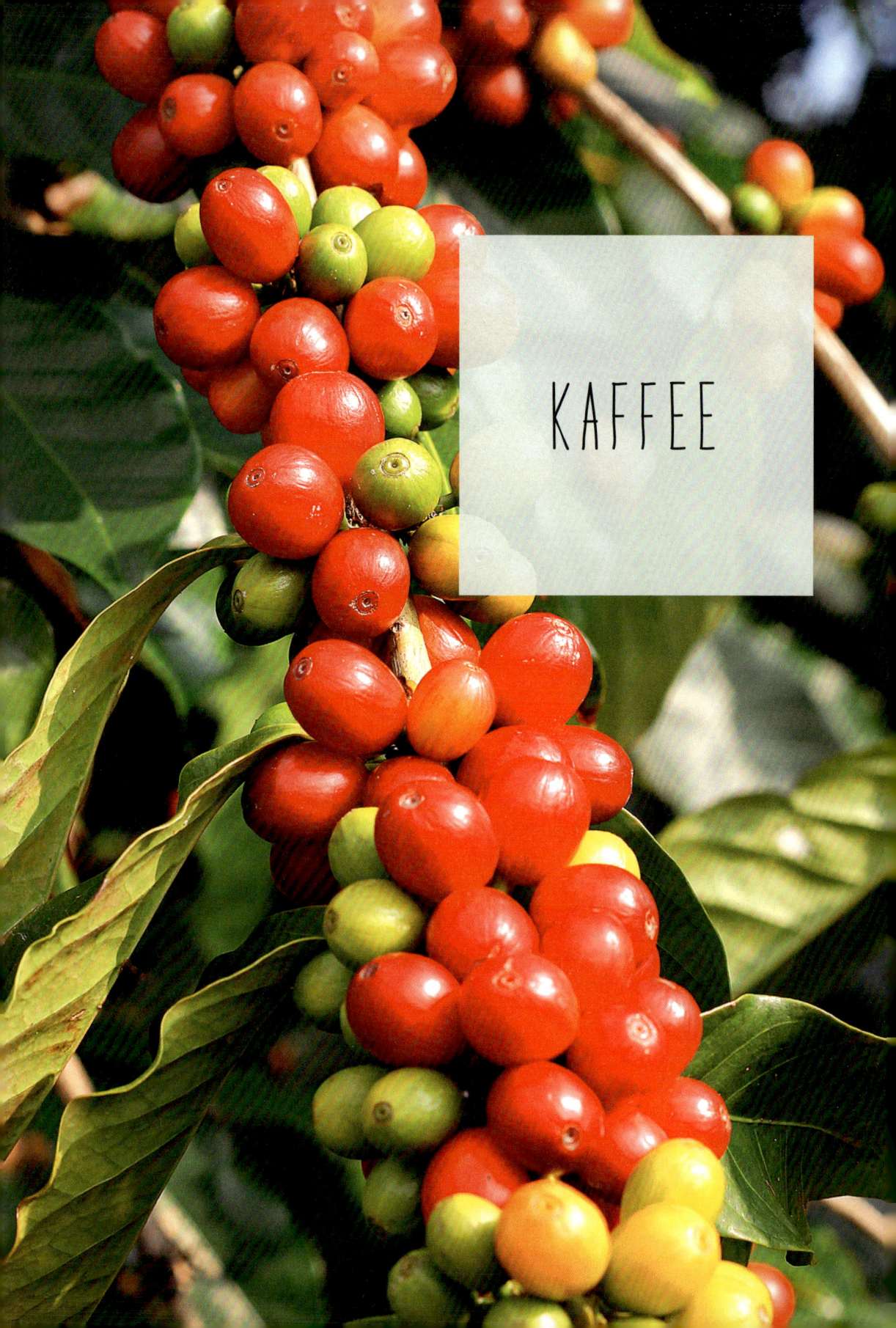

KAFFEE

Coffea arabica, Coffea robusta, Coffea liberica

Familie: Rubiaceae

Verwendete Teile: geröstete Samen (»Bohnen« genannt)

Energetik: kühlend, trocknend

Geschmack: bitter

Eigenschaften: stimulierend, entwässernd, durchblutungsfördernd, abführend, blutzuckerregulierend, erweitert die Bronchien, zieht Gefäße zusammen, antioxidativ, schützt das Herz, reguliert Entzündungen

Verwendung: Müdigkeit, Verstopfung, Insulinresistenz, regt die Verdauung an, bessere kognitive Leistungen, Asthmasymptome, Kopfschmerzen, gesundes Herz, Entzündungen

Zubereitung: Getränke aus Röstkaffee, Koffeinextrakte, Gewürz

Kaffee wird in der Regel nicht zu den Kräutern gezählt. Wenn wir Kräuter jedoch als Pflanzen mit medizinischer Wirkung definieren, zählt Kaffee zu den beliebtesten Kräutern der Welt. Jedes Jahr werden über 500 Milliarden Tassen Kaffee getrunken und über 75 Millionen Menschen verdienen mit Kaffee ihren Lebensunterhalt.

Der Grund, warum Kaffee in der Kräuterheilkunde oft unberücksichtigt bleibt, ist vermutlich der kulturell akzeptierte, übermäßige Konsum. Heilkräuterberater werden kaum einmal aus gesundheitlichen Gründen Kaffee empfehlen, wenn die Hälfte der Bevölkerung bereits eine Selbstdosierung betreibt. Eher wird vom Genuss abgeraten, weil empfindliche Menschen unerwünschte Wirkungen bemerken.

Kaffee ist jedoch mehr als ein Energiespender, denn er kann zum Beispiel kognitive Funktionen verbessern, vor neurodegenerativen Krankheiten und Typ-2-Diabetes schützen und dem Herzen guttun.

Auch wenn meist von »Kaffeebohnen« die Rede ist, verwenden wir in Wahrheit den Samen der Pflanze. (Um keine Verwirrung zu stiften, spreche ich in diesem Kapitel jedoch auch von Bohnen.)

Der Legende nach beobachtete vor rund 1000 Jahren ein Ziegenhirte in Äthiopien, dass seine Tiere ungebärdiger und munterer wurden, nachdem sie Beeren und Blätter von einem kleinen Strauch gefressen hatten. Das probierte er an sich selbst aus und merkte, dass er mehr Energie hatte. So begann die faszinierende Geschichte des Kaffees.

Wie man Kaffee röstet und dann ein köstliches Getränk daraus braut, sollen die Araber herausgefunden haben. Jahrhunderte hindurch kontrollierten sie den Kaffeehandel, bis allmählich Kaffeepflanzen aus den geheimen Plantagen herausgeschmuggelt und schließlich in äquatornahen Regionen der ganzen Welt angebaut wurden.

Geschichtlich gibt es auch eine Schattenseite. Mit wachsender Nachfrage holzten Regierungen und Unternehmer Urwälder ab und zerstörten viele indigene Kulturen, um Raum für Kaffeeplantagen zu schaffen. Millionenfach wurden Bauern, die zuvor Kaffee nur in kleinem Umfang für die lokalen Märkte angebaut haben, in den industriellen Kaffeeanbau gezwungen. Das führte dazu, dass Familien und ganze Staaten vom Auf und Ab der Kaffeepreise abhängig waren.

Ende des 20. Jahrhunderts wurden auch die negativen Auswirkungen von Kaffee auf Wirt-

> »Kaffee hat psychologisch einen hohen Stellenwert. Er beschwört Erinnerungen herauf. Sein Duft, sein Dampf, sein Geschmack und seine Wärme können uns jederzeit in eine bessere Zeit zurückversetzen, wenn wir dies zulassen.«

schaft und Umwelt den Verbrauchern thematisiert. Organisationen und Kooperativen sollten den Produzenten faire Preise zusichern. Inzwischen ist Kaffee das führende fair gehandelte Produkt der Welt. Wer ethisch denkt, kann nur Kaffee aus fairem Handel kaufen. Weitere Kriterien der Nachhaltigkeit sind der Anbau im Schutz von Schattenbäumen und ein »Bio«-Siegel. Denn die Erhaltung der Biodiversität auf den Plantagen und der Verzicht auf Pestizide sorgen für mehr Umweltschutz.

Kaffeesorten

Ich gebe es zu: Ich liebe Kaffee. Deshalb bin ich sehr froh, dass in meinem kleinen Tal eine ganz besondere Kaffeerösterei ansässig ist, die Blue Star Coffee Roasters. Blue Star kauft grüne Kaffeebohnen aus fairem Handel von gut beschatteten Bioplantagen aus der ganzen Welt. Grün bedeutet, dass die Bohnen roh und ungeröstet sind. Dan Donohue, einer der Inhaber, erklärte mir, dass das Aroma von Kaffeebohnen je nach Wachstumsbedingungen und Klima sehr unterschiedlich sein kann. Selbst bei Kaffeebohnen, die am selben Strauch wachsen, kann es von Jahr zu Jahr erhebliche Schwankungen geben. Als Kräuterkennerin finde ich das besonders interessant, denn es beweist wieder

einmal, dass die Natur sich nicht standardisieren lässt.

Entkoffeinierter Kaffee gilt zu Unrecht als völlig koffeinfrei. Ein Großteil des Koffeins ist ihm tatsächlich entzogen, aber es können bis zu drei Prozent des ursprünglichen Koffeingehalts verbleiben. Menschen, die auf Koffein sehr sensibel reagieren, können dies bereits merken. Früher wurde dem Kaffee das Koffein entzogen, indem man die Bohnen in chemische Lösungsmittel wie Benzol einweichte, ein bekanntes Karzinogen. Heute verwendet man Dichlormethan und Ethylacetat zur Entkoffeinierung. Die Befürworter dieser Methode behaupten, dass kaum etwas von den Lösungsmitteln am Kaffee zurückblickt. Allerdings sollten wir nicht nur an das Endprodukt denken, sondern auch an die Umweltbelastung bei seiner Entstehung. Wer bekannte Karzinogene und die Entstehung chemischer Abfälle vermeiden möchte, sollte sich nach Möglichkeit für einen Kaffee entscheiden, dem das Koffein mit Wasser oder Kohlendioxid entzogen wurde, nicht mit scharfen Lösungsmitteln.

Medizinische Eigenschaften und Energetik von Kaffee

Am einfachsten bezeichnet man die medizinische Wirkung von Kaffee als stimulierend. Kaffee stimuliert Energie, Durchblutung, Verdauung und sogar die Harnausscheidung. Das läuft ab, indem Kaffee das zentrale Nervensystem anspricht. Er dämpft das parasympathische Nervensystem, das für Ausruhen und Entspannen zuständig ist, und kurbelt das sympathische Nervensystem mit dem Auftrag »Kampf oder Flucht« an. Die auffälligste Wirkung einer Tasse Kaffee ist neue Energie – kein Wunder, dass wir uns morgens besonders auf unseren Kaffee freuen.

Insgesamt weckt Kaffee die Systeme auf und bringt sie in Gang. Physiologisch steigt nicht nur der Puls, sondern auch die Durchblutung, die Entwässerung, die Ausschüttung von Magenenzymen und die Darmperistaltik. Die vermehrte Bildung von Magenenzymen, einem wichtigen Faktor für die Verdauung, sowie die natürliche Bewegung des Darms sind ein Grund, weshalb viele gewohnheitsmäßige Kaffeetrinker sich für den Stuhlgang ganz auf den Frühstückskaffee verlassen.

Kaffee enthält auch viele antioxidative Substanzen. Für viele Menschen in Amerika dürfte er sogar der Hauptlieferant sein.

Erschöpfung und Depressionen

Die meisten Leute lieben am Kaffee seinen Geschmack und das angenehme morgendliche Ritual. Manch einer sagt, er sei das Beste am Aufwachen. Wer je seinen Frühstückskaffee genossen hat, weiß, worum es dabei geht.

Viele verlassen sich ganz darauf, dass Kaffee die Müdigkeit vertreibt und neue Energie schenkt. Diverse Studien belegen die positive Wirkung von Kaffee auf Menschen, die in Nachtschicht arbeiten, besonders viele Überstunden machen oder tagsüber monotone Tätigkeiten ausführen. Kurzfristig kann Kaffee uns ohne größere Nebenwirkung wacher und aufmerksamer machen.

Der Frühstückskaffee stimmt viele Menschen glücklich, Forschungen zufolge auch langfristig. Epidemiologische Studien ergaben einen inversen Zusammenhang zwischen dem Konsum von Kaffee, Tee und Koffein und dem Ausmaß an Depressionen.

Gehirn

Zahlreiche Studien belegen, dass Kaffeetrinken die kognitive Leistung verbessert, also die Fähigkeit des Gehirns, Informationen zu verarbeiten und zu lernen. Eine interessante Untersuchung zur Wirkung von Koffein und Extraversion zeigte, dass Koffein zwar die Reaktionszeit und das Verarbeitungstempo für neue Informationen verbessert, dass eher extrovertierte Personen das Gelernte besser wiedergeben können. Diese Studie bestätigt, was viele Kräuterfachkundige schon heute wissen: Menschen sind verschieden, und deshalb brauchen sie individuelle Empfehlungen anstelle von Allheilmitteln.

Nachgewiesen wurde auch, dass Kaffeetrinken das Risiko für Alzheimer- und Parkinsonkrankheit senkt, zwei besonders verbreitete neurodegenerative Erkrankungen. Eine Studie sagte konkret, dass »täglicher Genuss von drei bis fünf Tassen in mittlerem Alter mit einem etwa 65 Prozent niedrigeren Risiko für Demenz oder Alzheimer-Krankheit im späteren Leben einhergeht«. Die genauen Mechanismen sind zwar unbekannt, doch man vermutet, dass entweder die Antioxidanzien oder die positive Wirkung des Kaffees auf eine Insulinresistenz dafür verantwortlich sind.

Entgiftung

Regelmäßiger Kaffeekonsum unterstützt Studien zufolge auch die Gesundheit der Leber, die ein wichtiges Entgiftungsorgan darstellt. Diese leberschützenden Wirkungen helfen offenbar besonders Menschen, die Alkohol trinken. Eine andere Untersuchung zeigte, dass selbst bei entkoffeiniertem Kaffee die krankhaften Leberenzyme zurückgehen, was zu der Theorie führte, dass Koffein nicht die einzige medizinisch wirksame Substanz in Kaffee ist. Es gab sogar Studien, die besagen, dass Kaffee Menschen mit chronischer Hepatitis-C-Infektion helfen kann.

Die Nierenfiltrationsrate und somit auch die Harnausscheidung werden durch Kaffee leicht erhöht. Allerdings entsteht hier rasch eine Toleranz. Früher dachte man, dass Kaffee dem

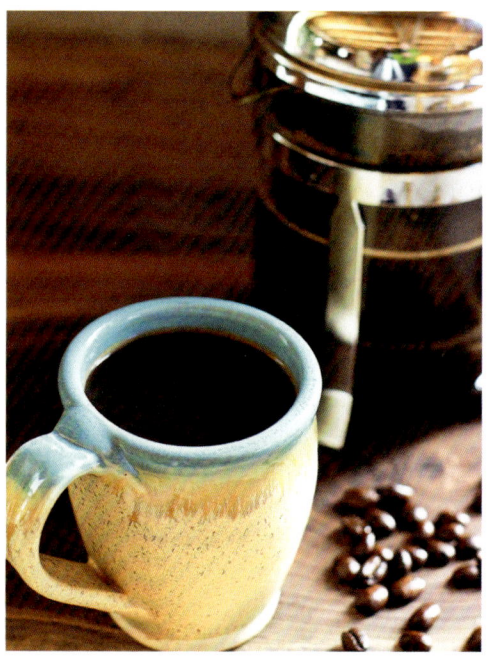

hilfreich, obwohl viele Menschen beim regelmäßigen Genuss solcher Mengen unerwünschte Wirkungen wie Angst oder Unruhe an sich bemerken würden.

Etliche Studien zeigen, dass entzündlich bedingte Herzerkrankungen, die häufig eng mit Typ-2-Diabetes zusammenhängen, bei regelmäßigen Kaffeetrinkern seltener auftreten. Kaffee verbessert nachweislich die Endothelfunktion, was bei Frauen das Risiko für plötzlichen Herztod sowie Probleme mit den Koronararterien reduziert. Lange ging man davon aus, dass Kaffee den Blutdruck erhöhen kann. Klinische Studien kamen bei diesem Thema zu widersprüchlichen Ergebnissen, was eher auf eine individuelle Bereitschaft hindeutet.

Kaffee anwenden

Rohe (grüne) Kaffeebohnen bleiben etwa ein Jahr frisch. Fertig geröstete Bohnen sollten auch bei korrekter Lagerung innerhalb von sechs Monaten verbraucht werden. Am besten schmecken sie möglichst kurz nach dem Mahlen. Mahlen Sie Ihren Kaffee daher zu Hause oder kaufen Sie ihn frisch gemahlen im Geschäft.

Das Mahlen ist ein wichtiger Punkt für die Zubereitung eines perfekten Kaffees. Fein gemahlene Bohnen passen gut zu schneller Extraktion durch Wasserdruck wie bei Espresso. Mittelfein gemahlene Bohnen schmecken besser, wenn man sie aufgießt oder heißes Wasser hindurchsickern lässt.

Beste Qualität bekommen Sie eher bei kleinen Kaffeeröstereien in der Nähe, die auf alle Faktoren der Herkunft wie Bioanbau, Schatten und fairen Handel achten. Wenn es so etwas bei Ihnen nicht gibt, schicken inhabergeführten Geschäfte frisch gemahlenen Kaffee häufig auch zu.

Körper Wasser entzieht, doch das wurde mittlerweile widerlegt.

Insulinresistenz, Entzündungen und Herzinsuffizienz

Klinische Studien ergaben, dass sowohl leicht als auch mittelstark gerösteter Kaffee beim Menschen oxidativen Stress und Entzündungsneigung eindämmt. Einer Hypothese zufolge könnten die Antioxidanzien im Kaffee für seine positiven Wirkungen auf viele chronische Krankheiten im Zusammenhang mit oxidativen Schädigungen zuständig sein (zum Beispiel Diabetes, Herzkrankheit, neurodegenerative Erkrankungen und Leberzirrhose).

Kaffee kann Insulinresistenz oder den negativen Auswirkungen dieser entzündlichen Stoffwechselerkrankung auf vielfältige Weise entgegenwirken. Der tägliche Genuss von drei bis fünf Tassen Kaffee kann das Risiko für Typ-2-Diabetes signifikant verringern. Einige Studien halten selbst sieben Tassen am Tag für

Seit einigen Jahren sind Portionsmaschinen sehr beliebt. Manch einer findet diese Kompaktgeräte sehr praktisch, doch sie gelten als wenig hochwertig und erzeugen Unmengen Kunststoff- und Aluminiummüll. Der Kaffee, der in solchen Geräten verwendet wird, stammt nur selten aus fairem, ökologischem Anbau, sodass Mensch und Umwelt schon Schaden nehmen, ehe er überhaupt in der Tasse ankommt.

BITTE BEACHTEN Zu viel Kaffee kann mit ernsten Nebenwirkungen verbunden sein. Ob Kaffee für Sie gesund ist oder nicht, hängt immer auch vom aktuellen Gesundheitszustand ab.

Wer schon nach einer Tasse Kaffee merkt, dass er hyperaktiv oder zappelig wird, sollte auf die Weisheit des Körpers hören und auf koffeinhaltigen Kaffee ganz verzichten. Auch wenn Sie ständig gestresst sind, viel Angst empfinden,

nicht gut schlafen oder die Energie im Laufe des Tages regelmäßig Achterbahn fährt, sollten Sie keinen Kaffee trinken, weil er solche Symptome verschlimmern kann.

Erkundigen Sie sich bei entkoffeiniertem Kaffee nach dem verwendeten Verfahren. Das Koffein sollte über Wasser oder Kohlendioxid entzogen werden, nicht über aggressive Lösungsmittel wie Benzol, Dichlormethan und Ethylacetat.

Übermäßiger Kaffeegenuss kann der Gesundheit auf kurze wie auf lange Sicht schaden. Zum Beispiel kann Kaffee den Schlafrhythmus beeinträchtigen. Wer nicht gut schläft, ist am nächsten Tag müde, was wiederum den Wunsch nach mehr Kaffee speist, der dann erneut den Schlaf stört. So hält der Teufelskreis sich selbst in Gang.

Kaffee kann süchtig machen. Mit zunehmendem Kaffeekonsum gewöhnt der Körper sich daran, sodass man den Eindruck hat, man bräuchte mehr Kaffee. Abruptes Absetzen kann zu Entzugssymptomen einschließlich Kopfschmerzen, Müdigkeit und Konzentrationsstörungen führen. Im Zweifelsfall sollte die Kaffeemenge lieber langsam heruntergeschraubt werden, als alles abrupt abzusetzen (»kalter Entzug«).

Kaffee kann Sodbrennen hervorrufen oder verschlimmern. In der Schwangerschaft wird Kaffee nicht empfohlen.

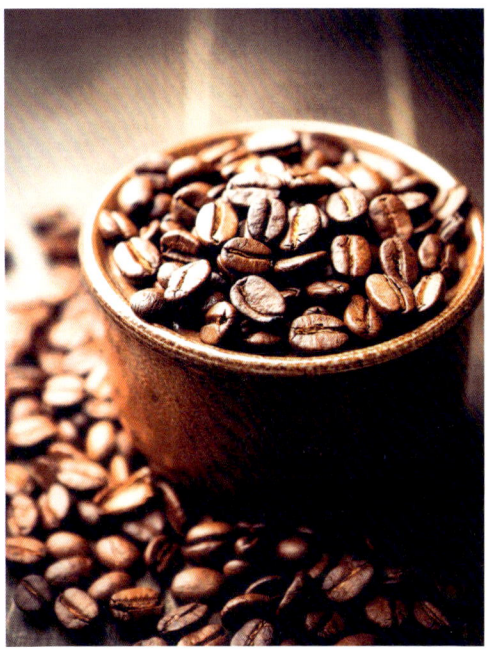

Kalter Gewürzkaffee

Für etwa 680 ml

— 250 ml Kaffeebohnen, grob gemahlen
— ½ TL Zimt, gemahlen
— ¼ TL Kardamom, gemahlen
— Sahne (auf Wunsch)
— Honig oder Zucker (auf Wunsch)

◆ Die grob gemahlenen Kaffeebohnen mit den Gewürzen in ein Einmachglas von 1 l Inhalt geben. Mit Wasser auffüllen und gut umrühren, dann einen Deckel aufsetzen und 12 Std. kalt stellen.

◆ Den Gewürzkaffee durch einen Kaffeefilter oder mehrere Lagen Seihtuch abgießen. Das kalte Kaffeekonzentrat ist im Kühlschrank bis zu einer Woche haltbar.

◆ Mischen Sie einen Teil Kaffee mit zwei Teilen Flüssigkeit (also beispielsweise 4 EL Kaffee mit 8 EL Wasser). Meine Lieblingsmischung ist je ein Teil Kaffee, ein Teil Wasser und ein Teil Sahne, also jeweils 4 EL. Wer mag, kann den Gewürzkaffee jetzt noch süßen und Eiswürfel hinzugeben.

HINTERGRUND Kalt aufgegossener Kaffee ist eine Köstlichkeit und weniger bitter als traditioneller Kaffee, der mit heißem Wasser aufgegossen wurde. Dieses Rezept enthält zusätzlich Zimt und Kardamom. Ich habe im Sommer immer gern ein Glas davon im Kühlschrank.

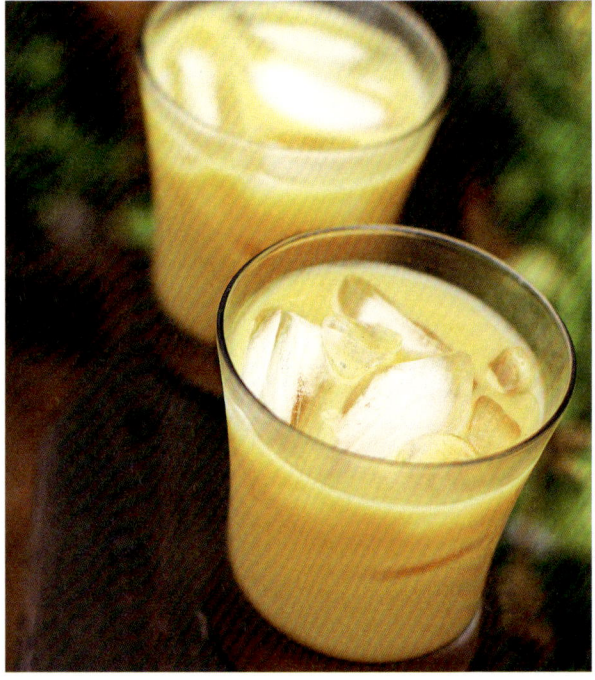

Der beste Kaffee der Welt

Für 1 Tasse
— 2 EL Kaffee, grob gemahlen
— 180 bis 250 ml Quellwasser (oder frisches Leitungswasser)

◆ Frisches Wasser zum Kochen bringen. In der Zwischenzeit den gemahlenen Kaffee abmessen und in die Kanne geben.

◆ Das kochende Wasser vom Herd nehmen und erst nur so viel Wasser in die Kanne gießen, dass der Boden feucht wird. Das Kaffeepulver mit einem Löffel umrühren oder die Kanne etwas schenken, bis alles Pulver feucht ist. Nicht übertreiben.

◆ Lassen Sie dem Kaffee etwas Zeit zur Entfaltung, wenn die Bohnen sehr frisch waren. Dann das restliche Wasser hinzugießen.

◆ Den Pressstempel in die Kanne setzen und nur so weit hinunterdrücken, dass alles Pulver unter Wasser ist. Kaffee steigt nach oben, deshalb müssen Sie leichten Druck ausüben, denn der Kaffee würde gern oben schwimmen.

◆ Am besten einen Kurzzeitwecker stellen, um den Kontakt von Kaffee und Wasser zu begrenzen. Meist sind 4 Min. ausreichend. (Donohue gibt gern noch 10 Sek. hinzu.) Danach den Pressstempel vorsichtig ganz nach unten drücken, um das Pulver vom Getränk zu trennen.

◆ Schenken Sie sich den besten Kaffee der Welt ein. Nach Wunsch mit Sahne abrunden und süßen und gleich genießen.

HINTERGRUND Kaffee aus der Pressstempelkanne (»French Press«) unterscheidet sich von allen anderen Zubereitungsmethoden. Bei einer Führung durch die Blue Star Coffee Roasters erklärte mir deren Mitinhaber, Dan Donohue: »Eine Pressstempelkanne hat kein Filterpapier, das die feinsten Partikel sowie einen Teil der Öle aus den gerösteten Bohnen auffängt. Man erhält einen vollmundigeren Kaffee mit mehr Akzent als über andere Filtermethoden.« Zusätzlich erinnerte er daran, wie wichtig das richtige Mahlen ist: »Die Partikelgröße hat Einfluss auf das Ausmaß der Extraktion. Ist sie zu fein, so gelangt auch das holzige Aroma der Bohnen in den Kaffee. Ist sie zu grob, wird zu wenig Aroma extrahiert, und Geschmack und Körper in der Tasse leiden.« Verwenden Sie eine gute Kaffeemühle. Nach dem Mahlen sollten die Kaffeekörnchen die Größe von sehr grobem Sand haben.

Messen Sie den Kaffee sorgfältig ab, denn die Kaffeemenge muss im richtigen Verhältnis zur Wassermenge stehen. Eine gute Faustregel sind 2 EL Kaffee auf 180 bis 250 ml Wasser. Probieren Sie selbst, wie stark Ihr Kaffee werden soll. Das Verhältnis hat auch Einfluss auf die Extraktion des Aromas. Wenn der Kaffee zu stark wird, können Sie ihn mit Milch oder Wasser verdünnen.

Achten Sie auf die richtige Wassertemperatur. Sie müssen es siedend heiß in die Kanne gießen. Wasser kocht bei 100 °C. Wenn Sie das Wasser sprudelnd aufkochen, hat es beim Eingießen die perfekte Brühtemperatur von 93 bis 95 °C.

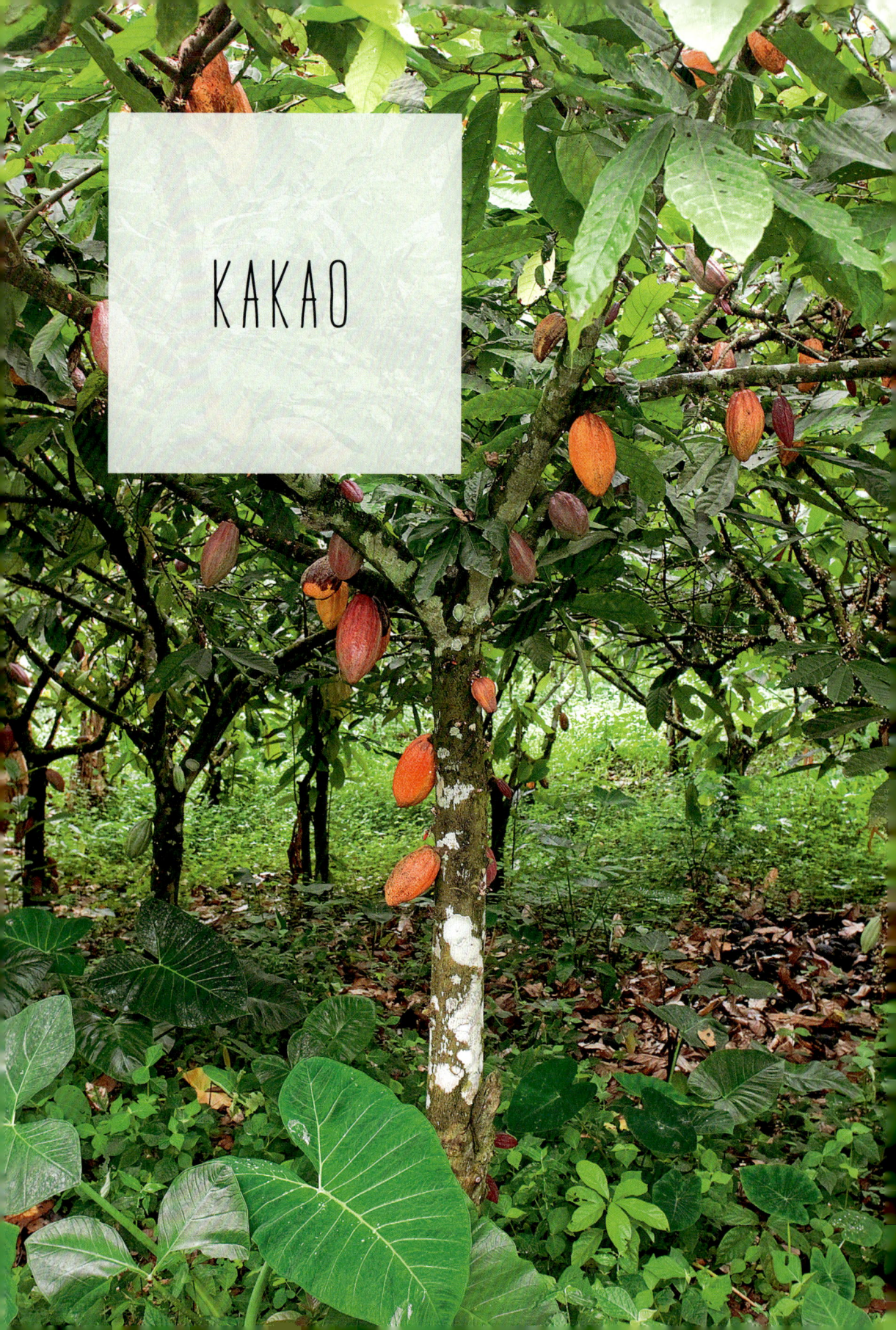

KAKAO

Theobroma cacao

Familie: Malvaceae

Verwendete Teile: fermentierte Samen

Energetik: wärmend

Geschmack: bitter

Eigenschaften: schützt Herz und Nervenzellen, moduliert die Entzündungsreaktion, stimulierendes Nerventonikum

Verwendung: stimmungsaufhellend, blutdrucksenkend, verbessert die Insulinsensitivität, unterstützt einen gesunden Cholesterinspiegel, fördert die Gesundheit des Gehirns, dämpft Entzündungen

Zubereitung: Getränk, Süßigkeit, Gewürz

Wenn Kakao erst einmal in Form von Schokolade im Laden liegt, kann man sich kaum noch vorstellen, dass die Hauptzutaten von einer Pflanze stammen. Dabei kultivieren Menschen den Kakaobaum seit Jahrtausenden und haben die Verwandlung der inneren Bohnen in die vielen köstlich schmelzenden Schokoladenspezialitäten von heute über all die Jahre hinweg beständig verfeinert.

Die meisten Menschen essen Schokolade, weil sie so gut schmeckt. Hochwertige Kakaoprodukte haben aber auch sehr positive Wirkungen auf die Herzgefäßfunktion, sportliche Ausdauer und kognitive Leistung. Kakao macht sozusagen das Herz gesünder und das Gehirn schlauer. Kein Wunder, dass der botanische Name wörtlich übersetzt »Speise der Götter« bedeutet.

Angesichts der Schokoladenauswahl im Lebensmittelgeschäft ist uns kaum bewusst, dass wir das beliebteste Heilkraut aller Zeiten vor uns haben. Kakaobäume, die von jeher von den Völkern in Mittel- und Südamerika geschätzt wurden, wachsen heute in den Tropenregionen der ganzen Welt, um die globale Gier nach Schokolade zu befriedigen.

Ursprünglich stammt der Kakaobaum vermutlich aus Venezuela und wurde über den Menschen mit der Zeit im gesamten Regenwald des Amazonasgebiets verbreitet. Schon mindestens 2000 Jahre vor Beginn unserer Zeitrechnung nutzten Menschen Kakaobohnen als Nahrung, Getränk oder Medizin. Mit der Zeit entwickelten sich Kakaobohnen zum bevorzugten Zahlungsmittel dieser Regionen und waren im Aztekenreich so begehrt, dass sie besteuert wurden.

1519 bot der Aztekenherrscher Montezuma dem spanischen Eroberer Hernán Cortés eine Tasse heiße Schokolade (mit Vanille und Cayenne) an. Nachdem Cortés 1528 Schokolade und Vanille nach Spanien zurückbrachte, wurde heiße Schokolade rasch zum Modegetränk der Eliten. In einem Brief an Karl V. von Spanien bezeichnete Cortés Kakao als »das heilige Getränk, das Widerstandsfähigkeit schenkt und die Erschöpfung bekämpft.«

> »Wenn Kakao ein pharmazeutisches Mittel wäre, würde er als die beste Medizin aller Zeiten gepriesen werden, und sein Entdecker bekäme den Nobelpreis für Medizin.«

Medizinische Eigenschaften und Energetik von Kakao

Kakaobohnen sind reich an Polyphenolen, bestimmten Mikronährstoffen mit antioxidativen Eigenschaften. Die Flavanole des Kakao zählen bei den Polyphenolen zur Unterkategorie der Flavonoide, und ihre gesundheitlichen Wirkungen wurden gründlich untersucht. Viele Studien am Menschen untersuchen bisher allerdings isolierte Kakaobestandteile, obwohl der Genuss der ganzen Bohne am gesündesten ist.

Gesundes Herz

Wissen Sie, wie die unglaublichen Vorzüge von Kakao entdeckt wurden? Ende des 20. Jahrhunderts fragten Forscher sich, warum die Menschen auf einer kleinen Insel vor Panama so wenig Herzprobleme hatten, die in Panama sehr verbreitet waren. Als sie die Insel aufsuchten, stellten sie fest, dass die dort lebenden Kuna täglich etliche Tassen eines Kakaogetränks zu sich nahmen. Bei der späteren Untersuchung der Proben stellte sich heraus, dass Kakao extrem viele Flavonoide und Antioxidanzien enthält, die das Herz schützen.

Seitdem wurden zu Kakao zahllose Studien mit aufsehenerregenden Ergebnissen durchgeführt. In seinem Buch »Heilende Gewürze« schreibt Bharat Aggarwal hierzu: »Immer mehr Studien belegen: Die Flavanole aus dem Kakao können die Zellschädigenden freien Radikale ›entwaffnen‹, Zellwände und DNA schützen, die Bildung von Ablagerungen in Arterien verhindern, die Durchblutung des Herzens verbessern, hohen Blutdruck senken und die Bildung von Blutgerinnseln, die zu einem Herzinfarkt oder Schlaganfall führen können, verhindern.« Studien ergaben insbesondere, dass dunkle Schokolade Bluthochdruck senken, das schüt-

zende HDL-Cholesterin erhöhen und sogar die Insulinsensitivität verbessern kann, was das Diabetesrisiko senkt.

Nachdem viele In-vitro-Studien die Fähigkeit des Kakaos belegen, Entzündungsreaktionen, die zu Herzinsuffizienz und anderen chronischen Gesundheitsproblemen führen können, zu reduzieren, werden zur Bestätigung längst sorgfältig konzipierte klinische Studien am Menschen gefordert. Kakaokonsum für die Gesundheit? An dieser Studie würde ich gern selbst teilnehmen!

Ausgeglichenheit

Schokoladenliebhaber dürften aus eigener Erfahrung wissen, dass Kakao die Stimmung hebt. Diese schwer greifbare Wirkung wird seit Jahrzehnten mit unterschiedlichen Ergebnissen erforscht. Eine Metaanalyse der Literatur kam zu dem Ergebnis, dass die Stimmung am ehesten vom Genuss echter Schokolade profitiert, weniger von Einzelbestandteilen wie Theobromin, Koffein, Kohlenhydraten oder den Kakaoflavonoiden. Viele Studien am Menschen setzen bisher leider eher auf isolierte Bestandteile anstatt auf die ganze Kakaobohne.

Gehirn

Kakao hebt nicht nur die Laune, sondern verbessert auch die kognitive Funktion (eine Kombination aus Wachsamkeit, Gedächtnis und Aufmerksamkeitsspanne). In einer Studie an älteren Patienten profitierten kognitive Funktion und Blutdruck von Kakao. Das lag vermutlich an einer verbesserten Insulinsensitivität, womit Kakao überraschenderweise zum Verbündeten gegen Insulinresistenz und Diabetes wird.

Eine weitere Studie prüfte Kakaoflavanole bei jungen Menschen. Hier verbesserte sich nicht nur die kognitive Wirkung, sondern auch das Sehvermögen. Eine mögliche Erklärung wäre

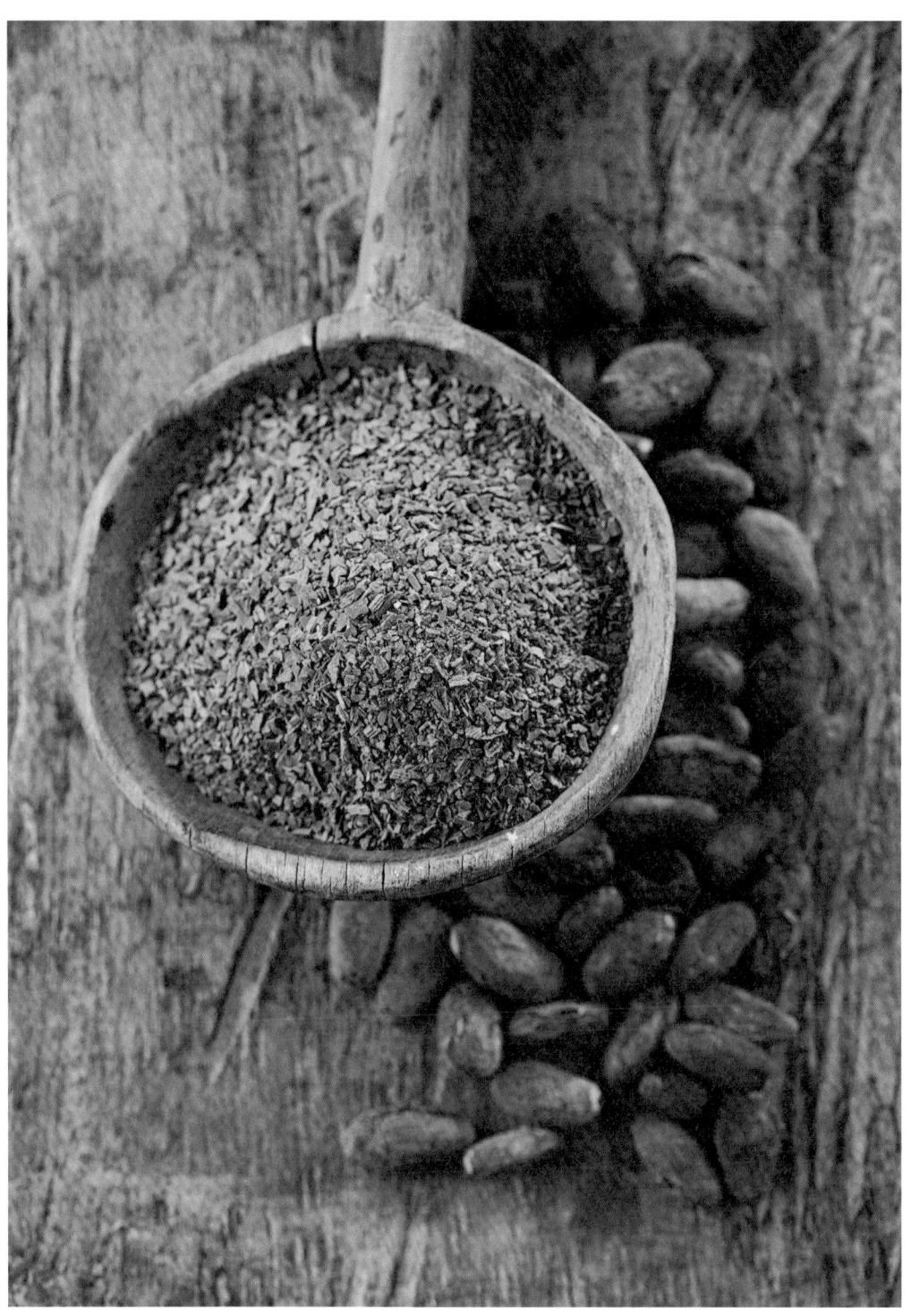

laut den Autoren eine verbesserte Blutversorgung des Gehirns.

Erschöpfung

Sogar bei chronischem Müdigkeitssyndrom (Fatigue) kann Kakao helfen. In einer Doppelblindstudie wurden zehn Teilnehmer mit schwerer chronischer Müdigkeit gebeten, ihre Symptome anhand eines Fragebogens einzustufen. Die eine Hälfte bekam dann acht Wochen lang polyphenolreiche Schokolade, die andere polyphenolarme Schokolade. Nach acht Wochen meldeten diejenigen mit der polyphenolreichen Schokolade signifikante Verbesserungen ihrer Symptome sowie weniger Angst.

Kakao anwenden

Aber halt! Ehe wir nach dem günstigen Schokoladenriegel greifen, sollten wir bedenken: Die beliebtesten Marken enthalten zu viel Zucker und nicht annähernd ausreichend Kakao, um die Gesundheit zu unterstützen. Für diesen Zweck empfiehlt sich dunkle Schokolade mit mindestens 70 Prozent Kakaoanteil. Der Kakaoanteil ist immer bei den Inhaltsstoffen angegeben oder steht prominent auf der Packung. Wer sich mit dunkler Schokolade nicht anfreunden kann, sollte den Kakaoanteil langsam steigern. Ich hatte anfangs auch Probleme, doch inzwischen bevorzuge ich Sorten mit mindestens 85 Prozent Kakao. Man muss sich vielleicht langsam herantasten, aber am Ende führt kein Weg daran vorbei.

Optimal ist 100-prozentiger Kakao ganz ohne Zucker. Dafür gibt es Kakaostückchen (»Nibs«), Kakaopulver und Riegel aus 100 Prozent Kakao. Wer seiner Gesundheit etwas Gutes tun will, sollte kein alkalisiertes Kakaopulver wählen, weil beim sogenannten Dutching Antioxidanzien verloren gehen.

Empfohlene Mengen

Individuell und je nach Produkt sind die optimalen Mengen unterschiedlich. Laut Aussage der EU-Kommission profitiert das Herz gesundheitlich von 2,5 Gramm flavanolreichem Kakaopulver oder zehn Gramm flavanolreicher Schokolade.

BITTE BEACHTEN
Manche Menschen vertragen Kakao nicht gut, weil sie auf die leichten Stimulanzien darin – Theobromin und Koffein – empfindlich reagieren.

Aus gesundheitlicher Sicht sollten Sie dunkles Kakaopulver oder aber Produkte mit hohem Kakaoanteil und wenig Zucker wählen.

Auch die Herkunft der Schokolade ist zu beachten. Informieren Sie sich ruhig über Ihre Marken. Nicht alle Hersteller verzichten bewusst auf Lieferanten, bei denen Kinderarbeit und andere ungerechte Arbeitsbedingungen üblich sind. Wenn nicht ausdrücklich »aus biologischem Anbau« auf dem Etikett steht, können Sie davon ausgehen, dass auf den Plantagen diverse Pestizide zum Einsatz kommen. Schokolade, die für uns und die Welt gesund ist, sollte aus Bioanbau und aus fairem Handel stammen.

Schokoladen-Erdbeer-Pudding

Für etwa 750 ml

— 30 g Backschokolade, 100 % Kakao, ungesüßt
— 4 EL Kakaopulver, ungesüßt
— 4 EL Honig
— 180 ml Kokosmilch, vollfett
— 1 TL Vanilleextrakt
— ⅛ TL Salz
— ½ TL Zimt, gemahlen
— 2 sehr reife Avocados, geschält und entsteint
— 70 g Erdbeeren, geputzt, gewürfelt

◆ Einen Wasserbadtopf mit einigen Zentimetern Wasser füllen. Die Backschokolade im oberen Teil schmelzen. Danach vom Herd nehmen.

◆ Kakaopulver, Honig, Kokosmilch, Vanilleextrakt, Salz und Kardamom hinzufügen und alles verrühren.

◆ Die Schokoladenmischung mit den Avocados und den Erdbeeren in eine Küchenmaschine mit Messereinsatz füllen und alles gleichmäßig pürieren.

◆ 2–3 Std. kalt stellen und innerhalb von 24 Std. verzehren.

Dieses leichte Dessert verwöhnt mit frischen Erdbeeren. Die Avocados steuern die cremige Note bei, ohne von dem köstlichen Schokoladengeschmack abzulenken.

Heiße Schokolade

Für 500 ml (2 Tassen)

— 4 EL Kakaopulver (100 %)
— 1 TL Zimt, gemahlen
— 2 EL Butter oder Kokosöl
— 1 EL Vanilleextrakt
— 1 EL Honig (auf Wunsch)

◆ ½ l Wasser in einem mittelgroßen Topf auf hoher Stufe erhitzen. Sobald das Wasser heiß ist (aber nicht kocht), das Kakaopulver und den Zimt hineinrühren.

◆ Wenn alles sich gut verbunden hat, das Kakaowasser vom Herd nehmen. Die Butter, den Vanilleextrakt und den Honig hinzufügen und rühren, bis Butter und Honig geschmolzen sind.

◆ Die Flüssigkeit in einen Standmixer umfüllen. Den Deckel nur locker schließen, damit Dampf entweichen kann, und auf hoher Stufe 30 Sek. aufschlagen.

◆ Auf zwei Tassen verteilen und sofort genießen.

HINTERGRUND Während ich dies schreibe, ist es draußen trüb und grau und ich höre die Regentropfen auf das Dach prasseln. So ein Tag schreit geradezu nach einer köstlichen heißen Schokolade.
Dieses Rezept hat nichts mit den Anrührpulvern zu tun, die wir aus der Kindheit kennen. Es ist ein schaumig dunkler, unvergleichlicher Luxus für den erwachsenen Gaumen. Wer mit dunkler Schokolade weniger vertraut ist, kann zunächst auch je zur Hälfte Kakaopulver und klassisches alkalisiertes Kakaopulver verwenden.

Kardamom-Schokomousse-Kuchen

Für 1 Kuchen (16 kleine oder 8 große Stücke)

— 240 g Zartbitterschokolade
— 5 EL Kokosöl
— 8 EL Honig (150 g)
— 55 g Kakaopulver (plus etwas zum Garnieren)
— 1 Dose Kokosmilch (400 ml)
— 2 Eier
— 1 EL Kardamom, gemahlen
— 2 EL Vanilleextrakt
— gehobelte Mandeln zum Garnieren (auf Wunsch)

◆ Den Backofen auf 175 °C vorheizen.
◆ In den unteren Teil eines Wasserbadtopfes einige Zentimeter Wasser füllen. Im oberen Teil die Schokolade und das Öl zerlassen.
◆ Sobald beides geschmolzen ist, vom Herd nehmen. Den Honig und das Kakaopulver hinzufügen und gut verrühren.
◆ Die Kokosmilch hinzufügen und gründlich verrühren.
◆ Die Eier in einer kleinen Schüssel aufschlagen und mit dem Kardamom und dem Vanilleextrakt in die Schokoladenmischung geben. Gut verrühren.
◆ Die ganze Mischung in eine leicht geölte Kuchenform von 22 Zentimeter Durchmesser geben.
◆ Im Ofen 30 Min. backen. Der Kuchen ist gar, wenn die Oberfläche reißt, die Mitte aber noch weich und nachgiebig ist.
◆ Über Nacht abkühlen lassen.
◆ Vor dem Servieren auf Wunsch mit Mandelblättchen und Kakao bestreuen.

HINTERGRUND Schokoladenfans werden diesen ungeheuer schokoladigen Kuchen lieben. Jeder Bissen zergeht im Mund, und der Kardamom belebt dabei die Sinne. Dieses Rezept bringen wir gern zu einer Einladung mit und wurden unzählige Male nach dem Rezept gefragt. Wenn Sie keinen speziellen Wasserbadtopf haben, können Sie einen Topf mit ein paar Zentimetern Wasser füllen und eine gut abschließende Schüssel daraufstellen.

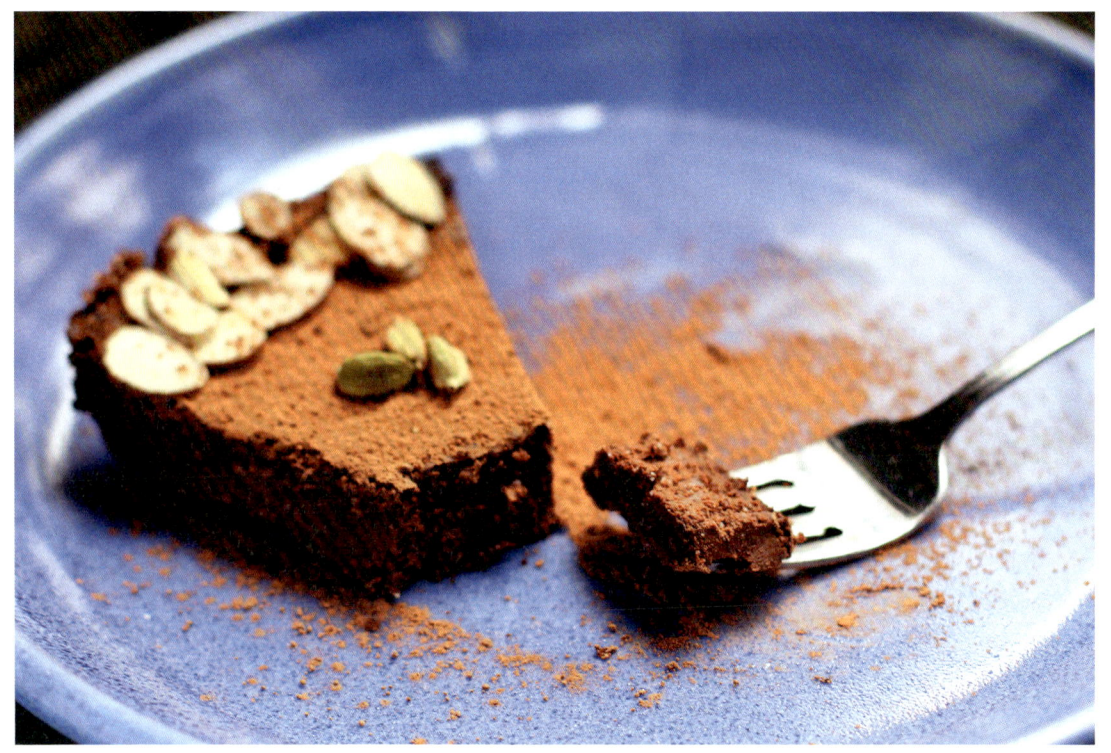

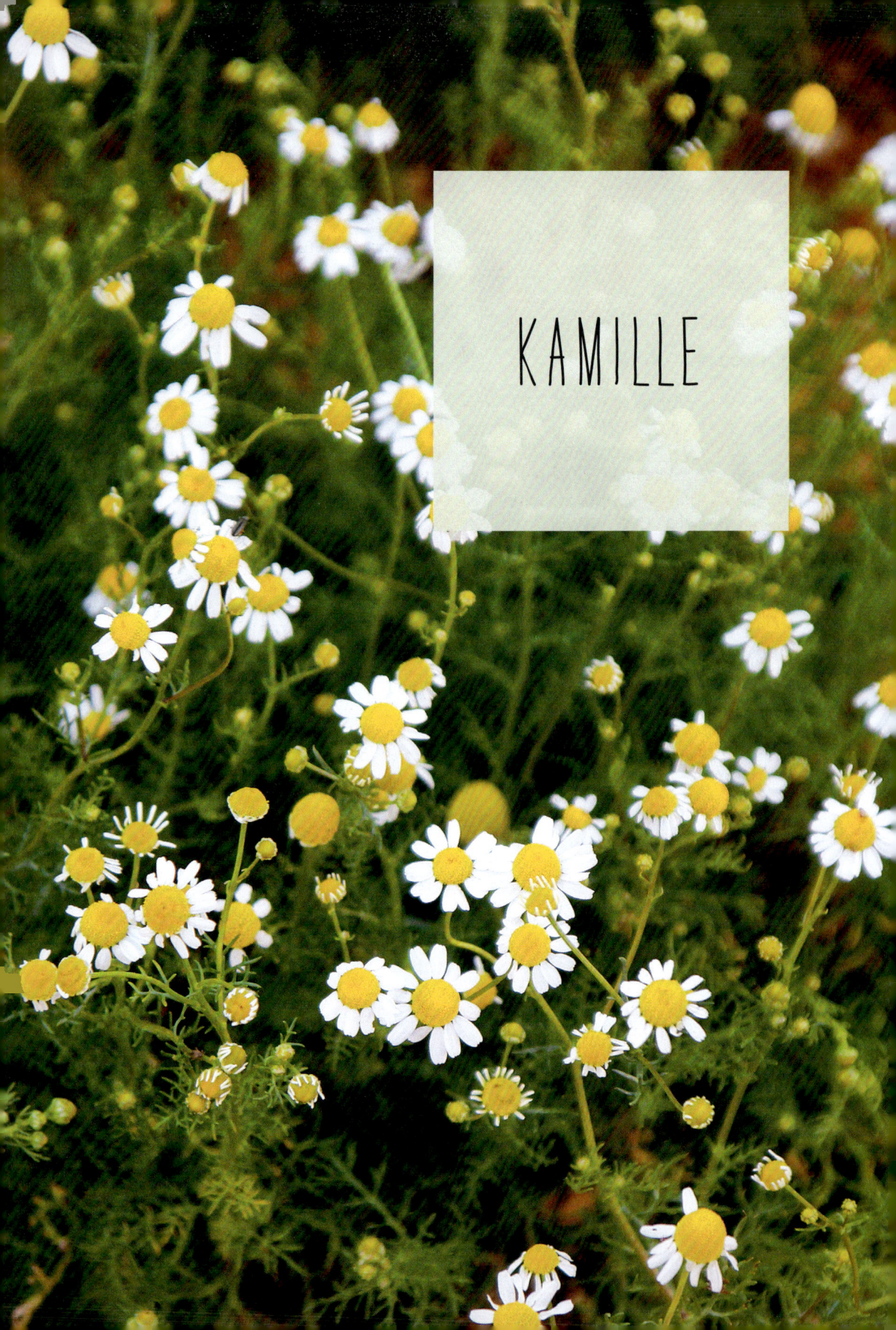

KAMILLE

Matricaria chamomilla

Familie: Asteraceae

Verwendete Teile: Blüten

Energetik: leicht kühlend, trocknend

Geschmack: bitter

Eigenschaften: aromatisch, entspannendes Nerventonikum, verdauungsfördernd, entspannendes Schwitzmittel, leicht beruhigend, krampflösend, fördert die Wundheilung, entzündungshemmend

Verwendung: Reizbarkeit, Unruhe, Schlafstörungen, Magenbeschwerden und Übelkeit, Blähungen, Fieber, Erkältung, Grippe, Zahnen, Kolik, äußerlich bei Verbrennungen, Ausschlag und Bindehautentzündung

Zubereitung: Tee, Tinktur, essenzielles Öl, in Öl eingelegt, Blütenwasser, Dampfbad

Meine erste Einführung in die Kräuterheilkunde vermittelte vielleicht einst Peter Hase aus den Geschichten von Beatrix Potter. Eines Tages schleicht er sich heimlich in den Garten von Herrn Gregor, wo er sich durch all das frische Gemüse futtert. Der wütende Bauer entdeckt Peter und jagt ihn durch den Garten. Der Hase entwischt gerade so eben, verliert dabei jedoch Jacke und Schuhe. Nach diesem aufregenden Tag geht es ihm schlecht, weshalb ihn seine Mutter ins Bett steckt und ihm Kamillentee verabreicht. Als Kind hatte ich einen Teller mit dieser Szene und sehe bis heute Peters Hasenohren unter der Decke hervorragen, während seine Mutter mit dem Tee bereitsteht.

Peters Mutter war viel klüger als ich. Jahrelang hielt ich Kamille für mild und somit auch schwach. Wenn sie schon für Kinder geeignet war (wie Peter Hase), konnte sie Erwachsenen bei ernsteren Problemen wohl kaum helfen. Doch das ist das zauberhafte Geheimnis der Kamille. Wie die Kräuterexpertin Rosemary Gladstar es so schön ausdrückt: »Kamille demonstriert, dass auch Sanftheit zum Ziel führen kann.«

Kamille zählt zur Familie der Korbblütler (Asternartige) und erinnert äußerlich an Margeriten. Jedes Blütenköpfchen besteht in Wahrheit aus vielen kleinen Blüten, in der Mitte gelb (Röhrenblüten) und außen weiß (Zungenblüten). Heimisch ist die Echte Kamille in Süd- und Osteuropa, hat sich jedoch über Gärten und als typische Pionierpflanze auf nährstoffreichem Ackerland, aber auch auf Brachflächen über die ganze Welt und im Gebirge bis ungefähr an die Waldgrenze ausgebreitet.

Schon in der Steinzeit wurde die Kamille vom Homo sapiens und vom Neandertaler verwendet. Bei der Analyse von Zahnstein von Neandertalern, die vor 50 000 Jahren lebten, fand man Hinweise, dass sie Kamille (und Schafgarbe) aßen. Solche bitteren, eher nährstoffarmen Pflanzen wurden vermutlich nur zur Selbstmedikation verzehrt.

> »Kamille ist im Westen die wohl meistverwendete entspannende Heilpflanze [und] zudem bei allen angst- und stressbedingten Beschwerden unbedenklich.«

Kamillenarten

Unter »Kamille« versteht man in der Regel zwei Arten, die Echte Kamille (Matricaria chamomilla) und die Römische Kamille (Chamaemelum nobile). Beide haben viel gemeinsam, aber auch klare Unterschiede. In diesem Kapitel geht es um Echte Kamille.

Medizinische Eigenschaften und Energetik von Kamille

Eine Tasse Kamillentee ist wie eine liebevolle Umarmung. Nach einem stressigen Tag verhilft sie zum Abschalten, lindert Schmerzen infolge von Verspannungen und Muskelkrämpfen und dämpft insbesondere Entzündungsreaktionen. Wohl das Beste an Kamille ist, dass sie auf sanfte Weise große Erleichterung verschafft. Man kann sie häufig verwenden, ob als Tee, als Massageöl oder als Tinktur. Und weil sie so sanft und wirksam ist, ist sie für Kinder wie Erwachsene gleichermaßen geeignet.

Eltern fragen mich häufig, welches Heilkraut sie für Kinder unbedingt im Haus haben sollten. Meine Antwort lautet normalerweise: Kamille. Sie beruhigt die Nerven, fördert den Schlaf, hilft bei Verdauungsproblemen und sogar bei diversen Symptomen im Zusammenhang mit einer Erkältung oder Grippe. Zum Beispiel entspannt Kamille verkrampfte Muskeln und kann damit auch bei Krampfhusten oder verengten Atemwegen Linderung bringen. Solche Symptome entstehen mitunter bei trockenen Schleimhäuten oder einer Bronchitis. Greifen Sie dann zu Kamille, eventuell in Kombination mit Linde (Tilia cordata) und Süßholz (Glycyrrhiza glabra).

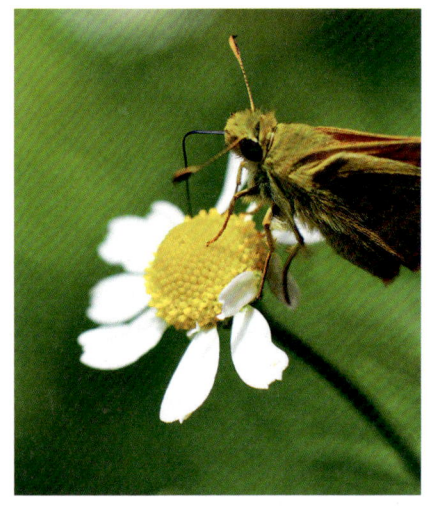

Angst und Schlafstörungen

Dass Kamille bei Sorgen, Angst und Nervosität beruhigen kann, ist in der Kräuterheilkunde wohlbekannt. Ihr Name Matricaria leitet sich vom lateinischen Wort für »Mutter« ab – vielleicht weil sie für Mütter so hilfreich ist oder weil eine Tasse Kamillentee das Gefühl von liebevollem, mütterlichem Trost vermittelt. Kräuterheiler sagen gern, dass Kamille gut ist für jammernde Kinder oder für Erwachsene, die sich wie jammernde Kinder verhalten. Ich gebe zu, dass ich solche Tage kenne. Dann ist Kamille genau das Richtige für mich.

Eine Tasse starker Kamillentee beruhigt strapazierte Nerven und tut daher nach einem harten Tag oder vor einer schwierigen Situation sehr gut. Ich frage mich oft, ob Reisen nicht viel angenehmer wäre, wenn jeder am Terminal anstelle eines Kaffees einen Kamillentee trinken würde.

Heilkräuterkundige verlassen sich seit Jahrhunderten auf die entspannenden Eigenschaften der Kamille, und diese traditionelle Verwendung ist inzwischen wissenschaftlich bestätigt. In einer explorativen Studie stellten die Autoren fest, dass Kamille bereits in der relativ geringen Dosis von 220 Milligramm sowohl Depressionen wie auch Angst beim Menschen besser lindern konnte als ein Placebo. Eine andere klinische Studie kam zu dem Ergebnis, dass Kamille bei Menschen mit allgemeiner Angststörung leichte bis mäßige Angst linderte.

Sie verhilft auch zu tiefem, ruhigem Schlaf. Kamille kommt mir gleich in den Sinn, wenn jemand wegen Anspannung oder Angst nicht schlafen kann. In diesem Fall sollte man mindestens eine Stunde vor dem Schlafengehen einen Kamillentee trinken (damit später nicht die Blase drückt) oder die Tinktur verwenden.

Schmerzlinderung

Kamille ist ein krampflösendes Mittel, das Muskelspannungen entgegenwirkt. Deshalb kann sie Schmerzen durch Verspannungen oder Krämpfe lindern. Ich liebe besonders ihre Wirkung auf Menstruationskrämpfe und Schmerzen durch Magen-Darm-Krämpfe. Kamillentinktur oder ein starker Kamillentee lassen sowohl die Schmerzen rasch zurückgehen als auch die Ängste und Sorgen, die damit einhergehen.

Kamille kann jedoch nicht nur Schmerzen stillen, sondern auch andere häufige Beschwerden des prämenstruellen Syndroms (PMS). In einer klinischen Studie wurde bei Frauen mit PMS-Symptomen die Wirkung nichtsteroidaler Entzündungshemmer (NSAR) mit der von Kamille verglichen. Nach zwei Monaten waren die Schmerzen bei denen, die Kamille bekamen, ähnlich zurückgegangen wie bei denen, die Schmerzmittel nahmen, aber in der Kamillegruppe traten obendrein signifikant weniger emotionale Symptome auf.

Auch Schulterverspannungen, die zu Nacken- und Kopfschmerzen führen, sind ein verbreitetes Problem. Eine Tasse Kamillentee in Kombination mit einer Nackenmassage mit Kamillenöl entspannt Muskeln und Geist glei-

chermaßen und verhilft dazu, von innen heraus abzuschalten.

Wundheilung

Kamille reguliert die Entzündungsreaktion und wirkt leicht antimikrobiell. Damit ist sie bei Entzündungsgefahr von Wunden, Verbrennungen oder Ausschlägen oft die richtige Wahl. Im Idealfall verwendet man äußerlich Kamillenöl oder wäscht die Wunde mit Kamillentee und nimmt parallel dazu innerlich den Tee oder die Tinktur.

Einige eindrucksvolle Studien konnten belegen, dass Kamille wirklich entzündungshemmend wirkt. In einem Fall bekamen Patienten mit Phlebitis (entzündeten Venen) infolge einer intravenösen Chemotherapie begleitend Kamille. Bei denjenigen, die eine 2,5-prozentige oder fünfprozentige Lösung erhielten, klang die Venenentzündung signifikant schneller ab als bei der Kontrollgruppe. In dieser Studie gab es auch keinerlei unerwünschte Wirkungen, was wieder einmal bestätigt, dass Kamille ebenso wirkungsvoll wie sicher ist.

Eine andere Studie vergleicht bei Juckreiz und anderen Beschwerden im Zusammenhang mit Hautläsionen bei Stomapatienten (ein Stoma ist ein künstlicher Ausgang im Bauchraum, über den Stuhl oder Urin den Körper verlassen können) die äußerliche Anwendung von Kamillenkompressen mit der Wirkung von Hydrocortison-Creme. Die Teilnehmer erhielten entweder eine einprozentige Hydrocortison-Creme oder sollten zweimal täglich Kamillenkompressen auflegen. Diejenigen, die Kompressen benutzten, wiesen eine signifikant rasche Heilung und deutlich weniger Schmerzen und Juckreiz auf als diejenigen mit der Steroidcreme. Die Autoren gehen davon aus, dass der Einsatz von Kamille anstelle von Steroidcreme schwerwiegende Nebenwirkungen einer äußerlichen Steroidanwendung wie das Dünnerwerden der Haut verhindert.

Hilfreich ist Kamille auch bei der Behandlung von Zahnfleischbluten infolge von Parodontose. Entzündetes Zahnfleisch ist letztlich eine infizierte Wunde im Mundraum, doch die Auswirkungen beschränken sich nicht auf den Mund. Häufig besteht ein Bezug zu entzündlich bedingten Herzproblemen. In einer interessanten Studie wurde die Wirksamkeit einer Mundspülung mit Kamille gegen Zahnfleischbluten mit der von desinfizierendem Chlorhexidin verglichen. Dabei zeigte sich, dass die Mundspülung ähnliche desinfizierende und entzündungshemmende Eigenschaften aufwies wie das frei verkäufliche, pharmazeutische Mittel.

Verdauungsbeschwerden

Kamille ist das perfekte Heilkraut für diverse Verdauungsbeschwerden. Wie wir bereits wissen, wirkt sie stark entzündungshemmend und empfiehlt sich daher für entzündlich bedingte Erkrankungen wie Morbus Crohn, Durchfall, Magengeschwüre und Reizzustände infolge von Lebensmittelunverträglichkeiten.

Kamille lindert nicht nur erhebliche Verdauungsbeschwerden bei Erwachsenen, sondern verschafft auch Kindern auf sanfte Weise Erleichterung und wird daher gern bei Koliken und Durchfall eingesetzt. In einer Studie aus dem Jahr 2006 erhielten Kinder zwischen sechs Monaten und sechs Jahren entweder Kamille mit Apfelpektin oder ein Placebo. Die Symptome der Kinder, die Kamille und Apfelpektin bekamen, verbesserten sich im Vergleich zur Placebogruppe signifikant.

Zu Bestform läuft Kamille auf, wenn es um Verdauungsprobleme aufgrund von Angst und Sorgen geht, um schmerzhafte Bauchkrämpfe oder um entzündungsbedingte Magen-Darm-Beschwerden. Eine Tasse starker Kamillentee vor dem Essen kann durch seine bittere Note den gesunden Appetit anregen. Nach dem Essen lindert Kamillentee Verdauungsbeschwerden wie Aufstoßen, Sodbrennen, Blähungen und Darmkrämpfe.

Fieber und Infektionen

Zu den lästigsten Symptomen einer Erkältung oder Grippe zählt der Schnupfen. Eine verstopfte Nase, nicht richtig atmen können oder gereizte Nebenhöhlen – all das kann den Geruchssinn und den Appetit beeinträchtigen. So geht es einem rundum schlecht. Unbehandelt kann sich daraus eine Nebenhöhlenentzündung entwickeln. Ein Dampfbad mit Kamille kann die Nebenhöhlen öffnen. So läuft der Schleim besser ab, und die Entzündung geht zurück.

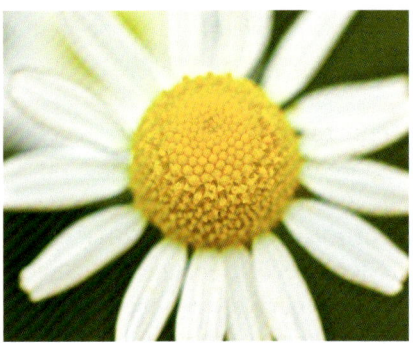

Fieber ist bei einem grippalen Infekt oder einer Grippe besonders unangenehm und erschreckend. In der Naturheilkunde gilt Fieber allerdings als hilfreiche Reaktion des Immunsystems, und es sollte in den meisten Fällen nicht künstlich gesenkt werden. Wenn der Patient jedoch heiß und unruhig ist und sich sehr unwohlfühlt, kann Kamille zur Entspannung beitragen, einen heilsamen Schlaf fördern und Trost spenden.

Auch eine Bindehautentzündung oder ein rotes Auge lassen sich mit Kamille gut behandeln. Das habe ich schon mehrfach selbst erfahren.

Am eindrucksvollsten war ein Erlebnis vor einigen Jahren, als ich meine erste Kräuterkonferenz abhielt. Am ersten Unterrichtstag war mein Auge beim Aufwachen ein triefender Anblick des Jammers. Ich bekam es kaum auf, und als es mir endlich gelang, war es unglaublich rot und entzündet. Zum Glück hatte ich noch einige Stunden Zeit und etliche Beutel Kamillentee in meinem Erste-Hilfe-Päckchen. Also tauchte ich einen Beutel in warmes Wasser und legte ihn eine halbe Stunde auf mein Auge. Nach einer kurzen Pause wiederholte ich die Prozedur mit einem frischen Teebeutel. Als ich schließlich vor meinen Schülern stand, war mein Auge schon fast wieder normal. Ich habe die Behandlung an diesem Tag noch einige Male wiederholt, und am Folgetag waren alle Symptome verschwunden.

Kamille anwenden

Fast jeder hat wohl schon einmal einen Beutel Kamillentee eine Weile in heißem Wasser ziehen lassen und dann den leicht süßlichen Tee geschlürft. Das tut zwar gut, doch um Angst, Schlafstörungen, Schmerzen, Entzündungen sowie Erkältung und Grippe nachhaltig zu lindern, brauchen wir stärkere, bitterere Zubereitungen.

Anstelle von Teebeuteln empfehle ich bei Kamillentee lose Ware. Damit wird die Zubereitung eines starken Aufgusses auch preiswerter. Zudem bekommt man beim Kauf größerer Mengen ein Qualitätsprodukt mit intensivem Aroma. Kamille ist glücklicherweise lange haltbar und kann bei kühler, dunkler Lagerung mehrere Jahre ihre Wirkung behalten.

Für ein Dampfbad bei Schnupfen oder Nebenhöhlenentzündung geben Sie mehrere Handvoll Kamillenblüten in eine Schüssel, übergießen diese mit ein bis zwei Litern frisch gekochtem Wasser und rühren gut um, damit die Blüten einweichen. Beugen Sie nun das Gesicht über die Schüssel und legen Sie ein Handtuch über den Kopf und die Schüssel, damit der Dampf sich darunter fängt. Tief einatmen. Das Dampfbad darf so lange dauern, wie Sie mögen, und Sie dürfen zwischendurch gern mehr heißes Wasser nachgießen.

Empfohlene Mengen

Kleine Mengen Kamille und eine kurze Ziehzeit ergeben einen wohlschmeckenden Tee. Wenn eine medizinische Wirkung erwünscht ist, hilft ein kräftigerer Tee mit mehr Bitterstoffen besser.

Therapeutische Mengen für Kamille sind:
— ALS TEE: 9 bis 15 g pro Tag
— ALS TINKTUR (getrocknete Blüten): 1:5, 40 % Alkohol, 3-mal täglich

BITTE BEACHTEN Kamille gilt als grundsätzlich unbedenklich. Manche Menschen, die empfindlich auf Korbblütler (Asteraceae) reagieren, reagieren allerdings mitunter auch auf Kamille.

Kamillenspülung für die Augen

Für 250 ml
— 250 ml destilliertes Wasser
— ½ TL Salz (Meersalz oder reines Salz ohne Zusätze)
— 2 EL Kamillenblüten, getrocknet

◆ Wasser und Salz in einen Topf geben. Aufkochen und dabei gelegentlich umrühren, bis das Salz sich aufgelöst hat. 5 Min. kochen lassen, dann die Hitzezufuhr abstellen.
◆ Die Kamille hinzufügen und zugedeckt 10 Min. ziehen lassen. Durch mehrere Lagen Seihtuch oder einen Kaffeefilter gießen, aber das Tuch zum Schluss nicht ausdrücken. Es ist wichtig, dass keine Kamillenpartikel in der Flüssigkeit sind, die das Auge reizen könnten.
◆ Die Lösung in einem Glasgefäß mit Tülle oder Ausgießer abkühlen lassen.
◆ Wenn sie nur noch leicht warm ist, eine sterile Augenwanne etwa zur Hälfte füllen. Neigen Sie den Kopf nach vorne und setzen Sie die Augenwanne direkt an das Auge. Dann den Kopf mitsamt der aufgesetzten Wanne (festhalten!) nach hinten legen und mehrfach blinzeln, damit das Auge wirklich gespült wird. Das Auge schließen, aber die Wanne noch 1 bis 2 Min. darüber lassen. (Bei Bedarf mit dem anderen Auge wiederholen.)

HINTERGRUND Diese einfache Kochsalzlösung hilft bei gereizten Augen oder Schleimhäuten und ist deutlich sanfter als reines Wasser.

Zur Anwendung benötigt man eine Augenbadewanne und ein Seihtuch oder einen Kaffeefilter. Augenbadewannen sind extra für die Behandlung von Augenentzündungen gefertigt. Man bekommt sie beispielsweise in der Apotheke.

Alles, was Sie verwenden, sollte möglichst keimfrei sein. Waschen Sie die Geräte mit heißem Seifenwasser aus oder kochen Sie sie vor dem Gebrauch ab. Bei entzündeten Augen sollten Sie nach der Behandlung des einen Auges und vor Behandlung des zweiten Auges die Augenwanne sterilisieren, damit die Infektion nicht vom einen auf das andere Auge übergreift.

Diese Augenspülung können Sie im Tagesverlauf immer wieder verwenden. Zur Vermeidung von Kontaminationen sollte sie allerdings täglich frisch hergestellt werden.

TIPP Diese Spülung sollte man nur mit destilliertem Wasser zubereiten. Leitungswasser kann Chlor, Fluor und andere Chemikalien enthalten, die das Auge reizen können.

Kamillentee mit Rose und Vanille

Für 375 ml

— 1 EL Kamillenblüten, getrocknet

— 1½ TL Haferstroh (Avena sativa)

— 1½ TL Rosenblütenblätter

— 1 Fingerbreit Vanilleschote, fein gehackt

— Honig (auf Wunsch)

◆ 375 ml Wasser zum Kochen bringen. Die Kräuter 15 Min. im frisch abgekochtem Wasser ziehen lassen, dann abgießen.

◆ Nach Geschmack mit Honig süßen.

HINTERGRUND Diese beruhigende Teemischung tut nach dem Essen richtig gut. Meine Testtrinkerin Cathy Izzi beschrieb sie wie einen guten Wein: weich, vollmundig und nicht übermäßig blumig mit einem sehr ansprechenden, tröstlichen Geschmack. Die Vanilleschote rundet den Tee ihr zufolge angenehm zart ab.

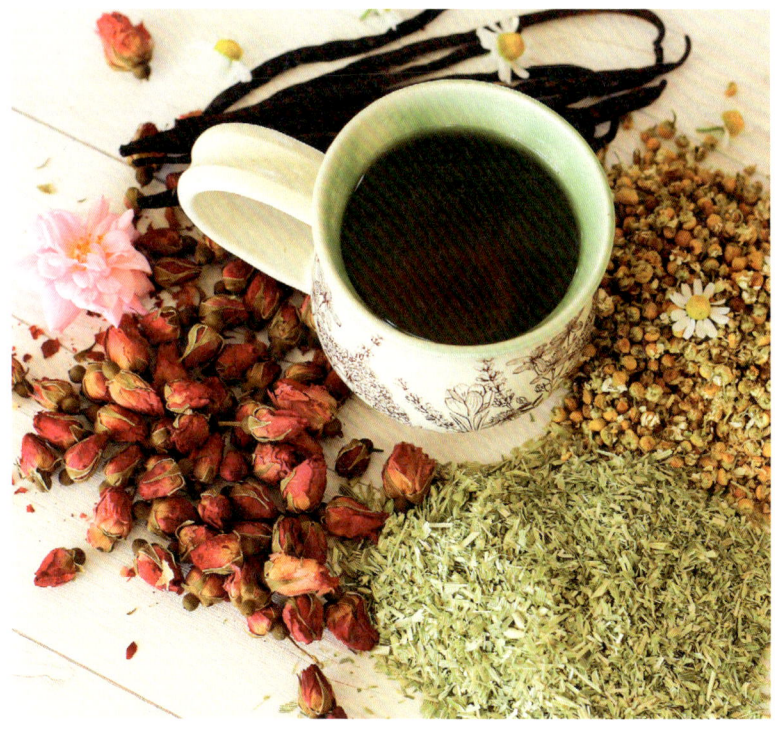

Kamilleneis

Für 6 kleine Portionen à 90 ml
— 2 EL Kamillenblüten, getrocknet
— 1 EL Hibiskusblüten, getrocknet
— etwa 3 bis 4 EL Honig
— 1 Prise Salz
— 1 EL Zitronensaft
— 250 g Naturjoghurt

◆ 300 ml Wasser aufkochen. Kamille und Hibiskus in eine große Tasse geben, mit dem heißen Wasser übergießen und 10 Min. ziehen lassen.

◆ Den Tee durch ein Sieb in eine kleine Schüssel gießen und mit Honig abschmecken, solange er noch heiß ist. Gut umrühren, damit der Honig sich mit dem Tee verbindet. Da Sie hinterher Joghurt hinzufügen, darf es ruhig etwas süßer sein.

◆ Das Salz und den Zitronensaft hinzufügen. Gut umrühren. Die Mischung etwa 5 Min. abkühlen lassen.

◆ Den Joghurt hinzufügen und gut unterrühren.

◆ Die Mischung in Eisformen oder Papierförmchen füllen und Holzstiele in die Mitte stecken. Im Tiefkühlschrank gefrieren lassen. Das dauert ein paar Stunden.

◆ Am besten schmeckt das Eis, wenn es innerhalb einer Woche gegessen wird, bevor Gefrierbrand einsetzt.

HINTERGRUND Eis am Stiel ist an heißen Sommertagen stets begehrt und mit Kamille für Kinder aller Altersgruppen zudem eine wunderbare Medizin. Dieses Rezept soll erhitzten Kindern nach dem Toben im Freien Elektrolyte und Flüssigkeit verschaffen, hilft aber auch während der Genesung von einer Verdauungsstörung wie Durchfall, Bauchweh oder Erbrechen. Sie brauchen dafür passende Eisformen aus Papier oder Kunststoff und Holz- oder Kunststoffstiele.

TIPP Für Kinder unter zwei Jahren wegen Botulismusgefahr bitte Zucker statt Honig verwenden.

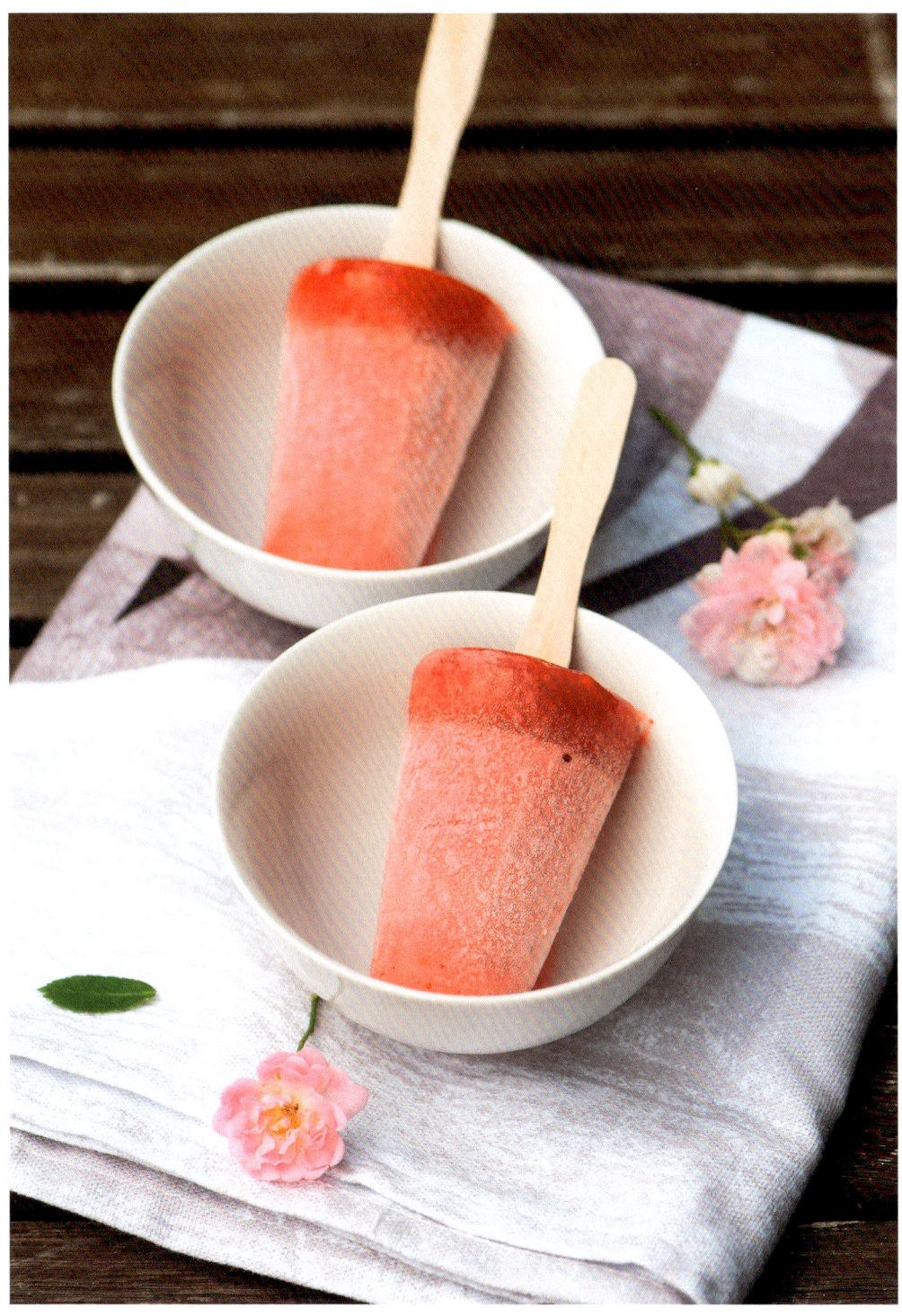

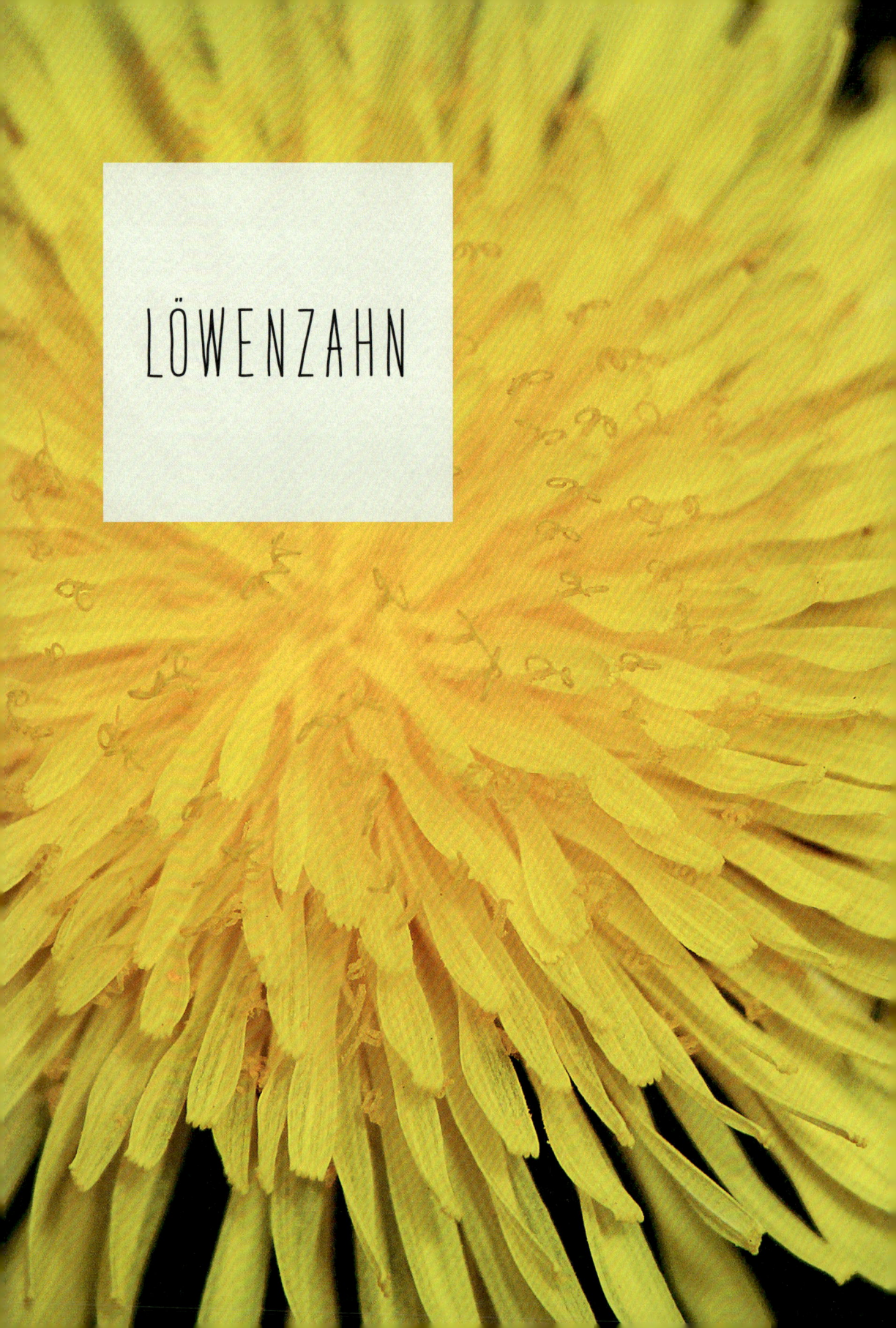

LÖWENZAHN

Taraxacum officinalis

Familie: Asteraceae

Verwendete Teile: Wurzel, Blätter, Blüten

Energetik: kühlend, trocknend

Geschmack: bitter (Blätter); bitter, süß (Wurzel)

Eigenschaften (Blatt): entwässernd, alterativ, nährend, regt die Verdauung an, choleretisch

Eigenschaften (Wurzel): alterativ, nährend, cholagog

Verwendung: Verdauungsstörungen, Wassereinlagerungen, Nahrung, unreine Haut, Unterstützung der Leberfunktion

Zubereitung: Aufguss, Tinktur, Nahrung

Im Methow Valley, wo ich lebe, genieße ich den Frühling ganz besonders. Die gelben Blüten unserer einheimischen Bergsonnenblumen tauchen die Hänge in Gold, während mein Lieblingsunkraut den Rasen mit kleinen sonnengelben Tupfen übersät.

Es klingt vielleicht merkwürdig, ein Lieblingsunkraut zu haben, aber Löwenzahn ist so vielseitig, dass er sich wirklich dafür anbietet. Er ist eine großzügige Pflanze, denn alle Teile sind essbar oder medizinisch nutzbar. Und seine Samenkapseln wegzublasen beglückt Kinder wie Erwachsene (und manch einer wünscht sich dabei heimlich etwas).

Weil Löwenzahn so gut schmeckt und wirkt, wundert es mich sehr, dass so viele ihn ablehnen. Anstatt begeistert ans Ernten zu gehen, bekämpfen sie ihn mit giftiger Chemie! Viele solcher Herbizide sind krebserregend, vergiften Boden und Gewässer und töten zahllose Vögel und Bienen.

Woher kommt dieser Hass auf den Löwenzahn? Weil ein Rasen »ordentlich« sein soll? Weil Löwenzahn »ungepflegt« aussieht? Ist das Grund genug, unsere schöne Erde zu vergiften? Für mich ist es an der Zeit, den Krieg gegen den Löwenzahn zu beenden und lieber all die Vorzüge zu genießen, die er so freigiebig bereitstellt.

Löwenzahn ist derart ausbreitungsfreudig, dass man eigentlich nur weiß, dass er ursprünglich in Europa und Asien beheimatet war. Heutzutage wächst er auf der ganzen Welt, bevorzugt als Pionierpflanze auf sonnigem Brachland.

Angeblich wurde der bescheidene Löwenzahn absichtlich von europäischen Siedlern nach Nordamerika gebracht, die auf diese wichtige Nahrungs- und Medizinpflanze nicht verzichten wollten. In Europa ist er in vielen Ländern nach wie vor geschätzt. Aus den Blüten werden Gelee und Wein zubereitet, und mein französischer Mann hat glückliche Erinnerungen daran, wie er im Frühling mit seiner Mutter Löwenzahn als köstliche Salatzutat pflückte. In diesem Kapitel konzentrieren wir uns auf die therapeutische Anwendung der Wurzeln und Blätter.

> »Doch wie alle guten Rebellen lässt sich Löwenzahn nicht unterdrücken.«

Medizinische Eigenschaften und Energetik der Löwenzahnblätter

Löwenzahnblätter sind ein besonders nährstoffreiches grünes Gemüse. Die zarten Frühlingsblätter liefern jede Menge Vitamin C, Vitamin K_1, Kalium, Magnesium und Betakarotin. In Europa pflückt man vielerorts die frischen Frühlingsblätter zum Essen, nicht nur der Nährstoffe wegen, sondern auch wegen ihrer verdauungsfördernden Wirkung.

Gesunde Verdauung

Löwenzahnblätter haben einen angenehm bitteren Geschmack. Schon ein Bissen Bitteres regt die Ausschüttung diverser Verdauungssäfte an. Die vermehrte Speichelproduktion unterstützt den Abbau von Kohlenhydraten und die Erzeugung von Magensäften wie Salzsäure, die Proteine abbauen, sowie die Ausschüttung von Galle für die Fettzerlegung. Damit liefert Löwenzahn nicht nur selbst Nährstoffe, sondern unterstützt auch die Verdauung und Aufnahme diverser Nährstoffe aus der Nahrung.

Entwässerung

Ein zweites Anwendungsgebiet von Löwenzahnblättern ist die Entwässerung. In Frankreich heißt Löwenzahn treffend Pissenlit (wörtlich übersetzt: »Piss ins Bett«). Wer je vor dem Schlafengehen Löwenzahntee getrunken hat, weiß spätestens beim fünften Toilettengang der Nacht, was damit gemeint ist. In der Kräuterkunde werden Löwenzahnblätter traditionell zur Ausleitung überschüssiger Flüssigkeit oder Feuchtigkeit aus dem Körper eingesetzt, um Ödeme oder Bluthochdruck zu regulieren. Beim Verzehr der Blätter oder eines Tees daraus können Sie die harntreibende Wirkung an sich selbst beobachten.

Die Wirksamkeit von Löwenzahn als Diuretikum ist wissenschaftlich belegt. Die Blätter gelten als kaliumschonendes Entwässerungsmittel. Im Gegensatz zu vielen pharmazeutischen Diuretika ist Löwenzahn von Natur aus kaliumreich und fördert weder die Kaliumausscheidung noch Kaliummangel.

Medizinische Eigenschaften und Energetik der Löwenzahnwurzeln

Löwenzahnwurzeln unterstützen insbesondere die Leber, indem sie deren Funktion anregen und Entzündungen eindämmen. Heilkräuterspezialisten nutzen Löwenzahnwurzeln vor allem, um eine stagnierende oder träge Leber in Gang zu bringen. In der Naturheilkunde stehen Verdauungsträgheit, Hautausschläge wie Ekzem oder Akne und ein unausgewogener Hormonhaushalt wie bei Anspannung infolge

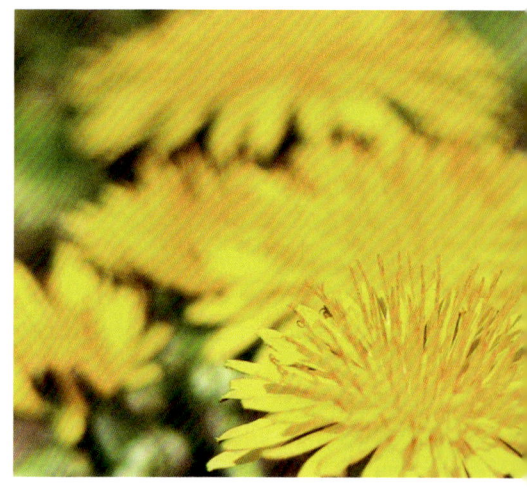

des prämenstruellen Syndroms (PMS) mit einer trägen Lebertätigkeit in Verbindung.

Verdauungsbeschwerden und Darmflora

Über ihre Wirkung auf die Leber unterstützen Löwenzahnwurzeln die gesunde Verdauung. Bei Leberproblemen sind beispielsweise Probleme mit der Fettverdauung, lehmfarbener Stuhl, Übelkeit, Blähungen, Aufstoßen und Kopfschmerzen zu beobachten. Löwenzahnwurzel bringt die Leber auf sanfte Weise wieder in Gang und lindert so verbreitete Verdauungsbeschwerden.

Zudem profitiert die Darmflora vom hohen Inulingehalt der Wurzeln. Inulin ist eine Kohlenhydratform, die unverdaut bis in den Dickdarm gelangt, wo sie von erwünschten Darmbakterien fermentiert wird und sie ernährt. (Auch Löwenzahnblätter liefern gesunde Mengen Inulin.)

Nach jahrzehntelangem übermäßigem Antibiotikagebrauch erkennen wir erst seit Kurzem, wie wichtig ein komplexes, gesundes Mikrobiom ist. Die Forschung hat Zusammenhänge zwischen der Darmflora und entzündlich bedingten Verdauungsproblemen, einem gestörten Immunsystem und sogar Allergien nachgewiesen. Das Beste, was wir für eine gesunde Darmflora tun können, umfasst: fermentierte Speisen essen, keine klinisch reine Umgebung (»Dreck ist gesund!«), möglichst selten und nur im Notfall Antibiotika nehmen und nährstoffreich essen. Hierzu gehören Präbiotika wie das Inulin aus Löwenzahnwurzeln.

Hormonhaushalt

Ein ausgewogener Hormonhaushalt ist in der Naturheilkunde ein beliebtes Diskussionsthema. Häufig werden exogene (externe) synthetisch erzeugte Hormone empfohlen, um das innerliche Gleichgewicht wiederherzustellen. Mitunter kann das notwendig sein. Dennoch halte ich es für unerlässlich, zunächst die innere Umgebung anzusprechen, vor allem eine gesunde Leber.

Die Leber spielt eine Schlüsselrolle für den Hormonabbau. Wenn wir sie mit sanften Kräutern wie Löwenzahn gesund erhalten, kann schon dies zu einem gesunden hormonellen Gleichgewicht beitragen. Daher empfehlen Heil-

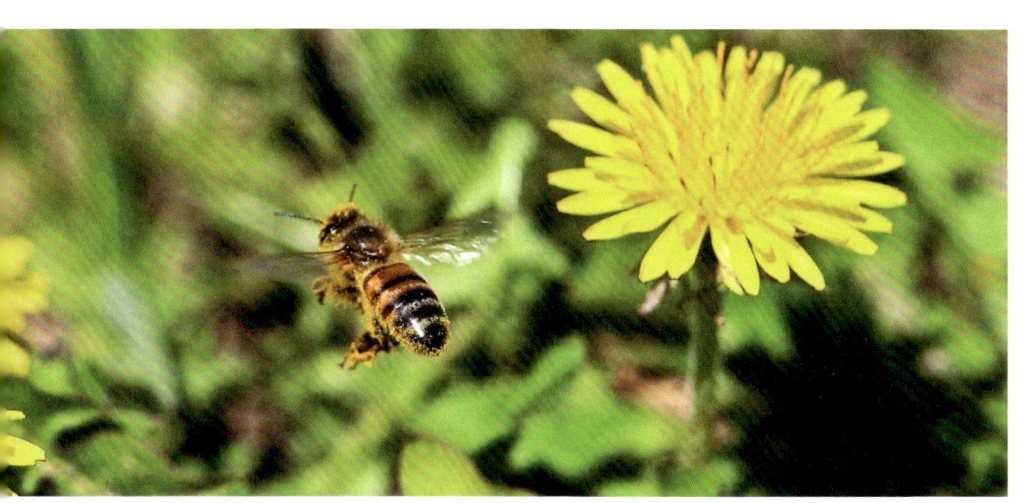

kräuterberater Frauen mit Anzeichen für Hormonstörungen – wie Menstruationskrämpfen, Stimmungsschwankungen und unregelmäßiger Periode – regelmäßig Löwenzahn.

Arthritis

Traditionell wird Löwenzahn auch bei schmerzhafter Arthritis empfohlen. Vermutlich wirkt er Flüssigkeitsansammlungen in den Gelenken entgegen, moduliert die Entzündungsreaktion oder verstärkt die Nährstoffaufnahme. Der bisher isolierte Wirkstoff Taraxasterol könnte für die Linderung von Entzündungen und Schmerzen verantwortlich sein.

Krebs

Löwenzahnwurzel ist ein traditionelles Mittel für Krebspatienten. Neuerdings wird dies auch wissenschaftlich erforscht. Es gibt eine Handvoll In-vitro-Studien und wirkstoffbasierte Untersuchungen, in denen Löwenzahn vielversprechende Ergebnisse für die Unterstützung des Immunsystem und den Kampf gegen Krebszellen erbrachte. Ich hoffe, dass bald auch Studien am Menschen dieses überlieferte Einsatzgebiet von Löwenzahn untermauern.

Löwenzahn anwenden

Mit ein bisschen Glück wächst Löwenzahn gleich um die Ecke, sodass Sie ihn bequem ernten können. Wenn Sie nicht ganz sicher sind, befragen Sie einen Kräuterkenner oder Gärtner, denn es gibt einige sehr ähnliche Pflanzen. Beim Wildsammeln wie auch beim Ernten in Hof und Garten sollte das Gebiet nicht mit Herbiziden oder anderen giftigen Chemikalien belastet sein.

Löwenzahnblätter schmecken im zeitigen Frühling am besten, wenn sie jung und zart

sind. Reife Blätter sind vielfach sehr bitter oder gar ungenießbar.

Wie seinen nahen Verwandten, den Chicorée, gibt es inzwischen auch Löwenzahn vielfach im Supermarkt zu kaufen. Fragen Sie ruhig gezielt danach. Getrocknete Blätter kann man zu Tee verarbeiten. Getrocknete Löwenzahnwurzel ist im Kräuterfachhandel oder in der Apotheke erhältlich. Auch die Blüten sind essbar. Man kann sie zu köstlichem Löwenzahngelee oder zu Wein verarbeiten.

Empfohlene Mengen

Löwenzahn gilt sowohl als Nahrung wie auch als Medizin. Man kann ihn also in größeren Mengen verzehren.

Therapeutische Mengen für Löwenzahnblätter und -wurzeln sind:

— Blätter, ALS TEE: 5 bis 7 g insgesamt, in kleinen Dosen im Tagesverlauf
— Blätter (getrocknet), ALS TINKTUR: 1:5, 30 % Alkohol, 3 bis 4 ml, 3-mal täglich
— Wurzel, ALS SUD: 9 bis 15 g pro Tag
— Wurzel (frisch), ALS TINKTUR: 1:2, 30 % Alkohol, 4 bis 5 ml, 3-mal täglich

BITTE BEACHTEN

Jahr für Jahr werden Unmengen Herbizide auf unseren Rasenflächen verspritzt, insbesondere gegen Löwenzahn. Bei vielen dieser Chemikalien ist die Unbedenklichkeit nicht nachgewiesen, teilweise besteht auch starker Verdacht, dass sie krebserregend sind. Kinder und Ungeborene sind besonders gefährdet. Achten Sie beim Sammeln von Löwenzahn also darauf, dass in diesem Gebiet keine Umweltgifte ausgebracht wurden.

Löwenzahn-Reishi-Tee

Für 300 bis 375 ml
— 6 g Reishi-Pilze, getrocknet, in Scheiben
— 10 g Löwenzahnwurzel, geröstet

◆ Die Reishi-Pilze und die gerösteten Löwenzahnwurzeln in ½ l Wasser 30 bis 60 Min. leicht kochen lassen oder mit etwas mehr Wasser über Nacht in einen Schongarer geben.
◆ Anschließend durchseihen und innerhalb von 24 Std. trinken.

HINTERGRUND Das ist einer meiner Lieblingstees. Das nussige Aroma der gerösteten Löwenzahnwurzeln übertönt die leichte Bitterkeit der Reishi-Pilze, die für ihre vielfältigen Gesundheitswirkungen bekannt sind. Beide Kräuter unterstützen insbesondere die Leber. Wenn Sie keine Reishi-Pilze haben, nehmen Sie einfach nur die Löwenzahnwurzel.
Geröstete Löwenzahnwurzel gibt es im Handel. Alternativ erhitzen Sie in einer gusseisernen Pfanne oder einer Pfanne aus rostfreiem Stahl getrocknete, gewürfelte Wurzeln auf mittlerer Stufe, bis sie bräunen und einen aromatischen Duft verströmen. Löwenzahnwurzeln und Reishi-Pilze sollte man am besten abwiegen, da die Größen und Formen so unterschiedlich ausfallen.

Löwenzahnpesto

Für 500 ml
— 100 g Pinienkerne (geschält)
— 3 Knoblauchzehen, fein gehackt
— 500 ml frische Löwenzahnblätter, gehackt, locker geschichtet
— 1 EL Zitronensaft
— 1 EL Zitronenschale, frisch gerieben
— 125 ml Olivenöl, extra vergine
— ½ TL Meersalz
— 1 TL Kurkuma, gemahlen
— ½ TL schwarzer Pfeffer, frisch gemahlen
— 4 EL Parmesan, frisch gerieben

◆ Alle Zutaten bis auf den Parmesan in die Küchenmaschine mit Messereinsatz oder in den Standmixer füllen. Gleichmäßig zerkleinern. Wenn die Masse zu dick ausfällt, noch etwas Olivenöl hinzufügen.
◆ Zuletzt den Parmesankäse hinzugeben und alles zu einer gleichmäßigen Creme verarbeiten.
◆ Im Kühlschrank aufbewahren und innerhalb von drei Tagen verbrauchen.

HINTERGRUND Die bittere Note dieses Pestos wird durch den nussig-süßen Geschmack der Pinienkerne und die Frische der Zitrone abgemildert. Wenn Sie nicht selbst Löwenzahn sammeln wollen oder können, fragen Sie auf dem Wochenmarkt oder suchen Sie im Kühlbereich der Gemüseabteilung. Das Pesto schmeckt als Dip oder als Brotaufstrich und eignet sich zum Abrunden von Fleisch-, Gemüse- und Eiergerichten.

Löwenzahnwurzelessig

Für Mengen ja nach Wunsch
— Frische oder getrocknete Löwenzahn-
wurzeln
— Apfelessig
— Einmachglas mit Glas- oder Kunststoff-
deckel

◆ Füllen Sie Ihr Einmachglas mit fein
gehackten frischen Wurzeln. Wenn Sie
getrocknete Wurzeln verwenden, füllen Sie
es etwa zu einem Drittel, damit die Wurzeln
quellen können.

◆ Das Glas mit Apfelessig aufgießen und mit
einem Glas- oder Kunststoffdeckel verschließen. Bei einem Metalldeckel bitte ein Stück
Pergament- oder Butterbrotpapier zwischen
Deckel und Glasrand legen, denn der Essig
lässt das Metall korrodieren.

◆ Zwei Wochen ziehen lassen, dabei einmal
am Tag schütteln. Am Ende durch ein Sieb
gießen. Der Essig muss nicht unbedingt in
den Kühlschrank. Innerhalb von einem Jahr
verbrauchen.

HINTERGRUND Der Apfelessig entzieht der
Löwenzahnwurzel ihre vielen Mineralien. So
können Sie diese Substanzen im Alltag ganz
leicht zu sich nehmen. Mit dem Kräuteressig
kann man Salate anmachen, marinieren oder
vor dem Essen als Digestif 1 EL in Wasser
einrühren und trinken.
Dieses Rezept habe ich genauso aufgeschrie-
ben, wie ich es zu Hause herstelle. Darum
enthält es keine konkreten Mengenangaben – bestimmen Sie selbst, wie viel Sie
herstellen wollen. Das ist ganz einfach. Für
½ l brauchen Sie etwa ½ l frische Löwenzahnwurzeln (gewaschen und gehackt)
oder 160 ml getrocknete Wurzeln plus etwa
375 ml Essig.

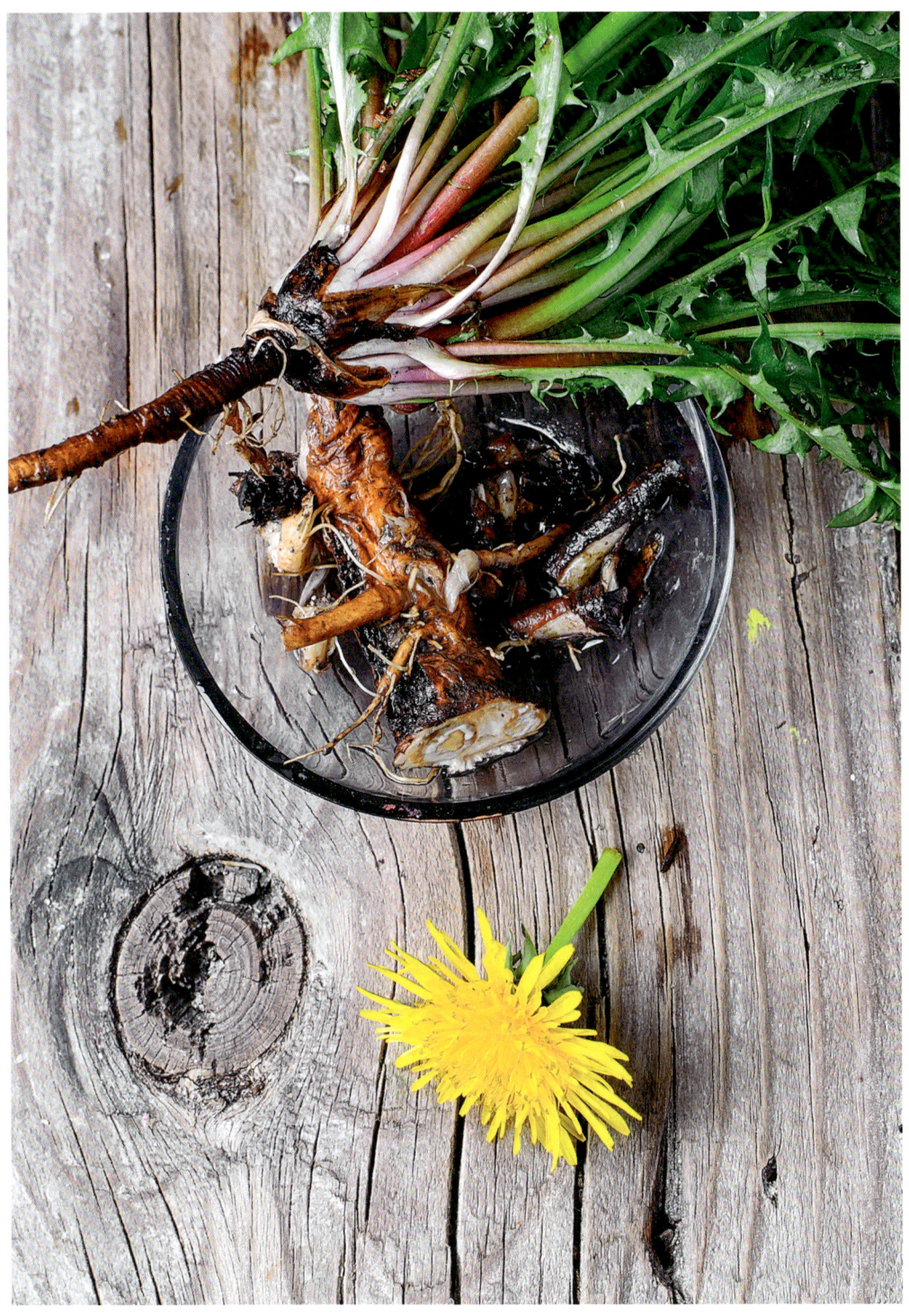

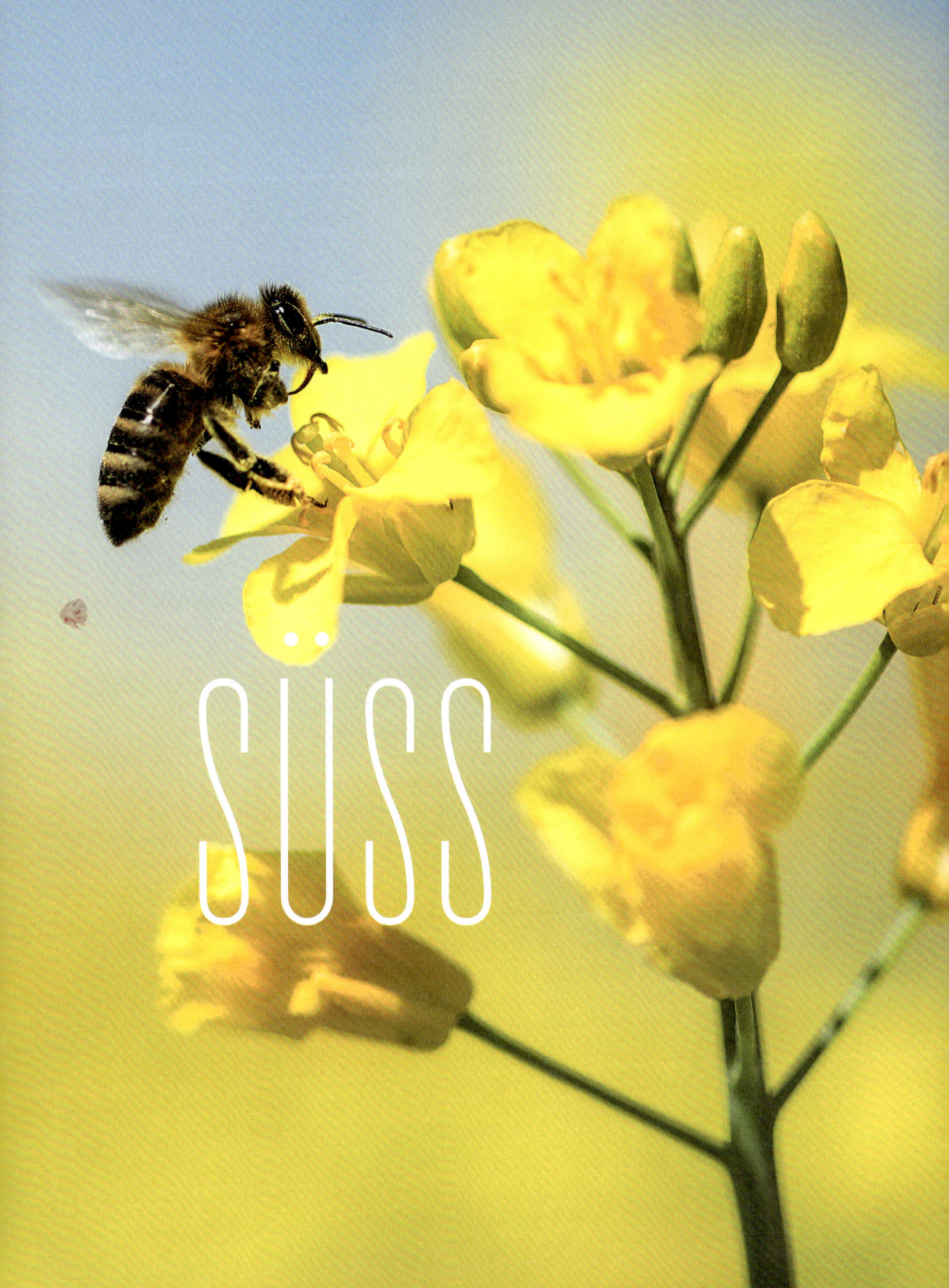

süss

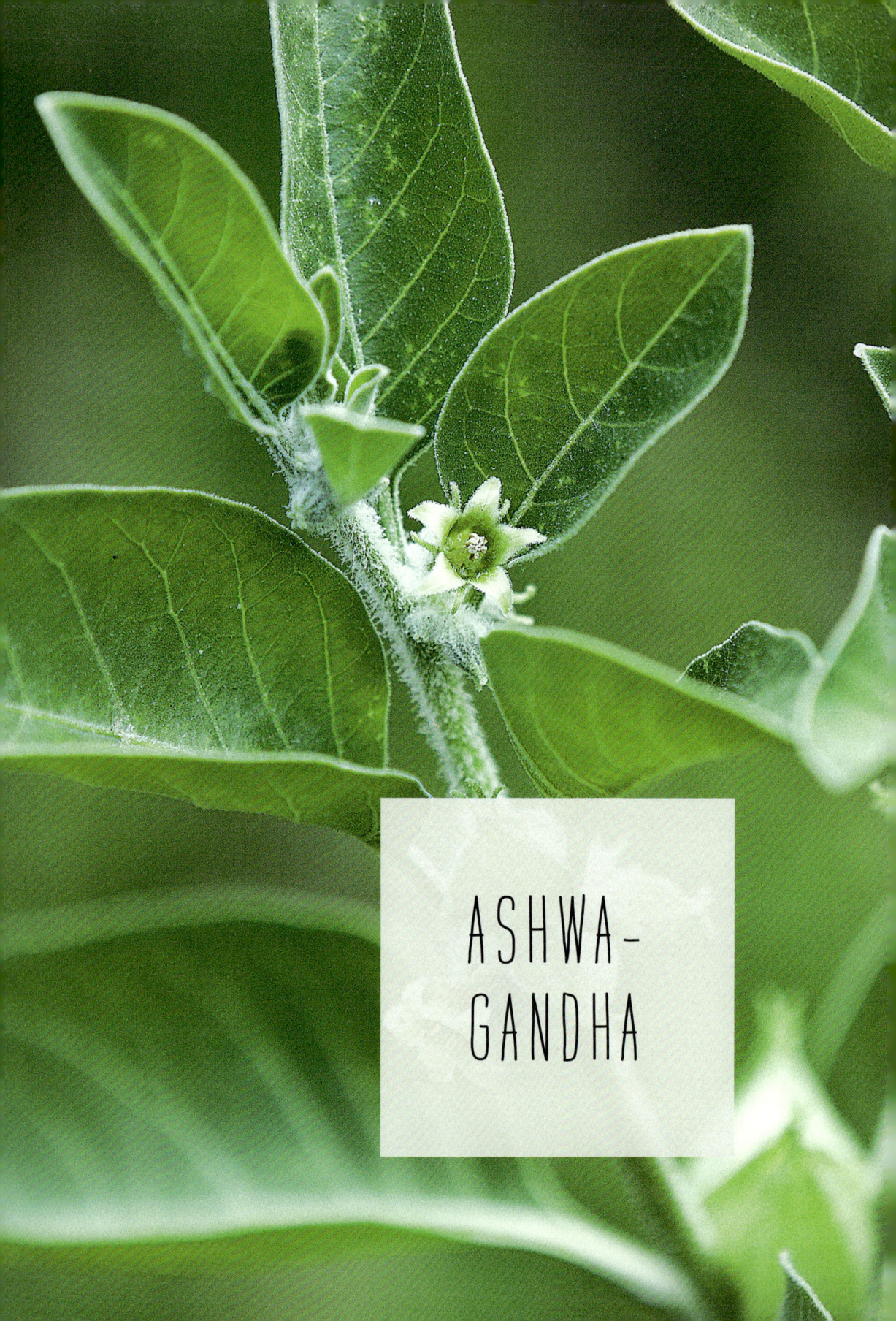

ASHWA-
GANDHA

Schlafbeere, Winterkirsche, Indischer Ginseng

Botanischer Name: Withania somnifera

Familie: Solanaceae (Nachtschattengewächse)

Verwendete Teile: Wurzel (hauptsächlich), Blatt, Beeren

Energetik: wärmend, befeuchtend

Geschmack: süß, bitter

Eigenschaften: ausgleichend (adaptogen), entzündungshemmend, antioxidativ, anxiolytisch, Aphrodisiakum, immunmodulierend, herzschützend

Verwendung: Müdigkeit, Auszehrung, gesundes Sexualsystem, Schilddrüsenunterfunktion, Schlafstörungen, Langlebigkeit, geringe Libido, degenerative Erkrankungen, Angst, Asthma, Arthritis, Fibromyalgie, Insulinresistenz

Zubereitung: Pulver, Tinktur, Sud

In Indien und Afrika ist Ashwagandha seit Langem als Heilpflanze begehrt. In jüngerer Zeit fasziniert diese Pflanze auch westliche Kräuterexperten, denn sie stärkt die Erschöpften und beruhigt alle, die unter Stress und Angst leiden. Das Wort Ashwagandha bedeutet übersetzt »Geruch des Pferdes«. Lassen Sie sich von dieser Bedeutung nicht abschrecken! Dieses unglaubliche Kraut duftet zwar nicht gerade nach Rosen, doch man sagt ihm nach, dass es die Kraft eines Hengstes verleiht. Es ist ein unbedenkliches, stark verjüngendes Kraut, von dem viele Menschen profitieren könnten, die mit den chronischen Gesundheitsbeschwerden der modernen Gesellschaft konfrontiert sind.

> »Man profitiert durch ein langes Leben, wird wieder jung, erhält ein scharfes Gedächtnis und den Verstand und bleibt frei von Krankheiten, sichert sich eine gesunde Hautfarbe und die Kraft eines Pferdes.«

Als Nachtschattengewächs gehört Ashwagandha zur selben Familie wie Kartoffeln und Tomaten und benötigt ähnliche Wachstumsbedingungen und Anbaumethoden wie Tomaten. Die ersten Berichte über dieses Kraut stammen aus 3000 bis 4000 Jahre alten ayurvedischen Schriften. Im Ayurveda gilt Ashwagandha als Rasayana, ein Kraut, das intensiv verjüngt und ein langes Leben fördert. Rasayana-Kräuter werden besonders zur Erhaltung der Gesundheit bis ins hohe Alter empfohlen.

Medizinische Eigenschaften und Energetik von Ashwagandha

In der westlichen Kräuterkunde stufen wir Ashwagandha als adaptogen ein. Adaptogene Pflanzen sollen den gesamten Menschen nähren und aufbauen. Man verwendet sie üblicherweise für Personen, die ausgelaugt, müde und einfach erschöpft sind.

Gesunder Schlaf und weniger Angst
Sind Sie müde, voller Sorge oder abgespannt? Haben Sie Probleme mit dem Ein- oder Durch-

schlafen? Ashwagandha stärkt und beruhigt das Nervensystem und kann bei längerer Einnahme den gesunden Schlafrhythmus wiederherstellen und Angst lindern. Für Angst gibt es viele Ursachen, doch meiner Beobachtung nach gehen Ängste vielfach mit Schlafstörungen einher. Ohne einen ruhigen Nachtschlaf entsteht ein Teufelskreis, aus dem Ashwagandha oft heraushelfen kann.

Ashwagandha wird auch als Indischer Ginseng bezeichnet, weil es die Vitalität stärkt. Während Panax ginseng ängstliche Menschen übermäßig stimulieren kann, dämpft Ashwagandha besonders gut die Angst und beruhigt das Nervensystem.

In einer Studie zum Thema Angst erhielten zwei Gruppen täglich eine kleine Dosis Ashwagandha, ein Multivitaminpräparat, Übungen zur Tiefenatmung und eine Ernährungsberatung oder aber Psychotherapie, dieselben Übungen zur Tiefenatmung und ein Placebo anstelle von Ashwagandha. Nach acht Wochen war die Angst bei denen, die Ashwagandha bekommen hatten, stärker zurückgegangen als bei der Placebogruppe. An dieser Studie schätze ich, dass hier eine komplexe Gesundheitsstörung ganzheitlich angegangen wurde, nicht nur über eine tägliche Dosis Kräuter.

Mehr Energie

Ashwagandha hilft gegen anhaltende Müdigkeit und kann sogar während einer Chemotherapie gegen Brustkrebs zu mehr Energie verhelfen. In einer Studie hatten Krebspatientinnen, die Ashwagandha gegen Erschöpfung (Fatigue) einnahmen, eine etwas bessere Überlebensrate. Die Autoren hielten den Unterschied statistisch nicht für signifikant, forderten jedoch weitere Studien, um das Ergebnis zu bestätigen.

Ashwagandha könnte die Energie auch stärken, weil es die Schilddrüsenfunktion verbessern kann. Hier werden jedoch weitere Studien am Menschen benötigt.

Sexualsystem

Traditionell gilt Ashwagandha als Aphrodisiakum und fruchtbarkeitsförderndes Mittel. Diese Wirkung ist jetzt wissenschaftlich bestätigt. In einer Studie wurde bei 75 Männern, die Ashwagandha einnahmen, eine verbesserte Samenqualität nachgewiesen, was die Autoren auf nachlassenden oxidativen Stress und eine bessere Hormonregulierung zurückführten. Eine andere Studie untersuchte 180 Männer, die drei Monate lang täglich fünf Gramm Ashwagandha einnahmen, und meldete: »Withania somnifera bringt nicht nur die Enzymaktivität bestimmter Stoffwechselsignalwege und den Energiestoffwechsel wieder in Gang, sondern verbessert bei unfruchtbaren Männern auch das Gleichgewicht zwischen Plasmametaboliten im Samen und Sexualhormonen.«

Auch bei gesunden Frauen verbessert Ashwagandha die Sexualfunktion. In einer Pilotstudie erhielten 25 Frauen konzentrierten Ashwagandhawurzelextrakt und 25 andere Frauen ein Placebo auf Stärkebasis. Nach acht Wochen zeigten sich bei den Frauen, die Ashwagandha erhalten hatten, signifikante Verbesserungen der Sexualfunktion, zum Beispiel in Bezug auf Lubrikation und Orgasmus.

Gehirn

Die gedächtnisfördernde Wirkung von Ashwagandha ist gut bekannt. In einer placebokontrollierten Doppelblindstudie kam es bei 20 Männern, die zweimal täglich einen Extrakt aus getrockneten Ashwagandhablättern und -wurzeln einnahmen, zu signifikanten Verbesserungen der kognitiven Fähigkeiten. Die Autoren stellten daher die Hypothese auf, dass Ashwagandha die Behandlung von Erkrankungen, die die kognitive Leistung beeinträchtigen, unterstützen könnte. In einer anderen randomisierten, placebokontrollierten Doppelblindstudie konnte Ashwagandha bei Personen mit bipolarer Störung Arbeitsgedächtnis, Reaktionszeit und Sozialverhalten verbessern.

Immunsystem

Ashwagandha unterstützt auch das Immunsystem. In einer Studie ließ Ashwagandha vier verschiedene Zellarten des Immunsystems ansteigen, was auf eine erhebliche Veränderung bei der Immunzellaktivierung hindeutet.

Der Krebsspezialist und Kräuterexperte Donald Yance sagt hierzu: »Ich verwende Ashwagandha im Rahmen adaptogener Rezepte für alle meine Patienten mit Krebs während und nach ihrer Chemotherapie, Bestrahlung und Operation. Die Wirkungen von Ashwagandha auf das Immunsystem sind gründlich erforscht und signifikant.«

Abbauerscheinungen

Heilkräuterberater empfehlen Ashwagandha bei zahlreichen chronischen Erkrankungen oder Abbauerscheinungen einschließlich Arthritis, Fibromyalgie und chronischer Fatigue. Indem Ashwagandha Gewebe erneuert und die Gesundheit insgesamt stärkt, verhilft es zu neuer Kraft. In ihrem Buch The Way of Ayurvedic Herbs schreiben Khalsa und Tierra: »Das Ayurveda stuft es als ,erdende' Pflanze ein – etwas, das nährt, Stoffwechselprozesse reguliert und die Psyche stabilisiert.«

Studien zufolge hat Ashwagandha eine hilfreiche, blutzuckersenkende Wirkung und kann den Cholesterinspiegel regulieren. Damit könnte es für Menschen mit Insulinresistenz und Typ-2-Diabetes eine echte Hilfe sein.

Ashwagandha anwenden

Traditionell wird Ashwagandha als Pulver eingesetzt, und so nutze auch ich es am liebsten. Man kann es zwar auch allein nehmen, kombiniert es aber meist mit anderen Kräutern. Manche Mischungen sind sehr kompliziert, häufig sind jedoch einfach scharfe Kräuter wie Langer Pfeffer (Piper longum) oder die klassische ayurvedische Rezeptur Trikatu (Seite 156) dabei.

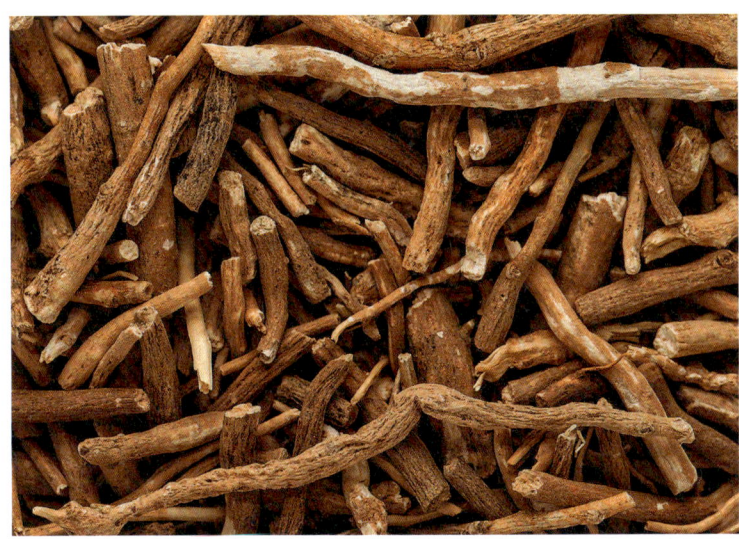

Empfohlene Mengen

Im Gegensatz zu vielen anderen aromatischen Kräutern gilt Ashwagandha als wenig schmackhaft. Es dient daher nicht zum Würzen, sondern man fügt es eher in Rezepte ein, die seinen Geschmack übertünchen.

Die therapeutische Menge für Ashwagandha ist:

— ALS PULVER: 3 bis 6 g täglich

— ALS SUD: 20 bis 30 g täglich in heißer Milch

— ALS TINKTUR: 1:4, 60 % Alkohol, 2 bis 8 ml täglich

BITTE BEACHTEN In der Schwangerschaft sollte Ashwagandha nur auf Anraten eines qualifizierten Phytotherapeuten eingenommen werden.

Nehmen Sie Ashwagandha nicht zusammen mit Barbituraten, denn es kann deren sedierende Wirkung verstärken.

Menschen, die auf Nachtschattengewächse empfindlich reagieren, vertragen mitunter auch kein Ashwagandha, wobei dies nur einen geringen Prozentsatz zu betreffen scheint.

Gemäß der Theorie des Ayurveda sollte Ashwagandha bei akuten Infekten der oberen Atemwege oder starker Verschleimung nicht eingesetzt werden.

Ashwagandhabutter

Für 80 ml
— 3 EL Gheebutter
— 1 EL Honig
— 125 ml Ashwagandhapulver (25 g)
— 1 TL Trikatupulver (1 g)

◆ Die Gheebutter und den Honig auf sehr kleiner Stufe in einem Topf erwärmen. Beides soll schmelzen und eine dünne Konsistenz annehmen, nicht überhitzen.
◆ Das Ashwagandha- und das Trikatupulver hinzufügen und gut umrühren. In ein verschließbares Glas umfüllen und abkühlen lassen.
◆ Sie können die Mischung bei Zimmertemperatur lagern. Am besten innerhalb von einer Woche verbrauchen.

HINTERGRUND Die Kombination von Ashwagandha mit scharfen Gewürzen und Ghee (geklärter Butter) ist eine traditionelle ayurvedische Anwendung. Gheebutter können Sie selbst herstellen oder im Reformhaus oder Bioladen kaufen. Alternativ eignet sich auch Kokosöl.
Trikatupulver ist eine ayurvedische Kräutermischung aus drei scharfen Kräutern. Man kann sie selbst herstellen (Trikatu-Pastillen, (Seite 156) oder einfach die gleiche Menge schwarzen Pfeffer verwenden. Die Gewürze in diesem Rezept verbessern die Resorption des Ashwagandha, und Gheebutter liefert gesunde Fette. Der süße Honig wird meist für Menschen mit eher kalter, trockener Konstitution hinzugefügt. Ich empfehle Personen mit Angst oder Schlafstörungen gern einen Löffel pro Tag.

Ashwagandha-Bananen-Smoothie

Für 1¼ Liter (3 bis 5 Portionen)
— 2 Bananen
— 500 ml Mandelmilch
— 250 g Naturjoghurt
— 150 g Nuss- oder Samenbutter
— 4 EL Kokosöl
— 2 EL Ashwagandhapulver
— 2 TL Zimt, gemahlen
— Ahornsirup oder Honig zum Süßen

◆ Alle Zutaten in einen Mixer geben und gleichmäßig verarbeiten.
◆ Den Smoothie auf Gläser aufteilen. Schaben Sie die Seiten des Mixers gründlich ab, damit Sie von den guten Kräutern nichts verschwenden.
◆ Gleich trinken.

HINTERGRUND Mit einem Smoothie können Sie die nährenden, unterstützenden Wirkungen von Ashwagandha wunderbar teilen. Wer keine Milchprodukte verträgt, kann beliebigen Ersatzjoghurt (zum Beispiel aus Soja) verwenden. Nussbutter wird zum Beispiel aus Erdnüssen, Mandeln, Cashewkernen oder Sonnenblumensamen hergestellt. Achten Sie darauf, dass sie keine sonstigen Zusätze enthält.

Ashwagandha-Dattel-Kugeln

Für etwa 40 Kugeln
— 250 g Datteln, entkernt, gehackt
— 2 EL Kakaopulver
— 40 g Ashwagandhapulver
— 66 g Kokosflocken (plus Kokosflocken zum Wenden)
— 4 EL Tahini
— 2 TL Vanilleextrakt
— ½ TL Orangenextrakt (Bio)
— 1 TL Zimt, gemahlen
— 1 TL Ingwer, gemahlen
— 1 Prise Salz

◆ Die Dattelstückchen ohne Steine 30 Min. in ½ l heißem Wasser einweichen.

◆ Die Datteln gründlich abgießen. (Das Wasser können Sie später zur Zubereitung von süßem Reis oder Haferbrei verwenden; zum Beispiel für den Astragalus-Kardamom-Reis, Seite 296.)

◆ Die Datteln mit den restlichen Zutaten in die Küchenmaschine mit Messereinsatz geben und zu einer gleichmäßigen Paste verarbeiten.

◆ Die Masse 30 Min. kalt stellen.

◆ Aus der Masse teelöffelgroße Kugeln rollen und in Kokosraspeln wenden. Im Kühlschrank aufbewahren und innerhalb von einer Woche essen.

HINTERGRUND Pulverisierte Kräuter lassen sich gut mit Trockenfrüchten und Nuss- oder Samenbutter verkneten, wodurch man auf Kapseln verzichten kann. Diese kleinen Köstlichkeiten sind eine Variante eines Rezepts meiner Freundin Emily. Sie empfiehlt, die Leckereien mit vollem Magen herzustellen: »Sonst isst man womöglich die Hälfte, bevor man dazu kommt, die Kugeln zu rollen. Kann ich bezeugen.«

Ich empfehle den Verzehr von zwei bis drei Kugeln pro Tag.

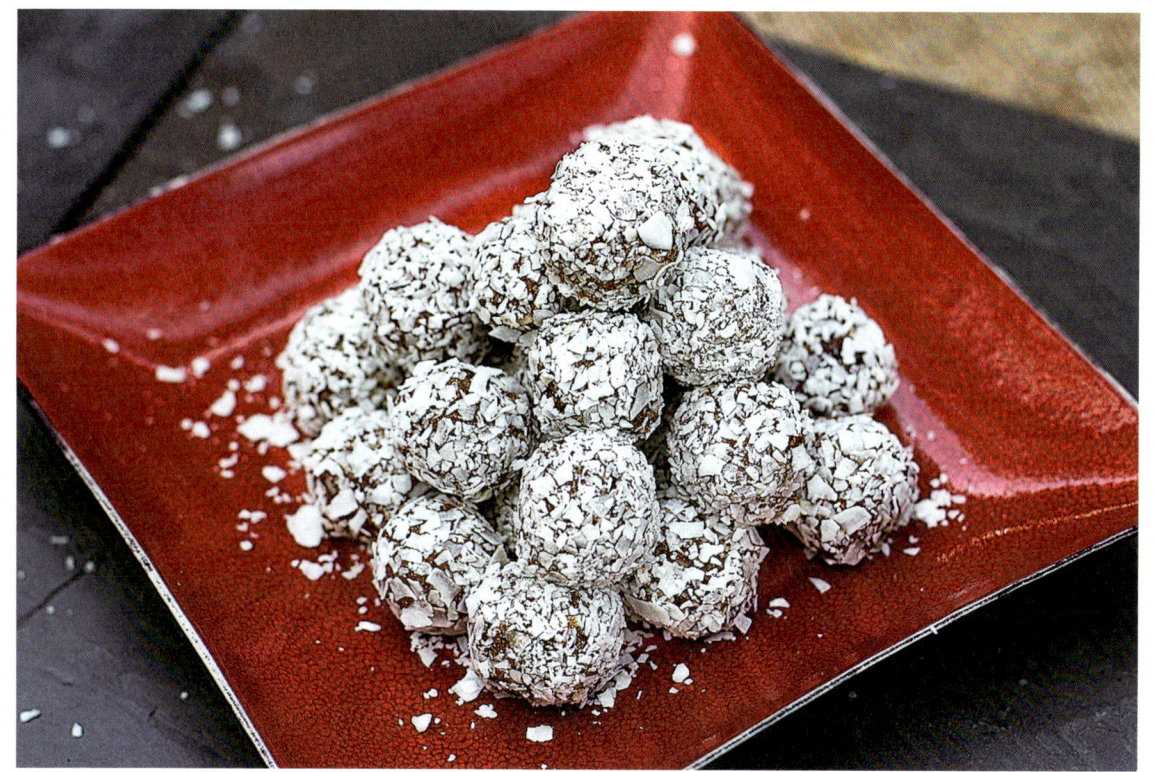

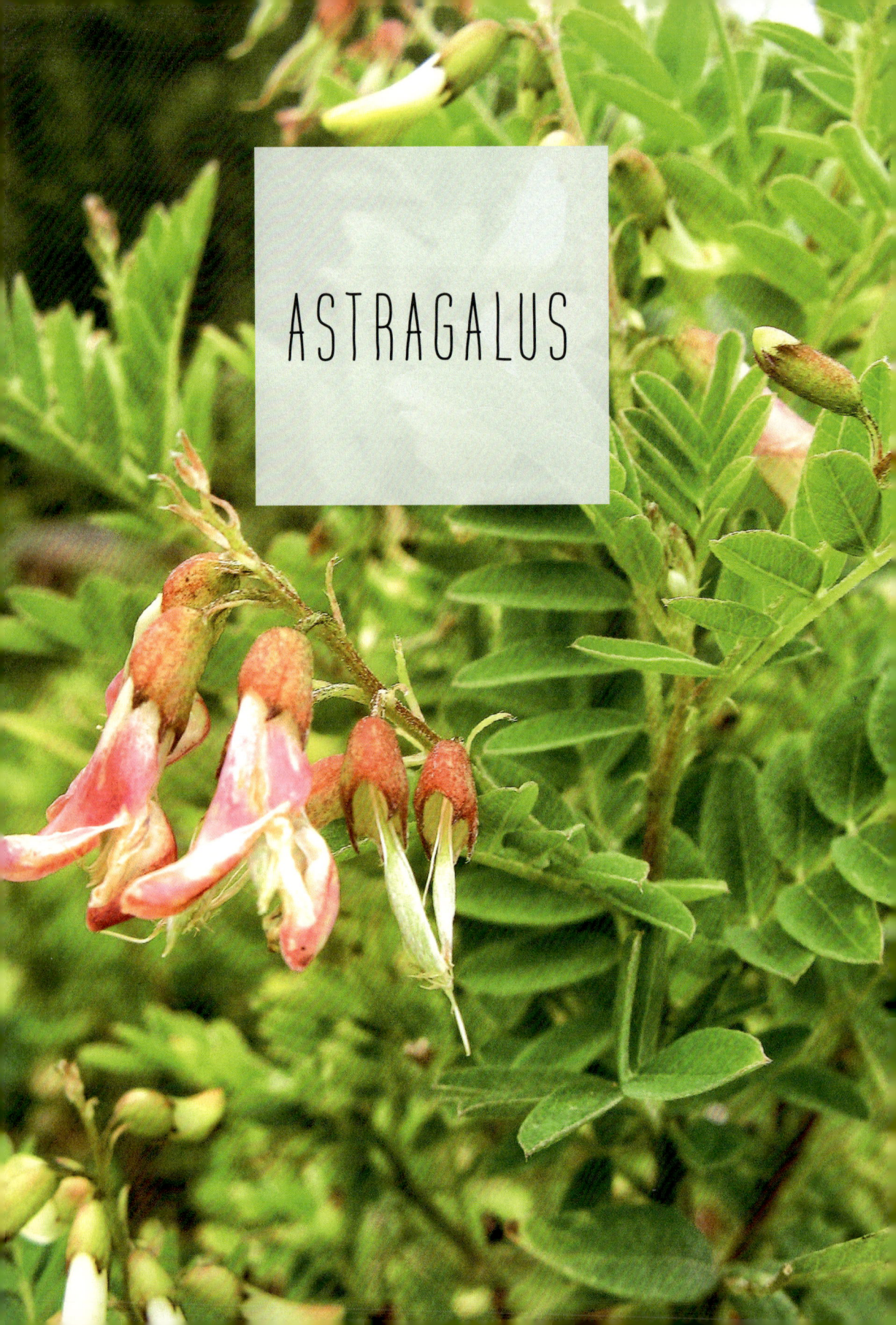

ASTRAGALUS

Astragalus propinquus (syn. Astragalus membranaceus)

Andere Namen: Tragantwurzel, Mongolischer Tragant, Huang Qi

Familie: Fabaceae (Erbsen)

Verwendete Teile: Wurzel

Energetik: leicht wärmend, leicht trocknend

Geschmack: süß

Eigenschaften: immunmodulierend, antioxidativ, schützt Leber und Herz, adaptogen, diuretisch

Verwendung: Immunstörung (häufige Erkältungen und Infekte, Heuschnupfen, HIV, Krebs), Angina, Bluthochdruck, Hepatitis, Erschöpfung, Asthma, Organprolaps, Gliederschwäche, Anämie

Zubereitung: Sud, in Gerichten mitgegart, Pulver, Kapseln, Tinktur

Sind Sie im Winter viel erkältet? Nehmen Sie jede Grippe mit? Vor Ansteckung kann man sich schützen, indem man um kranke Menschen einen Bogen macht und häufig die Hände wäscht. Parallel dazu hilft auch ein starkes Immunsystem. Regelmäßiger, erholsamer Schlaf, tägliche Bewegung, vollwertige Ernährung und ein optimaler Vitamin-D$_3$-Spiegel helfen dem Immunsystem bereits erheblich. Kräuter wie Astragalus sind eine wichtige Ergänzungsmaßnahme.

Ursprünglich stammt Astragalus aus Nordostchina, wo er seit Jahrtausenden zur Stärkung des Immunsystems verwendet wird. Im Westen wurde er schnell bekannt und fand sich bei einer Umfrage unter praktizierenden Heilkräuterberatern auf Platz 16 der 50 meistverwendeten Kräuter in der westlichen Naturheilkunde. Zu Astragalus existieren bisher keine hochwertigen klinischen Studien. Unser Wissen speist sich daher vor allem aus seiner umfangreichen Verwendung in der traditionellen chinesischen Medizin und aktuellen Berichten westlicher Kräuterexperten.

> »Astragalus hat einen derart milden, süßen Geschmack, dass er sich als aufbauende Substanz und zur Ankurbelung des Immunsystems für fast jedes Rezept anbietet. Ich bin davon überzeugt, dass er dazu beigetragen hat, dass ich meine Kinder seit 15 Jahren durch jede Erkältungszeit gebracht habe, ohne je auf pharmazeutische Mittel zurückzugreifen.«

Astragalusarten

Von Astragalus gibt es über 2000 Arten. Einige davon sind giftig, und keine zweite Spezies hat dieselben Eigenschaften wie Astragalus propinquus (auch als Astragalus membranaceus bezeichnet), auch wenn einige wenige Arten ebenfalls medizinisch genutzt werden. Achten Sie darauf, ausdrücklich A. propinquus zu kaufen oder anzubauen, keine der vielen anderen Varianten aus seiner weitläufigen Verwandtschaft.

Medizinische Eigenschaften und Energetik von Astragalus

Astragaluswurzel ist hervorragend für das Immunsystem und kann als Adaptogen die Gesundheit insgesamt stärken und wiederherstellen. Zahlreiche Studien belegen ihren Wert selbst im Kampf gegen schwere Krankheiten wie Krebs, und sie bietet guten Schutz vor häufigen Atemwegsinfekten wie Erkältungen oder Grippe. Da Astragaluswurzel auch Herz, Leber und Nieren auf vielerlei Weise schützt, sollte man sie stets für die Prävention in Betracht ziehen.

Astragalus ist ein Schlüsselelement des klassischen chinesischen Rezepts Yu Ping Feng Pian, das einen umfassenden Schutz vor Pathogenen bietet. Der Kräuterspezialist Paul Bergner erklärt hierzu: »Aus chinesischer Sicht baut Astragalus das schützende Chi auf. Stellen Sie sich einen Schutzschirm um den ganzen Körper vor, unmittelbar unter der Hautoberfläche, der Kälte und andere äußere Einflüsse abhält. Er speist die unspezifische Immunabwehr und schützt vor Infekten. Das ist das schützende Chi, und Astragalus ist in der chinesischen Kräuterkunde das wichtigste Heilkraut zu seiner Stärkung.«

Immunsystem

Kräuterkenner bezeichnen Astragalus als Immunmodulator. Dieser Oberbegriff beschreibt einen positiven und stärkenden Einfluss auf das Immunsystem. Aus kleineren klinischen Studien am Menschen sowie In-vitro-Studien wissen wir, dass Astragalus die Anzahl der weißen Blutkörperchen erhöht, Viren an der Vermehrung hindert und die Produktion von T-Killerzellen anregt.

Früher war ich den ganzen Winter erkältet und bekam fast jedes Jahr die Grippe. Mein Immunsystem war so angeschlagen, dass ich jeden Infekt mitnahm, der im Angebot war. Heute fange ich mir nur noch selten etwas ein. Das schiebe ich auf den regelmäßigen Genuss von Astragalus-Chai. Außerdem achte ich auf einen optimalen Vitamin-D$_3$-Spiegel. Diese zwei Maßnahmen können meiner Beobachtung zufolge bei vielen Menschen die Anfälligkeit für Atemwegsinfekte senken.

Heilkräuterberater empfehlen Astragalus zur Linderung der Nebenwirkungen einer Chemotherapie. In einer Studie erhielten Patienten mit bösartigen Tumoren ergänzend zur Chemotherapie Injektionen mit Astragalus. Im Vergleich zu den Patienten, die nur die Chemotherapie bekamen, ließen sich bei den mit Astragalus behandelten Personen eine gehemmte Tumorentwicklung, weniger funktionelle Einschränkungen, eine verbesserte Immunfunktion und eine höhere Lebensqualität beobachten.

Energie

In der Kräuterheilkunde wird Menschen mit erschöpften Nebennieren, Fibromyalgie und chronischem Müdigkeitssyndrom regelmäßig zu Astragalus geraten. Man kann von Astragalus jedoch auch profitieren, ohne krank zu sein. Für eine Studie erhielten zwei Sportlergruppen entweder eine chinesische Kräutermischung, in der Astragalus die Hauptzutat war, oder ein Placebo. Nach acht Wochen waren bei denen, die Astragalus bekommen hatten, mehr Ausdauer und eine schnellere Erholungszeit zu verzeichnen. Die Autoren kamen zu dem Schluss, dass Astragalus wirkt, »indem es die Sauerstoffaufnahme und die Sauerstoffnutzung im Körper erhöht«.

Herz, Nieren und Leber

Gründlich untersucht wurde die Wirkung von Astragalus auf die Herzfunktion, weil es sogar bei Patienten mit starker Herzinsuffizienz eine Besserung bewirkt. In einer Studie teilte man Patienten mit Herzinsuffizienz in zwei Gruppen ein. Die eine Gruppe erhielt eine Astragalusinjektion (aus etwa 80 Gramm Wurzel), die andere Gruppe wurde konventionell behandelt. Nach vier Wochen waren bei beiden Gruppen Verbesserungen zu verzeichnen. Bei der Astragalusgruppe hatte sich die Herzfunktion allerdings signifikant verbessert.

Auch Schäden an Nieren und Leber durch Medikamente oder Virusinfektionen kann Astragalus vorbeugen oder sie verhindern. In einer Studie konnte ein Kombinationspräparat aus Astragalus und Angelika bei Patienten mit chronischer Nierenkrankheit die Nierenfunktion verbessern.

Astragalus anwenden

Astragalus nährt den Körper langsam, aber tief greifend. Erwarten Sie bitte keine prompten Erfolge. Es ist als Lebensmittel einzustufen, sodass eine tägliche Einnahme in großer Menge und über einen längeren Zeitraum hinweg ratsam erscheint. Dank seines milden, süßen Geschmacks kann man Astragalus einfach mitkochen oder als Tee zu sich nehmen. Astragaluswurzel ist in dreierlei Form im Handel: in Scheiben, geschnitten und gesiebt sowie pulverisiert. Kaufen Sie keine Wurzeln, die an lange Zungenspatel erinnern, weil sie oft mit chemischen Farbstoffen gelb gefärbt wurden.

Ich kaufe gern Scheiben für die Suppe (weil man sie leicht entnehmen kann) sowie die fein geschnittene, gesiebte Wurzel für Teemischungen. Wenn Sie Astragalusscheiben in der Suppe, im Reis oder in Quinoa mitgaren, müssen Sie die Wurzel stets entnehmen, denn wegen ihres hohen Faseranteils sind sie nicht essbar.

Empfohlene Mengen

Gemäß der traditionellen chinesischen Medizin empfehle ich große Mengen Astragalus, das heißt zehn bis 30 Gramm pro Tag. Eine solche Dosis kann man über Tinkturen oder Kapseln kaum aufnehmen.

BITTE BEACHTEN Achten Sie beim Kauf oder Eigenanbau auf die Spezies Astragalus membranaceus. Es sollte keine andere Art aus der großen Gattung Astragalus sein.

Astragalus eignet sich zur Vorbeugung vor Erkältungen und grippalen Infekten. Bei einer akuten Erkrankung sollten Sie darauf verzichten. (Ausnahme: Jemand ist krank und weist viele Mangelsymptome auf. In diesem Fall kann Astragalus die Betroffenen so stärken, dass sie wieder zu Kräften kommen.)

Verwenden Sie Astragalus nicht parallel zu immunsuppressiven Mitteln. (Es kommt zu Wechselwirkungen mit rekombinantem Interleukin-2 und rekombinantem Interferon-alpha 1 und 2.)

Astragalus-Chai

Für 1 Portion
— 20 bis 30 g Astragaluswurzel (15 bis 20 kleine Scheiben)
— 1 EL getrocknete Orangenschale
— 2 TL frischer oder getrockneter Ingwer, gehackt
— ½ EL Zimtstückchen
— ½ TL ganze Pfefferkörner
— 1 bis 2 Kardamomkapseln
— 2 ganze Nelken

◆ Auf dem Herd: Alle Zutaten mit 625 ml Wasser in einem Topf aufkochen. Die Hitze zurückschalten und zugedeckt 20 Min. köcheln lassen. Durchseihen und nach Wunsch Milch und Honig hinzufügen. Innerhalb von 36 Std. trinken.

◆ Im Schongarer: alle Zutaten mit 625 ml Wasser in einen Schongarer füllen. Zugedeckt auf kleiner Stufe über Nacht kochen lassen. Achten Sie auf die Wassermenge, eventuell zwischendurch etwas nachgießen. Durchseihen und nach Wunsch Milch und Honig hinzufügen. Innerhalb von 36 Std. trinken.

HINTERGRUND Mit diesem köstlichen Gewürztee können Sie Ihr Immunsystem im Winter wunderbar unterstützen. Die Gewürze wärmen von innen heraus, sodass der Tee wirklich für die kältere Jahreszeit gedacht ist. Astragaluswurzel lässt sich schlecht löffelweise dosieren – wiegen Sie die Menge lieber ab.

TIPP Fertig gekaufte, getrocknete Orangenschale ist in einheitliche kleine Stücke geschnitten. Wenn Sie Orangenschalen selbst trocknen, müssen Sie diese vor dem Trocknen fein hacken. Später ist das sehr schwierig.

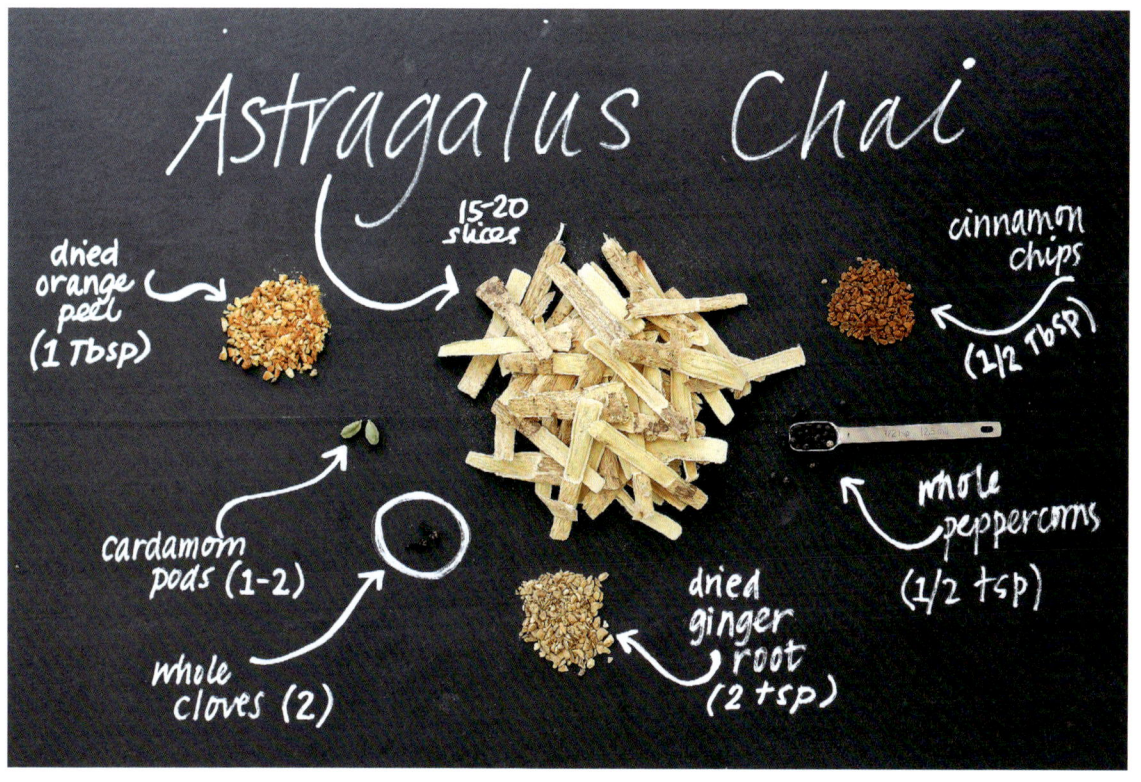

Astragalus Chai

dried
orange
peel
(1 Tbsp)

15-20
slices

cinnamon
chips

(1/2 Tbsp)

cardamom
pods (1-2)

whole
cloves (2)

dried
ginger
root
(2 tsp)

whole
peppercorns
(1/2 tsp)

Astragalus-Kardamom-Reis

Für 4 bis 8 Portionen (etwa ein Liter)
— 200 g Basmatireis
— 1 Dose Kokosmilch (400 ml)
— 2 EL Astragaluswurzel, gemahlen
— 2 EL Kardamom, gemahlen
— 2 EL Honig (ungefähr)

◆ Den Reis, die Kokosmilch, den Astragalus und 400 ml Wasser (einfach die Dose Kokosmilch noch einmal mit Wasser füllen) in einen Topf geben.

◆ Auf mittlerer bis hoher Stufe zum Sieden bringen. Die Hitze herunterschalten, umrühren, dann den Deckel aufsetzen und den Reis in etwa 20 Min. garen.

◆ Den Topf vom Herd nehmen. Kardamom und Honig hinzufügen und gut unterheben.

◆ Warm verzehren und innerhalb von drei Tagen aufessen.

HINTERGRUND Mein Mann und ich lieben dieses schlichte Dessert, in dem nicht nur eines meiner Lieblingsgewürze, Kardamom, auftaucht, sondern auch der nahrhafte Astragalus. Als kleiner Nachtisch ist der Reis schnell gekocht und bekommt eine dicke, cremige Konsistenz.

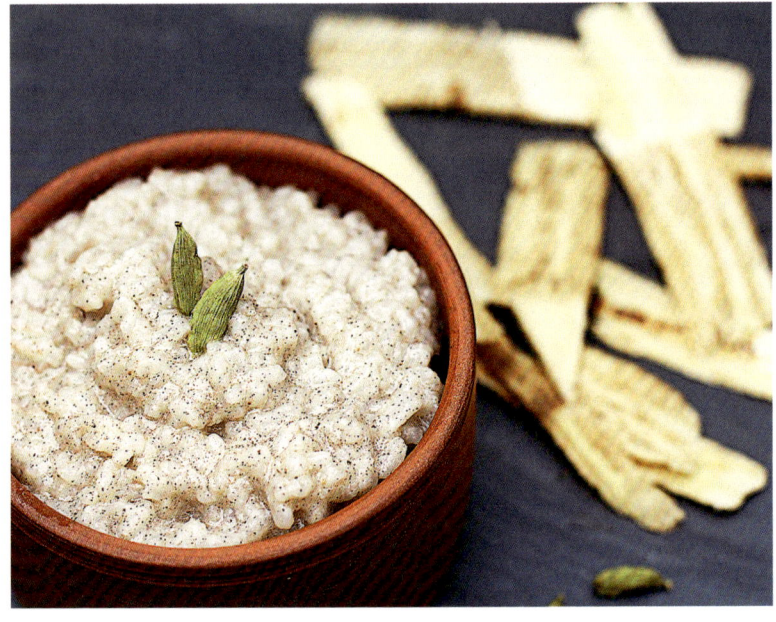

Astragalus-Brühe

Menge je nach eingsetzten Zutaten
— ausreichend Hühner- oder Rinderkno-
  chen, um einen großen Suppentopf zu
  ⅓ zu füllen
— 2 EL Apfelessig
— 1 Zwiebel (mit Schale), grob gehackt
— 2 Möhren, ohne Grünansatz, grob
  gehackt
— 3 große Handvoll getrocknete Astragaluswurzel in Scheiben (etwa 75 g)

◆ Den Backofen auf 190 °C vorheizen. Die
Knochen auf einem Backblech auslegen und
20 bis 30 Min. rösten.
◆ Die gerösteten Knochen, den Apfelessig,
die Zwiebel, die Möhren und den Astragalus
in einen großen Suppentopf geben. Den Topf
mit Wasser auffüllen, alles einmal aufkochen, dann die Hitze herunterschalten, bis
das Wasser gerade noch siedet.
◆ Nach einiger Zeit sammelt sich Schaum
an der Oberfläche. Diesen Schaum alle paar
Min. vorsichtig abschöpfen.
◆ Sobald die Brühe klar ist, setzen Sie einen
Deckel auf. Auf kleiner Stufe zwölf bis 24 Std.
weiterkochen lassen. Am Ende abgießen: Die
kostbare Brühe auffangen und die ausge-
kochten Bestandteile (Knochen, Gemüse)
entsorgen.
◆ Die Brühe bis zur Verwendung maximal
48 Std. kalt stellen oder nach dem Abkühlen
gleich einfrieren.

HINTERGRUND Echte Knochenbrühe ist
nicht nur das Geheimnis einer guten Suppe,
sondern auch eine hervorragende Methode,
immunmodulierende Kräuter wie Astragalus in die tägliche Ernährung einzubezie-
hen. So bekommen Sie reichlich Kalzium,
Magnesium, Phosphor, Silizium, Schwefel,
Spurenelemente, Chondroitinsulfate und
Glukosamin. Apfelessig trägt dazu bei, den
Knochen Kalzium und andere Mineralien zu
entziehen. Beim Kochen setzen die Knochen
Gelatine frei, deshalb geliert die Brühe beim
Abkühlen etwas.

Dieses Rezept ist eher eine allgemeine
Richtschnur, denn Knochenbrühe kann man
auf vielerlei Weise und in beliebigen Mengen
zubereiten. Ich koche gern große Mengen
und friere ein, was ich nicht sofort brauche.
Mit der Brühe können Sie anschließend
Suppen kochen oder sie einfach so genießen,
vielleicht mit ein wenig Miso. Köstlich!

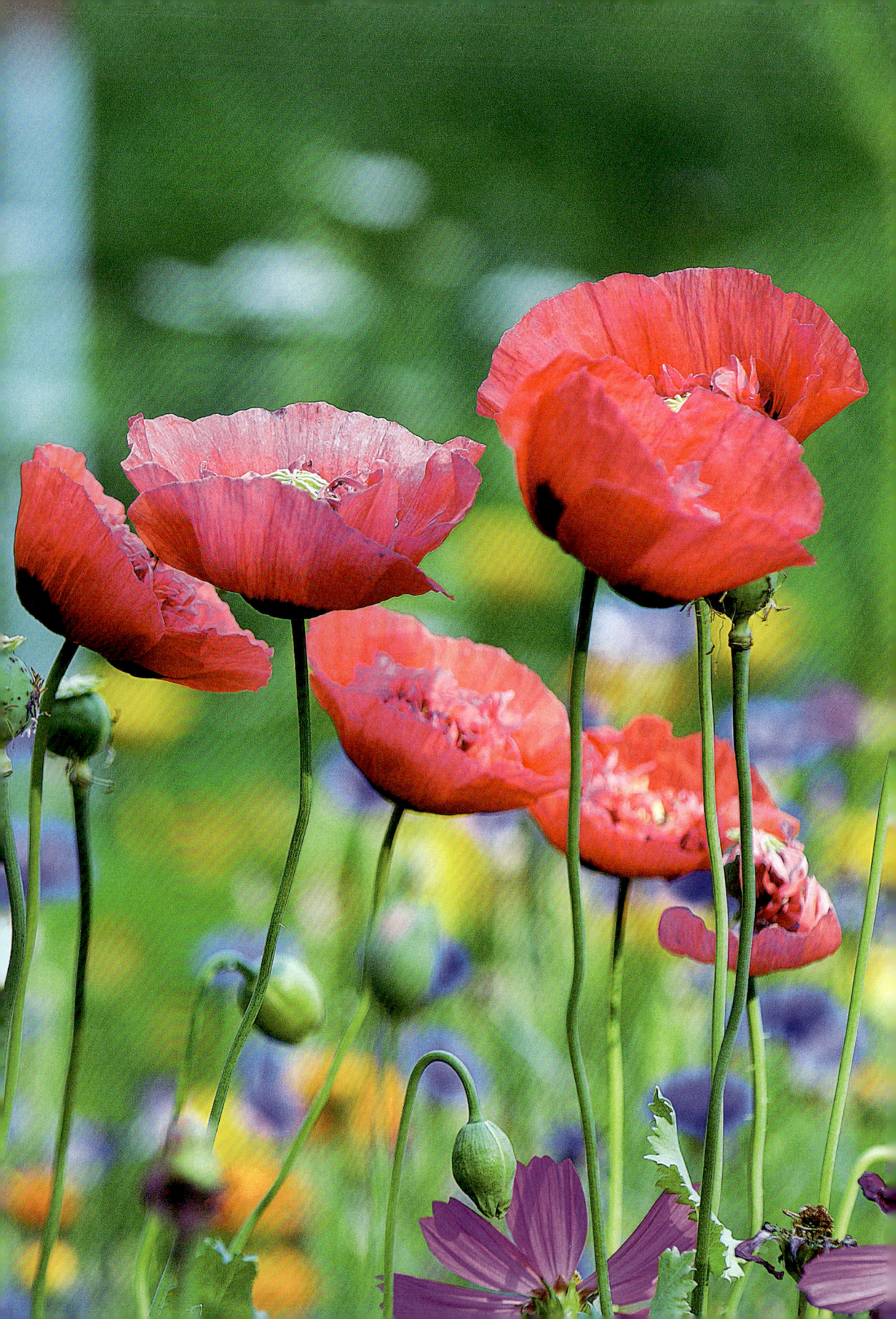

Nachwort

Sie sind am Ende dieses Buches angelangt und können nun zu einer spannenden Entdeckungsreise aufbrechen. Im Laufe Ihrer Experimente mit verschiedenen Kräutern werden Sie mehr über sich erfahren und feststellen, wie Kräuter und Gewürze Sie persönlich beeinflussen, indem Sie spüren, was Pflanzen in Ihrem Körper verändern. Dabei entwickeln sich Beobachtungsgabe, Achtsamkeit und Weisheit, auf deren Grundlage wir schließlich bewusst entscheiden können, was uns am besten hilft. Solches Wissen kann man nicht kaufen, und es prägt sich anders ein als auswendig gelernte Listen über Kräutereigenschaften und die Vorzüge von »Superfoods«. Es geht um die persönliche Verwandlung, die uns allein gehört. Denn der beste Spezialist für uns sind immer wir selbst!

Beim Ausprobieren schälen sich individuelle Vorlieben heraus. Manch einer stellt dabei fest, dass sich der Geschmack verändert. Die persönliche Präferenz kann je nach Tageszeit, Jahreszeit, Lebensalter oder auch Situation unterschiedlich sein. So ist bei einer akuten Erkrankung das eine Mal vielleicht Holunder genau das Richtige, ein anderes Mal benötigt man Ingwer. In dieser Hinsicht gibt es keine starren Regeln. Anstatt das persönliche Wundermittel zu finden, kommt es darauf an, unter immer wieder neuen Umständen zu erkennen, was gerade das Passendste wäre. Dieser Weg verwandelt uns, wir entwickeln eine tiefere Verbindung zur Natur und ein Empfinden für das persönliche Mitschwingen mit ihrem und unserem Wandel.

Das eigene Wissen lässt sich am besten vertiefen, indem wir uns einem inspirierenden Netzwerk aus Heilkräuterfreunden anschließen oder ein solches aufbauen. Wenn man gemeinsam Kräuter sammelt, gärtnert und Kräutermittel herstellt, lernt man dabei wie von selbst dazu und hat außerdem jede Menge Spaß. Halten Sie also Ausschau nach passenden Online-Communitys und vor allem Offline-Kontakten.

Ich hoffe, dass die Hinweise und Rezepte in diesem Buch für meine Leser auf Dauer hilfreich sein werden. Betrachten wir jede Mahlzeit als Chance, delikate, heilsame Kräuter und Gewürze darin unterzubringen. Und bei einem rauen Hals oder schmerzenden Muskeln ist es ein Segen, wenn man aus den Kräuterschätzen der eigenen Küche ungefährliche, natürliche Heilmittel zubereiten kann.

Glossar

In diesem Glossar sind einige Fachbegriffe aus diesem Buch erläutert, die vielleicht nicht allgemein geläufig sind. Ich spreche dabei nur Grundsätzliches an, was Sie wissen sollten, um dieses Buch optimal zu nutzen. Viele Begriffe haben komplexere Bedeutungen, deren Nuancen man erst versteht, wenn man sich gründlich mit Kräuterkunde befasst hat.

VERWENDETE ABKÜRZUNGEN:

g = Gramm, kg = Kilogramm
ml = Milliliter, l = Liter
TL = Teelöffel, EL = Esslöffel
cm = Zentimeter, m = Meter
Min. = Minuten, Sek. = Sekunden,
Std. = Stunden

A

Adaptogen: Adaptogene Substanzen unterstützen eine gesunde Stressreaktion. Adaptogene sind in Kräutern enthalten, die gern bei Schwäche- oder Mangelerscheinungen eingesetzt werden, zum Beispiel bei chronischer Müdigkeit und Fatigue. Die Kräuter dieser Kategorie stärken den Energiehaushalt auf vielerlei Weise und wirken am besten, wenn sie individuell verordnet werden.

Astragalus (Tragant): Ashwagandha, Indisches Basilikum und Ginseng wirken adaptogen.

Adstringierend: Adstringierende Kräuter wirken über eine Straffung und Spannung von Schleimhautgewebe. Das ist hilfreich für die Wundheilung oder das Reduzieren übermäßiger Flüssigkeitsausscheidung (zum Beispiel bei laufender Nase oder Durchfall). Salbei, Rose und Eichenrinde zählen zu den adstringierenden Kräutern.

Alterativ: Alterative Kräuter unterstützen ganz allgemein die Entgiftung, indem sie auf bestimmte Ausscheidungswege im Körper wirken. Verschiedene Alteranzien unterstützen unterschiedliche Organe oder Systeme, darunter Leber, Harnwege, Haut, Lymphsystem, Lunge oder Dickdarm. Viele alterative Kräuter sind bitter. In diese Gruppe fallen zum Beispiel Artischocke, Löwenzahn oder Echinacea.

Amenorrhoe: Ausbleiben der Menstruationsblutung bei einer Frau, die nicht schwanger ist, vor der Menopause.

Analgetikum: Jede schmerzlindernde Substanz. Analgetisch wirkende Kräuter dämpfen auf vielerlei Weise den Schmerz. Manche lindern Muskelspannungen, andere bauen Blutergüsse und Schwellungen ab, wieder andere lindern den Schmerz über ihre Wirkung auf das Nervensystem.

Antiemetikum: Antiemetische Kräuter lindern Übelkeit und Brechreiz. Ingwer zählt zu dieser Gruppe.

Antispasmotikum: Antispasmotische Kräuter wirken krampflösend und helfen bei Muskelverspannungen. Ein Beispiel ist Kamille.

Antitussivum: Antitussiva helfen auf unterschiedliche Weise gegen Husten. Manche Kräuter befeuchten bei trockenem Husten die Atemwege, manche wirken bei Hustenkrämpfen krampflösend, andere sind Expektoranzien, die den Schleim lösen, der den Hustenreiz auslöst. Ein bekanntes Antitussivum ist Thymian.

Anxiolytisch: Angstlösend über eine Wirkung auf das Nervensystem. Ein Beispiel ist Lavendel.

Auflage: Eine weiche, feuchte Kräutermasse, die zu Heilzwecken äußerlich angewendet wird, damit die Kräuter unmittelbar in den Bereich gelangen, wo sie am meisten benötigt werden.

B

Befeuchtend: Manche Kräuter können unsere Schleimhäute befeuchten und schützen. In diese Kategorie fällt beispielsweise Zimt.

Bioverfügbarkeit: Dieser Begriff beschreibt, wie gut eine Substanz (ein Nährstoff oder eine Droge) vom Körper aufgenommen wird. Manche Kräuter oder Gewürze wie schwarzer Pfeffer verbessern die Bioverfügbarkeit anderer Kräuter oder Nährstoffe.

C

Cholagog: Cholagoge Kräuter regen die Gallenblase an, Galle auszuscheiden. Sie helfen bei Problemen mit der Fettverdauung, sollten jedoch nicht verwendet werden, wenn ein behinderter Gallenabfluss vorliegt. Beispiele sind Kurkuma, Löwenzahn und Artischocke.

Choleretisch: Choleretische Kräuter unterstützen die Gesundheit der Leber, indem sie die Gallenproduktion erhöhen. Viele bittere Kräuter sind choleretisch.

D

Darmflora: Auch als Mikrobiom bezeichnet. Der Begriff bezieht sich auf die Vielzahl an Bakterien im menschlichen Dickdarm. Der Körper steht mit der Darmflora in enger Wechselbeziehung. Eine gestörte Darmflora steht mit vielen Gesundheitsproblemen im Zusammenhang. Deshalb ist beim Umgang mit Antibiotika, die unterschiedslos auch die erwünschten Bakterien abtöten, Vorsicht geboten. Mit fermentierten Speisen, einer nicht übermäßig sterilen Umgebung (es schadet Kindern nicht, wenn sie beim Spielen dreckig werden), ein Verzicht auf häufige, unnötige Antibiotikaeinnahme sowie eine nährstoffreiche Ernährungsform mit Präbiotika unterstützen eine gesunde Darmflora.

Diaphoretisch: Diaphoretika sorgen für verstärktes Schwitzen und werden gern bei fiebrigen Erkrankungen eingesetzt. In der Kräuterheilkunde unterscheiden wir zwei Kategorien: entspannende Diaphoretika und stimulierende Diaphoretika. (Siehe auch: entspannende Diaphoretika, stimulierende Diaphoretika)

Diffusiv: Diffusive Kräuter bringen stagnierende Energien wieder in Gang und verteilen sie im Körper. Kennen Sie das Phänomen, dass nach dem Genuss einer scharfen Chili plötzlich Finger und Zehen heiß werden? Das ist Diffusion. Diffusive Kräuter werden gern bei Verdauungsträgheit eingesetzt und vielen Rezepten in kleinen Mengen beigefügt. Ingwer zählt zu den diffusiven Kräutern.

Diuretisch: Diuretische Kräuter wirken harntreibend. Ein Beispiel ist Löwenzahn.

Dysbiose: Bei einer Dysbiose liegt ein Ungleichgewicht der verschiedenen Keime des Darms (Darmflora) vor. Dadurch kommt es zu allgemeinen Verdauungsbeschwerden.

E

Einreibung: Ein äußerlich anzuwendendes Kräuterpräparat auf Alkoholbasis.

Emmanogogum: Eine Substanz, die die Gebärmutterdurchblutung anregt. Manche Kräuter aus dieser Kategorie können die Menstruation einleiten.

Endothelfunktion: Das Endothel ist eine Schicht aus nur einer Lage Zellen, die verschiedene Organe sowie die Blut- und Lymphgefäße überzieht. Bei einer gestörten Endothelfunktion können sich Gefäße auf einen Reiz hin schlecht erweitern. Eine gestörte Endothelfunktion steht im Zusammenhang mit Herz-Kreislauf-Erkrankungen.

Entspannendes Diaphoretikum: Entspannende Diaphoretika werden oft bei Fieber eingesetzt, wenn der Fiebernde heiß und angespannt ist, aber nicht schwitzt. Diese Mittel öffnen die Körperperipherie, damit die Hitze entweichen kann. Holunderblüten gehören zu dieser Kategorie. (Siehe auch: Diaphoretikum, stimulierendes Diaphoretikum)

Entspannende Expektoranzien: Entspannende oder befeuchtende Expektoranzien sind Kräuter, die die gesunde Schleimproduktion anregen, um einer trockenen Kongestion in der Lunge zu begegnen. Beispiele für diese Kategorie sind Eibischwurzeln und Kochbanane. (Siehe auch: expektorierend, stimulierende Expektoranzien)

Entspannendes Nerventonikum: Entspannende Nerventonika sind Kräuter, die das Nervensystem beruhigen. Sie finden bei starkem Stress und Angst oder bei Schlafstörungen Verwendung. Gute Beispiele sind Kamille, Lavendel und Weißdorn. (Siehe auch: Nerventonikum, stimulierendes Nerventonikum)

Essenzielles Öl: Essenzielle Öle sind konzentrierte, natürliche, leicht flüchtige Flüssigkeiten, die gewöhnlich über eine Destillation aromatischer Pflanzen gewonnen werden.

Expektorierend, auswurffördernd: Expektorierende Kräuter erleichtern den Auswurf von überschüssigem Schleim aus dem Körper. Kräuterexperten unterscheiden zwei Kategorien: entspannende Expektoranzien und stimulierende Expektoranzien. (Siehe auch: entspannende Expektoranzien, stimulierende Expektoranzien)

G

Ghee: Eine besondere Form geklärter Butter.

H

Hämostyptisch: Hämostyptische Kräuter stoppen Blutungen. Kurkuma und Schafgarbe sind Beispiel dafür.

Hautreizend: Hautreizende Kräuter führen bei äußerlicher Anwendung oft zu einer Rötung, denn sie fördern lokal die Durchblutung, indem sie die Kapillargefäße erweitern. Beispiele

aus dieser Kategorie sind Cayennepfeffer, Ingwer, Senf und Arnika.

Hepatoprotektiv: Hepatoprotektive Kräuter schützen die Leber. Beispiele sind Löwenzahn, Astragalus und Mariendistel.

Homocystein: Homocystein ist eine Aminosäure. Ein erhöhter Homocysteinspiegel kann auf eine Herzgefäßerkrankung hindeuten.

Hydrolat: Ein Hydrolat ist eine wässrige Lösung, die bei der Dampfdestillation aromatischer Pflanzen entsteht, häufig als Nebenprodukt der Gewinnung essenzieller Öle. Man spricht auch von Blütenwasser. Rosenwasser, Lavendelwasser oder Neroliwasser sind beliebte Hydrolate.

I

Immunmodulierend: Kräuter aus dieser Kategorie unterstützen das Immunsystem insgesamt. Sie eignen sich für Menschen, die häufig krank werden und Heuschnupfen oder Autoimmunprobleme haben. Beispiele sind Astragalus, Ashwagandha und indisches Basilikum.

Insulinresistenz: Ein Zustand, bei dem der Stoffwechsel so gestört ist, dass die Zellen nicht mehr richtig auf das Hormon Insulin ansprechen. Eine Insulinresistenz kann in Diabetes übergehen.

In-vitro-Studie: Studien, die in einer kontrollierten Umgebung außerhalb lebender Organismen ablaufen, zum Beispiel Tests an Zellen in der Petrischale.

In-vivo-Studien: Studien an Lebewesen, ob Tier, Mensch oder Pflanze.

K

Karminativ, verdauungsfördernd: Karminativa sind Kräuter, die Symptomen einer trägen Verdauung entgegenwirken. Wenn man das Gefühl hat, das Essen liege wie ein Stein im Magen oder bei Bauchschmerzen durch Blähungen, sind karminative Kräuter eine echte Hilfe.

Häufig sind diese Kräuter sehr aromatisch und versprühen aufgrund von ätherischen Ölen einen starken Duft. Beispiele aus dieser Kategorie sind Fenchel, Ingwer, Petersilie und Kamille.

Konstitution: Die persönliche Konstitution ist die individuelle Mischung energetischer Eigenschaften in Bezug auf Heiß und Kalt, Trocken und Feucht.

M

Metabolisches Syndrom: Eine Stoffwechselveränderung, bei der mindestens drei Faktoren aus einer bestimmten Gruppe vorliegen, die das Risiko für Herzerkrankungen und andere Gesundheitsprobleme wie Typ-2-Diabetes erhöhen.

Milchbildend: Milchbildende Kräuter regen die Bildung von Brustmilch an. Ein Beispiel ist Fenchel.

Mukolytisch: Schleimlösend. Kräuter, die den Bronchialschleim verflüssigen. (Siehe: Expektoranzien)

N

Nerventonikum: Unter einem Nerventonikum versteht man spontan ein Mittel zur Beruhigung der Nerven. In der Kräuterheilkunde fallen jedoch alle Kräuter in diese Kategorie, die das Nervensystem beeinflussen. Dabei wird zwischen entspannenden und stimulierenden Nerventonika unterschieden. (Siehe auch entspannendes beziehungsweise stimulierendes Nerventonikum)

NSAR: NSAR ist eine Abkürzung für nichtsteroidale Antirheumatika oder Entzündungshemmer. Beispiele sind Acetylsalicylsäure (ASS), Ibuprofen oder Naproxen.

O

Oberirdische Teile: Alle Teile der Pflanze, die über der Erde wachsen (im Gegensatz zu Wurzeln).

Ödem: Bei einem Ödem liegt im Körpergewebe zu viel Flüssigkeit vor, und es kommt zu Schwellungen.

Oxymel/Honigessig: Honigessig (auch unter der Bezeichung »Oxymel« im Angebot) ist eine Kräuterzubereitung mit Honig und Essig.

P

Parasympathisches Nervensystem: Der Ruhe-und-Entspannungs-Anteil des Nervensystems. (Siehe auch: sympathisches Nervensystem)

Pastille: Eine Ableitung vom französischen Wort für »Pille«. Der Begriff wird gern für handgefertigte Pillen mit pulverisierten Kräutern und Honig verwendet.

Peristaltik: Unter Peristaltik versteht man die normalen Zusammenziehungen des Verdauungstrakts, mit denen die Nahrung vom Mund bis zum Anus befördert wird.

Präbiotisch: Präbiotika sind kohlenhydratreiche Substanzen, von denen sich die erwünschten Darmbakterien ernähren. Zu den Kräutern mit einem hohen Präbiotikaanteil zählt Löwenzahn.

R

Rasayana: Ein Begriff aus dem Ayurveda für Kräuter, die die Gesundheit insgesamt und ein langes Leben fördern.

S

Stagnierende Verdauung: Siehe Verdauungsträgheit.

Stimulierendes Diaphoretikum: Stimulierende Diaphoretika werden bei fiebrigen Erkrankungen eingesetzt, wenn der Betroffene friert und zittert. Diese Kräuter transportieren Hitze aus dem Kern in die Peripherie, womit sie dem Körper helfen, überall warm zu werden. Ingwer, Cayenne und Knoblauch fallen in diese

Kategorie. (Siehe auch: diaphoretisch, entspannende Diaphoretika)

Stimulierendes Expektoranz: Stimulierende Expektoranzien sind Kräuter, die häufig von Natur aus kräftig würzig sind. Sie verdünnen Schleim und erleichtern so die Ausscheidung. Ingwer, Senf und Thymian zählen zu den stimulierenden Expektoranzien. (Siehe auch: Expektoranz, entspannendes Expektoranz)

Stimulierendes Nerventonikum: Stimulierende Nerventonika sind Kräuter, die das Nervensystem anregen. Manchmal verläuft dies über Bestandteile wie Koffein (Kaffee, Tee), manchmal haben (wie bei Rosmarin) bestimmte aromatische Eigenschaften von Natur aus eine anregende Wirkung. (Siehe auch: Nerventonikum, entspannendes Nerventonikum)

Sud: Eine Kräuterzubereitung, für die Kräuter längere Zeit sieden (oder mitunter auch kochen) müssen.

Sympathisches Nervensystem: Der Kampf-oder-Flucht-Anteil des Nervensystems. (Siehe auch: parasympathisches Nervensystem)

Synergist: Etwas, das die Wirkkraft von Kräutern oder pharmazeutischen Arzneimitteln verstärkt.

T

Tee: Ein Tee ist ein einfacher Wasserextrakt aus Kräutern oder Gewürzen. Normalerweise wird er mit kleinen Mengen Kräutern zubereitet (ein Teelöffel) und muss nur kurz ziehen (fünf bis zehn Minuten).

Tinktur: Eine Tinktur ist ein alkoholischer Pflanzenextrakt.

Trophorestorativ: Trophorestorative Kräuter unterstützen die Gesundheit eines bestimm-ten Organs, indem sie dessen normale Funktion wiederherstellen, häufig über bestimmte Nährstoffe. Zum Beispiel ist Weißdorn ein trophorestoratives Heilkraut fürs Herz, weil er das Herz auf diverse Weise unterstützt.

U

Umschlag: Eine Kräuterzubereitung, bei der ein Tuch in einen Kräutertee getaucht und dann auf bestimmte Bereiche aufgelegt wird. Umschläge werden bei lokalen Schmerzen, Ausschlägen oder Kopfschmerzen eingesetzt.

V

Vasokonstriktion: Eine Verengung der Blutgefäße durch Zusammenziehen.

Verdauungsträgheit: Bei einer kalten, »stagnierenden« Verdauung bestehen Schwierigkeiten, Nahrung in die Nährstoffe umzuwandeln, die für die Gesundheit benötigt werden. Dann liegt das Essen schwer im Magen (als hätte man einen Stein im Magen), es kommt zu Aufstoßen, schmerzhaften Blähungen und Verstopfung, und der Appetit geht zurück.

W

Wildsammlung: Die Bestimmung und das Ernten von Heilpflanzen in der freien Natur.

Wundheilung: Manche Kräuter wie Kurkuma, Kamille oder Rose unterstützen die Wundheilung.

Wurmmittel: Vermifuge Kräuter helfen dem Körper, Würmer und andere Parasiten auszuscheiden. Beispiele sind Knoblauch, Ingwer und Thymian.

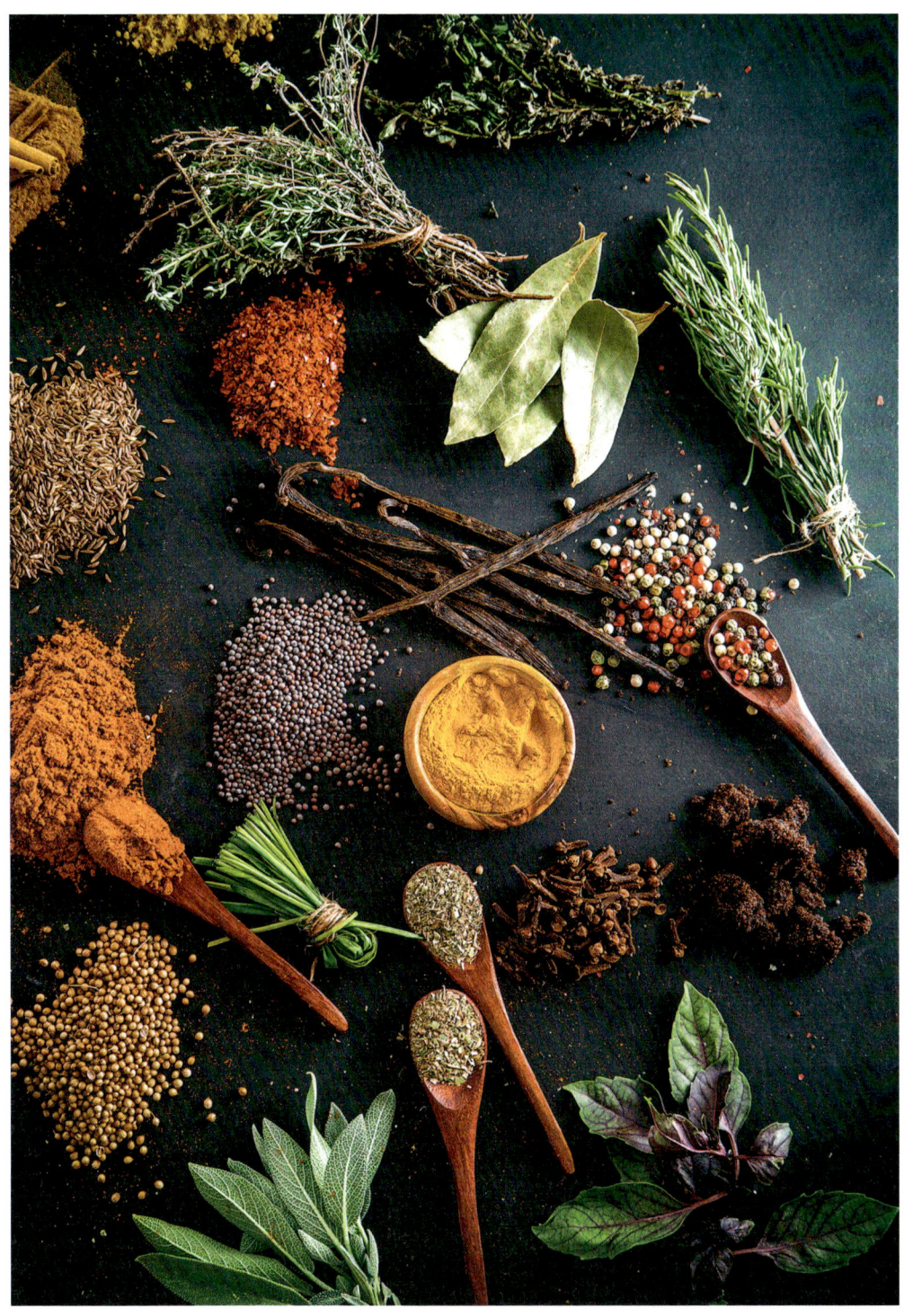

Bezugsquellen und weiterführende Informationen

Kräuter und Gewürze beziehen Sie am besten beim Händler Ihres Vertrauens vor Ort, ob im Bioladen oder im Weltladen vor Ort, direkt vom Gärtner oder Bauern, aus einer Kooperative oder auf dem Markt. Regionale Produkte sind am frischesten, und zugleich unterstützen Sie die Menschen, die diese Kräuter in Ihrer Nähe anbauen.

Wenn Sie lokal nichts finden können, kann man Gewürze und getrocknete Kräuter auch online bestellen. Die nachfolgende Auswahl ist keineswegs vollständig, sondern sollte als Ausgangspunkt für eigene Recherchen betrachtet werden. Achten Sie auf Initiativen in Ihrer Umgebung; es gibt immer wieder junge Unternehmer, die auf Direktimport von zuverlässigen Vertragspartnern setzen.

Das **Gewürzkontor München** bietet eine große Auswahl an Gewürzen und Gewürzmischungen für den Versand an und ist im Bereich Biogewürze ein nach deutscher Norm zertifizierter Biobetrieb.
https://www.gewuerzkontor-muenchen.de

Ebenfalls in München findet sich das **Kräuterparadies Lindig**, ein traditionsreiches Ladengeschäft mit Online-Shop, wo man Kräuter, Gewürze, Tee, Algen, ätherische Öle und vieles mehr erstehen kann.
https://www.phytofit.de

Die **Gewürzmühle Brecht** zählt zu den deutschen Biopionieren und hat als Manufaktur sehr hohe Qualitätsansprüche auch in Bezug auf fairen Handel und Verarbeitung der Kräuter und Gewürze.
https://www.gewuerzmuehle-brecht.de

Der **Vanille-Shop** in Hamburg führt nicht nur hochwertige Vanille ausgesuchter Herkunft, sondern auch weitere aromatische, feine Kräuter in hoher Qualität.
https://www.vanille-shop.de

Die **Gewürz-Manufaktur Spirit of Spice** hat sich auf ungemahlene Gewürze und Gewürzmischungen erstklassiger Güte spezialisiert. Sie versendet nicht nur, sondern beliefert auch zahlreiche Fachhändler, deren Liste auf der Website zu finden ist.
https://www.spirit-of-spice.de
https://www.spirit-of-spice.de/Spirit-of-Spice-Fachhaendler

Die **amla Natur GmbH** bietet Gewürze, Tee, Kräuterprodukte und mehr mit dem Schwerpunkt auf Ayurvedaprodukten zum Versand an. Außerdem gibt es auf der Website ein Blog mit Informationen rund um Ayurveda und die eigenen Produkte.
https://www.amla.de/ayurveda-produkte/ayurvedische-gewuerze/

Die **Teekampagne** vertreibt seit 1985 hochwertigen Darjeeling-Tee und mittlerweile auch Assam-Tee zu vernünftigen ökologischen und sozialen Bedingungen und zum fairen Preis.
https://www.teekampagne.de/

Der österreichische Versandhändler **Sonnentor** hält viele Gewürze und Gewürzmischungen sowie Tee, Kaffee und Kakao bereit, auch im Großgebinde. Er betreibt zudem diverse Franchisegeschäfte in Österreich, Tschechien und Deutschland.

https://www.sonnentor.com
https://www.sonnentor.com/de-at/
geschaefte/sonnentor-geschaefte

Mehr über Kräuter und Gewürze können Sie natürlich online oder aus Büchern lernen. Es gibt aber auch Ausbildungsstätten, manche bereits mit langer Tradition.

Btb, Bildungswerk für therapeutische Berufe, Fernstudium zum Heilpraktiker mit Fachrichtung »Heilpflanzenkunde (Phytotherapie)«. Mit Präsenzseminaren und Existenzgründungsberatung.
https://www.btb.info/

Deutsche Gesellschaft für Phytotherapie e.V. (GPT)

Die GPT fördert Grundlagenforschung und klinische Forschung zu pflanzlichen Arzneimitteln gemäß wissenschaftlichen Kriterien. Sie organisiert Fortbildungen für Ärzte und Apotheker sowie Fachkongresse wie den Phytokongress (im Wechsel mit Phytotherapiegesellschaften aus Österreich, ÖGPHYT, und der Schweiz, SMGP).
https://phytotherapie.de/de

Freiburger Heilpflanzenschule

Mit Kräuterwerkstatt und einer Grund- und Fachausbildung sowie Fortbildungen in Phytotherapie, in Freiburg im Breisgau sowie im Schwarzwald.
https://www.heilpflanzenschule.de/

Kräuterweisheiten

Kräuterwissen, Kräuterspaziergänge, Rituale und Bücher der Apothekerin und PhytoKinesiologin Ursula Stumpf, die auch jährlich die Karlsruher UnKraut-Konferenz organisiert.
https://www.kraeuterweisheiten.de/
http://www.unkrautkonferenz.de

Österreichische Gesellschaft für Phytotherapie (ÖGPHYT)

Die ÖGPHYT bietet ein Phytotherapie-Diplom für Allgemeinmediziner und Fachärzte an, wertet Forschungsergebnisse aus und organisiert den Erfahrungsaustausch zur Phytotherapie.
https://www.phytotherapie.at

Sambuca-Heilpflanzenzentrum

SAMBUCA e.V. Ein Netzwerk für altes und neues Heilpflanzenwissen, Ettenheim.
https://www.sambuca-netzwerk.de

Schweizerische Medizinische Gesellschaft für Phytotherapie (SMGP)

Die SMGP bietet ein Fähigkeitsprogramm Phytotherapie für Ärzte, Tierärzte und Apotheker/-innen an und organisiert eine Jahrestagung zur regelmäßigen Fortbildung und zum Austausch.
https://www.smgp.ch

Sebastian-Kneipp-Akademie

Ausbildung zum Kursleiter Heilpflanzenkunde SKA sowie Weiterbildungen.
https://www.kneippakademie.de

Sonnetra

Kommunikationszentrum für Kräuterkundige und Heilpflanzenschule in Erlangen. Ausbildung und Heilkräuter-Reisen. Die Leiterin, Brigitte Addington, ist Heil- und Wildkräuterexpertin und Krankenschwester.
https://www.sonnetra.de

Quellenangaben der Zitate

Cayennepfeffer: Rosemary Gladstar, Heilpflanzenberaterin und Autorin von »Heilkräuter: Rezepte für die ganze Familie«

Fenchel: Natalie Vickery, Heilpflanzenberaterin und Gründerin von thefamilyherbalist.wordpress.com

Indisches Basilikum: David Winston und Steve Maimes, Autoren von »Adaptogens«

Ingwer: Michael Tierra, Heilpflanzenberater und Autor von »The Way of Herbs«

Knoblauch: Guido Masé, Heilpflanzenberater und Autor von »The Wild Medicine Solution«

Kurkuma: Karta Purkh Singh Khalsa, Heilpflanzenberater und Autor von »The Way of Ayurvedic Herbs«

Lavendel: Maurice Mességué, Heilpflanzenberater und Autor von »Das Mességué-Heilkräuter Lexikon«

Muskatnuss: Hildegard von Bingen, Heilpflanzenkundige aus dem 12. Jahrhundert und Autorin von »Physica«

Petersilie: Bharat B. Aggarwal, Ph.D., Autor von »Heilende Gewürze: Wie 50 heimische und exotische Gewürze Gesundheit erhalten und Krankheiten heilen können«

Pfefferminze: Joyce Wardwell, Heilpflanzenberaterin und Autorin von »The Herbal Home Remedy Book«

Rosmarin: Juliette de Bairacly Levy, Heilpflanzenberaterin und Autorin von »Common Herbs for Natural Health«

Salbei: Matthew Wood, Heilpflanzenberater und Autor von »The Earthwise Herbal«

Schwarzer Pfeffer: Kami McBride, Phytopraktikerin und Autorin von »The Herbal Kitchen«

Senf: Rebecca Altmann, Heilpflanzenberaterin und Gründerin von kingsroadapothecary.com

Thymian: Tieraona Low Dog, M.D., Autorin von »Healthy at Home: Get Well and Stay Well Without Prescriptions«

Zimt: Rosemary Gladstar, Heilpflanzenberaterin und Autorin von »Heilkräuter: Rezepte für die ganze Familie«

Brennnessel: David Hoffmann, Heilpflanzenberater und Autor von »Medical Herbalism«

Holunder: Susan Marynowski, Heilpflanzenberaterin

Rose: Hernriette Kress, Heilpflanzenberaterin und Autorin von »Practical Herbs«

Tee: Kim Waller, Autorin von »The Pleasures of Tea: Recipes and Rituals«

Weißdorn: Jim Mcdonald, Heilpflanzenberater und Gründer von herbcraft.org

Zitronenmelisse: Cascade Anderson Geller, Heilpflanzenberaterin und Aktivistin

Artischocke: Christophe Bernard, Heilpflanzenberater und Gründer von Altheaprovence.com

Kaffee: Charles Garcia, Heilpflanzenberater

Kakao: Chris Kilham, Heilpflanzenberater und Autor von »Tales from the Medicine Trail«

Kamille: David Hoffmann, Heilpflanzenberater und Autor von »The New Holistic Herbal«

Löwenzahn: Guido Masé, Heilpflanzenberater und Autor von »DIY Bitters: Reviving the Forgotten Flavor«

Ashwagandha: Charaka, ayurvedischer Gelehrter, 100 v. Chr.

Astragalus: Stephany Hoffelt, Heilpflanzenberaterin und Gründerin von naturallysimple.org

Danksagung

Nachdem mein erstes Buch fertig ist, weiß ich aus erster Hand, dass hinter jedem Autor, der auf der Titelseite genannt ist, ein ganzes Dorf steht, das zu diesem Erfolg beigetragen hat.

Ich hatte das unglaubliche Glück, schon auf meinen ersten Schritten in der Welt der Kräuter auf John und Kimberly Gallagher zu treffen. Sie haben mich von Anfang an ermutigt und mir viel Zeit zum Lernen und Wachsen gelassen. Ohne ihre jahrelange, beständige Unterstützung würden Sie dieses Buch nicht in den Händen halten.

Auch die Communitys von LearningHerbs und HerbMentor hat mich immer wieder zu neuen Rezepten und Lehrmethoden inspiriert. Mein eigenes Wissen beruht maßgeblich auf dem ständigen Austausch mit dieser Basisbewegung der Kräuterkundigen. Ich danke Debbie, Althea, Jan und Savannah für ihre Hilfe hinter den Kulissen von LearningHerbs.

Dieses Buch konnte ich nur schreiben, weil ich die Ehre und das Privileg hatte, von vielen klugen Menschen lernen zu dürfen, darunter – in der Reihenfolge unserer Kontakte – Karen Sherwood, Michael und Lesley Tierra, Paul Bergner, Karta Purkh Singh Khalsa, Jim Mcdonald und die P.H. Group.

Dass Rosemary Gladstar das Vorwort geschrieben hat, ist eine unglaubliche Ehre, denn sie inspiriert mich mit ihren vielen wichtigen Beiträgen für die Welt der Kräuterkundigen seit Langem.

Ich hatte das Glück, auf Kräuterkonferenzen und Veranstaltungen von zahlreichen talentierten Phytotherapeuten lernen zu können, darunter Song, Rebecca Altman, Juliet Blankespoor, Robin Rose Bennett, Kristine Brown, Larken Bunce, Chanchal Cabrera, Todd Caldecott, Bevin Clare, Amanda McQuade Crawford, Sean Donahue, Cascade Anderson Geller, Kiva Rose Hardin, Christopher Hobbs, Phyllis Hogan, Phyllis D. Light, Guido Masé, Sajah Popham, Anna Rosa Robertsdottir, Robert Rogers, Christa Sinadinos, Cathy Skipper, John Slattery, Dr. Kevin Spelman, Susun Weed, David Winston, Matthew Wood und Ben Zappin. Euch allen vielen Dank.

Ein Glücksfall war auch die Zusammenarbeit mit Hay House. Ich danke dem Verlagsleiter Reid Tracy, der an dieses Buch geglaubt hat und einer Erstlingsautorin eine Chance gab. Meiner Lektorin, Nicolette Salamanca Young, danke ich, dass sie dieses Buch mit ihren organisatorischen und redaktionellen Künsten perfekt in Form gebracht hat. In das Cover habe ich mich auf Anhieb verliebt und danke Tricia Briedenthal und den Designern von Hay House für die Konzepterstellung. Jan Bosman danke ich für die weitere Hilfe beim Design.

Im Frühstadium verhalf mir Tracy Teel von Finesse Writing and Publishing zu einem Überblick über all die organisatorischen Fragen und trug zum Gesamtkonzept bei. Kurt Koenigs hatte bei den ersten Schritten Anteil daran, die zentralen Konzepte zu strukturieren, um alles klarer zu gestalten.

Ein Buch zu schreiben ist keine leichte Aufgabe. Ich danke meiner Lebensberaterin Lexi Koch für ihren weisen Rat. Sie hat mir geholfen, wieder dankbar in den Fluss zu kommen, wenn ich nicht weiterwusste und das Projekt stockte.

Das Finden, Lesen und Zitieren vieler wissenschaftlicher Studien waren sehr wichtig für dieses Buch. Emer McKenna hat viele dieser Studien dankenswerterweise für mich zusammengestellt, und Stephany Hoffelt gab meinen Quellenangaben die korrekte Form.

Die Rezepte sind eine weitere Facette dieses Buches. Mein tief empfundener Dank gilt Valorie Paul, die sich der großen Aufgabe gestellt hat, die freiwilligen Rezepttester zu organisieren und bei der Stange zu halten. Sie hat mir auch geholfen, viele der eingestreuten Zitate zu finden.

Allen, die sich großzügig als Testkocher und Testesser zur Verfügung gestellt haben, danke ich von ganzem Herzen, denn eure Rückmeldungen haben viele Rezepte erheblich verbes-sert: Danke, Amber Tapley, Amy Marquardt, Amy Tompkins, Barbara Elder, Barbara Schmidt, Calla Harris, Cary & Anna Hayes, Cathy Izzi, Cathy Sciglibaglio, Charmaine Koehler-Lodge, Christeena Braucht, Christina Chencharik, Chris Durham, Christine Borosh, Cindy Aragon, Cora Anderson, Deb Soper, Deborah Kravig, Delinda Tonelotti, Dianne Brenner, Dianne Willett, Elaine Pollard, Emiko Luisi, Gabriela Rios, Gary Fisher, Gretchen Beaubier, Heather Davis, Ilka Mendoza, Jennifer Stanek, Jennifer Warnick,

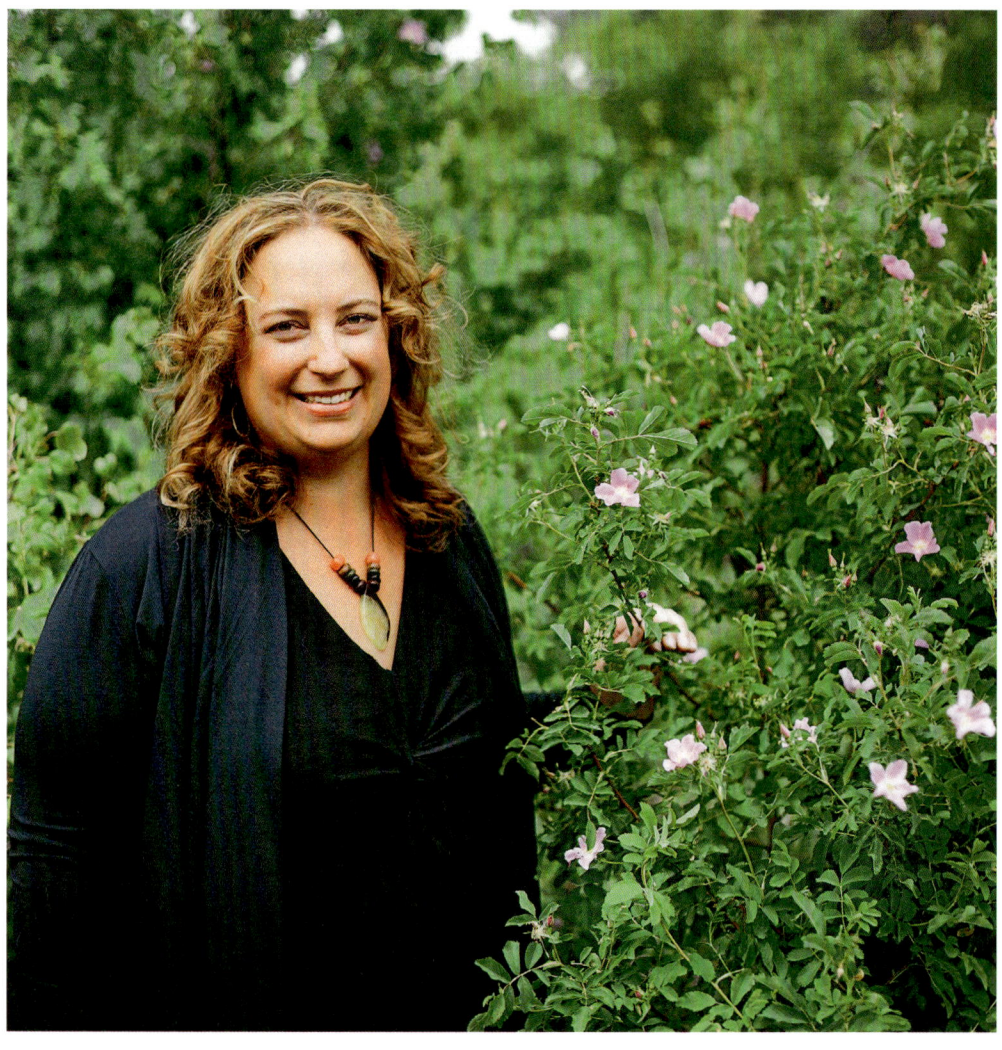

Jodi Howells, Kara Hughes, Karen Garcia, Karen Mezzano, Karen Vandergrift, Kate Briggs, Kathleen Payne, Keisha Forbes, Kelley Estes, Keri Mae Lamar, Kim Reid, Kimberly Padgett-Shaw, Kristina Cool, Krystal Beers, Laura Cole, Laurel Beck, Lauren Henderson, Laurie Murray, Leanne Holcomb, Lesa Wischmeyer, Lora Bonicelli, Lynne Lacroix, Mary Anne Leary, Mary Souder, Morgan Mays, Pamela Roberts, Rebecca Ingalls, Renée Otte, Shelly Langton, Sofia Gonzales, Tamara White, Tanya Thampi Sen, Vanessa Nixon Klein, Victoria Sandz, Wendy Chu und Wendy Joubert.

Zu den schwierigsten Aufgaben für dieses Buch zählten die vielen eigenen Fotos. Zum Glück stand ich dabei nicht allein, sondern hatte Helfer. Danke, Matt Burke, für die Einweisung in die Grundlagen der Lebensmittelfotografie (in deinem Urlaub, wohlgemeint!) und dafür, dass du viele Fotos persönlich editiert hast – und zwar zwei Mal! Matt Burke und Larken Bunce haben mir gestattet, ihre wunderbaren Pflanzenaufnahmen zu verwenden. Sol Gutierrez danke ich herzlich für die Fotos von mir und die tollen Fotoshootings mit den Pflanzen im Vordergrund, die du seit Jahren anfertigst. Es hat mir viel Spaß gemacht!

Rebecca Altman, Christophe Bernard, Dan Donohue und Emily Han danke ich für die beigesteuerten Rezepte. Es ist mir eine Ehre, dass ihr vier damit in diesem Buch vertreten seid. Außerdem danke ich Emily Han, die mir wertvolle Hinweise in Bezug auf das Schreiben und die Rezepttester gab. Mein inständiger Dank gilt Rebecca Altman, die mich während meiner Schreibphasen mit ihrer Freundschaft und ihrem Lachen immer wieder aufgemuntert und unterstützt hat. Stephanie Manteufel Beasley danke ich von Herzen für die langen Gespräche und dass sie so fest an mich glaubte, dass sie schon vor Abschluss meiner Arbeit zehn Exemplare bestellt hat!

Kari Bown, Ed Welch, Leslie Channing, Kosma Channing, Teague Channing, Anne LeFevre und Ellen Brand haben wissentlich oder unwissentlich viele Pflanzen herangezogen, die in diesem Buch abgebildet sind – ohne euch hätte ich sie nie fotografieren können. Es ist ein Segen, so hingebungsvolle, hart arbeitende Gärtner um mich zu wissen.

Wirklich gerührt bin ich von der liebevollen Unterstützung (und dem köstlichen Essen) seitens des Teams von Myer Creek. Ein besonderer Dank gebührt Susie, die nicht nur ihr Wissen, sondern auch den Honig ihrer Bienen weitergab. Mit Musik schreibt es sich leichter, und darum danke ich Tori Amos und Ani DiFranco für den Soundtrack, der mich bei diesem Buch (und in meinem Leben) begleitet hat.

Meinem Vater danke ich für seine unbeirrbare Unterstützung auf meinem ungewöhnlichen Lebensweg. Er lehrte mich, dass die köstlichsten Mahlzeiten aus den besten Zutaten bestehen.

Ein Teil der Unterstützung, die ich empfange, ist nicht mehr sichtbar, aber nach wie vor spürbar. Im Gedenken an meine Mutter, meinen Papa Jack, Jay, Patrick und Cole.

Von ganzem Herzen danke ich abschließend meinem Ehemann und besten Freund Xavier. Er hat dieses Buch möglich gemacht, indem er mir viel Logistik abnahm, mir als Resonanzboden und Ratgeber zur Seite stand und mich regelmäßig bekochte. Das Wichtigste ist jedoch, dass er mich inspiriert, mein Leben so gut zu leben, wie ich nur kann. Dank seiner täglich demonstrierten Präsenz und Liebe fühle ich mich als glücklichste Frau dieser Erde.

Rezeptverzeichnis

Artischocken-Orangen-Bitter 245

Ashwagandha-Bananen-Smoothie 287

Ashwagandha-Dattel-Kugeln 288

Ashwagandhabutter 287

Astragalus-Brühe 297

Astragalus-Chai 294

Astragalus-Kardamom-Reis 296

Auberginen-Brennnessel-Pfanne 193

Bitterer Artischockentee 244

Brennnessel-Nährtee 192

Cayennesalbe 59

Cayennetee 58

Chiasamenpudding mit Zimt-Ahorn-Sirup 183

Chinesisches Fünf-Gewürz-Pulver 157

Der beste Kaffee der Welt 253

Der perfekte Rosmarintee 141

Earl Grey Tee, selbst gemacht 217

Eggnog 118

Fenchelbitterpastillen 66

Fencheltee 67

Feuercidre 56

Garam Masala 103

Gebackenes Wurzelgemüse mit Fenchel 64

Gebratene Salbeiblätter 149

Grüntee-Rosen-Creme 219

Hagebutten-Apfel-Müsli 211

Hagebutten-Cranberry-Kompott 210

Halstee mit Zimt 182

Heiße Schokolade 259

Holunderbeerensirup 201

Holunderblüten-Gesichtsserum 203

Holunderblütentee 202

Honigessig mit Thymian 173

Ingwer-Zitronen-Tee 82

Ingwerlachs à la Xavier 82

Kalter Gewürzkaffee 252

Kamilleneis 270

Kamillenspülung für die Augen 268

Kamillentee mit Rose und Vanille 269

Kardamom-Schokomousse-Kuchen 260

Knoblauchhonig 92

Knoblauchöl 91

Kürbissuppe mit Senfsamen 165

Kurkuma-Kürbis-Dip 103

Kurkumamilch 100

Lammsteak mit Rosmarin 143

Lavendel-Orangen-Pudding 112

Lavendelbadesalz 110

Lavendelmaske 111

Löwenzahn-Reishi-Tee 277

Löwenzahnpesto 277

Löwenzahnwurzelessig 278

Massageöl mit Ingwer und Lavendel 83

Melissenwasser 235

Möhrengewürzkuchen 120

Nessel-Dukkah 191

Orangenhuhn mit Zitronenmelisse 236

Petersilien-Koriander-Pesto 126

Petersilien-Vinaigrette 126

Petersilienkartoffeln 127

Pfefferborschtsch 158

Pfefferminz-Hibiskus-Eistee 134

Pfefferminzraita 133

Pfefferminzumschlag

gegen Kopfschmerzen 134

Provenzalische Tomaten 174

Räucherhummus mit Knoblauch 90

Rosenblütentee 209

Rosmarintapenade 142

Salbeihuhn 150

Salbeitee mit Zitrone 149

Schokoladen-Erdbeer-Pudding 259

Senf nach Art des Hauses 164

Senfbad mit Ingwer 166

Teepause mit Oolong-Tee 218

Thymian-Hustensirup mit Kirschrinde 175

Trikatu-Pastillen 156

Tulsi-Ingwer-Cocktail 74

Tulsi-Ingwer-Sirup 73

Tulsitee 73

Weißdornessig 228

Weißdornlikör 228

Weißdorn-Nährtee 227

Zimtzahnpulver 181

Zitronenmelisse-Nährtee 234

Stichwortverzeichnis

A

Adaptogen 300
Adstringierend 300
Allicin 86
Allylisothiocyanate 162
Alterativ 300
Alzheimer-Krankheit 97
Alzheimer-Krankheit 139
Amenorrhö 300
Analfissuren 53
Analgetikum 300
Anämie 89
Angst 70, 232, 264, 283
Anspannung 232
Antibiotika 23
Antiemetikum 300
Antioxidantien 22
Antispasmotikum 300
Antitussivum 300
Anxiolytisch 300
Aphrodisiakum 117
Aphthen 207, 232
Appetitlosigkeit 21
Appetitmangel 71
Aromatherapie 108
Arthritis 71, 154, 276
Artischocke 240
Artischocken-Orangen-Bitter 245
Ashwagandha 282
Ashwagandha-Bananen-Smoothie 287
Ashwagandhabutter 287
Ashwagandha-Dattelkugeln 288
Asthma 71
Astragalus 290
Astragalus-Brühe 297
Astragalus-Chai 294
Astragalus-Kardamom-Reis 296
Atemwegsinfekte 198
Atmungssystem 77
Auberginen-Brennnessel-Pfanne 193
Aufstoßen 21, 71

Ausgeglichenheit 256
Autoimmunerkrankung 23
Ayurveda 77

B

Berberin 23
Bindehautentzündung 266
Bioflavonoide 208
Bioverfügbarkeit 154, 301
Bitterer Artischockentee 244
Blähungen 21, 71
Blutdruck 242
Bluthochdruck 116, 224
Brennnessel 186
Brennnessel-Nährtee 192
Bronchitis 71, 162

C

Cayennepfeffer 50
Cayennesalbe 59
Cayennetee 58
Chiasamenpudding mit Zimt-Ahornsirup 183
Chinesisches Fünf-Gewürz-Pulver 157
Cholagog 301
Choleretika 242
Choleretisch 301
Cholesterin 242
Cholesterinspiegel 97, 146, 224
chronisches Müdigkeitssyndrom 258, 292
Cortison 13
Curcumin 154

D

Dammschnitt 108
Darmflora 23, 275, 301
Demenz 232
Depression 249
Depressionen 108
Der beste Kaffee der Welt 253
Der perfekte Rosmarintee 141
Diaphoretisch 301
Diffusiv 301

Diuretikum 124
Diuretisch 301
Divertikulitis 96
DNA-Schäden 232
Durchblutung 79
Durchfall 21
Dysbiose 301
Dyspepsie 80, 242

E

Earl Grey Tee, selbst gemacht 217
Eggnog 118
Emmanogogum 301
Endothelfunktion 301
Energetik 30
Entgiftung 189, 249
Entspannung 106
Entwässerung 274
Entzündung 95
Entzündungen 98, 207, 250
Erkältung 54, 79, 87, 139, 161, 170, 197
Erkältungen 132
Erschöpfung 249, 258
Expektorierend 302

F

Fatigue 258
Fenchel 60
Fenchelbitterpastillen 66
Fencheltee 67
Feuercidre 56
Fibromyalgie 292
Fieber 178, 199, 266

G

Garam Masala 103
gastroösophagealen Reflux 53
Gebackenes Wurzelgemüse mit Fenchel 64
Gebratene Salbeiblätter 149
Gedächtnis 97
Gehirn 249, 256, 284
Geschmacksexperiment 38
Ghee 302

Grippe 54, 79, 87, 132, 139, 161, 170, 197, 198
Grüntee-Rosencreme 219

H

Haar 188
Haarausfall 140
Hagebutten-Apfel-Müsli 211
Hagebutten-Cranberry-Kompott 210
Halsschmerzen 146
Halstee mit Zimt 182
Hämorrhoiden 53
Hautschutz 138
Heiße Schokolade 259
Hepatoprotektiv 302
Herpes 232
Herz 71, 87, 97, 124, 138, 206, 214, 225, 256, 293
Herzerkrankungen 80
Herzinfarkt 53
Herzinsuffizienz 250
Heuschnupfen 71, 189
Hitzewallungen 147
Holunder 196
Holunderbeerensirup 201
Holunderblüten-Gesichtsserum 203
Holunderblütentee 202
Homocystein 302
Honigessig mit Thymian 173
Hormonhaushalt 275
Husten 170

I

Immunmodulierend 302
Immunsystem 23, 71, 86, 285, 292
Indisches Basilikum 68
Infekt 171
Infektabwehr 80
Infektionen 170, 266
Ingwer 76
Ingwerlachs à la Xavier 82
Ingwer-Zitronen-Tee 82
Insulinresistenz 54, 71, 97, 179, 189, 214, 250, 285, 302
Inulin 86

J

Juckreiz 265

K

Kaffee 246
Kakao 254
Kalter Gewürzkaffee 252
Kamille 262
Kamilleneis 270
Kamillenspülung für die Augen 268
Kamillentee mit Rose und Vanille 269
Kampf-oder-Flucht-Modus 22
Kardamom-Schokomousse-Kuchen 260
Karminativ 302
Keime 23
Knoblauch 84
Knoblauchhonig 92
Knoblauchöl 91
Knochen 188
Koliken 63
Kolitis 96
Konstitution 30, 303
Kräuter 41
Kräuterheilkunde 13
Krebs 23, 98, 162, 276
Kreislauf 71
Küchengeräte 46
Kürbissuppe mit Senfsamen 165
Kurkuma 94
Kurkuma-Kürbis-Dip 103
Kurkumamilch 100

L

Lagerfähigkeit 44
Lammsteak mit Rosmarin 143
Lavendel 104
Lavendelbadesalz 110
Lavendelmaske 111
Lavendel-Orangen-Pudding 112
Leber 242, 293
Leberfunktion 96
Löwenzahn 272
Löwenzahnpesto 277

Löwenzahn-Reishi-Tee 277
Löwenzahnwurzelessig 278
Lunge 162
Lungenprobleme 71
Lungenschwäche 71

M

Magengeschwür 21, 71, 96
Magenschmerzen 21
Massageöl mit Ingwer und Lavendel 83
Melissenwasser 235
Menopause 147
Menstruation 62, 63, 188
Menstruationskrämpfe 61, 276
Metabolisches Syndrom 303
Migräne 79, 109
Möhrengewürzkuchen 120
Mukolytisch 303
Mund 214
Mundgeschwüre 108
Mundhygiene 146
Muskatnuss 114
Muskelkrämpfe 189
Muskelspannungen 61

N

Nährstoffaufnahme 153
Naturheilkunde 25
Nervensystems 22
Nerventonikum 303
Nervosität 232, 264
Nessel-Dukkah 191
Nieren 293
Nierenfiltrationsrate 249

O

Ödem 303
Orangenhuhn mit Zitronenmelisse 236

P

Parodontose 266
Peristaltik 303
Petersilie 122
Petersilienkartoffeln 127
Petersilien-Koriander-Pesto Eistee 126
Petersilien-Vinaigrette 126

Pfefferborschtsch 158
Pfefferminze 128
Pfefferminz-Hibiskus-Eistee 134
Pfefferminzraita 133
Pfefferminzumschlag gegen Kopfschmerzen 134
Phytomedizin 14
Pilzinfektion 170
Piperin 154
Präbiotikum 86
Präbiotisch 303
prämenstruelles Syndrom 207
Prostata 189
Provenzalische Tomaten 174

R

Rasayana 303
Räucherhummus mit Knoblauch 90
Reizdarmsymptomatik 52, 62
Reizdarmsyndrom 130
Rose 204
Rosenblütentee 209
Rosmarin 136
Rosmarintapenade 142

S

Salbei 144
Salbeihuhn 150
Salbeitee mit Zitrone 149
Schlaf 106, 232, 283
Schlafstörungen 116, 232, 264
Schmerzen 55, 71, 78, 98, 163, 207

Schmerzlinderung 55, 139, 171, 189, 265
Schokoladen-Erdbeer-Pudding 259
Schüttelfrost 154
Schwangerschaft 188
Schwarzer Pfeffer 152
Schweißausbrüche 147
Schwitzkur 58
Senf 160
Senfbad mit Ingwer 166
Senf nach Art des Hauses 164
Sexualsystem 284
Sodbrennen 21, 53, 71
Stimmung 232
Stimmungsschwankungen 276
Stoma 265
Stress 70, 214, 232
Sud 304

T

Tee 212
Teepause mit Oolong-Tee 218
Thermogenese 53
Thymian 168
Thymian-Hustensirup mit Kirschrinde 175
Trikatu-Pastillen 156
Tulsi-Ingwer-Cocktail 74
Tulsi-Ingwer-Sirup 73
Tulsitee 73
Typ-2-Diabetes 54, 71, 87, 97, 179, 189, 214, 225, 285

U

Übelkeit 21, 71, 80

V

Vasokonstriktion 304
Verdauung 21, 52, 80, 96, 171, 274
Verdauungsbeschwerden 53, 71, 116, 124, 130, 139, 154, 241, 266, 275
Verdauungsprobleme 62
Verdauungssystem 77
Verdauungsträgheit 71
Verhältnisangaben 44
Verschleimung 154
Verstopfung 21

W

Weißdorn 222
Weißdornessig 228
Weißdornlikör 228
Weißdorn-Nährtee 227
Winterblues 232
Wundheilung 96, 207, 265

Z

Zähne 179, 188, 214
Zahnfleisch 179
Zimt 176
Zimtzahnpulver 181
Zitronenmelisse 230
Zitronenmelisse-Nährtee 234
Zucker 46
Zutaten 45

LIEBE LESERIN, LIEBER LESER,

hat Ihnen dieses Buch weitergeholfen? Für Anregungen, Kritik, aber auch für Lob sind wir offen. So können wir in Zukunft noch besser auf Ihre Wünsche eingehen. Schreiben Sie uns, denn Ihre Meinung zählt!
Ihr TRIAS Verlag

E-Mail-Leserservice
kundenservice@trias-verlag.de
Lektorat TRIAS Verlag
Postfach 30 05 04 · 70445 Stuttgart
Fax: 0711 89 31-748

IMPRESSUM

Bibliografische Information der Deutschen Nationalbibliothek
Die Deutsche Nationalbibliothek verzeichnet diese Publikation in der Deutschen Nationalbibliografie; detaillierte bibliografische Daten sind im Internet über http://dnb.d-nb.de abrufbar.

Programmplanung: Uta Spieldiener
Redaktion: Dr. Sabine Klonk, Stuttgart
Übersetzung: Imke Brodersen
Bildredaktion: Christoph Frick, Nadja Giesbrecht
Umschlaggestaltung und Innen-Layout:
Cyclus · Visuelle Kommunikation, Stuttgart

Bildnachweis
Umschlagfoto: Meike Bergmann, Berlin
Fotos im Innenteil: Alle Bilder bis auf die nachfolgend genannten stammen von der Autorin.
Bildnachweis © Sol Gutierrez: S. 2, 10+11, 17, 310
Bild © Matt Burke, www.mattburkephotography. com: S. 107
Bild © Larken Bunce: S. 290
Für die folgenden Bilder wurden Lizenzen von Shutterstock.com verwendet: S. 4, 5, 6, 18+19, 24, 26, 28, 39, 40+41, 42, 48+49, 50, 54, 58, 60, 62, 76, 78, 81, 83, 84, 94, 101, 110, 114, 116, 133, 138, 140, 142, 152, 160, 167, 176, 179, 181, 194+195, 199, 212, 215, 246, 251, 254, 257, 271, 279, 285, 305
Für die folgenden Bilder wurden Lizenzen von foto-lia.com verwendet: S. 7, 240, 280+281

Zeichnungen: S. 31, 39 CYCLUS · Visuelle Kommunikation, Stuttgart

Die US-amerikanische Originalausgabe erschien 2017 unter dem Titel »Alchemy of Herbs. Transform everyday ingredients into foods & remedies that heal« bei Hay House Inc. USA.
Copyright © 2017 by Rosalee de la Forêt
Originally published in 2017 by Hay House Inc. USA

1. Auflage 2018

© 2018 TRIAS Verlag in Georg Thieme Verlag KG
Rüdigerstraße 14, 70469 Stuttgart

Printed in Germany

Satz und Repro: Cyclus · Media Produktion, Stuttgart
gesetzt in Adobe Indesign CS6
Druck: Grafisches Centrum Cuno GmbH & Co. KG, Calbe

Gedruckt auf chlorfrei gebleichtem Papier

ISBN 978-3-432-10659-5   1 2 3 4 5 6
Auch erhältlich als E-Book:
eISBN (ePub) 978-3-432-10660-1

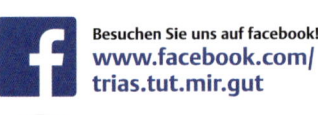
Besuchen Sie uns auf facebook!
www.facebook.com/
trias.tut.mir.gut

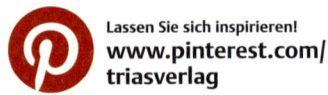
Lassen Sie sich inspirieren!
www.pinterest.com/
triasverlag

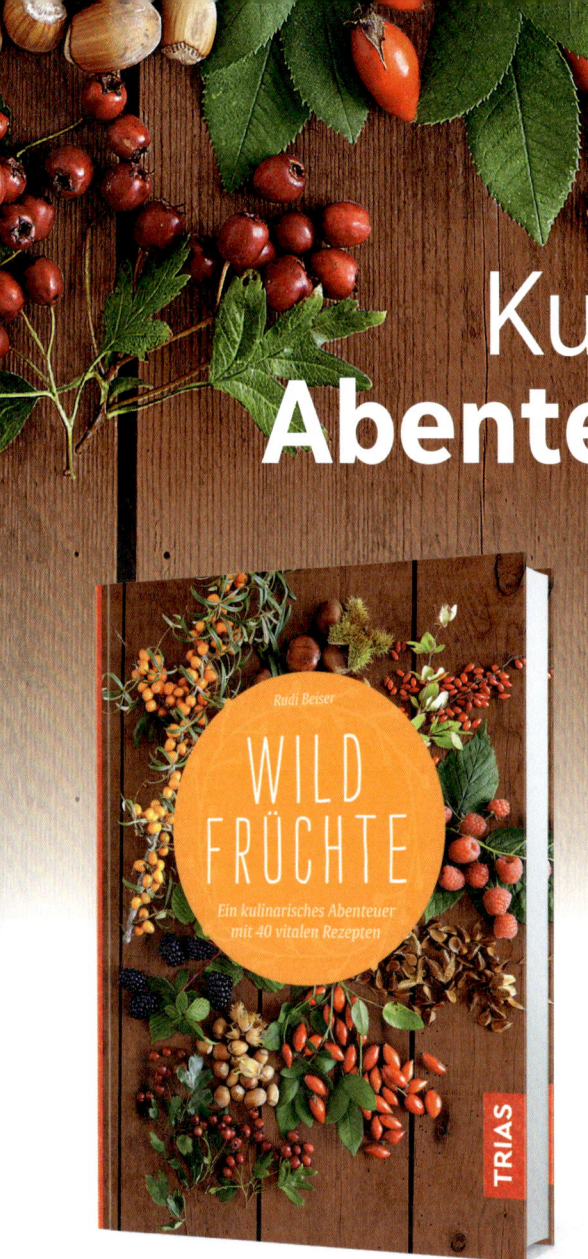

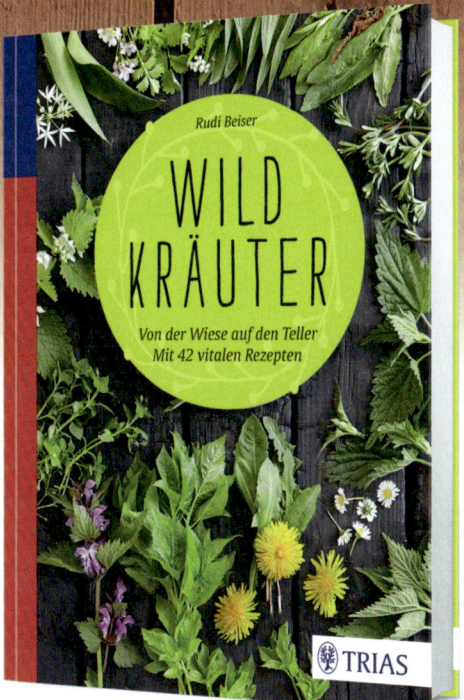

Kulinarisches Abenteuer Natur

Geschmackserlebnisse

Essen aus dem Wald ist Balsam für die Seele. Von Ahorn bis Weißdorn werden hier 20 Bäume und Sträucher vorgestellt, die Essbares bieten. Zu jedem dieser Porträts gibt es zwei Rezepte voller Überraschungen.

Rudi Beiser
Wildfrüchte
€ 19,99 [D] / € 20,60 [A]
ISBN 978-3-432-10739-4

Grüne Power aus der Natur

Bärlauch, Wilde Möhre & Co. sind supergesund. Dank der 21 ausführlichen Porträts mit tollen Detailfotos geht beim Sammeln und Zubereiten nichts schief. 42 raffinierte Rezepte bringen Geschmacksknospen so richtig zum Blühen.

Rudi Beiser
Wildkräuter
€ 17,99 [D] / € 18,50 [A]
ISBN 978-3-432-10265-8
Beide Titel auch als E-Book

TRIAS

 Bequem bestellen über
www.trias-verlag.de
versandkostenfrei
innerhalb Deutschlands

Dufte Öle

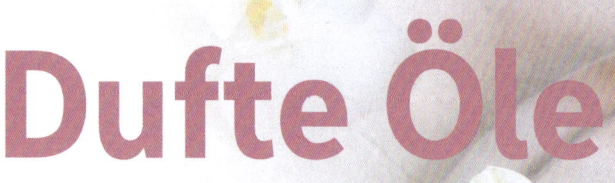

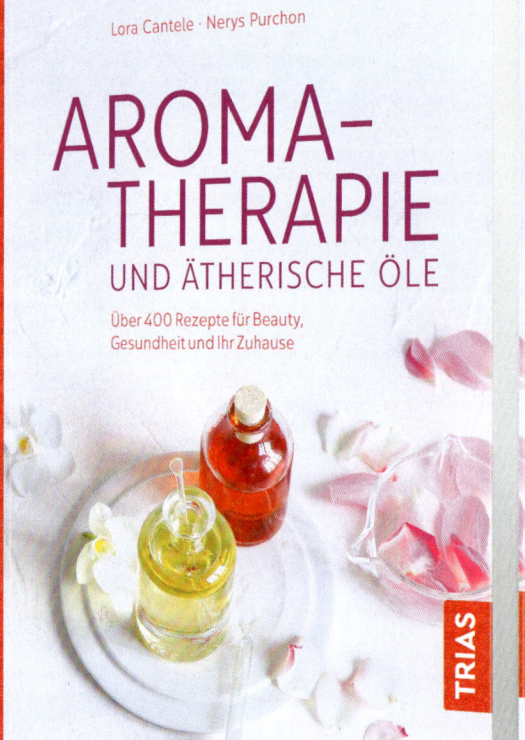

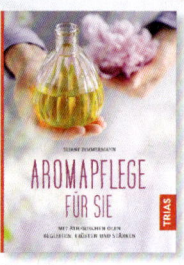

Eliane Zimmermann
Aromapflege für Sie
€ 19,99 [D] / € 20,60 [A]
ISBN 978-3-432-10131-6

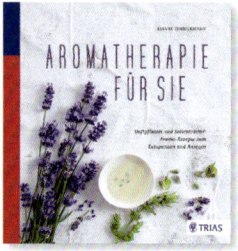

Eliane Zimmermann
Aromatherapie für Sie
€ 19,99 [D] / € 20,60 [A]
ISBN 978-3-432-10147-7
Alle Titel auch als E-Book

Natürliche Wellness

Dieses aufwändig gestaltete Buch ist ein inspirierendes Nachschlagewerk, mit dem Ihr Einstieg in die Welt der Aromatherapie garantiert gelingt. Es bietet 450 Rezepte und Anwendungen zu 250 Beschwerden: Von Anis bis Zitrone und von Deodorant bis Hustensaft.

Lora Cantele, Nerys Purchon
Aromatherapie und ätherische Öle
€ 39,99 [D] / € 41,10 [A]
ISBN 978-3-432-10390-7

Bequem bestellen über
www.trias-verlag.de
versandkostenfrei
innerhalb Deutschlands

TRIAS

Yoga und Ernährung:
Ein Traumduo

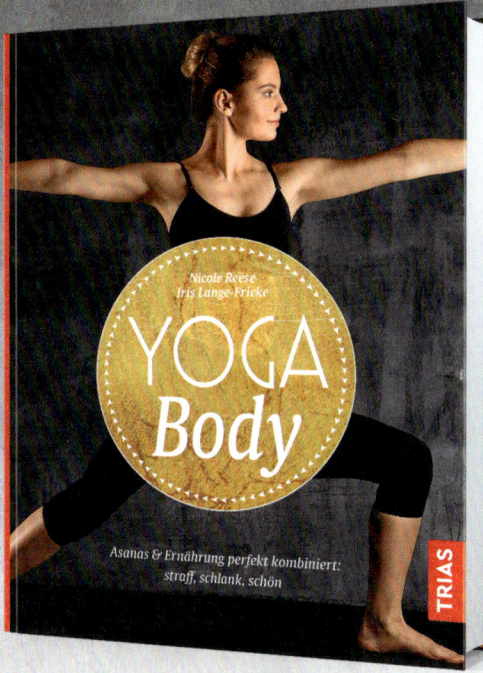

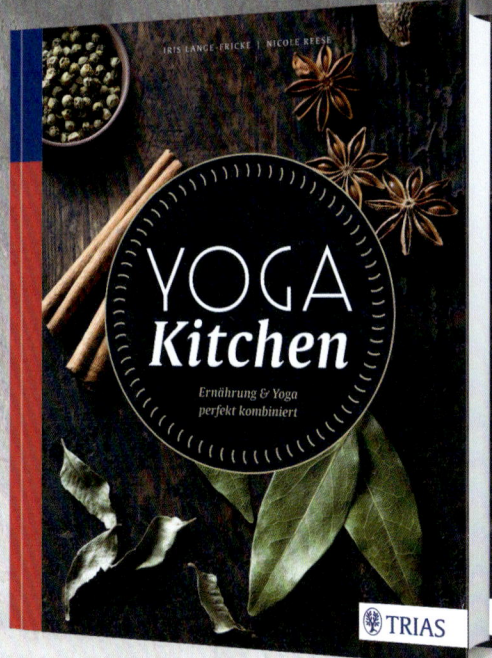

Achtsames Bodyshaping

Nicole Reese, Iris Lange-Fricke
Yoga Body
€ 24,99 [D] / € 25,70 [A]
ISBN 978-3-432-10472-0

Achtsam üben – achtsam essen

Iris Lange-Fricke, Nicole Reese
Yoga Kitchen
€ 24,99 [D] / € 25,70 [A]
ISBN 978-3-8304-8128-7

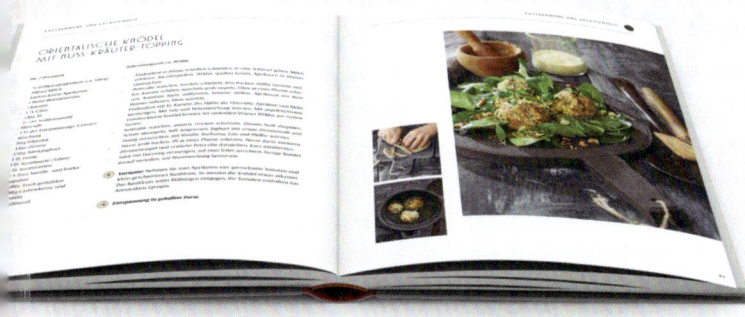